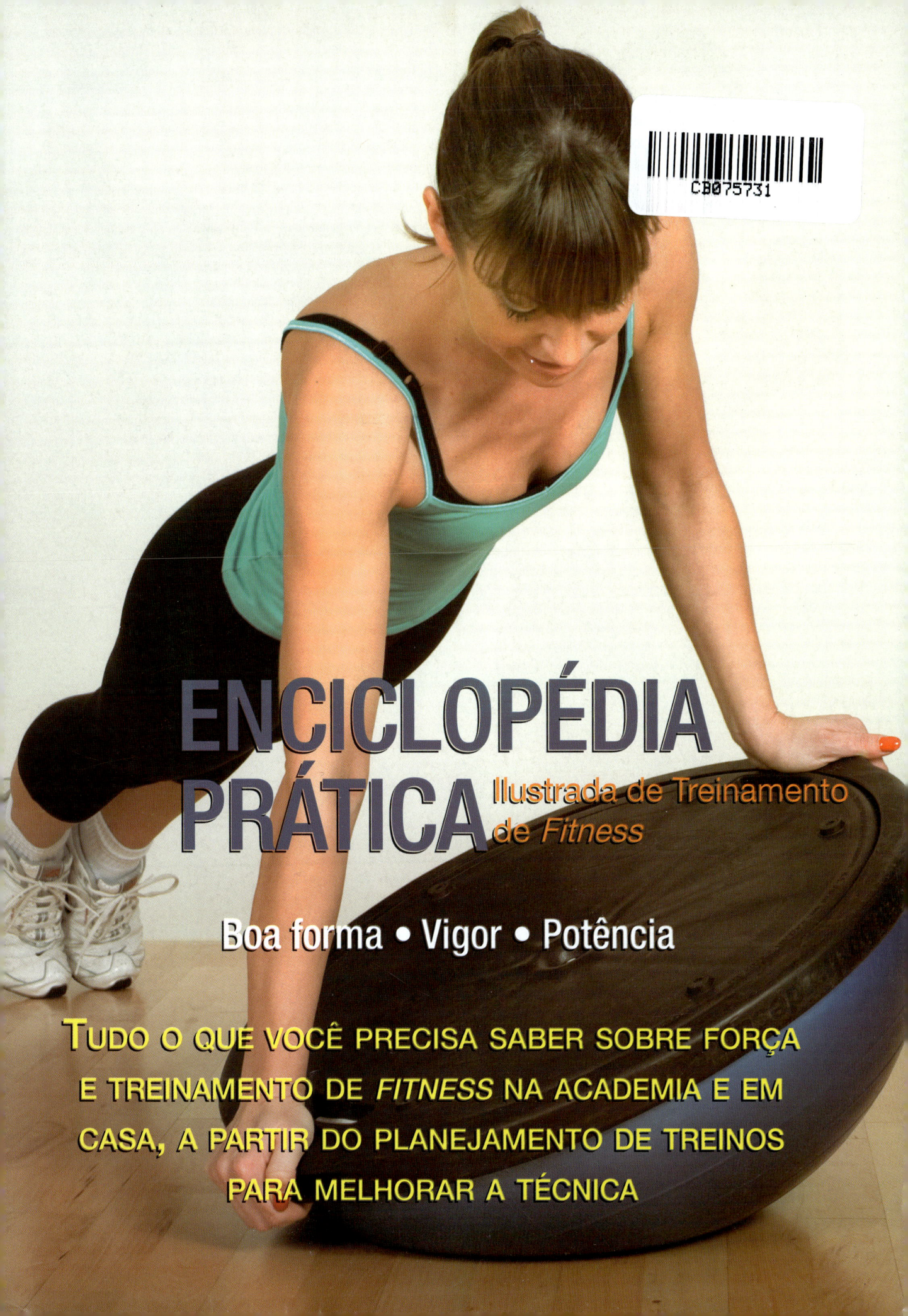

ENCICLOPÉDIA PRÁTICA
Ilustrada de Treinamento de *Fitness*

Boa forma • Vigor • Potência

TUDO O QUE VOCÊ PRECISA SABER SOBRE FORÇA E TREINAMENTO DE *FITNESS* NA ACADEMIA E EM CASA, A PARTIR DO PLANEJAMENTO DE TREINOS PARA MELHORAR A TÉCNICA

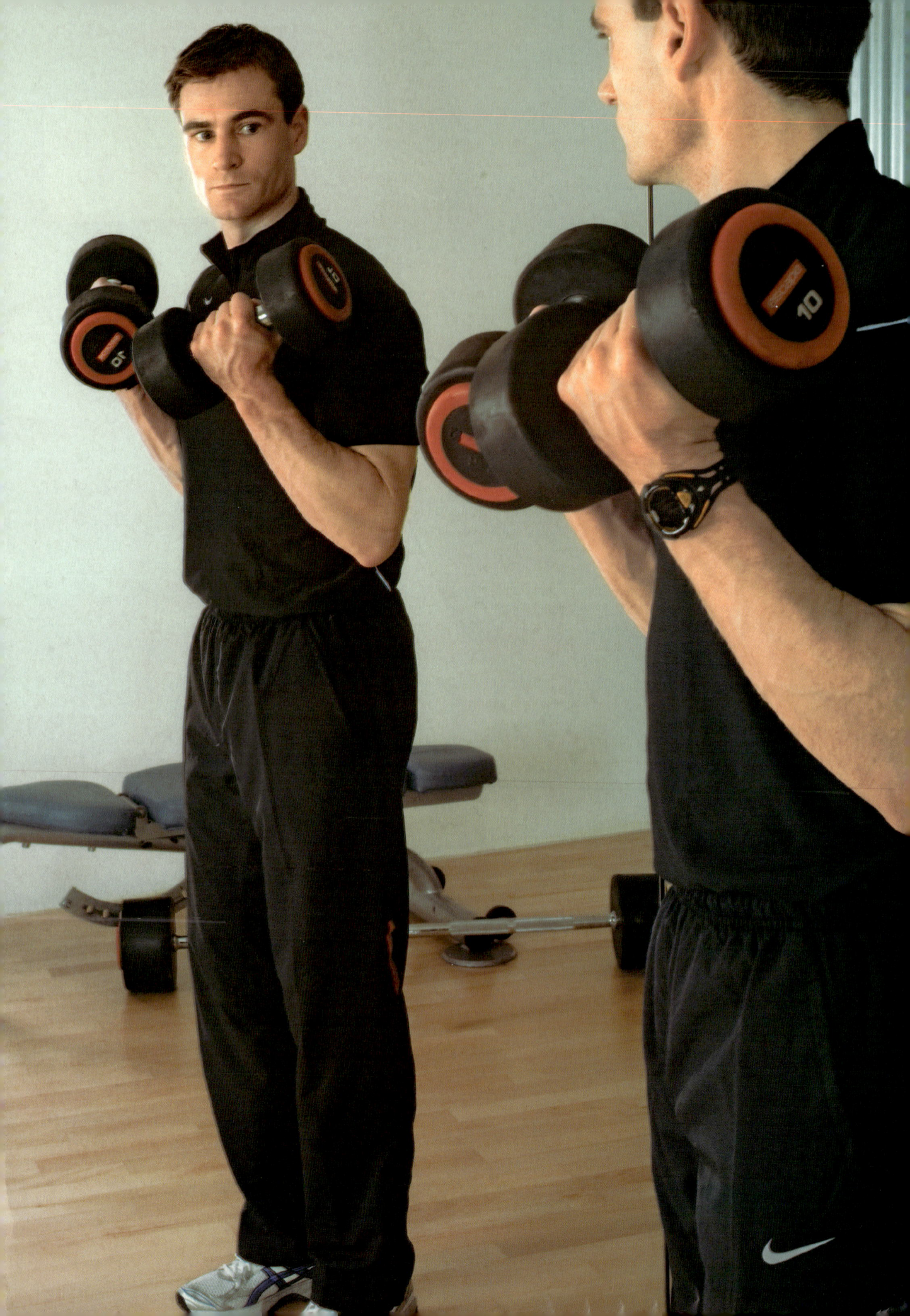

Andy Wadsworth

ENCICLOPÉDIA PRÁTICA
Ilustrada de Treinamento de *Fitness*

Boa forma • Vigor • Potência

TUDO O QUE VOCÊ PRECISA SABER SOBRE FORÇA E TREINAMENTO DE *FITNESS* NA ACADEMIA E EM CASA, A PARTIR DO PLANEJAMENTO DE TREINOS PARA MELHORAR A TÉCNICA

Tradução:
Rosália Munhoz

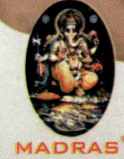

MADRAS®

UM GUIA PRÁTICO E ESPECIAL COM INSTRUÇÕES PASSO A PASSO ILUSTRADAS EM MAIS DE 700 FANTÁSTICAS FOTOGRAFIAS

Publicado originalmente em inglês sob o título *The Illustrated Practical Encyclopedia of Fitness Training*, por Anness Publishing.
© 2007, Anness Publishing Limited, UK, direitos de texto e imagens.
Direitos de edição e tradução para o Brasil.
Tradução autorizada do inglês.
© 2014, Madras Editora Ltda.

Editor:
Wagner Veneziani Costa

Produção e Capa:
Equipe Técnica Madras

Fotos:
Phil O'Connor

Ilustrações:
Peter Bull

Tradução:
Rosália Munhoz

Revisão da Tradução:
Bianca Rocha

Revisão:
Jerônimo Feitosa
Neuza Rosa
Ana Paula Luccisano

Dados Internacionais de Catalogação na Publicação (CIP)
(Câmara Brasileira do Livro, SP, Brasil)

Wadsworth, Andy
Enciclopédia prática ilustrada de treinamento de fitness: boa forma, vigor, potência/Andy Wadsworth; tradução Rosália Munhoz. – São Paulo: Madras, 2014.
Título original: The illustrated pratical encyclopedia of fitness training.
Bibliografia

ISBN 978-85-370-0936-9

1. Aptidão física 2. Exercícios físicos 3. Treinamento com pesos I. Título.

14-10546   CDD-613.71

Índices para catálogo sistemático:
1. Treinamento com pesos: Educação física   613.71

É proibida a reprodução total ou parcial desta obra, de qualquer forma ou por qualquer meio eletrônico, mecânico, inclusive por meio de processos xerográficos, incluindo ainda o uso da internet, sem a permissão expressa da MADRAS Editora, na pessoa de seu editor (Lei nº 9.610, de 19.2.98).

Todos os direitos desta edição, em língua portuguesa, reservados pela

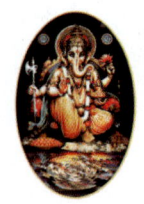

MADRAS EDITORA LTDA.
Rua Paulo Gonçalves, 88 – Santana
CEP: 02403-020 – São Paulo/SP
Caixa Postal: 12183 – CEP: 02013-970
Tel.: (11) 2281-5555 – Fax: (11) 2959-3090
www.madras.com.br

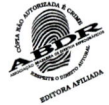

Índice

Introdução ao exercício 8

Início
Três passos para *fitness* 12
Um estilo de vida que funciona para seu corpo 15
A importância do exercício 18
Estabelecendo suas metas 21
Diário de treinamento 24
Tipo de corpo 27
Medidas corporais 31
Medida de gordura corporal 34
Índice de Massa Corporal e medidas saudáveis 38
Testes de capacidade cardiovascular 41
Testes de força 44
Equipamentos para treinamento cardiovascular 48
Equipamentos para treinamento de força 51

Treinamento Cardiovascular
Os benefícios do exercício cardiovascular 56
Gasto de energia cardiovascular 59
Batimento cardíaco 62
Técnica de respiração 65
Níveis de intensidade 68
Clima e *performance* 71
Caminhar 74
Correr 78
Corrida: aquecimento para o treino 81
Ciclismo 85
Elíptico 89
Remo 92
Natação 96
Exercício de Boxe 100

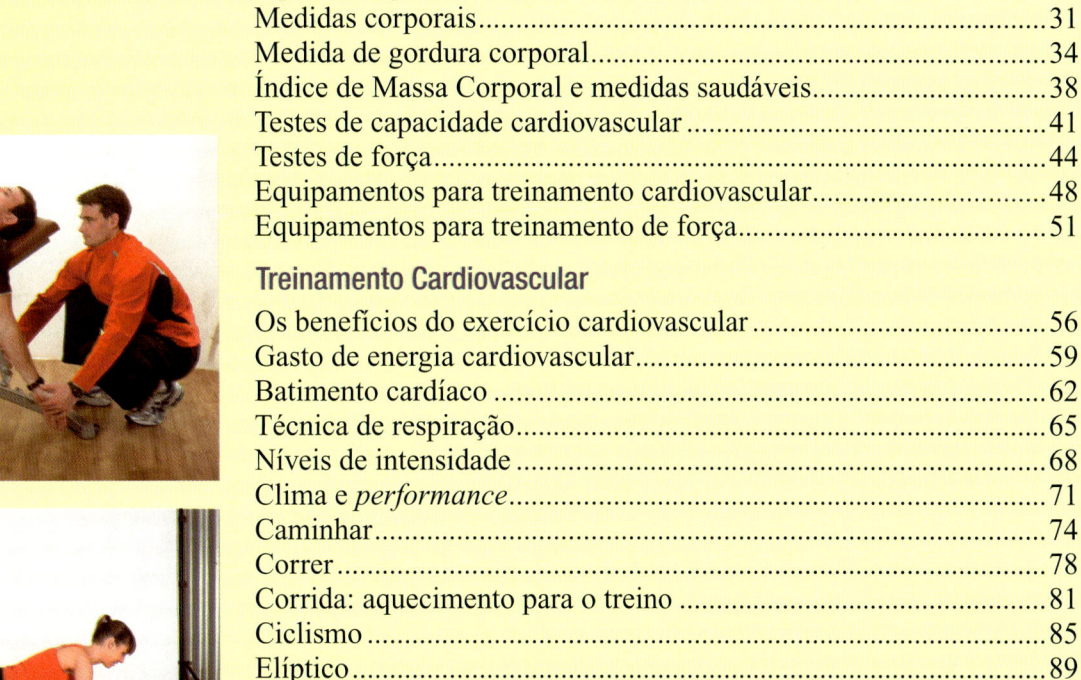

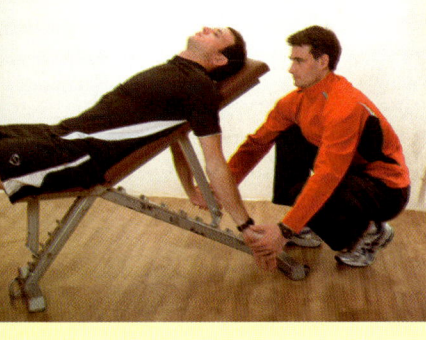

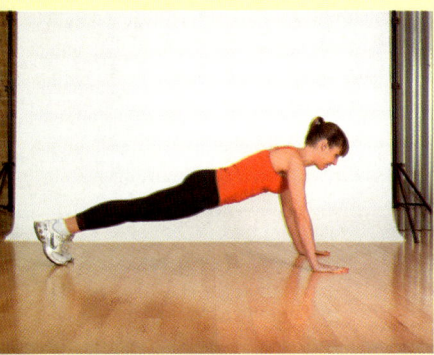

Treinamento de Resistência
Benefícios e princípios do treinamento de resistência 106
O sistema muscular 109
Tipos de músculos 113
Segurança em treinamento de resistência 116
Exercícios de pernas para iniciantes 119
Exercícios para as pernas: quadríceps 122
Exercícios para as pernas: geral 125
Exercícios para as pernas: isquiotibiais 128
Exercícios para as pernas: músculos da coxa 132
Exercícios para as pernas: músculos da panturrilha 135
Exercícios para o peito: supino 138
Exercícios para o peito: supino com pesos 141

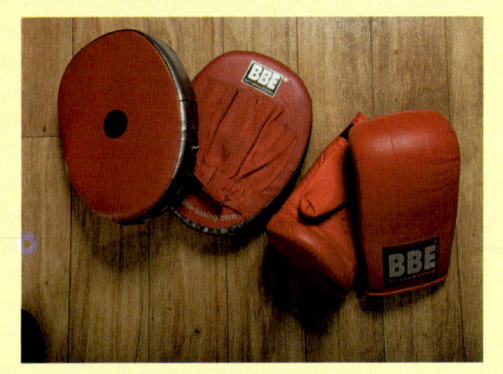

Exercícios para o peito: força e potência 144
Exercícios para o peito: peitorais 147
Exercícios para o peito: treinamento com o peso do corpo 150
Exercícios para as costas: latíssimos do dorso................................153
Exercícios para as costas: a espinha dorsal.....................................156
Exercícios para as costas: músculos das costas 159
Exercícios para os ombros: geral 163
Exercícios para os ombros: força de rotação 166
Exercícios para os ombros: ligando os músculos............................170
Exercícios para os ombros: deltoides anteriores.............................173
Exercícios para os ombros: estabilidade 176
Exercícios para os bíceps: braços poderosos 180
Exercícios para os bíceps: antebraços fortes...................................183
Exercícios para os tríceps..187
Exercícios abdominais: geral 193
Exercícios abdominais: fisiculturismo 197
Exercícios abdominais: laterais...201
Exercícios abdominais: rotação 204

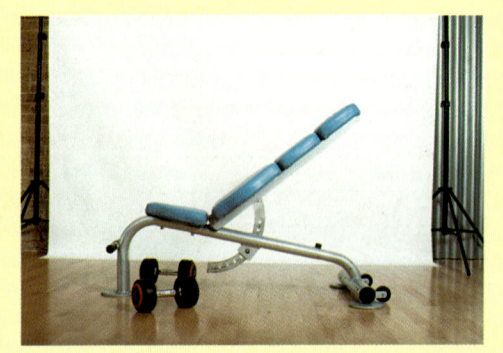

Flexibilidade e Lesões

A importância da flexibilidade..210
Tipos de flexibilidade..213
Ombros..216
Pescoço..219
Costas..222
Peito 228
Coxa: alongamentos dos isquiotibiais...232
Coxa: alongamentos..236
Joelho..239
Tornozelo 245
Panturrilha...248
Braço...251
Abdominais 254
Lesões comuns nos músculos 257
Fadiga e doença...260

Estabilidade Dorsal

A importância da estabilidade dorsal..265
Medindo a estabilidade dorsal 268
Exercícios básicos para o dorso 272
Exercícios intermediários para o dorso...275
Exercícios avançados para o dorso..278
Exercícios para o dorso com bola de ginástica 282
Exercícios para o dorso com Bosu..285
Exercícios para o dorso com bola tonificadora 288
Treinamento pliométrico de dorso 291
Combinação de exercícios de dorso e resistência 296

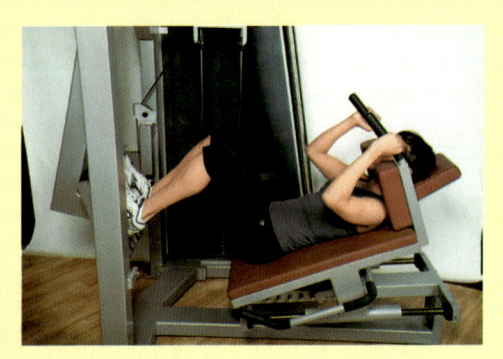

Nutrição

Alimentação saudável 302
Carboidratos, proteínas e gorduras 306

Índice

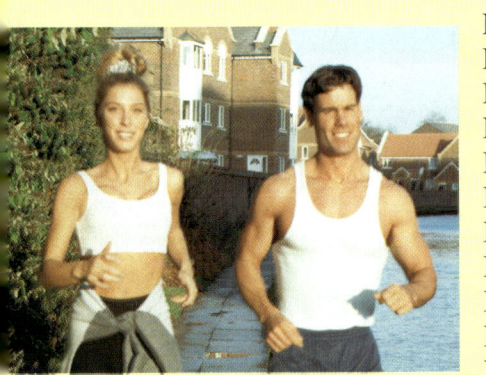

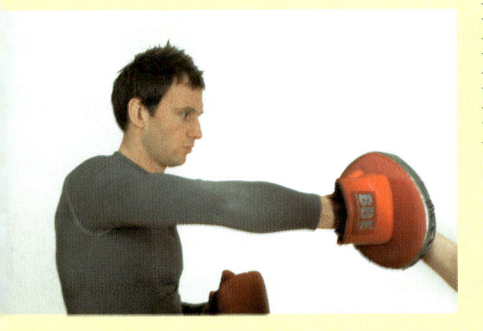

Alimentação saudável para vegetarianos 309
Ingestão de líquidos 312
Vitaminas e minerais 315
Índice glicêmico 318
Comer para perder peso 321
Comer para ganhar músculos 324
Comer para ter resistência 327

Planos de Treinamento

Plano de perda de peso 332
Plano de ganho de peso: músculos 336
Plano para um abdome definido 340
Plano do vestido de noiva 344
Plano de treinamento na gravidez 348
Plano de treinamento pós-parto 351
Plano para pessoas mais velhas 354
Plano de combate ao estresse 357
Plano de treinamento ao ar livre 360
Plano de viagem 364
Plano para velocidade e potência 367
Plano para esportes de raquete 371
Plano de golfe 375
Plano para esportes de contato 378
Plano de natação 382
Plano de corrida 386
Plano de ciclismo 390
Plano de treinamento de triatlo 394
Referências 400
Índice remissivo 402

NOTA DO EDITOR INTERNACIONAL:
Embora os conselhos e informações neste livro sejam, dentro do nosso conhecimento, acurados e verdadeiros no momento da impressão, nem os autores nem a editora aceitam responsabilidade legal por quaisquer erros ou omissões que possam ter sido cometidos, nem por quaisquer danos sofridos. É indicado consultar um médico antes de começar um novo programa de exercícios.

Introdução ao exercício

Ir à academia e pular na esteira não lhe darão, necessariamente, os resultados que você deseja de seu regime de treinamento. Existem muitos exercícios diferentes que você pode fazer, alguns deles bem mais benéficos que outros.

Este livro lhe dará uma compreensão de quais exercícios o ajudarão a alcançar as suas metas, com descrições detalhadas de como e quando fazê-los, para que você possa adquirir a segurança de estar se exercitando corretamente. Para alcançar resultados rápidos, efetivos e de longa duração, você precisará de variações em seu treinamento. Cada exercício lista os músculos recrutados para que você possa determinar qual parte de seu corpo está sendo exercitada, dando a oportunidade de alterar seus exercícios e desafiar seu corpo para promover melhores resultados.

Esta é uma oportunidade de você se recriar – uma mente mais saudável e um corpo em boa forma. Sua autoconfiança aumentará à medida que aprende mais sobre si, como testar sua capacidade física e quais exercícios funcionam para você.

Antes de começar a se exercitar, decida o que você deseja de sua rotina de exercícios. Você quer um abdome definido para suas férias de verão na praia? É importante para você aumentar os músculos ou perder peso? Se o que lhe interessa é se embelezar para o dia do seu casamento ou ficar com boa forma durante a gravidez, combater o estresse ou se manter em forma enquanto viaja, vencer seu oponente no campo dos esportes ou tentar manter-se jovem, neste livro há um plano para você atingir a sua meta.

Não é só o exercício que lhe dará boa condição física e saúde; nutrição é tão importante quanto os exercícios. Tudo o que você come tem algum efeito em você – seu alimento pode se transformar em gordura ou dar-lhe energia; ele pode ajudá-lo a melhorar o nível de sua capacidade física, recuperar-se de exercícios, mudar a forma de seu corpo e alterar sua autoimagem. Este livro lhe fornecerá uma compreensão dos efeitos que têm diferentes alimentos, a melhor combinação de nutrientes e o horário ideal para comer e beber.

Sempre há algum exercício que você pode fazer. Mesmo se estiver machucado, existem exercícios que o ajudarão a se recuperar. Este livro fornece a você um conhecimento básico para ajudá-lo a diagnosticar lesões, compreender o processo de recuperação e prevenir a recorrência de contusões.

Exercícios não significam apenas suar em bicas na academia. A estabilidade dorsal e o treinamento de flexibilidade são igualmente importantes para prevenir lesões e dar-lhe a força para treinar com maior intensidade, levantar pesos maiores, correr maratonas ou lidar com as demandas da vida cotidiana.

O exercício regular não apenas o ajudará a ganhar melhor forma física, fornecendo aumento significativo em sua autoestima; você também terá aumento de energia e se beneficiará com uma aparência mais ativa e positiva.

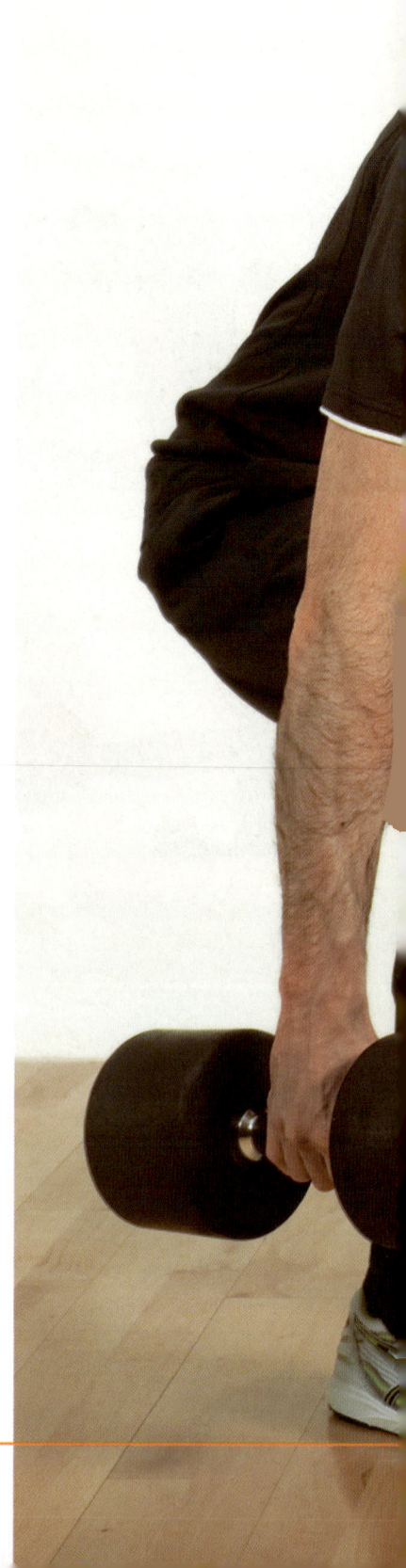

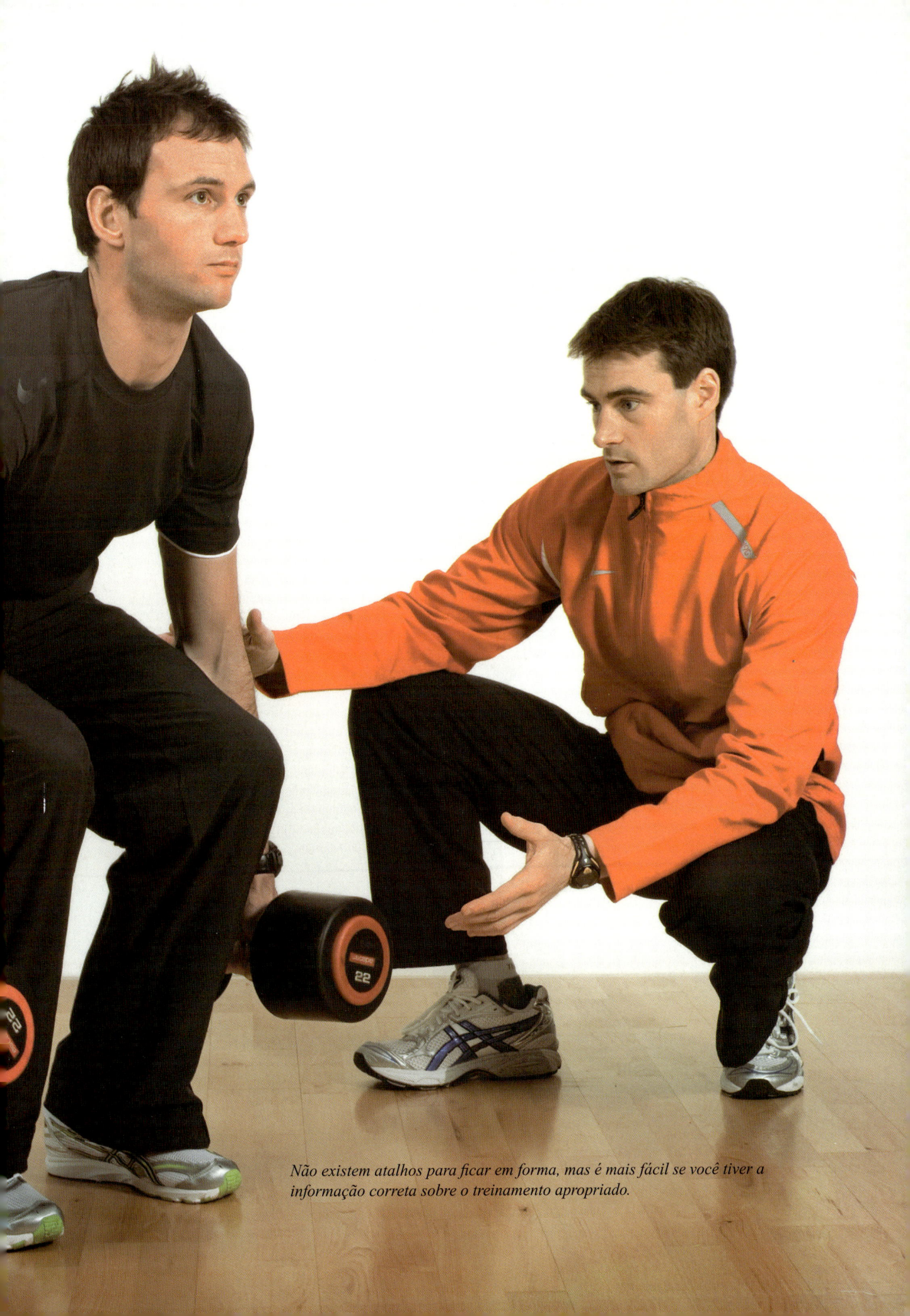

Não existem atalhos para ficar em forma, mas é mais fácil se você tiver a informação correta sobre o treinamento apropriado.

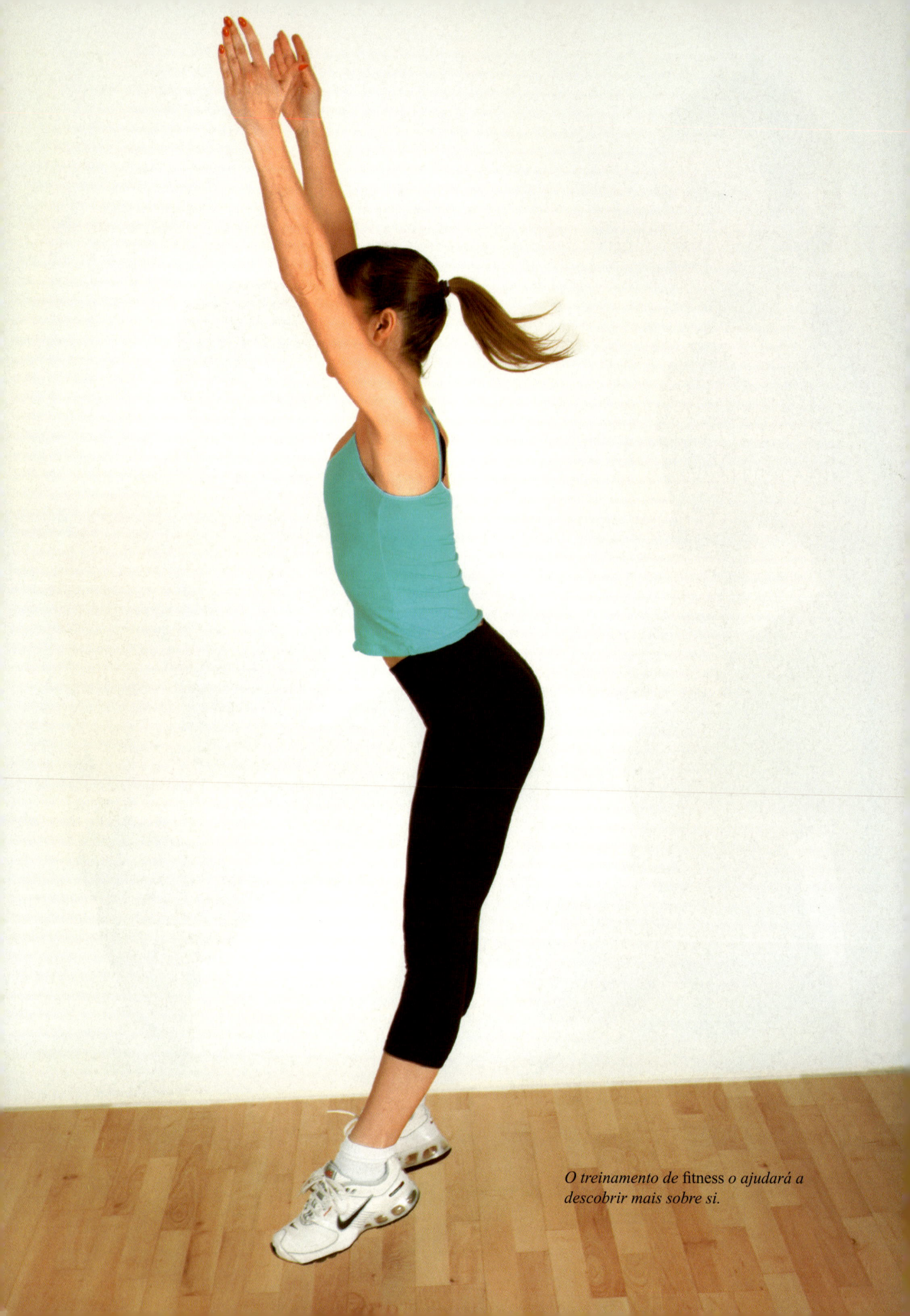

O treinamento de fitness *o ajudará a descobrir mais sobre si.*

Início

Antes de começar sua jornada para um estilo de vida mais adequado, este capítulo esboça uma abordagem realista para um programa de treinamento de *fitness* bem-sucedido, incluindo avaliar de forma precisa o seu início, estabelecer metas possíveis de alcançar, tirar e analisar medidas corporais, executar testes de capacidade física para medir seu progresso, manter um diário de treinamento e determinar que exercícios são melhores para você. De posse desse novo conhecimento, você começará a avaliar por que não pretende viver um estilo de vida sedentário, e se comprometerá a tornar a saúde e os exercícios uma prioridade em sua vida.

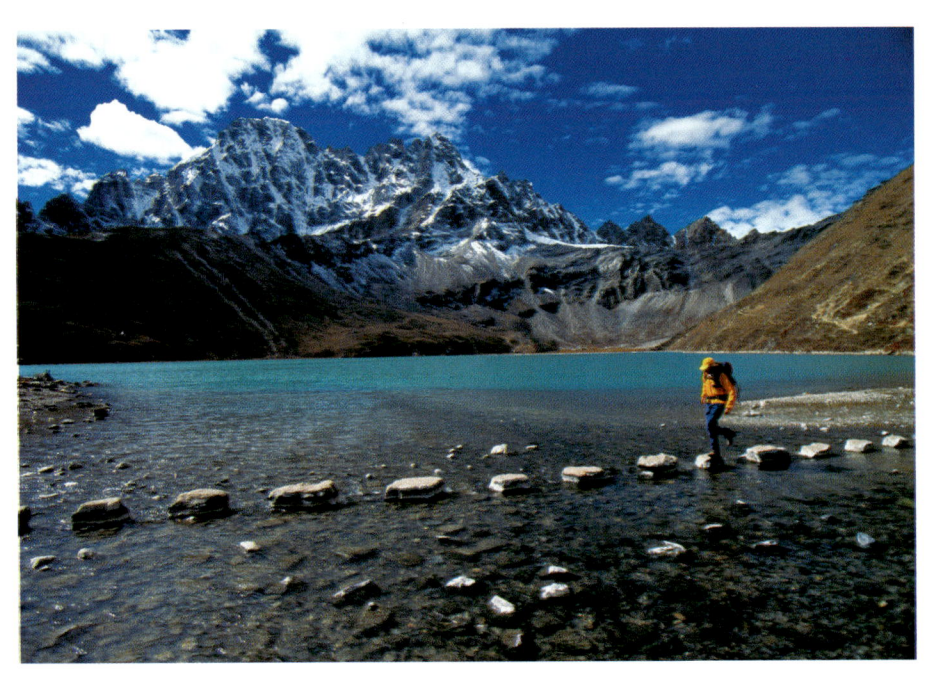

Independentemente de suas metas de capacidade física, você com certeza gostará de atingi-las.

Três passos para *fitness*

Hoje em dia somos bombardeados, de um lado, por notícias ressaltando a importância de um estilo de vida saudável e, de outro, por fotos de celebridades glamorosas. Você pode ter uma aparência tão boa quanto a delas? Sim, mas não simplesmente desejando – isso exige determinação, motivação e conhecimento.

Como todos sabem – ou deveriam saber – não existe algo como sucesso da noite para o dia em qualquer campo da vida e, certamente, não na área da saúde e *fitness*. Infelizmente, vivemos em uma cultura de mensagens conflitantes que não fazem nada para nutrir nosso bem-estar. Por um lado, é impossível escapar das imagens dos meios de comunicação de modelos magros, com tônus muscular, "bombados" e com os corpos esculpidos, de perfeição física praticamente além do alcance. Todavia, as propagandas e a indústria alimentar nos bombardeiam por todos os lados com alimentos gordurosos, cobertos de açúcar e ricos em carboidratos. Consequentemente, nós nos tornamos uma sociedade em má forma física sob o domínio de aspirações incessantes, e convencidos pela promessa de cirurgias plásticas, gratificação instantânea e soluções rápidas. É muito

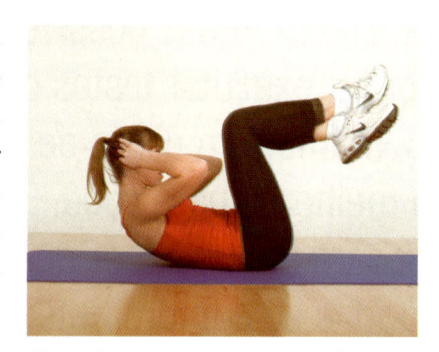

Você não precisa estar na academia para este tipo de exercício de solo; você pode fazê-lo, facilmente, em casa.

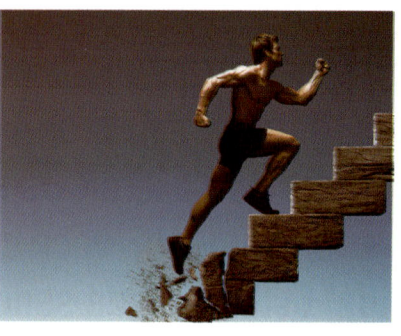

O estímulo que você tem por estar em ótima forma o ajudará a continuar o seu regime de fitness.

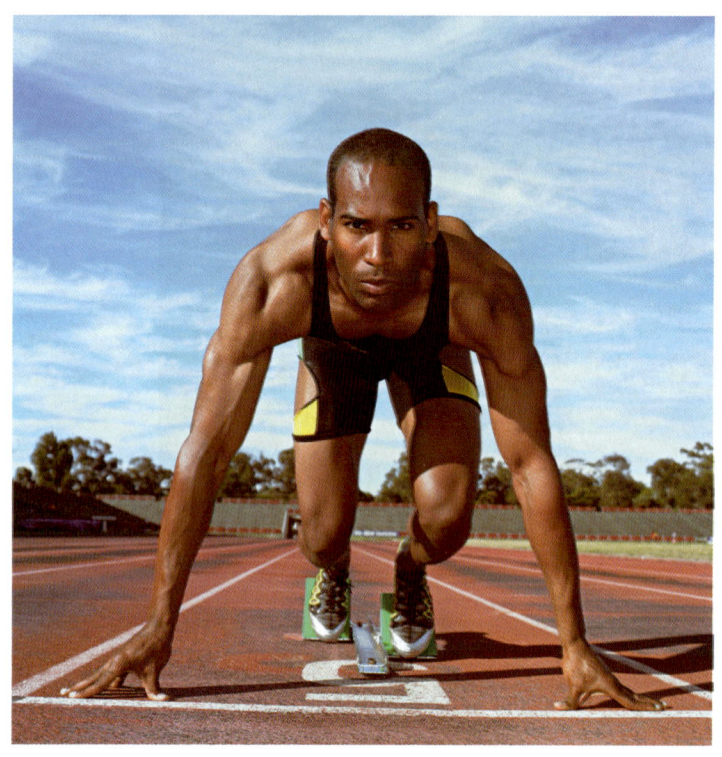

Horas de treinamento aprimoram todos os sistemas em seu corpo e o ajudam a correr mais rápido.

Boa forma não pode ser comprada
Simplesmente pagar mensalidade em uma academia não é suficiente para ajudar-lhe a ficar em melhor forma. Você pode comprar muitas coisas na vida, mas a boa forma envolve trabalho duro e constante.

Treinamento correto

Observar as pessoas a se exercitarem na academia e copiá-las não é o jeito de conseguir os melhores resultados, porque muitas pessoas trapaceiam para tornar os exercícios mais fáceis.

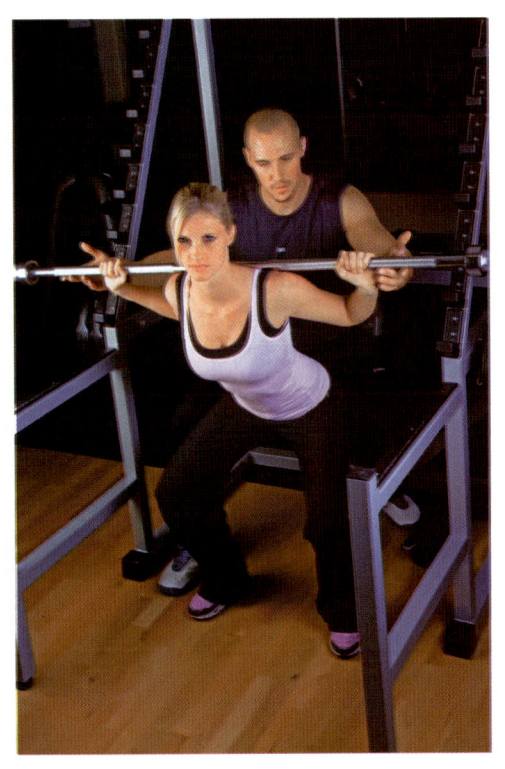

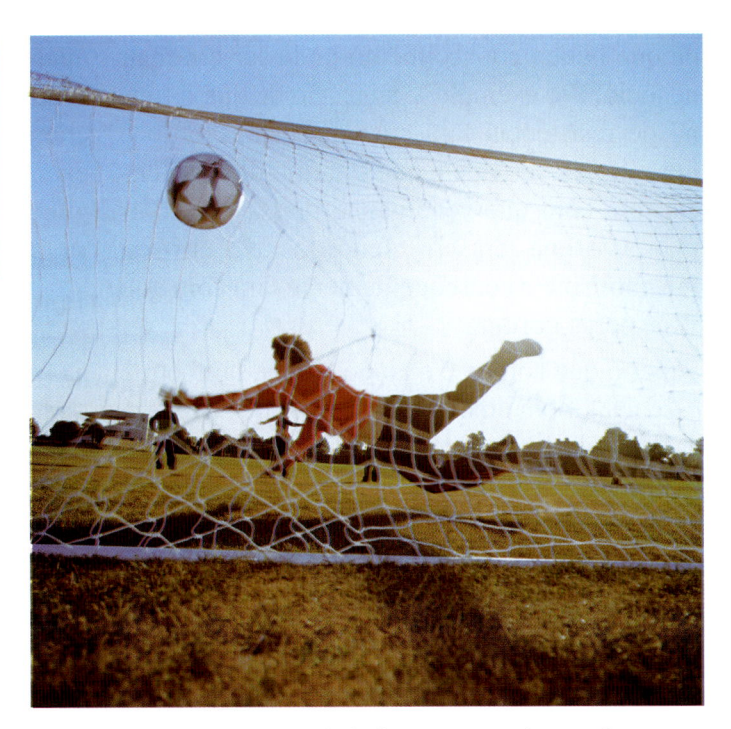

Um pouco mais de capacidade física extra pode significar a diferença entre vencer e perder.

Se você quer ser bem-sucedido em seus objetivos rapidamente, obtenha ajuda e conselhos de profissionais da área.

simples: adquirir boa forma com saúde – de um jeito seguro, efetivo e a longo prazo – não acontece e não acontecerá rapidamente. Entretanto, você conseguirá grandes resultados se seguir este plano de três passos:

Determinação: olhe para outras áreas de sua vida em que a determinação foi uma força para a mudança, tais como passar em um exame, criar seus filhos do melhor modo possível, conquistar um emprego melhor ou conseguir mais dinheiro. Transfira um pouco dessa determinação para o trabalho de tornar-se fisicamente em forma e saudável.

Motivação: tenha uma meta em mente, por exemplo, correr meia maratona, caber no vestido de noiva ou simplesmente subir as escadas sem perder o fôlego. Use este capítulo para determinar suas metas por meio da análise de todos os aspectos de sua vida e anotando seus pontos fortes e fracos. Quando tiver estabelecido suas metas, visualize como você se sentirá bem quando as tiver alcançado. Isso é algo que você está fazendo por si e ninguém mais. A família e os amigos podem tentar motivá-lo, mas a não ser que você queira de fato fazer isso por si, não funcionará. Afinal, ninguém está pedindo a eles para fazerem sacrifícios – é você quem terá que mudar seu estilo de vida e fazer o treinamento físico.

Conhecimento: recolha o máximo de conhecimento possível para planejar seu novo plano de treinamento pessoal. Não é possível obter resultados sem compreender como seu corpo funciona e qual tipo de treinamento será melhor para você. Tenha consciência, entretanto, de que pouco conhecimento pode ser um mau negócio. Por exemplo, a sugestão de que o treino de resistência fará com que ganhe peso é um mito. A verdade é que o treino de resistência fará com que você ganhe massa muscular magra, o que terá um efeito positivo em seu metabolismo e consequentemente fará com que você perca gordura.

Saber o que comer, e quando comer, também é essencial. Sem uma boa nutrição, você não terá a energia para treinar, se recuperar do treinamento ou ver os benefícios dele. Não existem atalhos ou paliativos – seu plano de nutrição irá requerer preparo para torná-lo prático para que você o mantenha no cotidiano.

Conheça-se

Uma vez que você tenha o conhecimento básico, poderá aplicar o treinamento correto para atingir suas metas. De certo modo, você tem muito mais conhecimento sobre si do que um instrutor de academia, porque ele apenas conhece você há algumas horas, enquanto você se conhece desde que nasceu. Você sabe o quanto pode ser determinado e qual é sua motivação. Sabe do que gosta e do que detesta. Você pode ser honesto consigo sobre sua aparência e qual a aparência que deseja. Sabe o quanto de energia possui e quanto mais de energia você gostaria de ter. Seu plano de exercícios tem de se adequar a você e a ninguém mais.

Planeje antecipadamente

Tenha praticidade e pense antecipadamente. Por exemplo, se você vai viajar a trabalho ou de férias, planeje seu treinamento para ser mais intenso na semana anterior e posterior à sua ausência. Não use o tempo de ausência como uma desculpa – sempre existe algum tipo de treinamento que você pode fazer, seja sair para uma corrida ou fazer exercícios em seu quarto de hotel. Mantenha sua meta à vista e lembre-se de que consistência é a chave para chegar lá.

Sem desculpas

Existem dois tipos de pessoas que querem ficar em forma: as que pensam em resultados e as que pensam em desculpas. Se você procura desculpas, está se preparando para falhar. Se você focar em obter resultados, vencerá. A partir do momento em que pegar este livro, as desculpas acabam e você se coloca no caminho do sucesso – da capacidade física e saúde.

Um estilo de vida que funciona para seu corpo

Uma das principais razões para falta generalizada de boa forma nas sociedades desenvolvidas é que muitas pessoas têm um estilo de vida sedentário e abusam diariamente de seus corpos com uma dieta pobre e outros maus hábitos. O fato simples é: não fomos projetados para viver como vivemos.

Compare o seu estilo de vida com o de alguém que viveu aproximadamente há 10 mil anos. Quando as pessoas viviam como caçadores-coletores, constantemente se movimentando para procurar comida, elas tinham uma vida muito ativa.

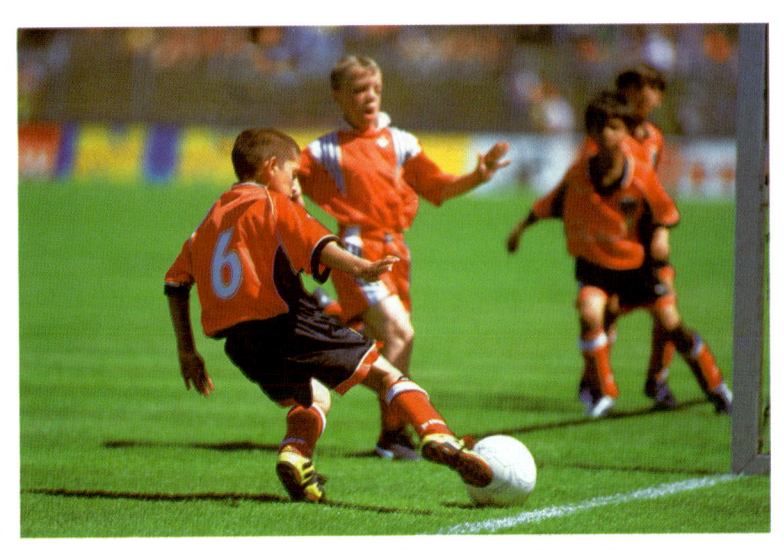

As crianças se desenvolvem com ar fresco e exercícios; limite seu tempo gasto jogando em computadores dentro de casa.

De caçadores-coletores a zapeadores

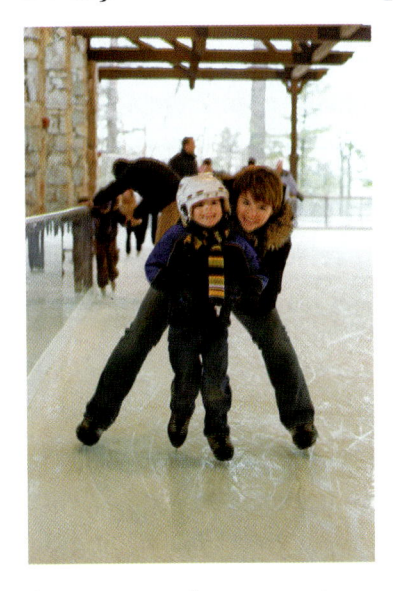

Se as crianças forem encorajadas a tentar um esporte quando pequenas, isso as colocará em vantagem mais tarde.

Hoje em dia, muitas pessoas têm um estilo de vida insalubre, presas a escrivaninhas, sofás, zapeando canais de TV; sua caminhada mais longa é até o carro e voltando dele. Está na hora de encarar o fato de que embora vivamos em ambientes urbanos e pós-industriais, nossos corpos não evoluíram para acompanhar as demandas da vida nesse mundo desenvolvido. Nós ainda somos feitos para viver como nossos ancestrais viveram, há milhares de anos. Infelizmente, isso está nos causando muitos problemas. Assuma o controle de seu estilo de vida antes que seja tarde demais.

Expectativa de vida e estilo de vida

Existe uma correlação direta entre expectativa de vida e estilo de vida. Uma pessoa que bebe quantidades excessivas de álcool, fuma, come de forma não saudável e tem estilo de vida sedentário terá uma expectativa de vida mais curta do que alguém que cuida de seu corpo e faz exercícios regularmente. Contudo, não se trata só de sua longevidade. A qualidade de vida é tão importante quanto a longevidade, e se você não cuidar de si, sua vida não só será mais curta, ela também pode ser desagradável.

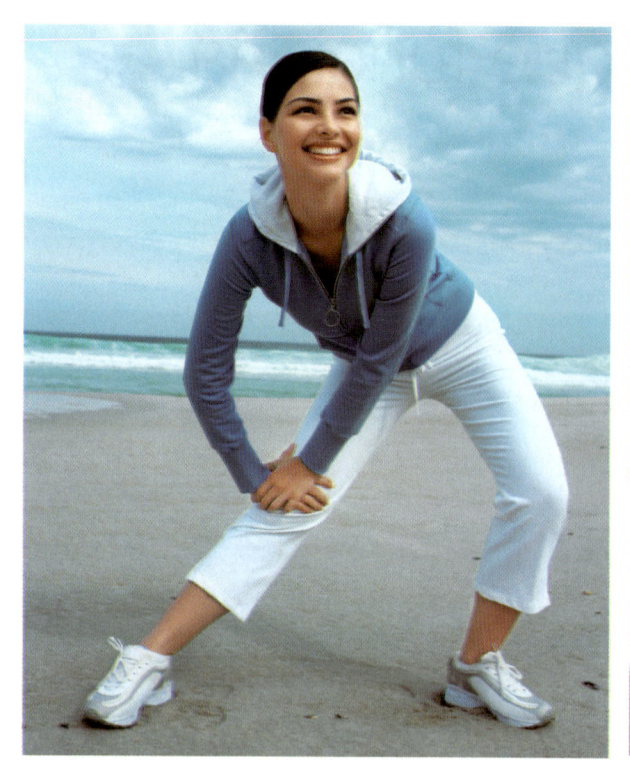

O ar marítimo e exercício são uma ótima combinação para um modo de vida saudável e feliz.

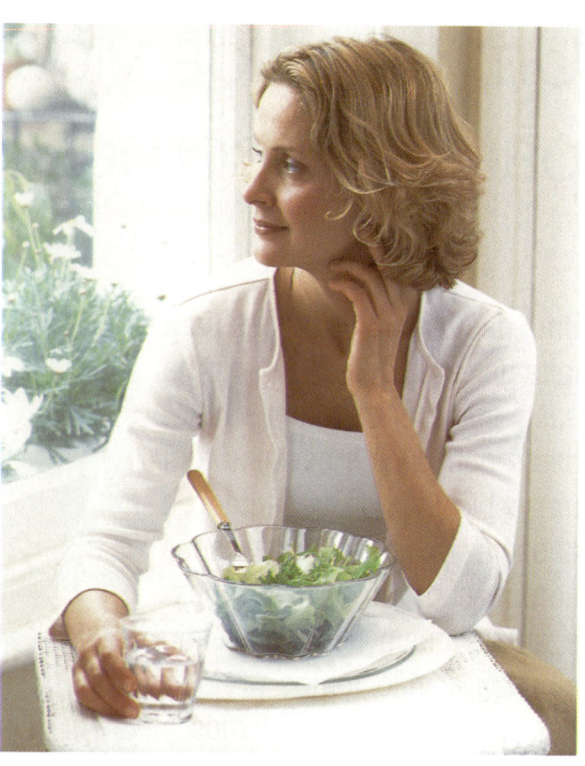

Fast-food é legal de vez em quando, mas é bom ter consciência das necessidades nutricionais de seu corpo e comer de modo saudável.

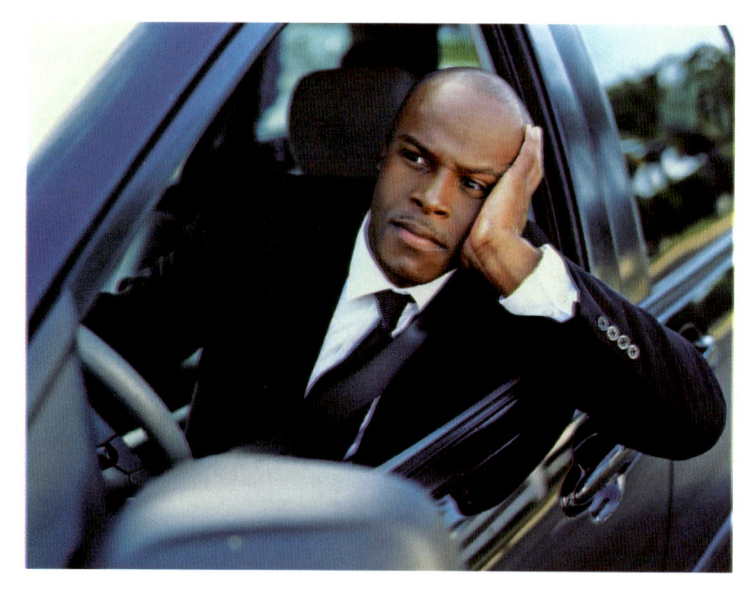

E, mais perturbador ainda, existe evidência ampla de que esses maus hábitos estão começando cada vez mais cedo na vida. Pouco ou nenhum exercício ou jogos ao ar livre, horas infindáveis sentadas diante de jogos de computador e uma dieta com altas quantidades de açúcar e gorduras saturadas desencadearam taxas alarmantes e em ascensão de obesidade e doenças relacionadas em crianças. O resultado líquido será, se deixado sem controle, uma geração de crianças com expectativa de vida menor que a de seus pais.

Seu corpo não foi projetado para ficar sentado o dia todo em um carro. Tente mudar seu meio de transporte para incluir caminhadas.

Nossos ancestrais saudáveis

Nós sabemos que as pessoas viveram vidas relativamente saudáveis há 10 mil anos porque existem as que ainda vivem o mesmo estilo de vida em algumas regiões do mundo hoje em dia – as últimas 84 tribos de caçadores-coletores no mundo, que podem ser encontradas na Austrália, na África e na América do Sul. Em forma, com físicos musculosos e magros, essas pessoas continuam a viver vidas muito ativas e saudáveis, com níveis acentuadamente baixos de doenças como câncer e cardiopatias.

Nós sabemos de tudo isso

As pessoas no mundo desenvolvido não podem voltar no tempo, mas podem adquirir uma compreensão do que devem fazer para encontrar equilíbrio em seu estilo de vida, de modo a permanecerem saudáveis. Nós sabemos que exercício faz com que você fique com melhor forma, incrementando seu sistema imunológico e protegendo-o de doenças. Sabemos que um pouco de exercício diário contrabalançará os efeitos negativos de ficar sentado o dia inteiro em uma escrivaninha olhando para uma tela de computador e lhe dará vigor para se divertir com a família e os amigos. Nós sabemos que comer determinados alimentos lhe dará energia e fará com que tenha boa aparência e sinta-se bem. Vamos pegar esse conhecimento e dar-lhe um bom uso para que todos possamos viver por mais tempo e termos vidas mais felizes.

Os perigos da vida contemporânea

Existem muitos aspectos da vida contemporânea que são intrinsecamente ruins para nosso bem-estar físico e mental. Desde o trabalho diário duro e enfadonho no escritório até o estresse e a tensão das viagens e a comida pronta que consumimos, viver em um país desenvolvido tem seu lado negativo.

Lesões ligadas à mesa de trabalho: ficar sentado em frente a um computador o dia todo, sem fazer exercícios, contribui para problemas nas costas e no pescoço. Fisioterapeutas e osteopatas ganham a maior parte de sua renda graças a esse fato. O exercício correto preveniria a maioria desses problemas – os quais não existiam em gerações anteriores. Não precisávamos de exercícios de estabilidade dorsal para evitar tais dores e sofrimentos, porque trabalhar a terra tornava esses músculos fortes.

Exaustão mental: não fomos projetados para trabalhar por horas a fio e nos sentirmos pressionados com prazos. O corpo é criado para caçar e coletar, depois descansar e arrebanhar forças para o dia seguinte. Ter de reter quantidades imensas de informação pode ser exaustivo; isso faz com que você se sinta muito cansado mentalmente para fazer qualquer tipo de exercício. Claro, fazer exercício irá lhe proporcionar energia para continuar a cumprir objetivos e prazos no trabalho, e o capacitará a prolongar a jornada diária.

Aflições de viagem: não fomos planejados para viajar de avião ou por períodos prolongados em outros meios de transporte. Viajar atravessando fusos horários, principalmente em altitude, em um período curto de tempo, pode ser exaustivo e, é claro, existem os efeitos negativos adicionais de ficar sentado parado durante horas.

Comida pronta e álcool: não fomos projetados para comer alimentos industrializados que, em geral, são cheios de açúcar que irá afetar nosso nível de energia e peso corporal. O álcool é visto como um acompanhamento natural para comida, mas mesmo quantidades modestas dele podem levar a várias doenças e danos para alguns dos órgãos mais importantes do corpo. Mesmo se o alimento for "natural", o conteúdo nutricional pode ser apenas uma fração do que ele foi há muitos anos. Em muitas regiões, a terra foi cultivada em excesso e saturada com substâncias químicas, o que torna a colheita contaminada com resíduos químicos insalubres.

O que poupa trabalho reduz a vida: não fomos programados para usar ferramentas que poupam trabalho. Fomos planejados para usar as mãos e os materiais vindos da terra para construir abrigos e armas para pegar animais e fornecer alimento. Hoje, existe um equipamento ou máquina para praticamente tudo, o que simplesmente nos encoraja a ficarmos ainda mais preguiçosos.

A importância do exercício

O exercício regular o deixa cheio de vitalidade e com uma atitude mais vigorosa. As pessoas que fazem treinamento físico regularmente já sabem que se ficarem alguns dias sem treinar, começam a sentir-se cansadas e letárgicas, que é como se sentem muitas pessoas que não fazem exercício.

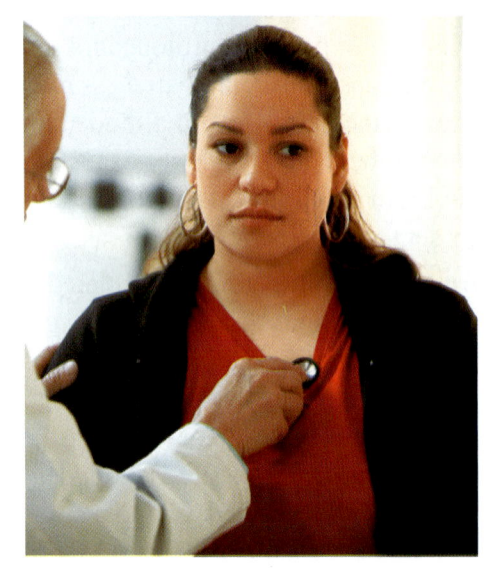

Se você tentar praticar um estilo de vida saudável, existe menor probabilidade de se preocupar com o que o médico encontrará.

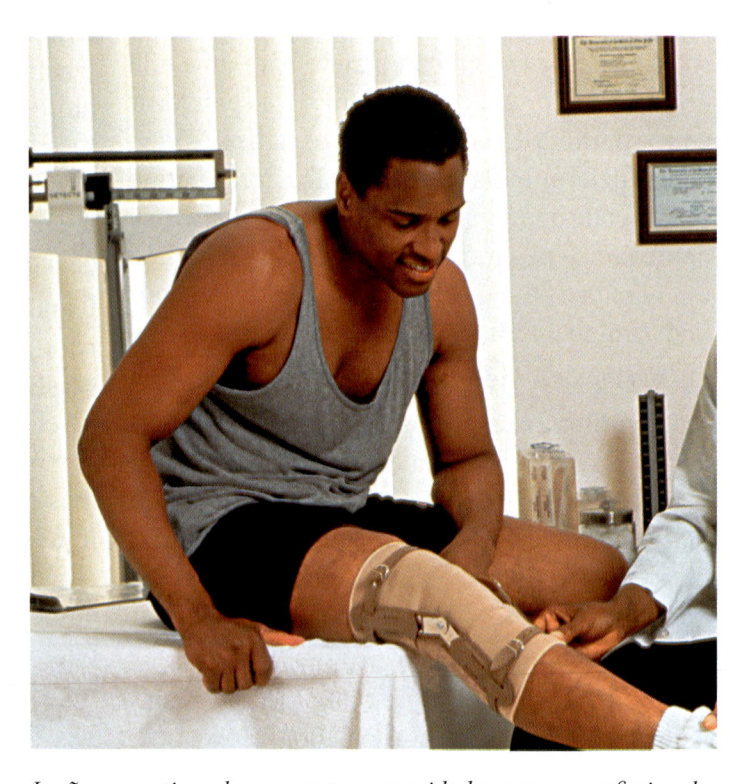

Lesões esportivas devem sempre ser cuidadas por um profissional.

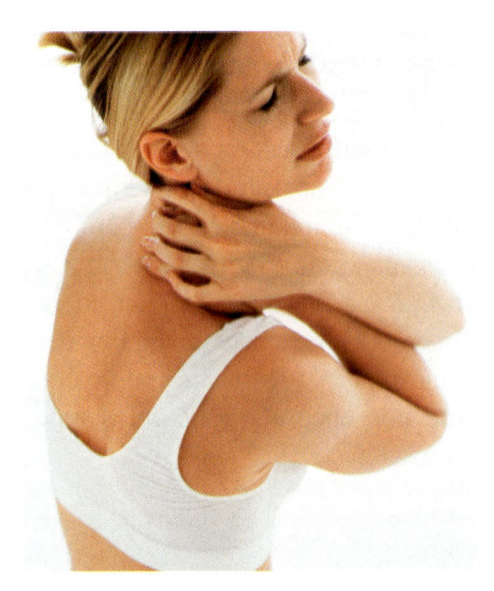

Exercícios físicos regulares podem reduzir em grande medida dores desagradáveis no pescoço e dores de cabeça.

O exercício e nutrição corretos podem reduzir dramaticamente o risco de muitas indisposições e doenças comuns, incluindo enfermidade cardiovascular, vários cânceres e diabetes do tipo II:

Doença cardíaca: exercitar-se três ou quatro vezes por semana e alimentar-se de maneira saudável têm um efeito positivo em seu coração. O exercício também abaixa os níveis de colesterol e pressão sanguínea, o que reduz consideravelmente as chances de sofrer um ataque cardíaco.

Osteoporose: exercícios regulares com pesos ajudam a desenvolver tecido ósseo e prevenir perdas de densidade óssea relacionadas à idade.

A importância do exercício

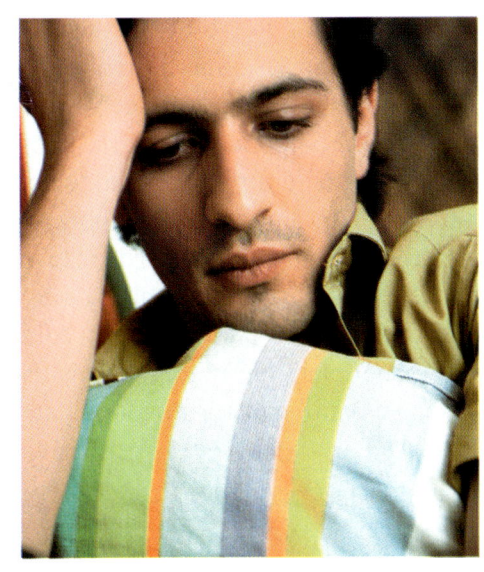

A falta de exercícios pode ter o efeito de fazer com que você se sinta letárgico e desmotivado.

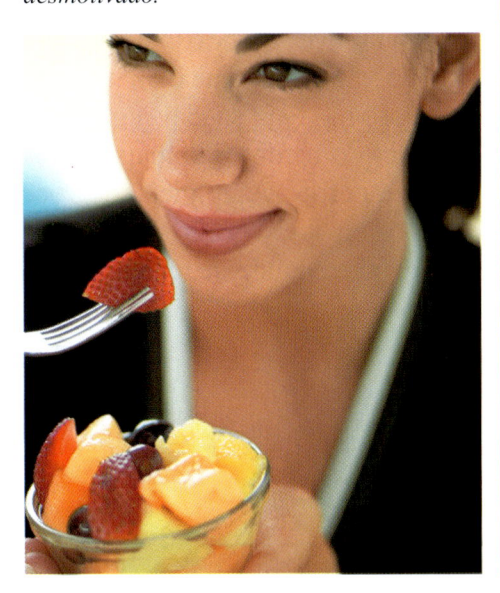

Frutas são uma alternativa saudável para lanches adocicados ou gordurosos.

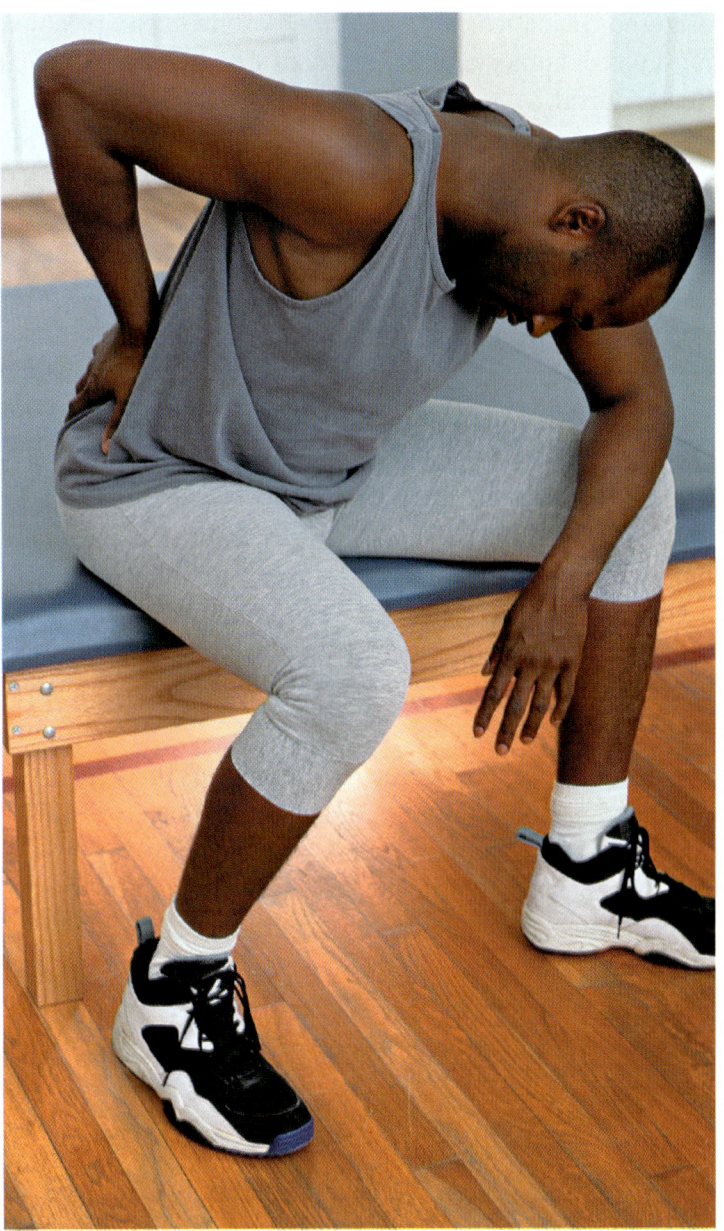

Treino regular de força, flexibilidade e estabilidade dorsal pode ajudar a prevenir dor nas costas.

Câncer: o exercício reduz o risco de alguns cânceres. Dois hormônios ovarianos que estão ligados ao câncer de mama, o estradiol e a progesterona, são reduzidos com exercícios. Estudos mostraram que o exercício regular pode ajudar a prevenir câncer de mama em até 60%. Várias pesquisas também indicam que pessoas obesas com vidas sedentárias têm maior risco de cânceres do endométrio, colo, vesícula biliar, próstata e rins.

Diabetes do tipo II: o exercício regular reduzirá dramaticamente o risco de desenvolver diabetes do tipo II. Um aumento de peso entre cinco e dez quilos dobra o risco de desenvolver a doença. Mais de 80% das pessoas com diabetes do tipo II têm sobrepeso ou são obesas, razão pela qual ela também é mencionada muitas vezes como "diabesidade".

Dores nas articulações e nas costas: estas indisposições comuns podem ser reduzidas com o treino físico correto, que irá desenvolver músculos e aumentar a flexibilidade e a estabilidade dorsal.

Obesidade: uma combinação de treinamento cardiovascular e de fortalecimento irá acelerar o metabolismo e melhorar a capacidade do corpo de queimar calorias. Isso ajuda a reduzir o risco de desenvolver uma das muitas doenças relacionadas à obesidade, bem como incrementar o bem-estar.

Saúde psicológica: os sintomas de depressão e ansiedade podem ser reduzidos com o exercício regular. O estresse faz parte da vida cotidiana, mas os exercícios podem equipá-lo para enfrentar esse estresse. O exercício dará a você maior persistência para enfrentar as tarefas diárias, melhorar seu sono, aumentar sua energia e dar-lhe um corpo em melhor forma, o que aumentará sua autoestima.

Saúde geral: o exercício regular traz muitos benefícios à saúde. Ele pode impulsionar alguns processos vitais no corpo, tais como estimular sua digestão, o funcionamento do fígado e seu sistema glicogênico (a glicose estocada, principalmente nos músculos e no fígado). O exercício levará a um sistema imunológico melhorado, ele pode revitalizar e intensificar sua vida sexual, bem como acrescentar alguns anos à sua vida. Treino de fortalecimento tem a habilidade de tonificar, aumentar e melhorar o ritmo da contração muscular e o tempo de reação por meio do desenvolvimento de reações neuromusculares fortes. Você também se tornará mais ágil e se beneficiará de muitas formas de sua coordenação e equilíbrio aprimorados.

Não protele

O medo é um dos maiores fatores de motivação ao exercício. Se você tivesse que ficar em uma fila de cem pessoas esperando por um ataque cardíaco, em que lugar da fila você estaria? Se estiver perto do início, então, o medo provavelmente será o fator motivador que o impulsionará para um estilo de vida mais saudável, mas por que deveria ser assim? Seja saudável antes de chegar ao patamar do medo. E, o mais importante, respeite seu corpo – é o único que você terá – e tenha como meta sentir-se bem por dentro e por fora, exercitando-se regularmente.

Estabelecendo suas metas

Antes de começar a se exercitar, você deve ser claro a respeito do que deseja alcançar. Você quer correr uma maratona, perder peso ou ganhar músculos? Todos esses são grandes objetivos e, para atingi-los, precisará preparar tanto seu corpo como sua mente.

Comece estabelecendo metas modestas. Por exemplo, se você quer correr uma maratona em seis meses, estabeleça prazos para si, tais como ser capaz de correr dez quilômetros depois dos primeiros dois meses de treinamento, e 20 quilômetros depois de três meses. Uma melhoria gradual em energia e habilidade o ajudará a focar na meta maior.

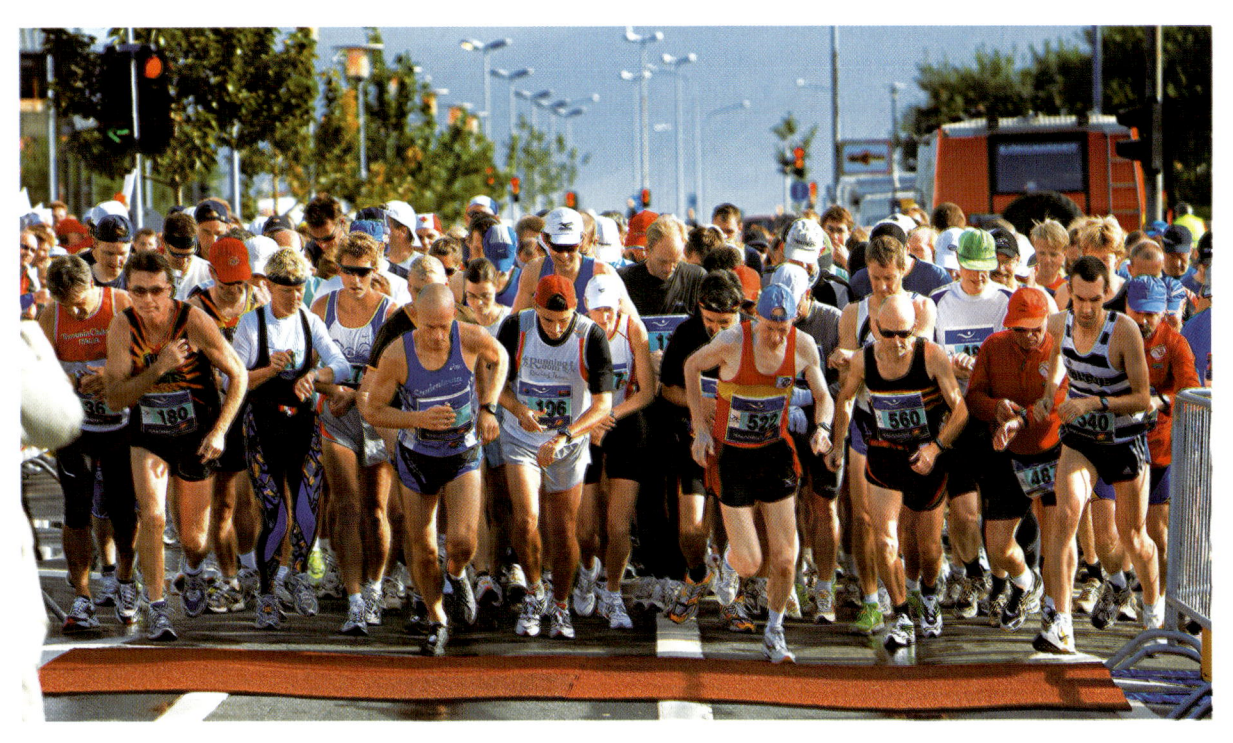

Mesmo se não for bem-sucedido imediatamente, não existe nada de errado em estabelecer metas de longo prazo.

Também existem outros fatores a levar em consideração, por exemplo, como será correr entre tantos outros atletas. Pesquise o trajeto da maratona e converse com pessoas que a correram anteriormente, de modo a se familiarizar com sua organização e estrutura. Considere o equipamento que pretende usar, sua ingestão de líquidos e as táticas para o grande acontecimento. Correr meia maratona é um jeito excelente de ter a experiência de uma maratona em primeira mão. Planeje quando deve mudar seus tênis de treino, de modo a conseguir o melhor deles, mas não entre na linha de partida com tênis gastos ou novinhos em folha que possam lhe causar escoriações ou bolhas. Leia sobre o tema das lesões, de modo a identificar, imediatamente, sinais iniciais de machucaduras.

Se você deseja perder peso, siga um plano de seis semanas que incorpore uma dieta de baixo índice glicêmico e exercício. Para poder monitorar sua perda de peso e progresso, mantenha um diário de treinamento.

Quando quiser ganhar músculos, planeje cuidadosamente suas sessões de treinamento, recrutando a ajuda de um *personal trainer* se for necessário. Ele será capaz de auxiliá-lo com o tipo apropriado de exercícios para músculos específicos.

Crie seu próprio disco de metas
É importante focar em outros fatores em sua vida que terão um efeito em seu objetivo. Por exemplo, se você quer perder peso, terá de lutar se tiver autoestima baixa, sentir falta de sono e trabalhar duro demais para fazer qualquer exercício. Use um disco de metas para ajudá-lo a mudar o seu estilo de vida e manter-se

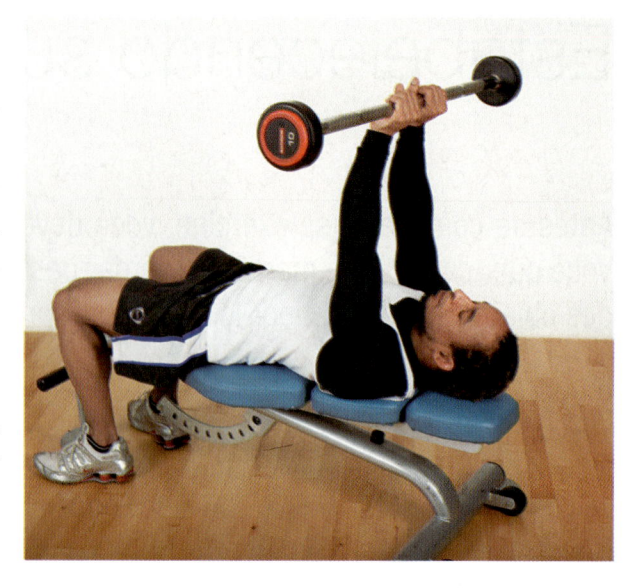

Tenha sempre em mente as metas que estabeleceu para si; isso deverá ajudá-lo em sua adesão ao treinamento.

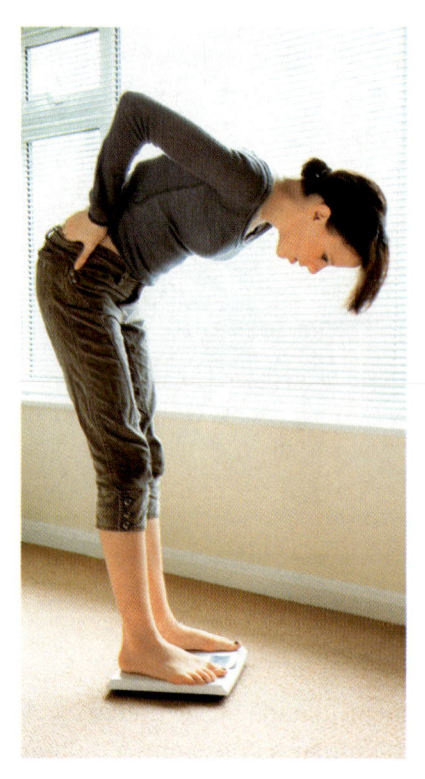

Pesar-se semanalmente ajudará você a avaliar o progresso que está fazendo com seu plano de treinamento.

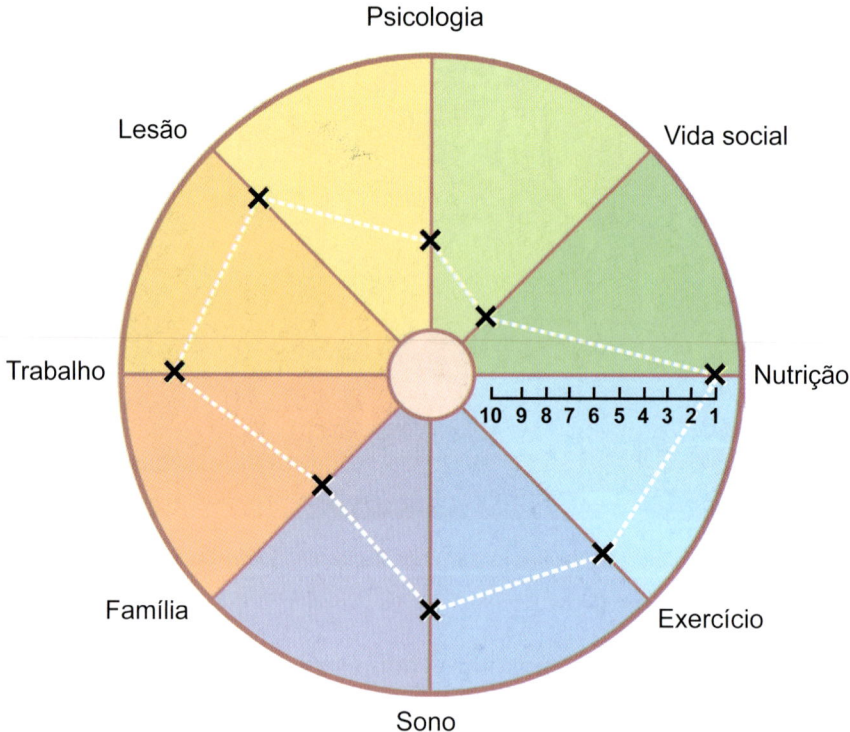

Tenha como objetivo pontuar alto em cada meta; o ideal é um círculo próximo do centro do disco.

Crie uma pontuação para si de 0 a 10
0 = muito fraco
10 = muito bom

> **Linha do tempo**
>
> Qualquer que seja a sua meta, determine uma linha do tempo para você, começando de onde você está agora e terminando aonde você queira chegar. Coloque seus objetivos menores na linha do tempo e acrescente anotações perto dela, lembrando-lhe de outros fatores que o ajudarão a alcançar a sua meta, tais como uma boa nutrição.

conquistando. O disco de metas é semelhante a uma roda de bicicleta. A roda tem um aro externo, um eixo central e raios entre o aro e o eixo. Cada um desses raios representa um fator diferente em sua vida. Em razão de as vidas das pessoas serem muito distintas, você pode fazer com que os raios representem o que você quiser.

Um exemplo seria raios para exercício físico, vida social, nutrição, sono, família, trabalho, lesão e psicologia. Cada raio tem uma pontuação indo de 10 no eixo a 0 no aro. Você personaliza o seu disco colocando um sinal de x em cada raio. Por exemplo, se você faz pouco ou nenhum exercício físico, colocará um x próximo ao aro do raio do exercício físico. Se sua rotina de exercício está indo bem e você realmente gosta dela, marque um x perto do eixo.

Quando tiver colocado um x em cada raio, ligue os sinais de x. É mais provável que você tenha um padrão irregular dentro do disco. Alguns sinais de x estarão próximos ao eixo e outros estarão bem mais longe. Cada raio que tiver um x próximo ao aro do disco representa o fator de estilo de vida que você precisa trabalhar. É importante lembrar que todos os fatores estão relacionados. Por exemplo, sua pontuação em psicologia pode estar baixa se você nunca faz nenhum exercício e sua nutrição for pobre. Se você passa todo o seu tempo trabalhando e se socializando e, em especial, se isso envolver muita ingestão de álcool, você não será capaz de correr com sucesso uma maratona. Simplesmente não terá tempo de treinar de modo adequado, e se você tentar participar, o resultado pode ser sensações de depressão e até lesão física.

Diário de treinamento

Manter um diário de treinamento irá ajudá-lo a completar suas metas e permanecer motivado. Torne o diário realista e útil. Não o abarrote com informações que se tornarão irrelevantes mais tarde no treinamento – apenas anote fatos que o motivem e ajudem a traçar o seu progresso.

Um diário pode ajudar a motivá-lo de novo quando você olhar para trás percorrendo todas as outras melhorias de capacidade física que você obteve.

Durante a perda de peso, você pode perceber que nas primeiras seis semanas de treinamento perdeu dez quilos, mas depois não perdeu nada na sétima semana, o que pode diminuir sua motivação. Porém, não é só a perda de peso que conta; por exemplo, se você tiver caminhado em um esforço para acelerar sua perda de peso, e podia caminhar apenas por 1,6 quilômetro

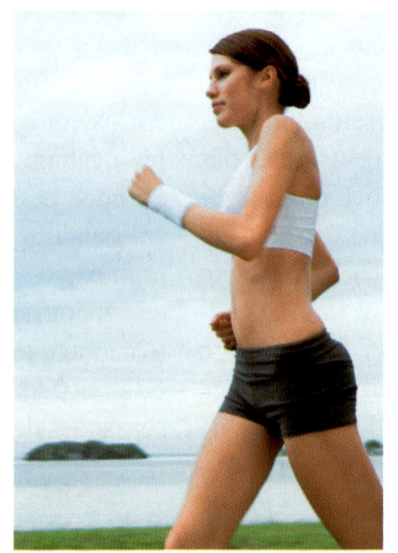

Se progredir em sua caminhada, anote os detalhes em seu diário, para permitir-lhe acessar melhor seu progresso.

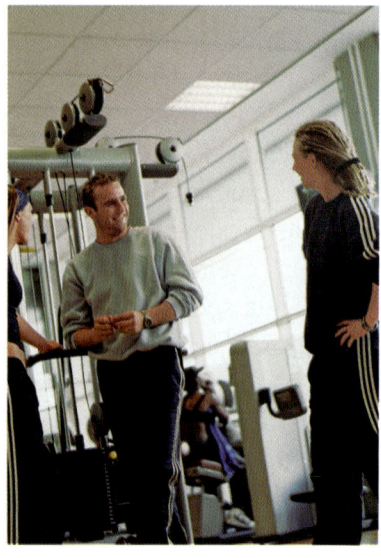

Seu treinamento tem de funcionar do jeito que você quer que ele funcione. Você pode discutir seu progresso com um instrutor na academia.

em sua primeira semana, mas agora pode dar conta de 4,8 quilômetros, esse progresso o motivará a continuar em frente.

Se estiver treinando para uma maratona, mantenha um diário de todo o seu treinamento, incluindo detalhes tais como se o seu treinamento é corrida em estrada ou fora da estrada, hora do dia, sua nutrição e horas de sono. Assim, se você sofrer qualquer problema, como uma lesão por treinamento excessivo, um técnico ou médico será capaz de usar seu diário para ver quando o problema pode ter se iniciado e ser capaz de determinar sua causa. Anotar o que você come o ajudará a determinar quais alimentos funcionam melhor para sua *performance* e recuperação.

Como manter seu diário de treinamento

Você deve registrar detalhes de seu treinamento, as metas que deseja alcançar e uma avaliação de seu treinamento atualizada. Inclua resultados de exames, informações sobre nutrição e medidas corporais.

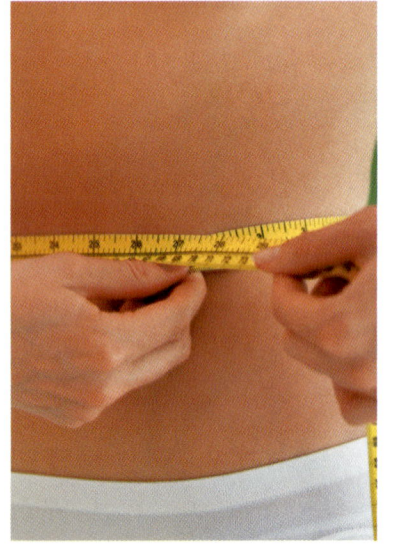

Ao tirar suas medidas, você pode perceber que perdeu gordura e tem mais tônus do que antes.

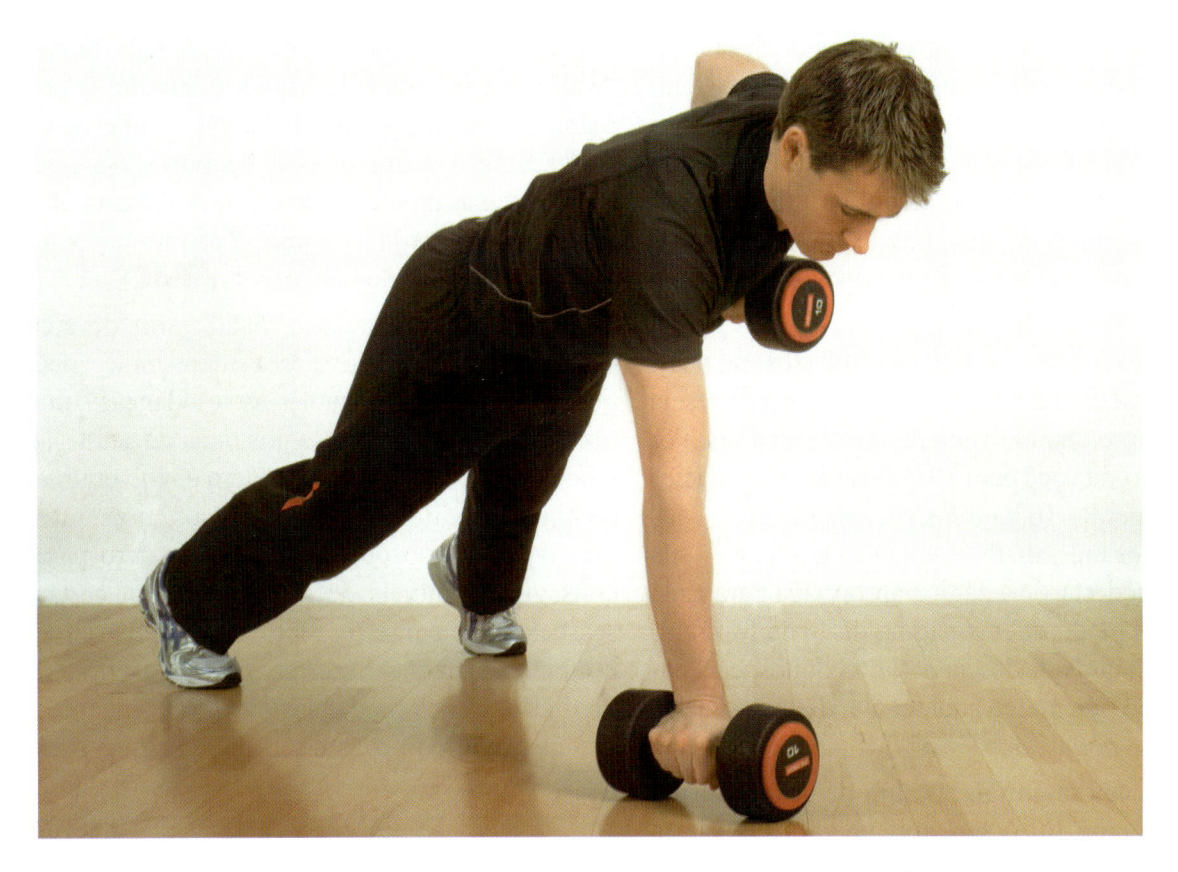

Mesmo se seu objetivo, de vez em quando, parecer desencorajador, tente enfrentar o desafio e permanecer na linha.

Registros diários: registre as seguintes informações em sem diário todos os dias:

- O treinamento físico que você pretende fazer e o treinamento físico real que aconteceu, em uma escala até dez.

- Horas de sono na noite anterior.
- Ritmo de batimentos cardíacos em repouso, tirado de manhã, antes de tudo.
- Qualquer lesão ou sinal de fadiga.
- Toda ingestão de alimento e líquidos, incluindo a hora em que comeu ou bebeu.

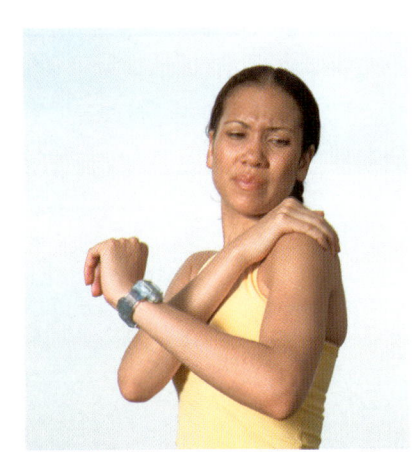

Note qualquer lesão, o que você estava fazendo e por quanto tempo. Isso pode ajudá-lo a alterar seu plano de treinamento.

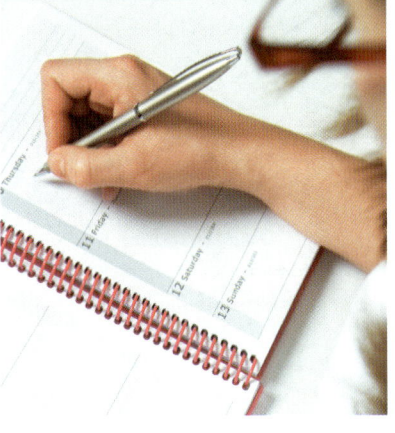

Um diário de treinamento preenchido com precisão pode provar-se uma ferramenta inestimável mais tarde.

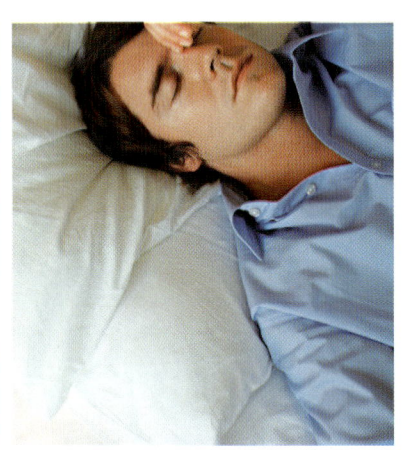

Mantenha registro das horas de sono para ter a percepção de seu padrão de sono.

Também anote o que fez nos dias de descanso, já que sua atividade nesses dias terá um efeito significativo em sua *performance*. Por exemplo, se você ficou acordado até tarde em um dia de descanso, ou bebeu álcool em dois dias de descanso antes de uma grande competição, sua *performance* sofrerá, e quando você checar o diário, saberá a razão.

Grandes metas e objetivos modestos: na página frontal de seu diário, liste as metas que deseja alcançar, e quando você deseja alcançá-las. Por exemplo, se você pesa 70 quilos em 1º de janeiro e quer perder 10,8 quilos em seis meses, ou 1,8 quilo por mês, marque seu peso desejado – sua meta modesta – na página apropriada para cada mês, de modo que na página de 1º de fevereiro você anotará que deseja pesar 68 quilos, e na página de 1º de março anotará que deseja pesar 66 quilos, e por aí vai.

Avaliações semanais: no fim de cada semana, avalie como foi o seu treinamento. Perceba a média de pontuação que você deu para o seu treinamento e como se sentiu a cada dia. Olhe sua nutrição da semana em retrospecto e marque quaisquer mudanças que deseje fazer. Avalie sua ingestão de líquidos durante a semana e verifique se está bebendo o suficiente. Acrescente o número total de horas em que esteve treinando e compare com a semana anterior. Anote medidas como gordura corporal, peso e Índice de Massa Corporal (IMC).

Revisões semanais: se a visão geral de sua semana não for positiva, considere onde você pode ter errado e anote as mudanças que pretende fazer para conseguir mais de seu treinamento. Essas mudanças podem envolver uma combinação diferente de exercícios, tirar mais dias de descanso ou trabalhar mais duro para conseguir os níveis de intensidade em certas sessões. Olhe em retrospecto para as metas que estabeleceu para si, escritas na página frontal do diário, e faça mudanças nas metas menores – acrescentando novas e retirando as que você já alcançou.

Tipo de corpo

Todos nós nascemos com um tipo de corpo; alguns, claro, fisicamente mais fortes que outros. Contudo, com o exercício e a nutrição corretos, podemos nos tornar mais fortes e adequados, mudar o nosso tipo e afinar nossas forças para esportes e atividades físicas específicas.

O seu tipo de corpo terá uma influência direta em sua *performance* nos esportes. Por exemplo, se você é um ginasta ou um ciclista do Tour de France, ser leve é uma prioridade. Porém, se você participa de esportes de contato ou levantamento de peso, precisará ser pesado o suficiente para manter o seu equilíbrio na disputa ou ter o poder muscular e força para levantar pesos.

O psicólogo americano W. H. Sheldon (1898-1977) desenvolveu um sistema nos

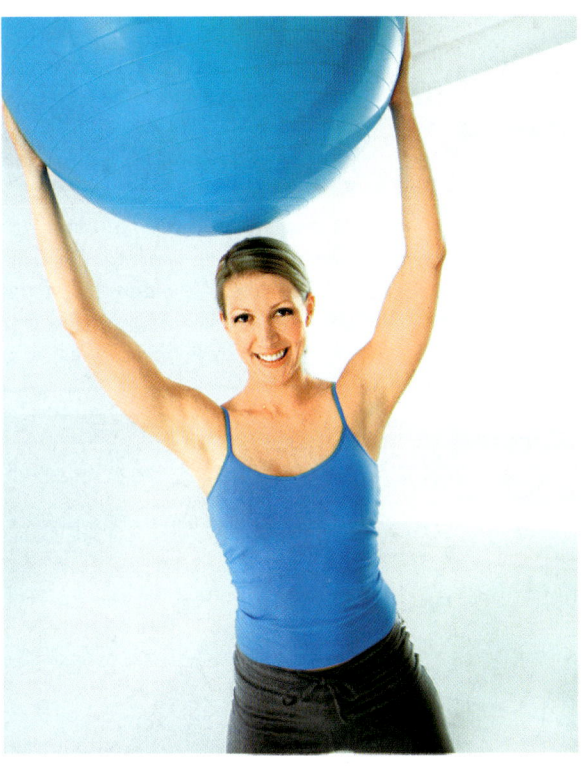

Tente um regime para mudar a forma de seu corpo e, como resultado, você ficará mais feliz com a sua aparência.

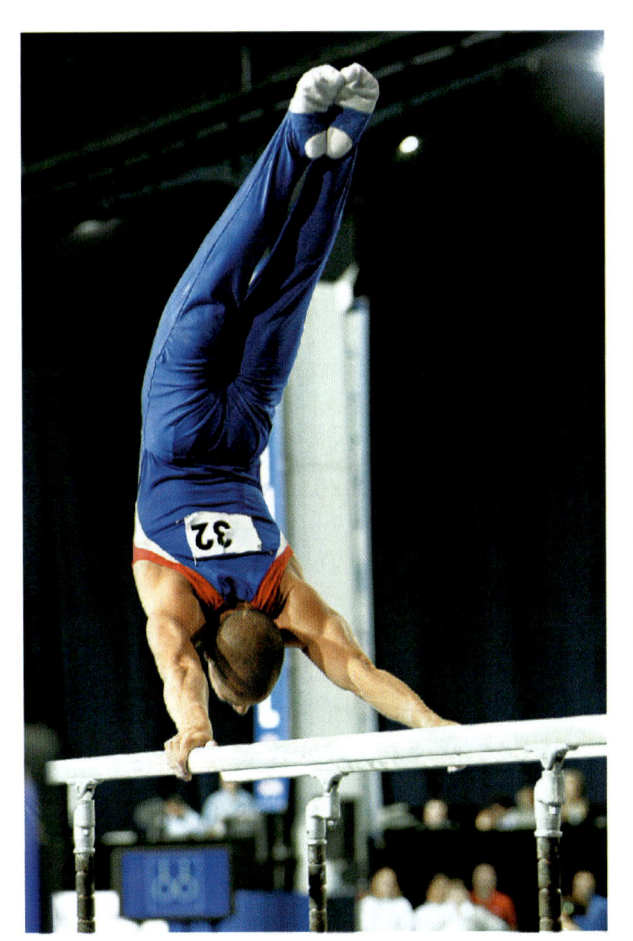

Algumas pessoas são mais flexíveis do que outras, mas esse grau de flexibilidade requer mais do que a simples genética.

Uma abordagem mista

Para mudar seu tipo de corpo, você precisará ajustar seu treinamento e sua nutrição. Um sem o outro nunca lhe dará os resultados desejados. Uma vez que tiver mudado sua aparência, você precisará continuar a trabalhar pesado para manter a nova forma de seu corpo.

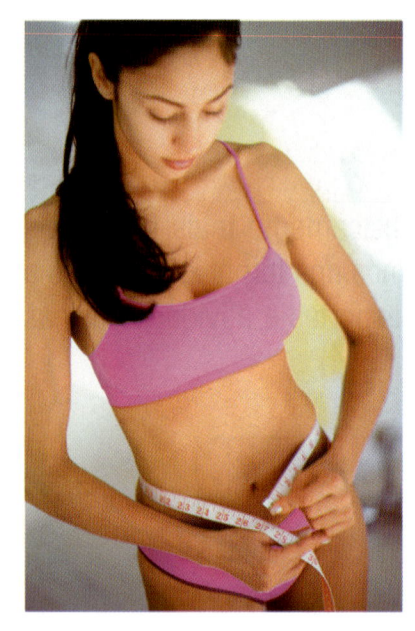

Os ectomorfos são naturalmente magros e têm um nível baixo de gordura corporal. Em geral, eles têm dificuldade para ganhar peso.

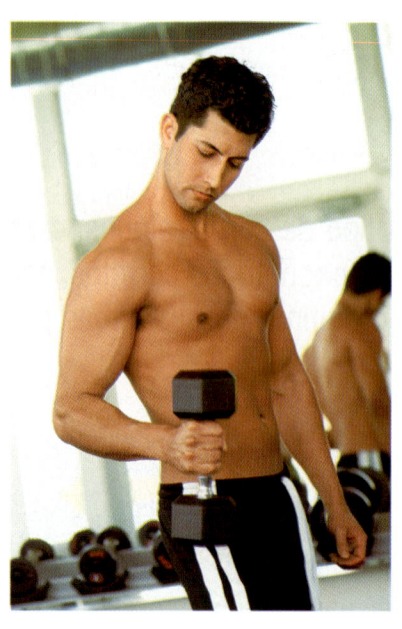

Os mesomorfos são os de maior capacidade física, com mais músculo magro e pouca gordura corporal. Eles perdem e ganham peso com facilidade.

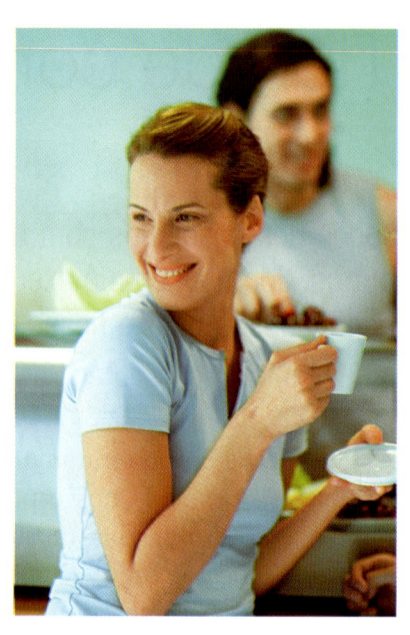

Os endomorfos possuem a maior massa corporal e podem ter sobrepeso. Em geral, eles têm um estilo de vida sedentário.

anos 1940 que reconhece três tipos de corpo: endomorfo, mesomorfo e ectomorfo. A maior parte das pessoas compartilha algumas características, mas não todas, de um desses tipos de corpo.

Endomorfos

Pessoas que têm o corpo com essa forma comportam a maior massa corporal entre os três tipos. Elas têm a forma de pera e, em geral, têm sobrepeso. Os endomorfos parecem ter os estilos de vida mais sedentários entre todos os tipos de corpo. Eles não são bons em atividades que exijam persistência, mas se tiverem músculos suficientemente fortes, podem levantar pesos e usar seu próprio peso para fornecer energia. Por consequência, as disciplinas como lançamento de dardo e lançamento de martelo são mais bem

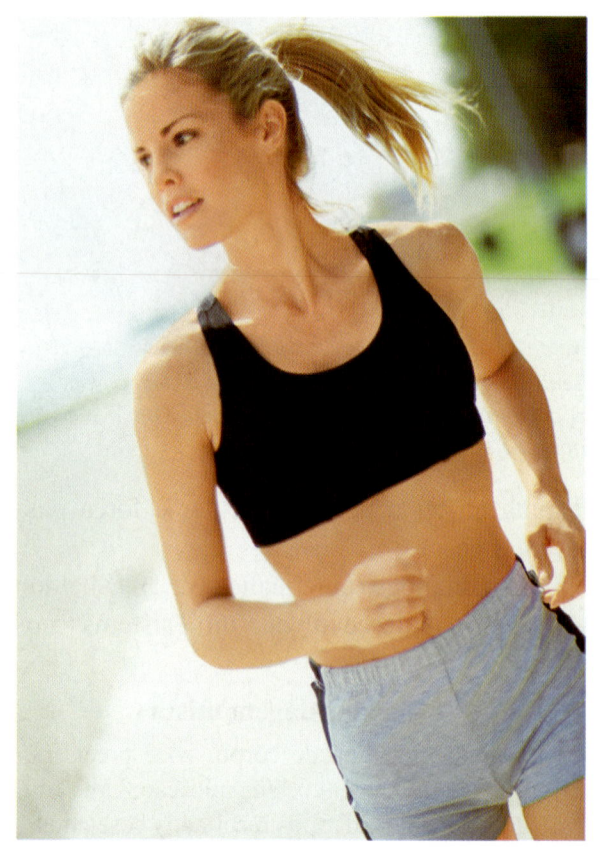

Se você ingerir uma dieta saudável e se exercitar apropriadamente, será capaz de alterar sua imagem corporal.

Alterar o seu tipo de corpo

Dê tempo para as alterações na forma de seu corpo. Não se desencoraje pela demora. Mantenha a meta final à vista e permaneça motivado. Se seu tipo de corpo mudar muito rápido, você não será capaz de sustentar a transformação.

adequadas para eles. Pessoas com esse tipo de corpo têm um Índice de Massa Corporal (IMC) alto e risco maior de ter uma saúde frágil do que qualquer outro tipo corporal.

Mesomorfos

Os mais atléticos e de aparência musculosa entre os três tipos corporais, os mesomorfos têm facilidade para competir na maioria dos esportes e são capazes de desenvolver músculos magros, perder e ganhar peso rápido, e manter a gordura corporal baixa. Eles são mais fortes e mais bem equipados do que quaisquer dos outros tipos corporais, e serão bons para adaptar seus corpos a exercícios cardiovasculares e de treinamento de força. Os mesomorfos têm menor risco de problemas de saúde do que os outros tipos de corpo. Os mesomorfos podem treinar mais intensamente do que qualquer outro tipo corporal, mas precisam ficar atentos a suas dietas para garantir que estão ingerindo o combustível adequado para suas atividades; eles podem sair ilesos alimentando-se com comida pouco saudável a maior parte do tempo, mas isso não trará a eles combustível para a atividade ou para ajudar sua recuperação após os exercícios.

Ectomorfos

Esses são os mais frágeis entre os tipos de corpo. Eles são de aparência magra e lutam para ganhar peso. O seu baixo nível de gordura corporal torna-os mais suscetíveis a problemas de saúde. Todavia, eles são o melhor tipo de corpo para as atividades de resistência, tais como correr maratonas ou pedalar por longas distâncias. Com o treinamento correto, os ectomorfos podem ter uma alta proporção na relação entre energia e peso, tornando-os rápidos em longas distâncias e bons para escalar colinas, por exemplo.

Fazendo mudanças

Você pode ser um endomorfo agora, mas isso não significa que terá de permanecer assim. Os exercícios e alimentos corretos mudarão a forma de seu corpo e diminuirão o risco de problemas de saúde. Se você quer uma imagem mais atlética, precisará seguir um plano que envolva queimar o máximo possível de calorias, enquanto se alimenta de um jeito mais saudável, usando o índice glicêmico como um guia para equilibrar os níveis de açúcar em seu sangue e evitar que você deposite gordura. Você precisará se exercitar de três a quatro vezes por semana, incorporando: treinamento cardiovascular para queimar calorias e desenvolver um sistema aeróbico melhor e mais eficiente (o que, por sua vez, permitirá que você queime ainda mais calorias); e um treinamento de resistência para desenvolver músculos e acelerar seu metabolismo.

De endomorfo para mesomorfo: se você é um endomorfo, a possibilidade é que lute constantemente para se motivar a se alimentar de um jeito saudável e se exercitar. Para fazer as mudanças necessárias, você precisará modificar seus hábitos. Foque na redução de sua ingestão de calorias e no aumento de capacidade cardiovascular e treinos de resistência para acelerar o seu metabolismo e perder peso. Quando sentir os benefícios e aumentar seu nível de energia, você deverá ver resultados com maior rapidez, o que, por sua vez, reforçará a sua motivação.

De ectomorfo para mesomorfo: você precisará consumir mais calorias para alimentar seus músculos e estimulá-los a crescer. Ao mesmo tempo, precisa reduzir seu tempo de treinamento cardiovascular e focar mais em treino de resistência, o que o ajudará a desenvolver músculos.

De mesomorfo para endomorfo: esta é a transformação mais fácil e uma que, infelizmente, em geral, acontece meio que por acidente. As pessoas que eram atléticas em sua adolescência, mas têm menos tempo para exercícios quando ficam mais velhas, e talvez tenham um trabalho sedentário, tendem a mudar o tipo de corpo assim. O fundo do poço é que se você consome mais calorias do que gasta, você se tornará um endomorfo.

De mesomorfo para ectomorfo: se você tem músculos volumosos, pode querer mudar a forma, mas é difícil. Isso requer que você perca músculos, não apenas gordura. Você pode tentar perder músculos reduzindo sua ingestão de calorias, de modo a ter que queimar músculos e usá-los como fonte de energia. Acrescente corridas ou ciclismo de longa distância e persistência, mas esqueça o treino de resistência, já que ele irá aumentar os músculos.

Medidas corporais

Existem muitos modos diferentes de medir seu corpo em uma base regular e avaliar o seu progresso. À medida que vê a forma de seu corpo mudando de maneira gradual, mas definitivamente, isso ajudará a dar-lhe a motivação de que necessita para continuar treinando.

As balanças são um dos jeitos mais antigos, porém efetivos, de registrar seu peso. Use sempre a mesma balança para se pesar, na mesma hora do dia, no mesmo dia da semana. Coloque a balança no mesmo lugar em um chão duro todas as vezes, para obter uma medição real. Se sua meta for perder peso, apenas se pese uma vez por semana, para se dar uma oportunidade de ver o peso diminuir. Pesar-se como a primeira coisa de manhã irá reduzir a chance de a medida ser afetada pelo que você

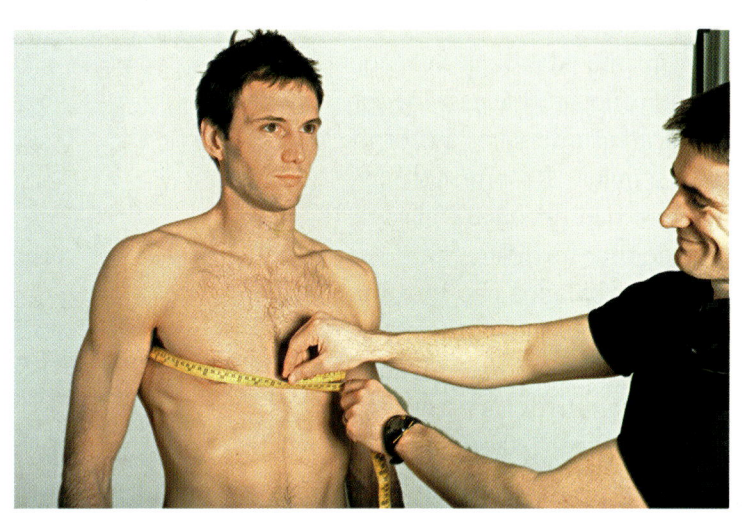

Usar uma fita métrica é um indicador preciso de que seu regime de fitness está funcionando bem.

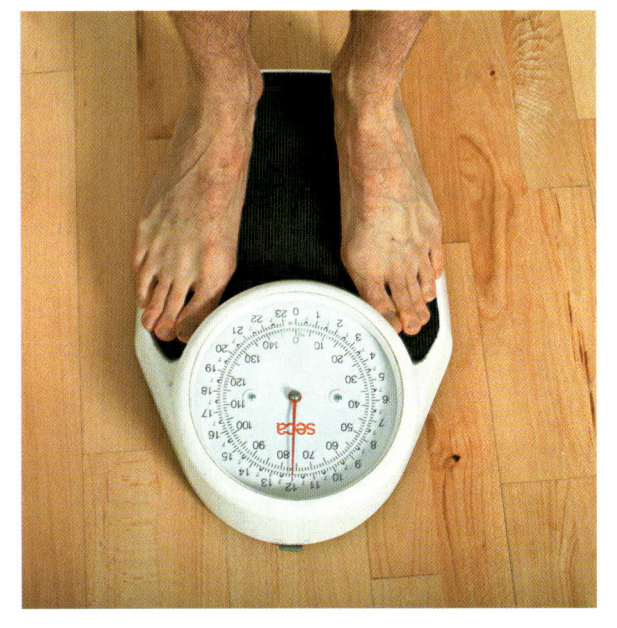

A balança nem sempre conta a história toda. Você pode ter mudado de forma, mas músculo é mais pesado do que gordura.

Como se medir

Peito: meça em torno do corpo, na linha dos mamilos.
Cintura: meça em torno do corpo, na linha do umbigo.
Quadris: meça em torno da parte mais larga dos quadris.
Coxas: meça em torno da perna, 15 centímetros acima do topo do joelho.
Panturrilha: meça em torno do ponto médio da parte de baixo da perna.
Bíceps: meça em torno do ponto médio da parte de cima do braço (decida se deseja fazer a medida com o músculo tensionado ou com o braço estendido, e use o mesmo método de medição todas as vezes, para ser capaz de registrar qualquer diferença com precisão).
Ombros: meça da metade da lateral de um dos ombros, percorrendo as costas até a metade da lateral do outro ombro.
Pescoço: meça em volta do ponto médio do pescoço.

comeu, já que, provavelmente, você não comeu nada nas últimas oito horas. Porém, a desidratação depois de uma noite bebendo muito álcool pode fazer com que você pareça mais leve na balança, portanto, não seja enganado por isso.

Fita métrica

Uma fita métrica é outro jeito útil de monitorar o seu progresso. Tire medidas uma vez por semana enquanto se pesa. Meça várias áreas diferentes do corpo toda semana. Respire normalmente e não encolha a barriga quando tirar medidas.

Se a balança não mostrar uma mudança no peso, a fita métrica pode ser sua salvadora. Se suas medidas estiverem reduzindo, você sabe que está indo na direção correta, mesmo não tendo perdido peso. Essa mudança na forma e no peso pode ser resultado de mais treinamento, já que o músculo pesa mais do que gordura – de fato, o mesmo volume de músculos pesa quase o dobro do volume de gordura.

Use as medidas de seu corpo para criar suas metas de longo e curto prazo, mas lembre-se de ser realista. Se você está tentando perder peso

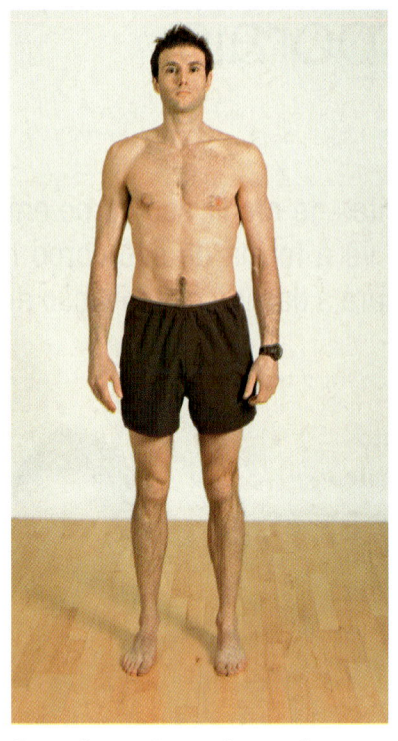

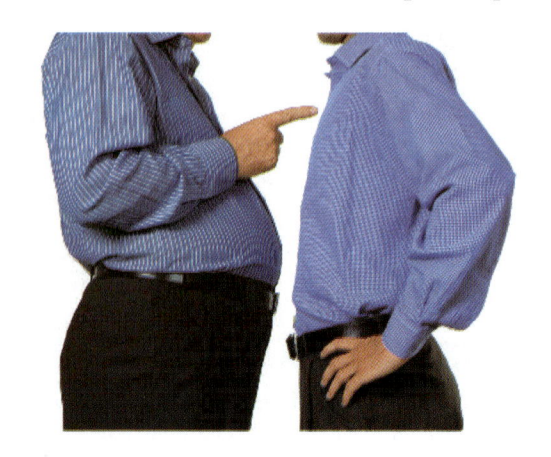

Se você tiver fotografias tiradas a intervalos, facilmente será capaz de ver qualquer mudança em seu corpo.

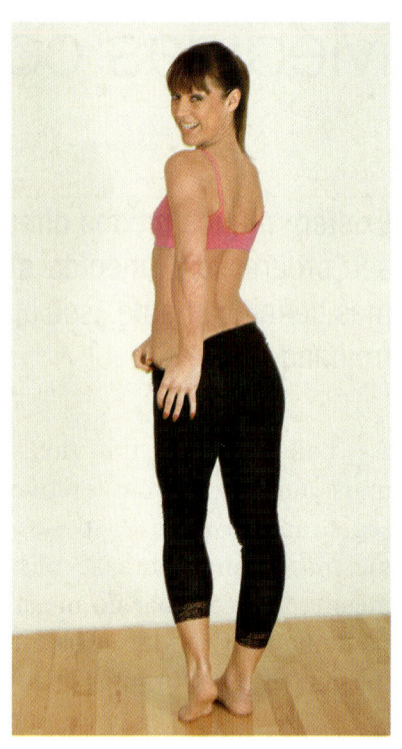

Como servem suas roupas é um bom indicador da perda de gordura corporal. Depois da perda de peso, elas parecem mais folgadas.

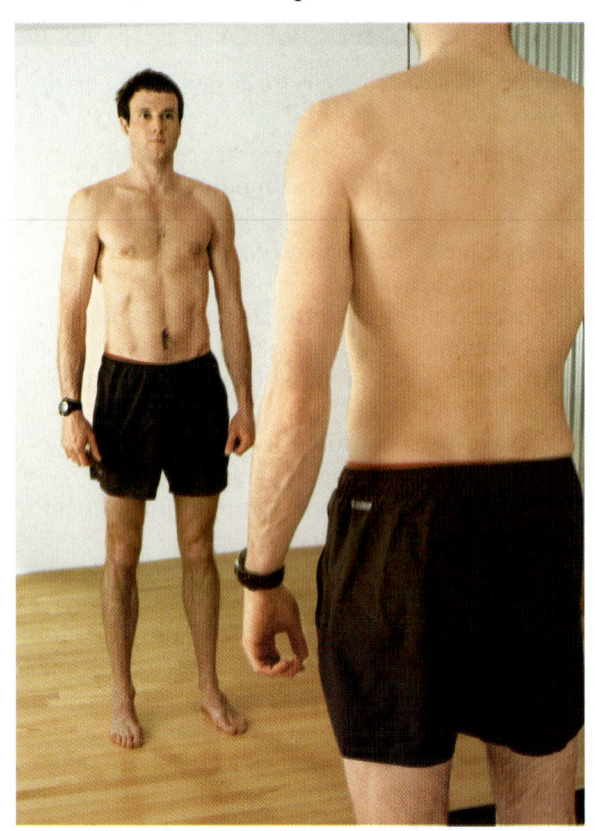

Pelo exame regular de seu corpo em um espelho, você notará quaisquer áreas que pareçam diferentes.

Se você estiver preparado para fazer os esforços requeridos, alcançará os resultados que deseja.

e sua medida de cintura é 102 centímetros, estabeleça uma meta de perder um centímetro a cada duas semanas, até alcançar a sua meta final de 81 centímetros de cintura. Se você está tentando ganhar músculos e mudar a forma de seu corpo, e seu peitoral é de 97 centímetros, estabeleça alvos de 2,5 centímetros de aumento até chegar à sua meta.

Fotos e espelhos
Um dos melhores jeitos de medir seu progresso é olhar no espelho e avaliar o que vê. É óbvio que você não se lembrará do que viu de uma semana para outra, portanto, tire fotos para comparar a diferença. Isso é particularmente importante se você está tentando perder peso, mudar a forma do corpo ou criar massa muscular. Você também pode usar o espelho para avaliar sua definição muscular se estiver tentando criar músculos e ter uma aparência esbelta. Se você usar uma fita métrica para medir os bíceps e a medida não mudar da semana seis para a oito, mas o espelho e as fotografias mostrarem uma mudança visível na aparência, você ficará motivado na mesma hora a continuar treinando. Se você esteve trabalhando com técnicas de corrida para sua próxima corrida ou maratona de dez quilômetros, corra em frente ao espelho ou use fotografias ou uma câmera de vídeo para ver a diferença em sua técnica.

Usar um espelho é essencial para a maioria dos exercícios de treino de peso, principalmente com pesos livres. Você precisa verificar, constantemente, se está usando a técnica certa. Muitas pessoas usam cargas que são muito pesadas para elas e, com isso, falham em trabalhar os músculos corretos, porque o peso as força a usar outras partes de seu corpo, em vez de isolar os músculos que elas realmente querem trabalhar.

Roupas que servem
Como suas roupas se ajustam é um dos melhores indicadores de seu progresso. A balança e as medidas com fita métrica podem, de vez em quando, sugerir que seu corpo não mudou, mas se você desce um número no tamanho do vestido, calça ou camisa, ficará inspirado a continuar treinando – é claro que está funcionando. As roupas podem lhe dizer melhor do que qualquer fita métrica; por exemplo, é difícil usar uma fita métrica para medir o tamanho dos glúteos, porém, se suas calças parecem mais folgadas, então, é óbvio que você ficou mais esguio – nessa região pelo menos. Compre roupas que você deseja que sirvam no futuro, e use isso como uma meta de curto prazo na trilha para alcançar seu objetivo.

Medida de gordura corporal

Se você estiver tentando ganhar peso em forma de músculos e está comendo mais e tomando suplementos, medir regularmente a gordura corporal ajudará para que você veja se está ganhando músculo ou gordura, e irá mantê-lo na linha a fim de alcançar suas metas.

Como já foi afirmado no início deste livro, dietas malucas simplesmente não funcionam. Muitas delas, de fato, podem resultar em uma porcentagem maior de gordura corporal, porque uma dieta que leve a resultados rápidos em geral faz com que você perca o mesmo de músculos e gordura. Essa redução em músculos significa que o seu metabolismo estará mais lento e, como resultado, você ganhará mais gordura, em especial depois de a dieta ter chegado ao fim – o que acontecerá, invariavelmente.

Se o seu peso na balança for o mesmo de antes do início da dieta, mas a sua gordura corporal caiu de 15% para 10%, você saberá que adquiriu uma quantidade considerável de músculos.

Como medir a gordura corporal

Existem vários jeitos diferentes de medir a gordura corporal. O mais preciso é a pesagem hidrostática, que funciona submergindo o objeto em um tanque e medindo a água que é deslocada. É um dos testes mais confiáveis, já que fatores como a quantidade de líquidos que foi bebida nas últimas horas não afetarão os resultados. Contudo, é improvável que você tenha um tanque apropriado em casa e você não o encontrará em muitos clubes esportivos também. Em vez disso, é mais fácil que você encontre balanças de gordura corporal e compassos de calibre.

Tabela de gordura corporal

Uma vez calculada sua gordura corporal, compare sua porcentagem com os números desta tabela. Você deve tentar permanecer nesses limites – ter um pouco de gordura é essencial para regular a temperatura do corpo e proteger os órgãos vitais.

Idade	até os 30 anos	entre 30 a 50 anos	acima de 50 anos
Mulher	14% a 21%	15% a 21%	16% a 25%
Homem	9% a 15%	11% a 17%	12% a 19%

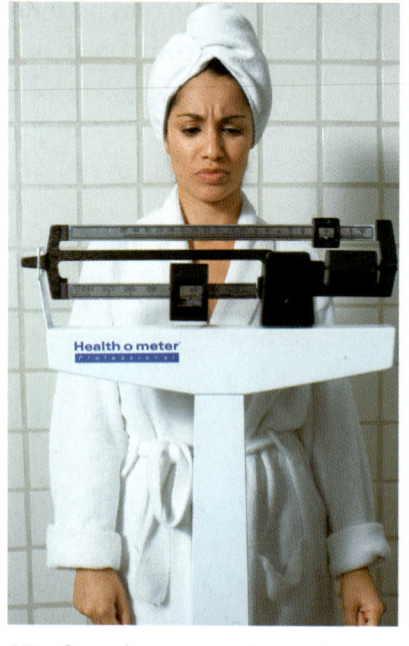

Não fique desencorajado se não estiver perdendo peso rápido; perda lenta e constante garante que ela seja mantida.

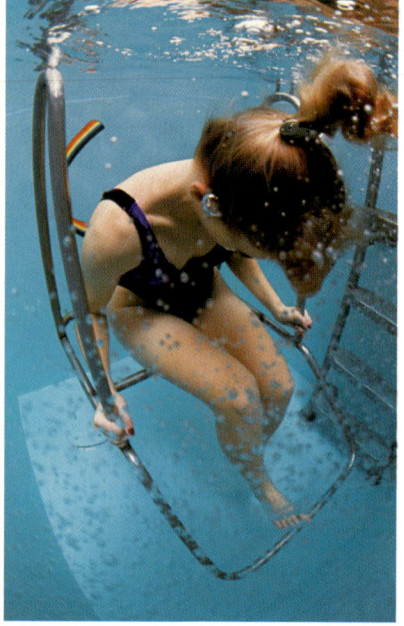

Esta mulher está tendo sua gordura medida em um tanque de pesagem hidrostática, um método bem preciso.

Uma balança de medida de gordura lhe dará uma estimativa aproximada de sua gordura corporal. Uma corrente elétrica de baixa intensidade atravessa o corpo e a impedância (oposição ao fluxo da corrente) é medida. O resultado é usado com o seu peso e outros fatores para lhe dar uma porcentagem de gordura corporal. Porém, o nível de impedância pode ser afetado pela quantidade de água em seu corpo, qualquer exercício recente e a temperatura de sua pele. Se você for usar uma balança de

Gordura corporal por esporte

Porcentagem média de gordura corporal para atletas.

Esporte	homem	mulher
Beisebol	12-15	12-18
Basquete	6-12	20-27
Futebol	9-19	15-30
Corrida em trilhas	5-12	12-18
Tênis	12-16	16-24
Triatlo	5-12	10-15

Como calcular a porcentagem de gordura corporal

Compassos de calibre que prendem a pele e a gordura são especialmente usados para medição; são feitas três leituras em cada lugar e uma média é usada para calcular a gordura corporal.

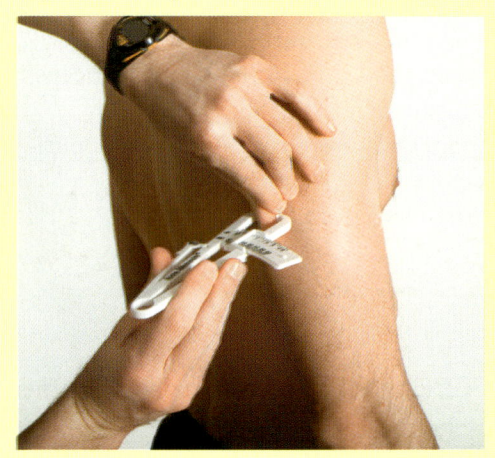

Tríceps: *a parte de trás do braço localizada a meio caminho entre o ombro e o cotovelo. Meça verticalmente.*

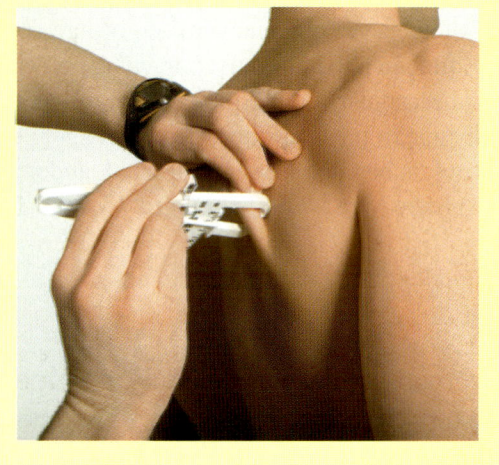

Subescapular: *situada exatamente abaixo da omoplata. Meça em um ângulo de 45 graus.*

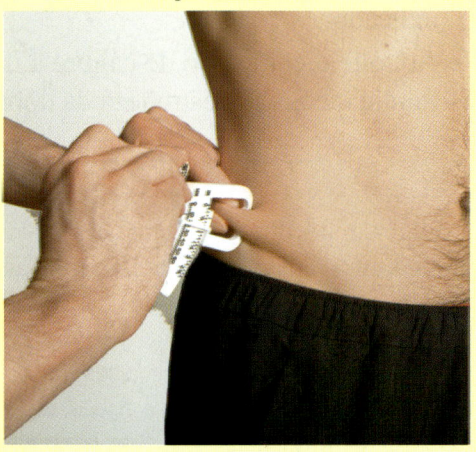

Supraespinhal: *no lado do abdome, bem abaixo da linha do umbigo. Meça horizontalmente.*

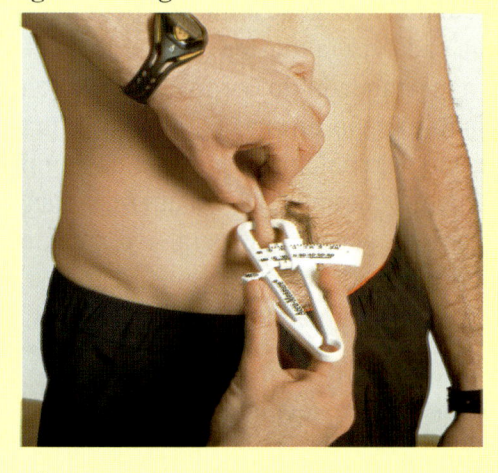

Área abdominal: *ela fica bem do lado do umbigo. Meça a gordura verticalmente.*

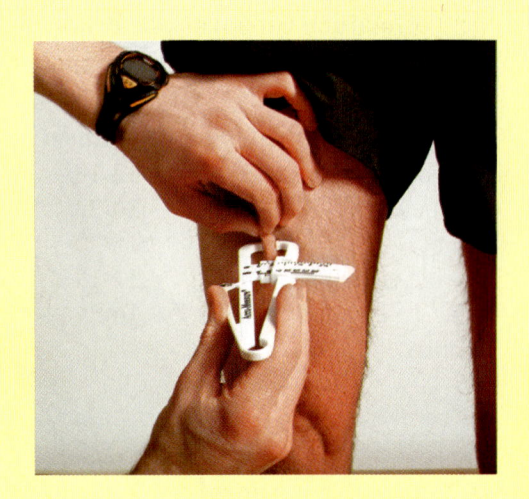

Coxa: *no ponto médio da frente da coxa. Meça verticalmente.*

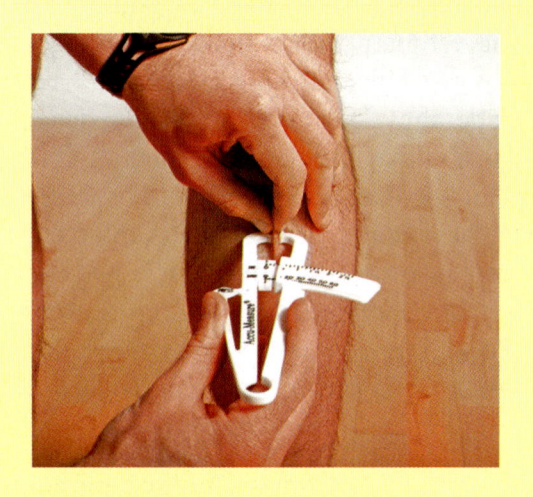

Panturrilha: *tirada da parte de trás da parte mais larga da panturrilha. Meça verticalmente.*

Calcule a sua porcentagem de gordura corporal usando uma equação como esta:
Equação para homens: porcentagem de gordura corporal = (0,1051 × soma de tríceps, subescapular, supraespinhal, abdominal, coxa e panturrilha) + 2,585
Equação para mulheres: porcentagem de gordura corporal = (0,1545 × soma de tríceps, subescapular, supraespinhal, abdominal, coxa e panturrilha) + 3,580
Yuhasz, M. S. *Physical Fitness Manual*. University of Western Ontario, 1974.

gordura corporal para medir a gordura do corpo, não coma ou beba por pelo menos três horas antes de mensurar e evite exercícios por 12 horas antes de medir.

Usar compassos de calibre de gordura corporal é mais preciso se a mesma pessoa faz a medida a cada vez, a mesma porção de pele é pinçada, o mesmo lado do corpo é medido (em geral, o lado da mão direita) e a mesma equação for usada para calcular a gordura corporal. Se você repetir o mesmo teste em um mês, e sua porcentagem de gordura corporal tiver caído, você saberá que seu plano de treinamento está funcionando. Existem algumas regras às quais você se deve ater:

- A mesma pessoa deve medi-lo todas as vezes.
- Meça à mesma hora do dia.
- Evite beber e comer por pelo menos três horas antes da medida.
- Evite exercícios por pelo menos 12 horas antes da medida.
- Segure a dobra de pele entre o polegar e o indicador.
- Aplique o compasso de calibre a uma profundidade igual à estreiteza da dobra.

Medidas

Lembre-se de que músculos pesam mais do que gordura, então, se a leitura da balança não mudar, não se sinta derrotado. Para verificar se está perdendo gordura, tome medidas corporais usando uma fita métrica, meça sua dobra de pele com compassos de calibre e use o seu espelho para ver as mudanças. Use sua balança apenas duas vezes por semana, a não ser que você seja um atleta em treinamento.

- Repita a medida três vezes e tire uma média, para ter uma leitura precisa.
- Junte as leituras para diferentes áreas do corpo e use a equação indicada na página anterior.

Em vez de converter as medidas de sua dobra de pele em uma leitura real de sua gordura corporal, você pode simplesmente somar suas medidas de dobra de pele e usar a soma para determinar se está perdendo ou ganhando gordura. Se você quer focar em uma área, tal como perder peso de sua barriga, então simplesmente pegue uma medida de pele de seu abdome usando o método mostrado na página 35. Com o polegar e outro dedo, pegue uma dobra de pele com duas camadas de pele e gordura subcutânea. Prenda a pele com o compasso de calibre a um centímetro a partir dos dedos, com a mesma profundidade da camada de dobra de pele.

Índice de Massa Corporal e medidas saudáveis

Embora o Índice de Massa Corporal, em geral, seja um jeito útil de avaliar se a sua massa corporal é obesa, com sobrepeso, normal ou abaixo do peso, nem sempre é uma medida óbvia, dependendo de quem é você. Portanto, vale a pena entendê-la com alguns detalhes.

O Índice de Massa Corporal (IMC) é uma medida do peso de uma pessoa em relação a sua altura (veja o quadro "Medindo seu IMC"). Esse parâmetro é uma ferramenta útil para monitorar o seu progresso em saúde e *fitness*. Porém, ela não é precisa em todos os casos. Por exemplo, atletas de força podem ter o mesmo IMC de uma pessoa com sobrepeso, embora não tenham gordura nenhuma. A razão para isso é que o IMC não leva em conta a quantidade de músculo magro que o atleta possui. Do mesmo modo, muitos atletas de resistência têm um valor de IMC que indica estarem abaixo do peso, embora eles, na verdade, tenham um peso saudável.

Em pessoas mais velhas, as leituras do IMC podem ser de pouco uso, já que não levam em conta a perda de massa muscular. O IMC também não pode ser uma medida precisa para crianças ou mães amamentando. Entretanto, além dessas exceções, o IMC fornece um bom guia básico a seguir para a população em geral.

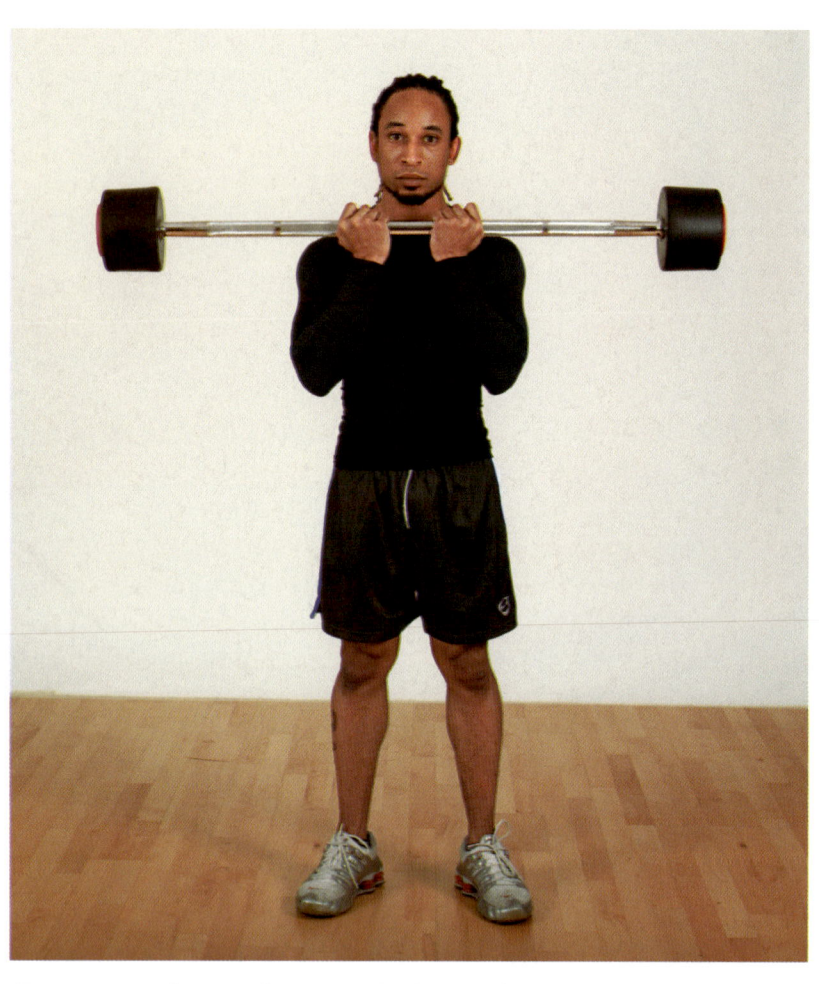

Pessoas musculosas podem ter um IMC mais alto. Isso não significa, entretanto, que elas não sejam saudáveis.

Proporção entre cintura e quadris

Outras medidas do corpo também são úteis para monitorar a saúde. Simplesmente medir sua cintura e os quadris, depois calcular a proporção entre eles, pode ser tão efetivo quanto a medida do IMC para destacar fatores de risco

Índice de Massa Corporal e medidas saudáveis

Medindo seu IMC

Use os métodos seguintes para encontrar seu IMC:

Métrico

IMC = massa corporal em quilos/dividida por altura × altura em metros

Exemplo:

Uma pessoa com altura de 1,78 metro, pesando 79,83 quilos, terá o IMC de 25:

79,83 kg/(1,78 × 1,78)
= 79,83 kg/3,16
= 25

Imperial

IMC = massa corporal em libras/dividida por altura × altura em polegadas, multiplicada por 703

Exemplo:

Uma pessoa com altura de cinco pés e dez polegadas (70 polegadas), pesando 176 libras, terá um IMC de 25:

176 libras/(70 × 70) × 703
=176/4.900 × 703
= 25

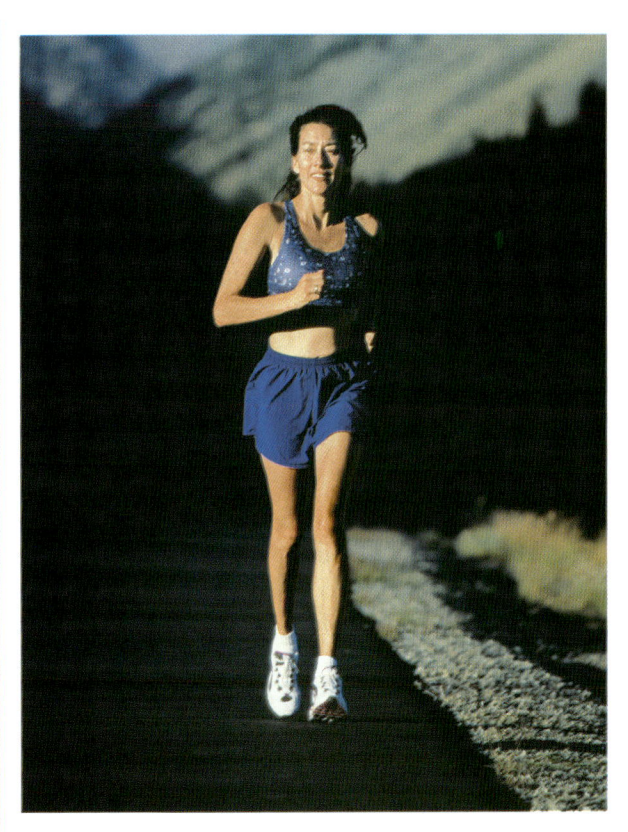

Corredores de longa distância que têm um peso leve, em geral, terão um IMC baixo.

à saúde, especialmente para doenças cardíacas e diabetes do tipo II, já que está provado que pessoas com excesso de gordura em volta da metade de seu corpo têm maior risco dessas doenças.

Como medir a proporção entre sua cintura e os quadris

Pegue a medida de sua cintura medindo em torno de seu corpo no ponto médio entre a base de sua cintura e os quadris. Meça seus quadris pelo entorno de seu corpo, onde seus glúteos estão mais ressaltados. Divida a medida de sua cintura pela de seus quadris. Por exemplo, uma cintura de 81 centímetros e quadris de 102 centímetros serão calculados como uma proporção de cintura para quadris de 0,8. Essa proporção é razoável para um homem, mas está acima do limite para uma mulher.

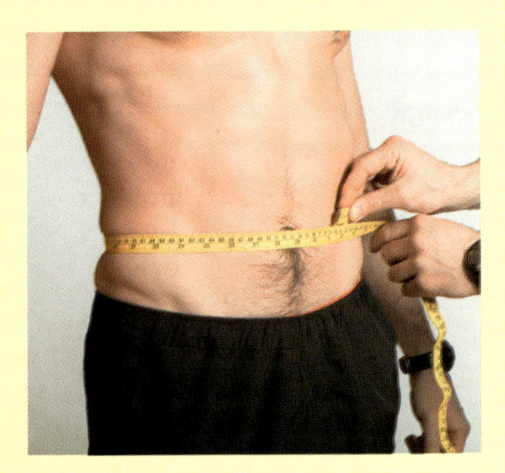

Para medir sua cintura, segure a fita métrica entre a parte baixa da cintura e os quadris.

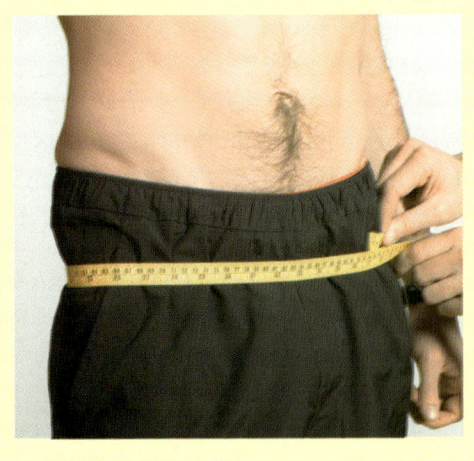

Os quadris são medidos colocando a fita métrica na parte mais larga.

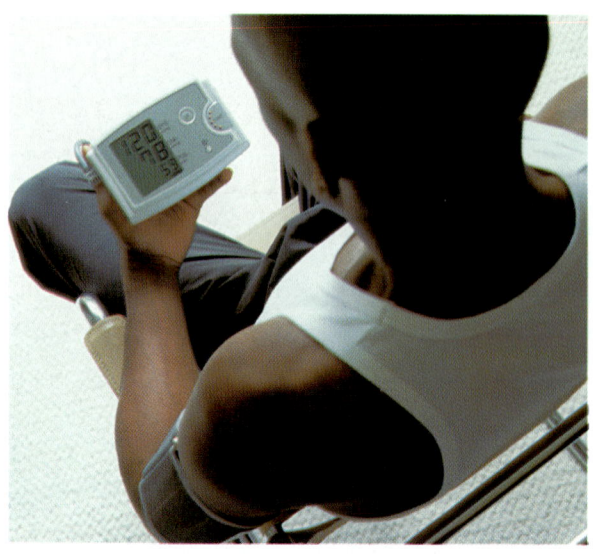

Não é necessário visitar o médico para tirar a pressão sanguínea; você mesmo pode medi-la com facilidade.

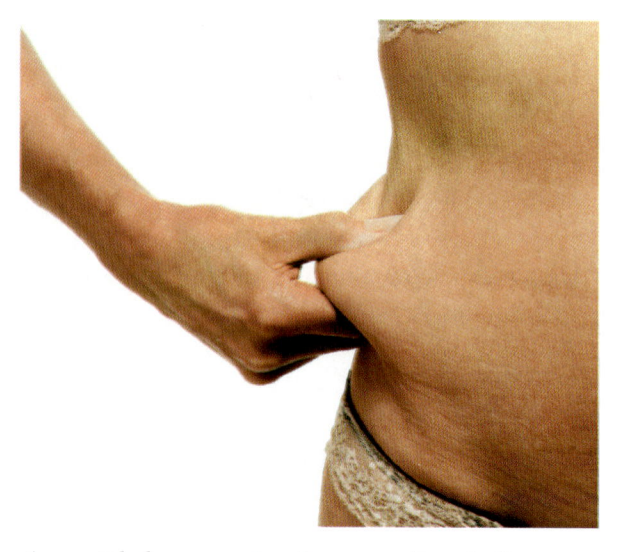

A quantidade que você pode segurar firme indica peso extra e também o estado de seu bem-estar.

Percebeu-se que o risco de problemas de saúde aumenta se um homem tem uma medida de cintura acima de 102 centímetros, ou uma mulher tem uma medida de cintura de mais que 89 centímetros. Uma proporção entre cintura e quadris acima de 1 para homens e 0,8 para mulheres é altamente prejudicial para a sua saúde. Nesse ponto, o risco de doenças cardíacas, hipertensão e diabetes do tipo II aumenta dramaticamente.

Pressão sanguínea

Se sua pressão sanguínea for mais alta que 14/10, você deve consultar um médico antes de começar qualquer rotina de exercícios. É fácil medir a pressão sanguínea sozinho com um monitor de pressão sanguínea que você pode comprar em drogarias. É melhor fazer o exame antes de ter feito qualquer exercício no dia, já que isso pode afetar o resultado. Mas, se você já tiver se exercitado, descanse por pelo menos 30 minutos antes de fazer a leitura.

Colesterol

Seu médico pode verificar o seu nível de colesterol com um exame simples do sangue. O resultado é registrado em milimoles por litro (mmol/l) ou miligramas por decilitro (mg/dl). Um nível de colesterol de 5 mmol/l (200 mg/dl) ou menos é o desejável, entre 5 e 6 é o limite, e acima de 6 o coloca em grande risco de um ataque cardíaco. No Reino Unido, 75% dos adultos com idade acima de 40 anos têm um nível acima de 5, e 54% dos ataques cardíacos estão relacionados a níveis acima de 5.

IMC e riscos à saúde

Estudos mostram que o valor do IMC está ligado a fatores de risco à saúde. Compare seu valor com os do quadro a seguir. Se seu risco à saúde é alto ou muito alto, você deve, imediatamente, consultar um médico, começar a fazer exercícios e comer de forma mais sensata.

Valor de IMC	Classificação	Risco à saúde
Menos de 18,5	abaixo do peso	moderado
18,5-24,9	Normal	muito baixo
25-29,9	Sobrepeso	baixo
30-34,9	obeso classe 1	moderado
35-39,9	obeso classe 2	alto
Acima de 40	obesidade extrema	muito alto

Testes de capacidade cardiovascular

Quando seguir um programa de treinamento, é essencial testar sua capacidade cardiovascular, e existem muitos modos de fazer isso. É igualmente importante que o teste escolhido seja apropriado para o esporte que você está praticando.

> **Tirar medidas**
>
> Para testar sua capacidade física, use uma esteira ou corra em uma pista de atletismo para poder medir sua distância com facilidade.

Os testes variam dependendo do esporte, e o primeiro passo quando for testar a sua capacidade cardiovascular é selecionar o teste correto para você e sua atividade física. Se você é um velocista, precisa fazer testes na pista cobrindo as distâncias, ou distâncias similares, que você correrá em uma competição. Testar-se em cinco quilômetros será pouco útil para você.

Se você é um ciclista, teste sua capacidade física com oito quilômetros ou 16 quilômetros de tempo de treino em uma rota familiar – uma que possa usar no futuro como comparação.

Para esportes de invasão, como basquete ou *netball*, teste-se correndo distâncias diferentes da quadra e marque o seu tempo. Tente começar na parte de trás da quadra e corra até a marca do meio e para trás cinco vezes, e depois corra até o fim da quadra e de volta cinco vezes, e marque o tempo total.

Para remo, determine uma distância, como 2 mil metros, e marque o seu tempo. Depois, teste-se de novo no futuro para verificar as melhorias de capacidade física.

Tabela de avaliação de capacidade de VO_2 máx.

Mulheres

Idade	Muito fraco	Fraco	Razoável	Bom	Excelente	Superior
13-19	< 25	25-30,9	31-34,9	35-38,9	39-41,9	> 41,9
20-29	< 23,6	23,6-28,9	29-32,9	33-36,9	37-41	> 41
30-39	< 22,8	22,8-26,9	27-31,4	31,5-35,6	35,7-40	> 40
40-49	< 21	21-24,4	24,5-28,9	29-32,8	32,9-36,9	> 36,9
50-59	< 20,2	20,2-22,7	22,8-26,9	27-31,4	31,5-35,7	> 35,7
60+	< 17,5	17,5-20,1	20,2-24,4	24,5-30,2	30,3-31,4	> 31,4

Homens

Idade	Muito fraco	Fraco	Razoável	Bom	Excelente	Superior
13-19	< 35-36	36-38	38,4-45,1	45,2-50,9	51-55,9	> 55,9
20-29	< 33	33-36,4	36,5-42,4	42,5-46,4	46,5-52,4	> 52,4
30-39	< 31,5	31,5-35,4	35,5-40,9	41-44,9	45-49,4	> 49,4
40-49	< 30,2	30,2-33,5	33,6-38,9	39-43,7	43,8-48	> 48
50-59	< 26,1	26,1-30,9	31-35,7	35,8-40,9	41-45,3	> 45,3
60+	< 20,5	20,5-26	26,1-32,2	32,3-36,4	36,5-44,2	> 44,2

Cooper, K. H. *The Physical Fitness Specialist Certification Manual.* The Cooper Institute for Aerobics Research, Dallas, Texas, 1968.

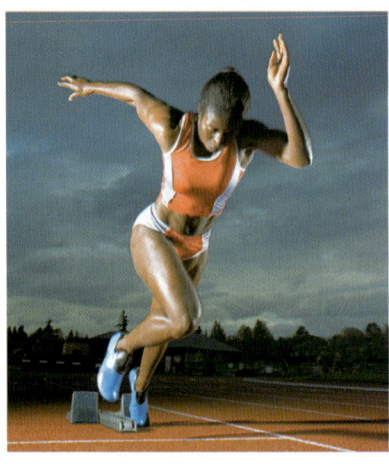

A corrida de velocidade requer uma entrega rápida de oxigênio para seus músculos. Isto é conhecido como "exercício aeróbico".

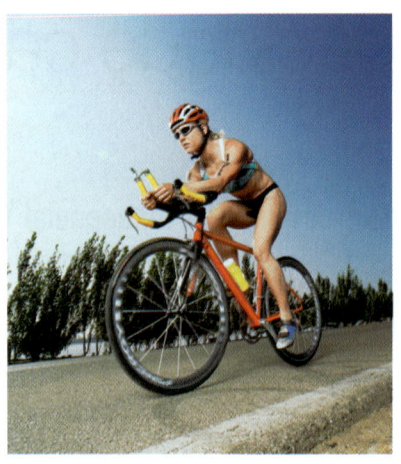

Se você for participar de um triatlo, precisará fazer treino cardiovascular regular.

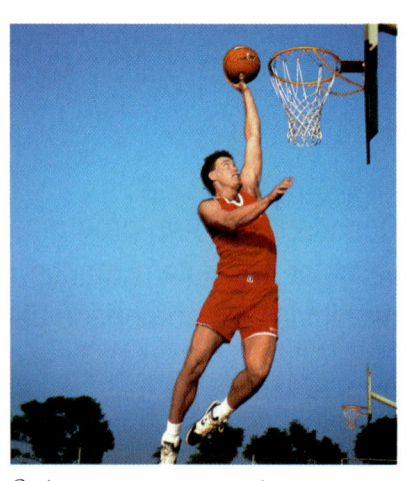

Os jogos requerem um sistema cardiovascular rápido e eficiente para possibilitar uma recuperação rápida entre os pontos.

Existem três medidas úteis que testam tanto a capacidade aeróbica quanto o sistema cardiovascular: o VO_2 máx., a corrida de Cooper de 12 minutos e o teste de degraus de Harvard.

VO_2 máx.: o teste de VO_2 máx. mede o volume máximo de oxigênio (O_2) que um atleta pode usar durante exercício intenso. O teste é adequado para atletas de elite que têm capacidade de se esforçarem intensamente sem risco de lesões ou outros problemas de saúde. Também é uma das melhores medidas de capacidade cardiovascular, porque mostra a você quão eficiente é seu corpo na utilização do oxigênio e representa sua capacidade aeróbica máxima. Ela é expressa em ml/kg/min (mililitros de oxigênio por peso do corpo em quilograma por minuto).

O jeito mais preciso de testar o VO_2 máx. é se exercitar até falhar (quando você alcança um ponto em que simplesmente não consegue

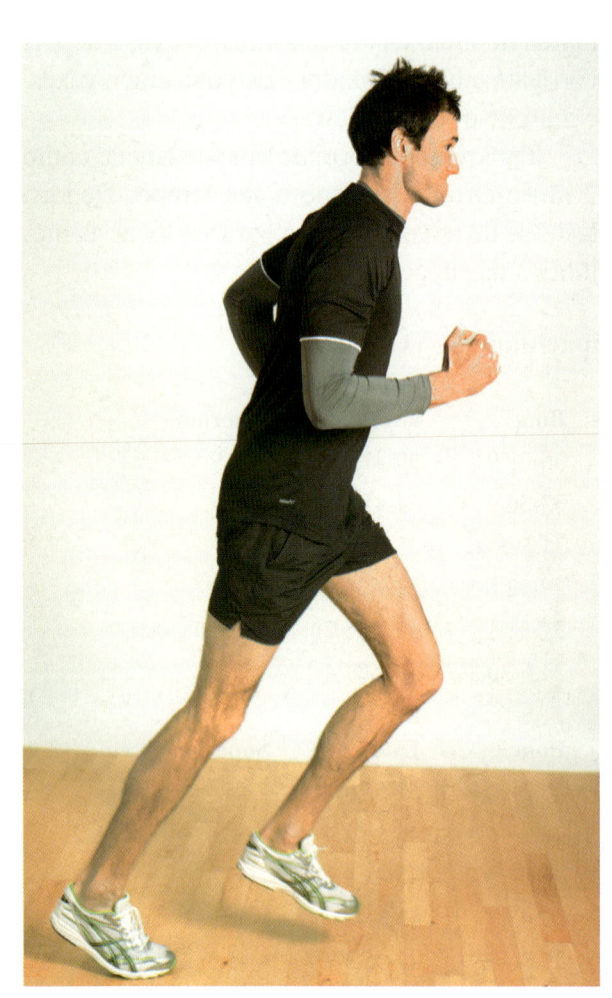

Se você tem um alto nível de capacidade física, tente o teste de corrida de Cooper de 12 minutos, em que você corre ou caminha por 12 minutos.

Teste que pode ser repetido

Apenas use um teste de capacidade que será fácil para você repetir. Você deve anotar o resultado de seus testes de capacidade em seu diário de treinamento e repeti-los a cada quatro a seis semanas para monitorar a sua melhoria e ajudar a determinar se o seu treinamento está funcionando para você. Se você estiver treinando corretamente, verá uma mudança.

mais impulsionar seu corpo) e usar técnicas de laboratório para calcular a quantidade exata de oxigênio que você é capaz de utilizar medindo o ar que você exala. Contudo, existe um teste simples que você pode fazer para determinar seu VO_2 máx. sem usar equipamento especializado, e que não envolve se exercitar até a exaustão:

A corrida de Cooper de 12 minutos: como o VO_2 máx., esse teste também é adequado para atletas de elite acostumados a se esforçarem intensamente. Ele mede a habilidade do corpo

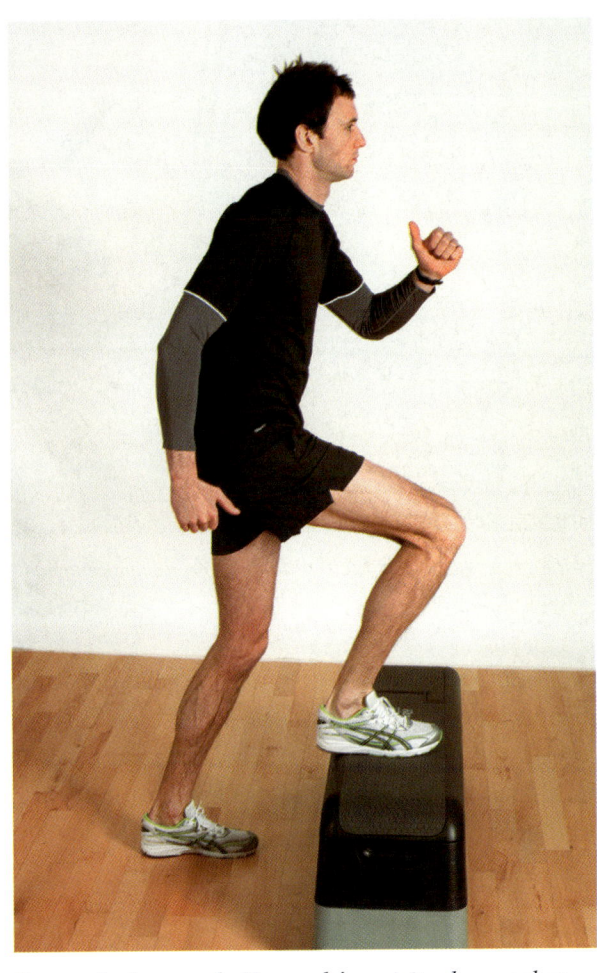

> **O resultado do teste de degraus de Harvard**
>
> | | |
> |---|---|
> | > 90 | excelente |
> | 80-89 | bom |
> | 65-79 | acima da média |
> | 55-64 | abaixo da média |
> | < 55 | fraco |
>
> Mc Ardle, W. D. et al. *Physiology: Energy, Nutrition and Human Performance,* 1991.

para determinar o seu VO_2 máx. Use a fórmula a seguir para calcular o seu VO_2 máx. estimado em ml/kg/min (mililitros de oxigênio/peso do corpo em quilograma/minuto):

Milhas: VO_2 máx. = 35,97 × milhas − 11,29
Quilômetros: VO_2 máx. = 22,4 × km − 11,3

Um atleta de resistência, como um corredor de maratona, em geral, teria um VO_2 alto, por volta de 70 ml/kg/min, um nível comum seria 35 e um fraco é 25 ou abaixo.

O teste de degraus de Harvard: qualquer um que queira ficar em forma pode usar o teste de degraus de Harvard, que monitora o sistema cardiovascular. Esse é um teste básico que envolve subir em um banco de 40 a 50 centímetros de altura uma vez a cada dois segundos durante cinco minutos e registrar o seu batimento cardíaco. Anote o seu batimento cardíaco um minuto depois de finalizar o teste (BC1), de novo depois de dois minutos (BC2) e, por fim, novamente depois de três minutos (BC3). Use o cálculo a seguir para avaliar o estado de sua capacidade:

Nível de capacidade = 30.000/2 × (BC1 + BC2 + BC3). Por exemplo, 30.000/2 × (120 + 100 + 80) = 50.

O teste de degraus de Harvard é um jeito de perceber seu batimento cardíaco para avaliar o estado de sua capacidade.

de utilizar o oxigênio enquanto corre. Corra ou caminhe o máximo possível em 12 minutos, depois meça a distância em metros/jardas

Um nível alto de 80 ou 90 é bom, indicando um sistema cardiovascular saudável, enquanto 50 ou abaixo é fraco. Antes de tentar qualquer forma de teste cardiovascular pela primeira vez, você deve consultar seu médico. Sempre tenha alguém com você durante o teste.

Testes de força

Quando esboçar um plano de treinamento – e antes de realmente embarcar nele –, é importante descobrir o quão forte você é. Senão, você poderá facilmente ir além do que pode e causar lesões em si mesmo. Quando medir sua força, use um teste que melhor se adéque a você e a seus objetivos específicos.

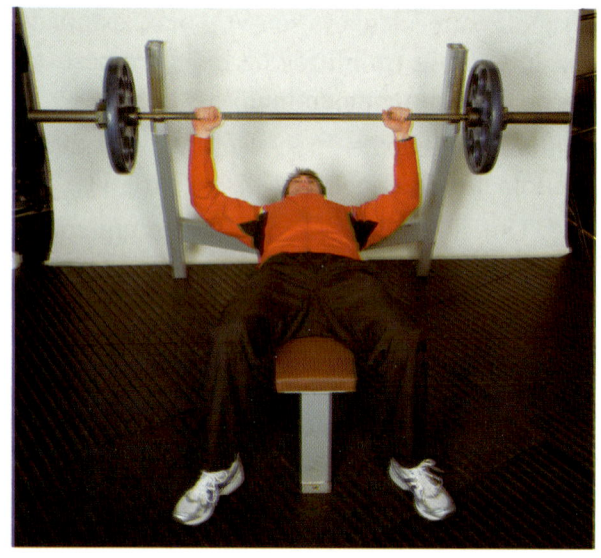

O teste do levantamento de peso é um método para avaliar a força dos peitorais e dos ombros.

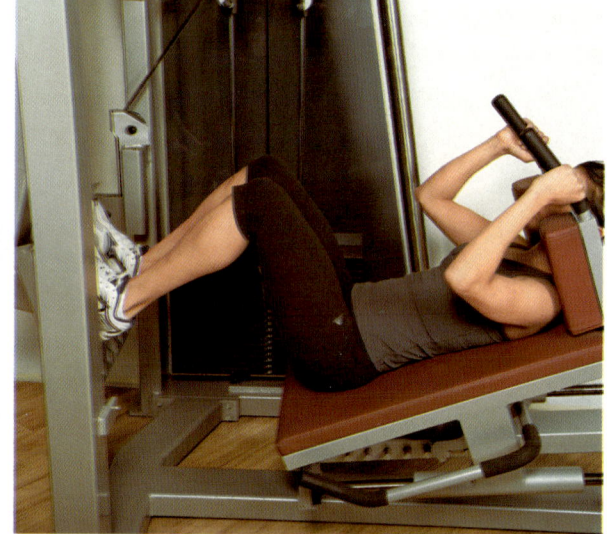

Você pode descobrir facilmente a força de suas pernas usando o leg press.

O teste de sua escolha deve ser determinado pelo objetivo que você tem em mente. Se você quer braços maiores, então use exercícios de bíceps e tríceps para gerar um teste que avalie sua *performance* para atingir seus objetivos.

Para recobrar-se de uma operação no joelho usando exercícios para fortalecer seu quadríceps, use um teste de extensão de perna para avaliar a força de seu quadríceps e monitorar o seu programa de reabilitação.

	Avaliação de força				
Levantamento de peso	Fraco	Razoável	Bom	Muito bom	Excelente
Homem	0,6	0,8	1,0	1,2	1,4
Mulher	0,3	0,4	0,5	0,6	0,7
Leg press					
Homem	1,4	1,8	2,0	2,4	2,8
Mulher	1,2	1,4	1,8	2,0	2,2

Testes de força

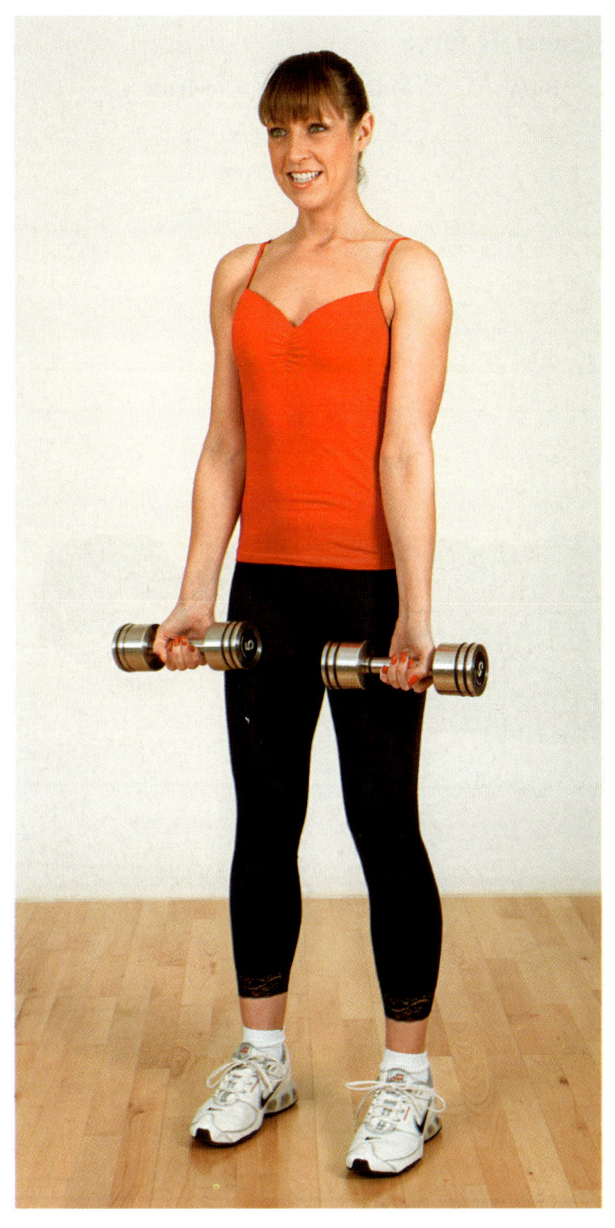

Boa técnica
Conseguir uma boa pontuação nesses testes não é necessariamente atribuído só à força. À medida que seu corpo, gradualmente, se acostuma com a técnica, você começará a ver uma melhoria em sua pontuação.

Se você quer ombros mais fortes e largos, faça desenvolvimento de ombro para avaliar a força de seus ombros.

Para avaliar a força dos isquiotibiais (músculos na parte de trás da coxa), use uma máquina flexora dos isquiotibiais.

Para a força da parte superior das costas, faça flexões com barra e acrescente pesos, usando um cinturão de pesos para testar a sua força.

Tome precauções
Antes de fazer qualquer teste de força pela primeira vez, consulte o seu médico. Se você está testando para descobrir sua Uma Repetição Máxima (1 RM), assegure-se de ter um parceiro de treinamento para ajudá-lo quando seus músculos se cansarem. Use apoios e descansos de pés em máquinas de exercícios quando você começa a falhar com um peso. Lutar para levantar uma carga que é pesada demais para você é uma das causas mais comuns de lesões.

Acima: Teste seu corpo para força nas áreas que você mais deseja treinar.

Abaixo: O teste de abdominal levanta a cabeça e os ombros. Ele mede a força dos músculos abdominais e dos músculos flexores do quadril. Quanto mais abdominais você puder fazer em um minuto, mais fortes são seus músculos.

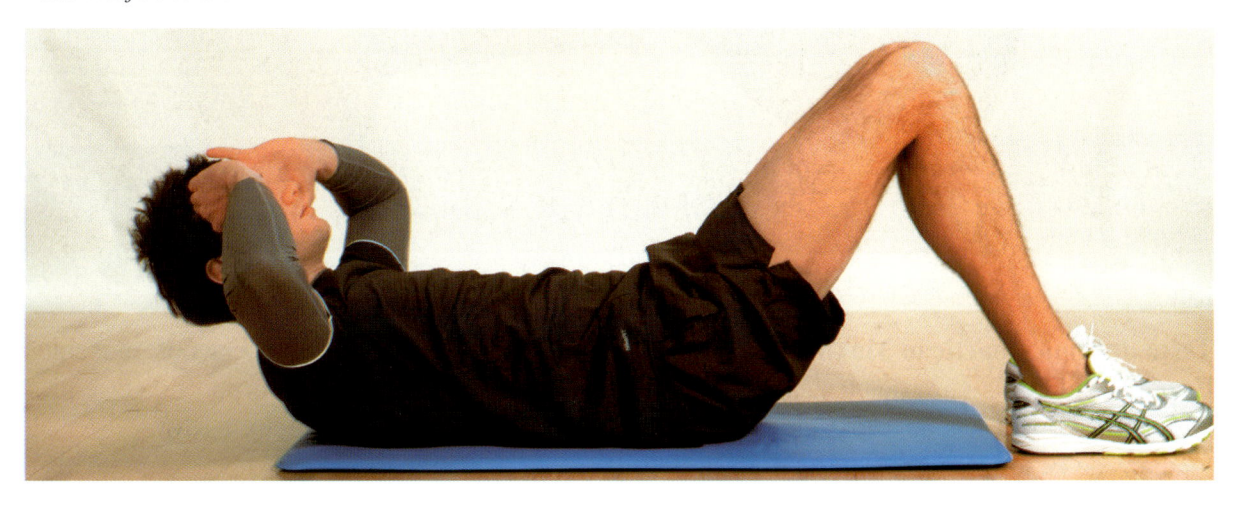

Avaliação de resistência de força					
Abdominais	Fraco	Razoável	Bom	Muito Bom	Excelente
Homens	20	30	40	50	60
Mulheres	10	20	30	40	50
Flexão					
Homens	10	20	30	40	50
Mulheres	10	20	30	40	50

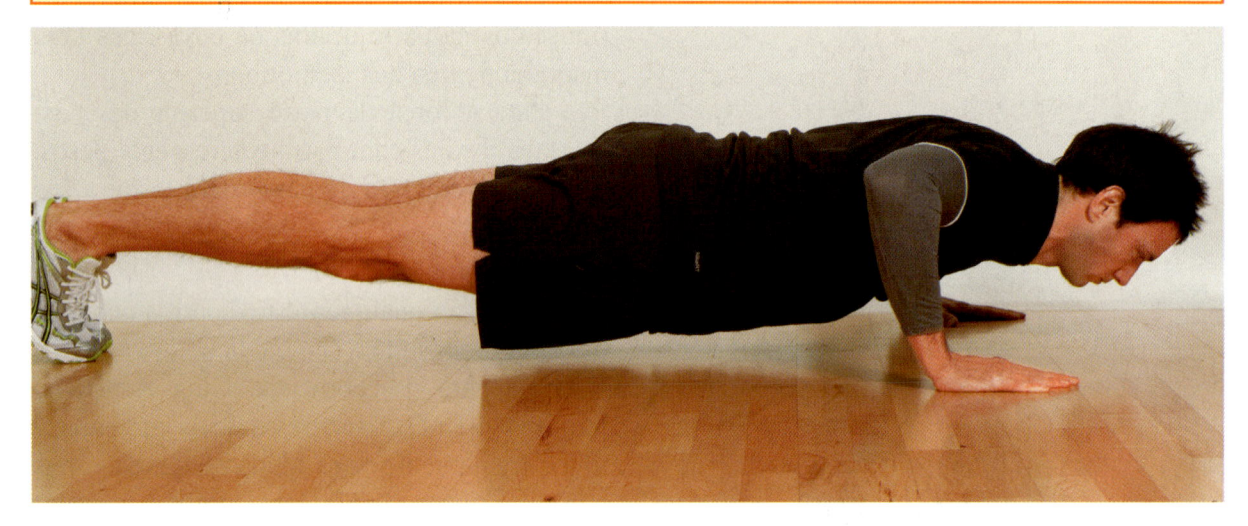

A técnica masculina para um teste de flexões levanta o corpo a partir do solo.

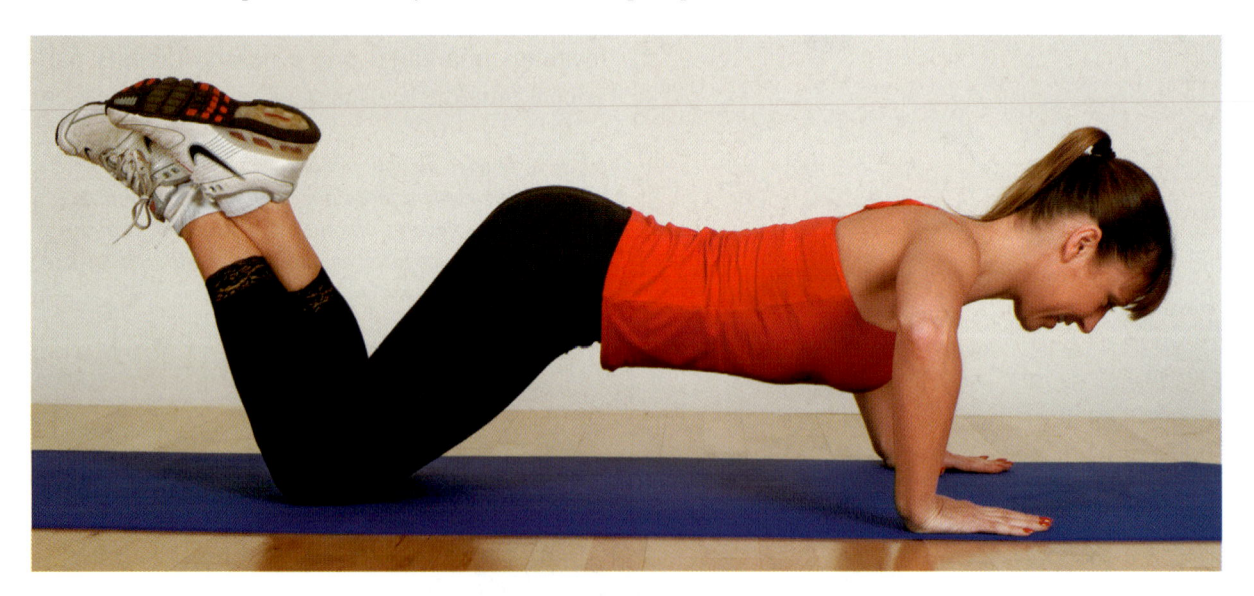

Para o teste de flexão das mulheres, os joelhos se equilibram no solo.

Teste de Uma Repetição Máxima

Este é o padrão de ouro dos testes de força. A maior parte dos testes de 1 RM envolve levantamento de peso e *leg press*, já que esses dois exercícios envolvem a maioria dos músculos superiores e inferiores do corpo. Siga este procedimento para descobrir sua 1 RM:

1. Aqueça-se para três séries usando um peso que você consiga levantar durante pelo menos dez repetições.
2. Acrescente entre 5% a 10% do peso e complete três repetições.
3. Acrescente mais 5% a 10% do peso e tente completar três repetições.
4. Continue a acrescentar entre 5% a 10% do peso até que você só consiga fazer uma repetição (1 RM).

Quando você tiver encontrado a sua 1 RM para o levantamento de peso e o *leg press*, divida o peso que conseguiu pelo peso de seu corpo para chegar a uma pontuação. Este será o cálculo se a sua 1 RM para o levantamento de peso for de 100 kg/220 libras:

100 kg/220 libras (1 RM no levantamento de peso)/80 kg/176 lb (peso do corpo) = 1,25

Um bom resultado para um homem seria mais de 1,4; um resultado fraco é menos que 0,6.

Teste de resistência de força
Você pode fazer esse teste em casa com facilidade. Ele envolve fazer o máximo de abdominais e flexões possível em um minuto. Pelo fato de as mulheres não terem a mesma força que os homens na parte superior do corpo, elas podem fazer as flexões com os joelhos no solo. Use os resultados da tabela para avaliar sua resistência de força.

Utilização dos testes de força
Qualquer um pode adaptar os testes de força para o seu esporte escolhido. Por exemplo, se você é um ciclista, use o *leg press* para descobrir sua 1 RM. Para o teste de resistência de força, veja quantos degraus ou agachamentos você pode fazer em um minuto. Se você quer desenvolver um tórax maior e mais forte, faça um teste de 1 RM usando levantamento de peso, e para resistência de força, faça o máximo de flexões que puder em um minuto. Repita a cada quatro ou seis semanas para monitorar o seu progresso.

Equipamentos para treinamento cardiovascular

Antes de usar um aparelho cardiovascular, na academia ou em casa, você precisa levar em conta um número de fatores importantes. Estes incluem localização, espaço, valor, segurança, higiene, familiaridade com os controles e, o mais importante, usar um maquinário "adequado" para você.

> **Pratique primeiro**
>
> Assegure-se de se familiarizar com o movimento de cada aparelho que for usar, com todos os botões de que necessitará para sua malhação. Por exemplo, se está na esteira, pratique ajustar a velocidade antes de entrar em uma sessão de treinamento intervalado. Certifique-se também de saber onde está o botão de parar e pratique caminhar na esteira antes de correr nela pela primeira vez.

Caso você decida treinar em casa ou em uma academia pública, a localização e o que a envolve é muito importante. O local que você escolher para o seu treinamento deve ser algum lugar aonde realmente queira ir. Deve ser um local em que você anseie estar, principalmente se for treinar depois de um longo dia de trabalho. Se você for frequentar uma academia pública, existe um número de fatores a considerar.

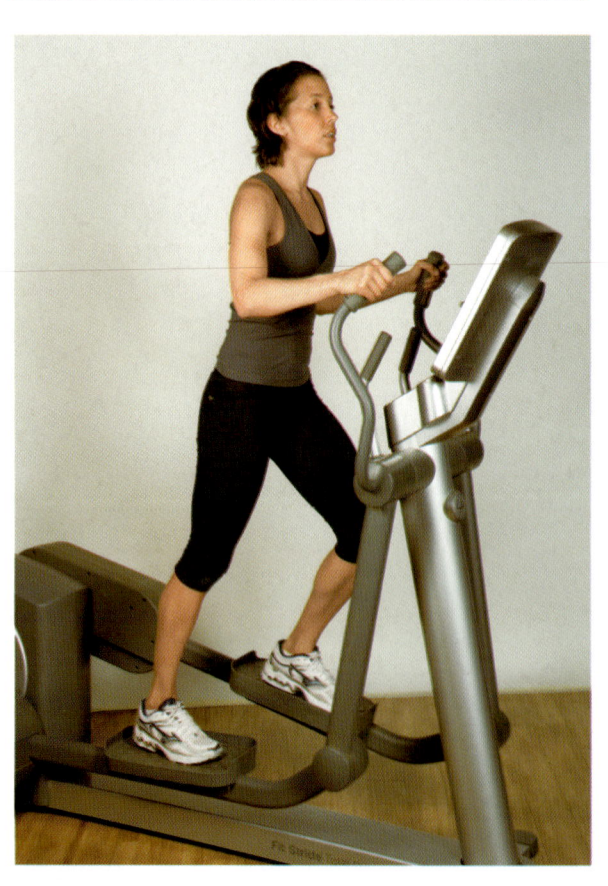

Compreender o aparelho tornará seu treino mais prazeroso e útil.

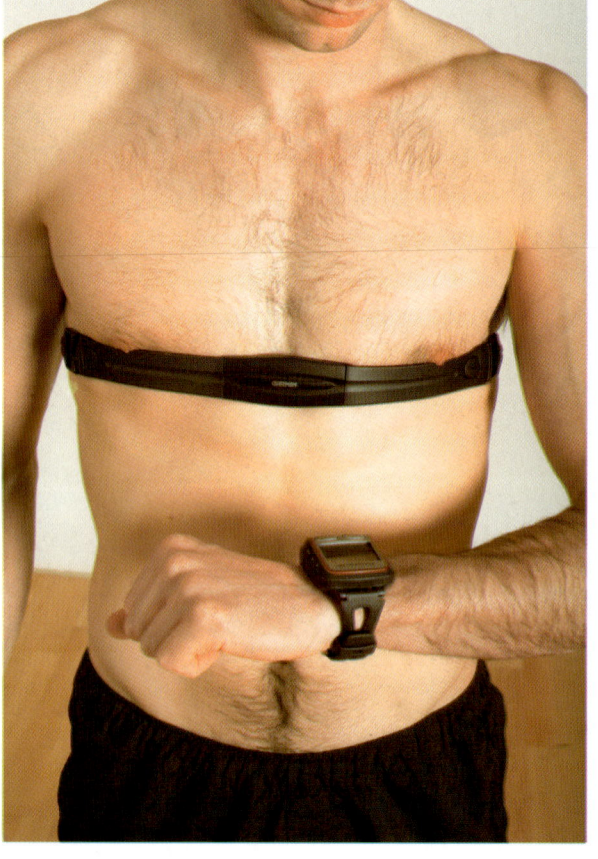

O monitor de batimentos cardíacos é usado em volta do tórax, sobre o coração. Uma leitura pode ser vista no aparelho de pulso.

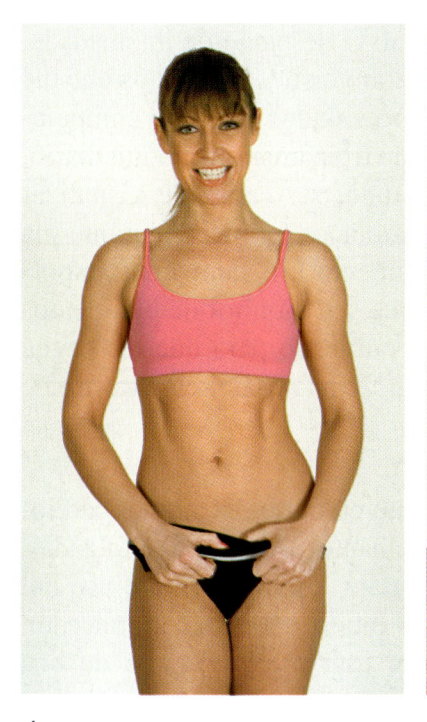

É essencial usar um sutiã de apoio para esportes quando fizer um treinamento vigoroso.

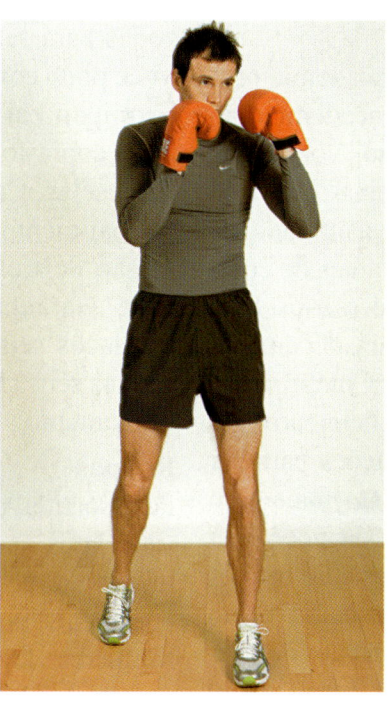

Sempre verifique seu equipamento para segurança. Por questões de higiene, use apenas suas próprias luvas de boxe.

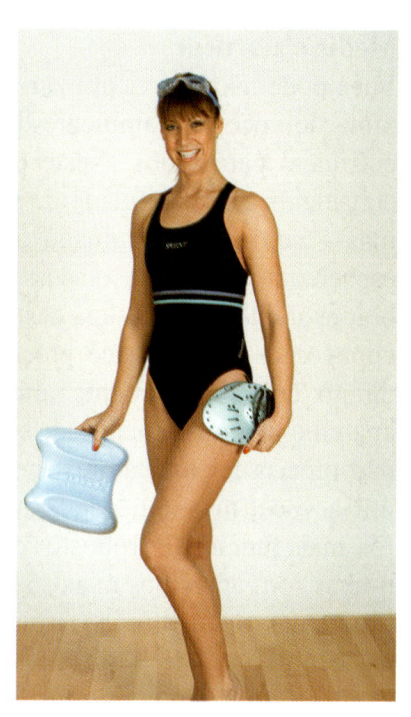

Aparatos de auxílio na natação, como flutuadores e pull buoys, ajudarão a melhorar sua técnica.

Distraia-se e motive-se

Ter distrações quando você está fazendo exercício cardiovascular é bom. Use um tocador de MP3 ou assista à televisão para tornar sua rotina uma experiência prazerosa e fazer o tempo correr mais rápido. Saber que você pode assistir a seu programa de TV favorito pode motivá-lo a ir à academia.

Condições da academia

Sempre verifique o nível de instrução oferecido pela academia. Descubra se os instrutores são qualificados, e seu nível de conhecimento. Descubra o quanto de ajuda é oferecido. Se você nunca frequentou uma academia antes, precisará de toda a ajuda que puder obter para ajustar o maquinário e se sentir seguro com o que está fazendo. Também é necessário luz natural plena ou, caso não tenha luz natural, uma boa iluminação artificial e ventilação para mantê-lo suprido com muito ar fresco. O ar-condicionado o ajudará a baixar sua temperatura, mas pode levar a muita desidratação, principalmente durante exercício cardiovascular, portanto, cuide de levar uma garrafa de líquidos com você o tempo todo.

Passe algum tempo na academia antes de se matricular e estude de perto como é em horas diferentes do dia. Ela pode ser muito tranquila em sua primeira visita às 10 horas da manhã, mas cheia de gente esperando para usar as máquinas às 18 horas – a hora mais provável que você vai desejar treinar, se tiver um emprego comum. Verifique também se os aparelhos são mantidos em boa ordem e são higienizados.

Os aparelhos que você usará para treinamento cardiovascular incluem esteiras, bicicletas de exercício, elípticos, aparelhos de remo, degraus, trampolins e plataformas vibratórias.

Equipamento adequado

Se você está treinando ao ar livre, sempre leve uma bolsa com as roupas necessárias, incluindo agasalhos à prova d'água e protetor solar, quando apropriado. Além disso, lembre-se de levar sua garrafa de água, outras bebidas e lanches com você.

Medir e alardear

Você pode não querer utilizar a academia próxima de você; um ambiente de academia não é o ideal para todos. Neste caso, você pode considerar a possibilidade de treinar em casa, mas verifique com cuidado a quantidade de espaço que você tem e o acesso, antes de comprar aparelhos de ginástica desnecessários. Para elípticos e esteiras, você precisará de um pé-direito consideravelmente alto. Comprar um aparelho cardiovascular pode ser bem caro. Ele não precisa ter as maiores inovações para ser útil a você, mas, em geral, quanto mais caro for, mais funcional e robusto será. Se você quer treinar com aparelhos mais suaves com muitos programas de melhoria cardiovascular, então gaste mais dinheiro. Muitos fabricantes descrevem seu aparelho cardiovascular como sendo para "uso doméstico" ou "uso comercial". O aparelho de uso comercial será mais caro, mas durará mais tempo porque é projetado para uso contínuo e intenso em uma academia.

De esteiras a aparelhos de remo, as opções de aparelhos cardiovasculares são inumeráveis. Se você puder pagar e tiver espaço, tenha pelo menos dois aparelhos cardiovasculares para que possa variar a sua rotina de exercícios. Existirão vários programas para evitar que você fique entediado. Também tenha em mente que esteiras têm diferentes velocidades máximas e níveis de inclinação. Remadores usam distintos mecanismos de polia, enquanto elípticos variam em tamanho e movimento. Algumas bicicletas ergométricas são mais ajustáveis que outras. Experimente o aparelho antes de comprá-lo e tenha certeza de que ele é o certo para você.

Monitor de batimentos cardíacos

Constantemente, use um monitor de batimentos cardíacos para analisar seus esforços de treinamento. A maioria dos bons monitores de batimentos cardíacos permite que você ajuste zonas para seu nível desejado de intensidade. Você pode comprar versões mais caras que lhe permitam baixar os dados para seu computador e copiá-los do treinamento para um diário, se desejar. Contudo, ser capaz de visualizar seu batimento cardíaco facilmente durante sua sessão de treinamento é o fator mais importante. Garanta que seu monitor de batimentos cardíacos seja codificado para que ele pegue apenas seus sinais, e não os de seu parceiro de treinamento.

Roupas

Para corrida, remo ou outros exercícios cardiovasculares semelhantes, use roupas folgadas, leves, que permitam respirar. Sempre use um bom tênis com muito apoio e amortecedor. Mulheres devem usar *tops* de apoio de boa qualidade para prevenir que se sintam desconfortáveis ou pouco à vontade na frente dos outros.

Para o boxe, é essencial sempre ter luvas e aparadores corretos. Por questões de higiene, sempre use suas próprias luvas em uma academia. Se você tiver de utilizar luvas de outras pessoas, lembre-se de lavar suas mãos totalmente depois. Remova todas as suas joias e relógio para prevenir lesões.

Para natação, use uma roupa de nadar bem ajustada que propicie sustentação, mas permita que você se movimente com a maior eficiência quando estiver na água. Use *pull buoys* e flutuadores para ajudá-lo a melhorar suas técnicas de natação. Escolha óculos de natação que fiquem bem presos em seu rosto com sucção antes mesmo de você colocar a tira em volta da cabeça. Esse é o sinal de um bom ajuste. Usar óculos de natação folgados quando nada é quase inútil; eles permitirão que a água entre em seus olhos, e só irão interferir no ritmo, na diversão e na produtividade de sua sessão.

Equipamentos para treinamento de força

Tanto com pesos livres quanto com aparelhos, equipamentos caros, embora preferíveis, não são necessários. É muito mais importante você combinar partes diferentes dos equipamentos para um efeito máximo – e saber como usá-los correta e seguramente.

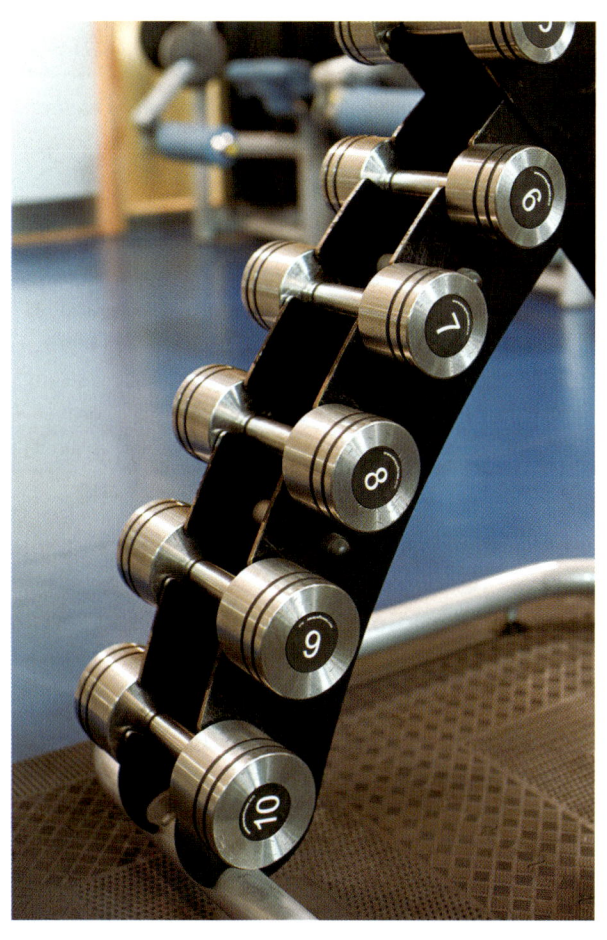

> **Uso de pesos livres**
>
> Pesos livres, como pesos ou halteres, exigem que você recrute mais massa muscular para fornecer equilíbrio e estabilidade, diferentemente dos aparelhos, que exigem apenas que você empurre um peso em uma direção. Pesos livres demandam que você controle o peso em todas as direções.

Em uma academia, os pesos ficam guardados em um suporte conveniente de acordo com os tamanhos.

Você não precisa gastar um monte de dinheiro em aparelhos de treinamento de força, mas, se o dinheiro não for obstáculo, então, ter um aparelho caro e bem construído pode ajudar a motivá-lo a se exercitar. Esse aparelho normalmente é o mais fácil de ajustar para se adequar às suas necessidades pessoais; ele oferecerá maior gama de movimentos e requererá menos manutenção.

Você pode escolher entre usar pesos livres, o peso do corpo ou aparelhos de peso, tais como bancos de treinamento de peso, aparelho de agachamento, estações simples e multiestações. Ou você pode usar uma combinação de todos os três para o melhor treino. Nenhum equipamento é melhor que outro. O fator mais importante é como você usa o equipamento. Se utilizado corretamente, você se beneficiará com ele; se usado incorretamente, você pode causar mais danos do que bem.

Pesos livres

Pesos livres envolvem halteres de anilha e pesos.
Halteres de anilha: barras longas e retas com anilhas de peso presas em cada ponta. Algumas academias têm uma variedade de halteres de anilha fixa à barra. De vez em quando, as anilhas podem ser removidas, de modo a você poder ajustar o tamanho do haltere de anilha e o peso. Se você pretende utilizar halteres de anilha ajustáveis, tome o cuidado de usar as presilhas de segurança em cada lado para prender os pesos.

Pesos: barras curtas com pesos de cada lado. Os pesos podem ser fixos ou removíveis, dependendo do tamanho da área dos pesos. A maioria das academias tem uma variedade de pesos com cargas fixadas permanentemente.

Se você quer usar equipamentos em casa, pesos livres são uma boa opção comparados com aparelhos. Aparelhos tomam muito espaço e podem dar-lhe a opção de trabalhar apenas um ou dois exercícios diferentes – a não ser que você tenha comprado uma multiestação (uma unidade com muitas estações de exercícios). Por contraste, pesos livres ocupam pouco espaço e podem ser usados em uma variedade de exercícios.

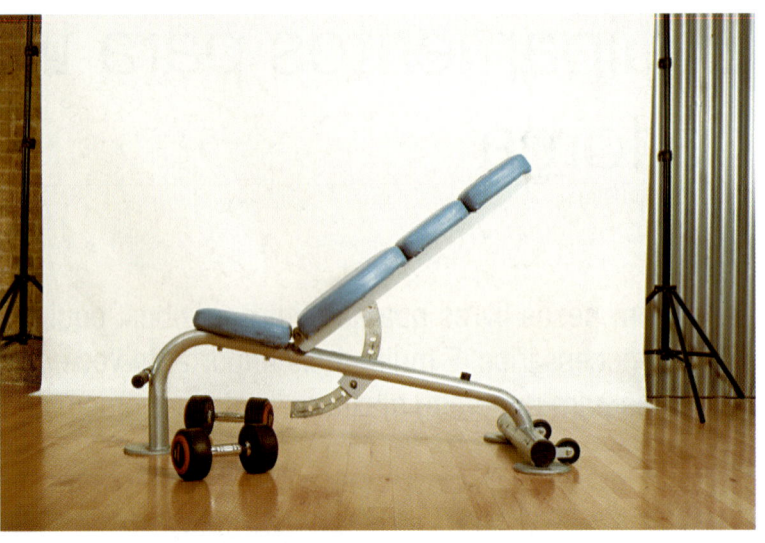

Este banco de pesos é ajustável à maioria dos tamanhos, mas é melhor verificar antes se ele se ajusta a você.

Aparelhos de peso

Aparelhos com múltiplas opções de pesos dão a você uma carga facilmente ajustável. Você simplesmente ajusta a opção de peso com um pino conector que corre pelo meio do peso que você queira selecionar.

Em geral, os aparelhos são vistos como mais seguros porque você não pode derrubar os pesos no chão ou perder o equilíbrio, ou mesmo o controle do peso, e se machucar. Fique avisado: os aparelhos algumas vezes podem ser projetados de um jeito que eles não se "ajustam" bem a você. Ajustar aparelhos em uma posição correta para você exige experiência e, possivelmente, alguma assistência de um instrutor qualificado. Sem querer, você pode se colocar em uma posição que causará dor muscular ou nas articulações. Por exemplo, sentar em um aparelho de supino horizontal com as barras colocadas alto demais forçará os seus ombros a fazer todo o trabalho, não o seu tórax. Alguns aparelhos são projetados como "um tamanho serve para todos", mas eles nem sempre cumprem o que prometem. Se você é muito baixo ou alto, precisa se perguntar se esse aparelho em especial será o melhor para você.

Comece direito

Cuide para que os aparelhos que você usa sejam ajustados corretamente, com o espaldar, o assento e quaisquer barras ou niveladores envolvidos na posição correta. Quando você estiver puxando ou empurrando o peso, não deve existir tensão em nenhuma parte do seu corpo; você deve estar confortável e natural.

Como você pode saber? Muito simples, se ele parece inadequado ou desconfortável quando você tenta usá-lo, em vez do aparelho, use o peso livre.

Adquira familiaridade completa com os aspectos de segurança de cada aparelho que usará antes de começar a treinar nele. Por exemplo, se você for usar um aparelho de *leg press*, antes de liberar o peso e começar a dobrar suas pernas em direção a seu corpo, tenha certeza do que precisa fazer, caso você se fadigue e não consiga endireitar a perna de novo. Sempre cheque para ver se existe algum tipo de mecanismo de segurança para evitar que sua perna seja esmagada.

Peso do corpo

Se você está em um espaço restrito, ou tem um orçamento limitado, então, simplesmente use o peso de seu corpo – é altamente eficaz. Mesmo os fisiculturistas de primeira linha usam

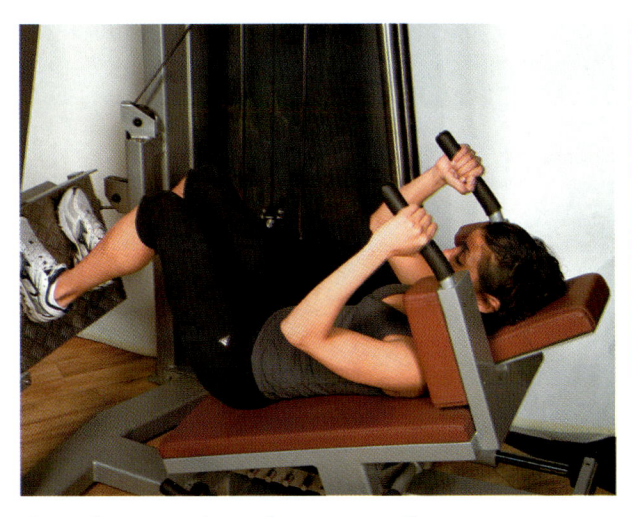

Antes de se exercitar, adapte o aparelho para que se ajuste corretamente a você. Se ele não estiver confortável, não o utilize.

> ### Use um espelho
> Sempre que possível, quando se exercitar, você precisará usar um espelho de corpo inteiro, principalmente se estiver usando pesos livres e fazendo exercícios com o peso do corpo. Olhar no espelho possibilitará que você verifique sua técnica e confirme estar trabalhando os músculos corretos. Use um espelho para ajustar seus procedimentos de treino.

exercícios como flexões e afundos. Para tornar esses exercícios eficientes, tenha o cuidado de usar a técnica correta para isolar os músculos que você deseja trabalhar e evitar lesão. Usar apenas o peso de seu corpo em exercícios de aquecimento também é um ótimo jeito de estimular os músculos que você pretende trabalhar utilizando pesos livres ou aparelhos, dando-lhe a melhor malhação de todas.

Início

Se você for a uma academia, o mais provável é que mostrem a você como usar os aparelhos para seu treinamento de força. Mas se você notar que está usando principalmente aparelhos em seu treino, faça uma pausa para variar seu exercício e introduzir exercícios que envolvam apenas o peso de seu corpo e pesos livres. Assim, você sempre tem um programa de exercícios familiar quando está longe de casa e tem acesso limitado ou não tem acesso a uma academia.

Para treinamento de peso, use roupas confortáveis que permitam a você toda uma gama de movimentos. Roupas que fiquem agarradas em sua pele permitirão que você perceba se os músculos corretos estão sendo trabalhados. Sempre use um número de camadas de roupa para facilitar ajustes a mudanças na temperatura em que você está treinando, e para manter seus músculos aquecidos.

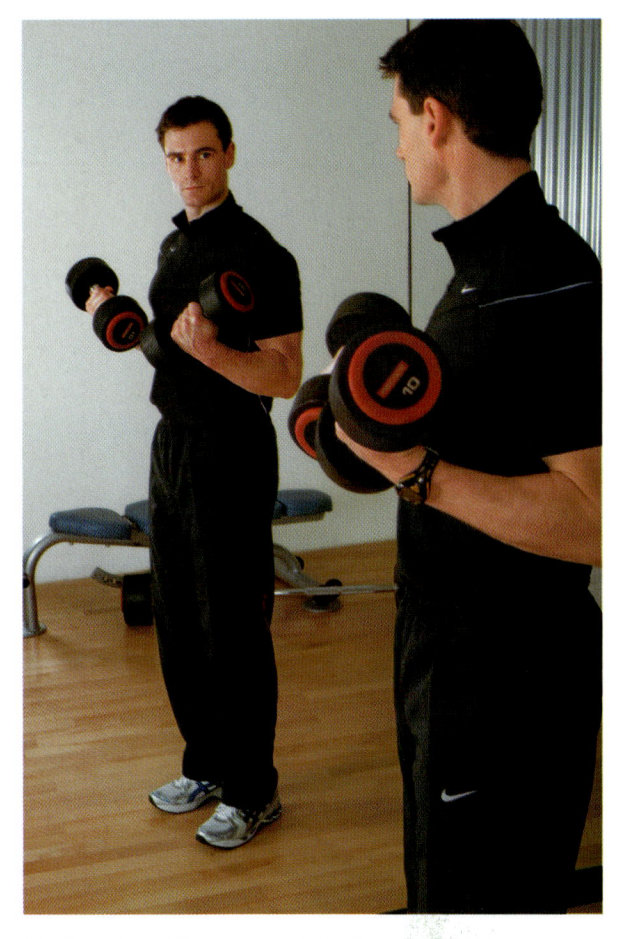

Você pode avaliar com facilidade sua posição e garantir uma boa técnica olhando-se em um espelho de corpo inteiro.

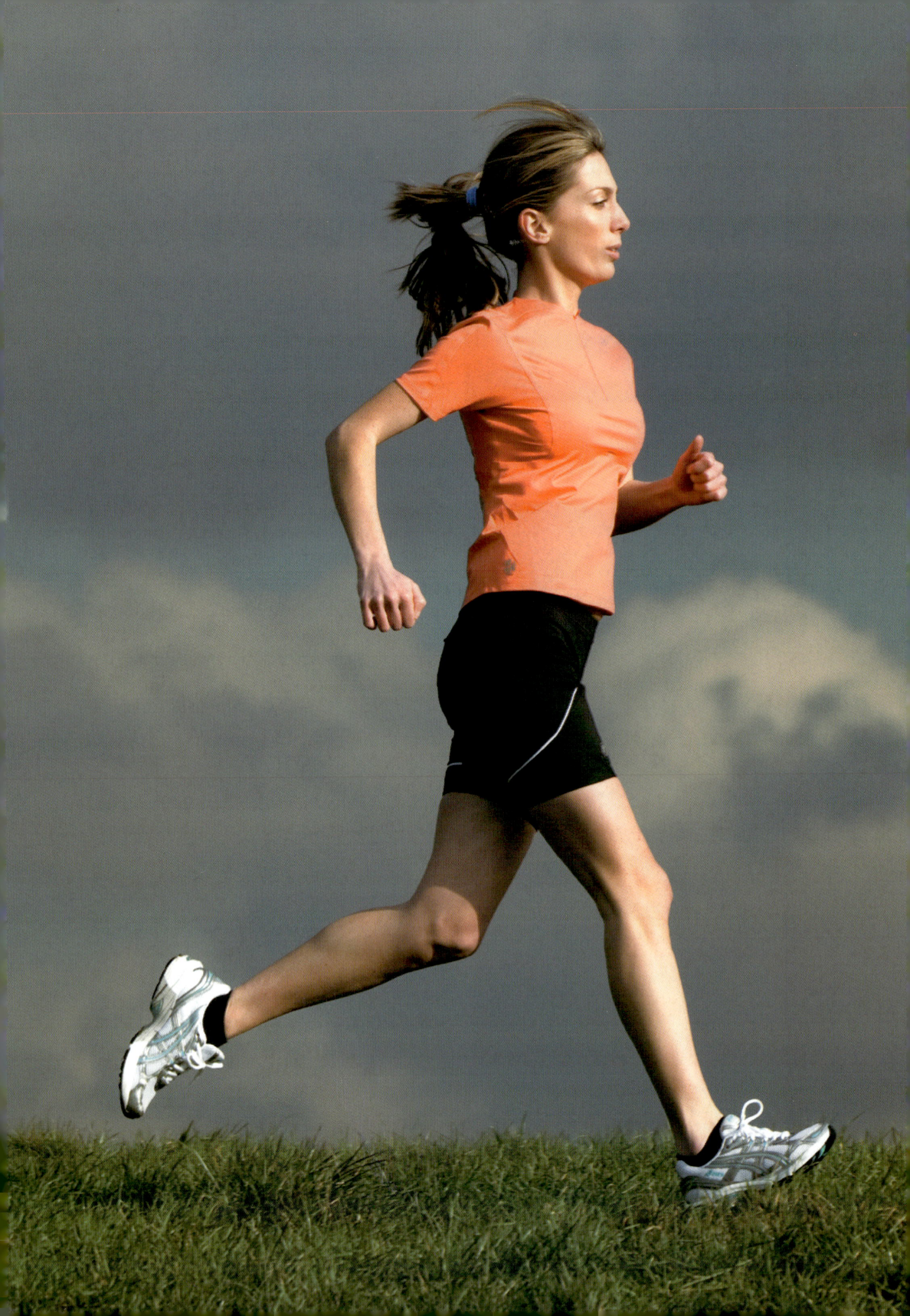

Treinamento Cardiovascular

Qualquer forma de exercício que aumente seus batimentos cardíacos é cardiovascular, seja caminhar para ver as lojas ou nadar uma longa distância. O que importa é encontrar o exercício que se adéqua melhor a você e, devagar, desenvolver seu nível de intensidade a fim de alcançar as suas metas. Para começar, você não precisa sofrer para sentir os benefícios. Contudo, para desafiar seu corpo, tornar a atividade agradável e conseguir melhores resultados, inclua variação em seu treino e mantenha um registro de seu exercício para monitorar seu progresso e continuar motivado.

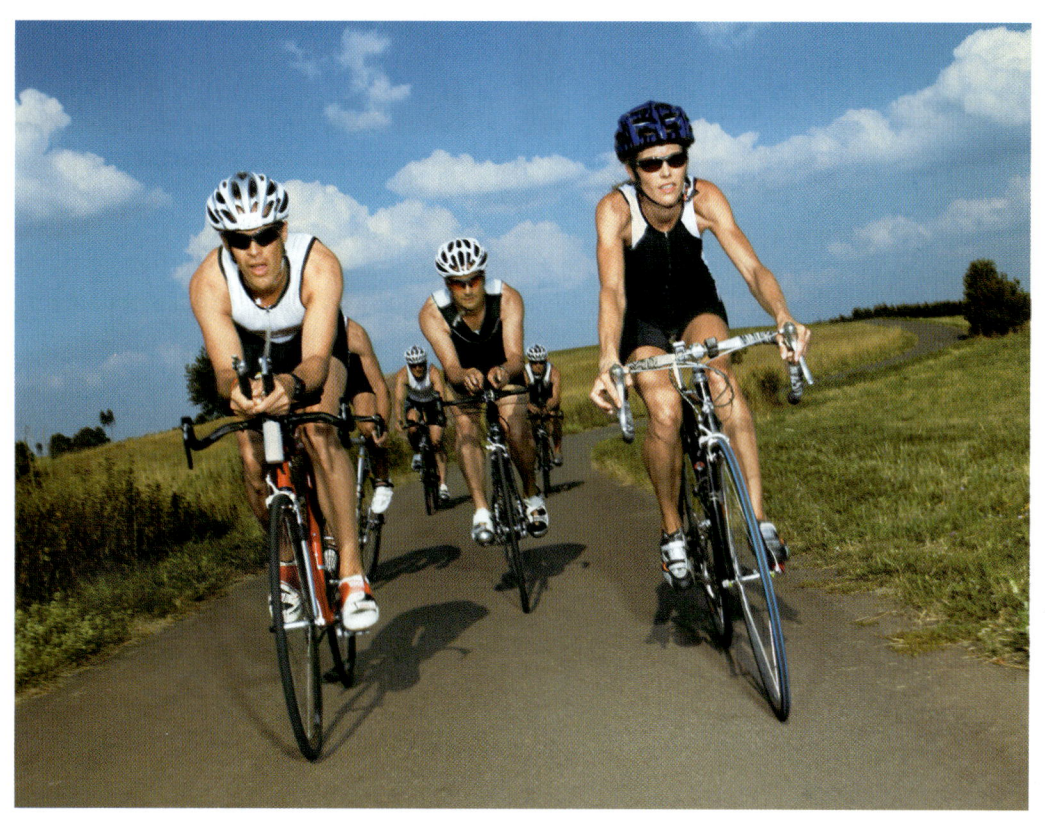

Treinar em grupo pode tornar a atividade física divertida.

Os benefícios do exercício cardiovascular

Caso você planeje correr uma maratona, tomar parte de um triatlo ou simplesmente melhorar sua saúde e capacidade física geral para lidar melhor com as demandas cotidianas, o treinamento cardiovascular tem a vantagem de promover seu bem-estar.

O exercício cardiovascular tem um efeito benéfico sobre o corpo. Ele promoverá a perda de peso e capacitará seu coração e seus pulmões a trabalharem com maior eficiência e se tornarem mais fortes. Ele ajudará a melhorar a densidade dos ossos, reduzir o estresse e diminuir o risco de doença cardíaca e alguns cânceres, em particular de cólon, próstata e mama. Exercício cardiovascular regular alivia a depressão,

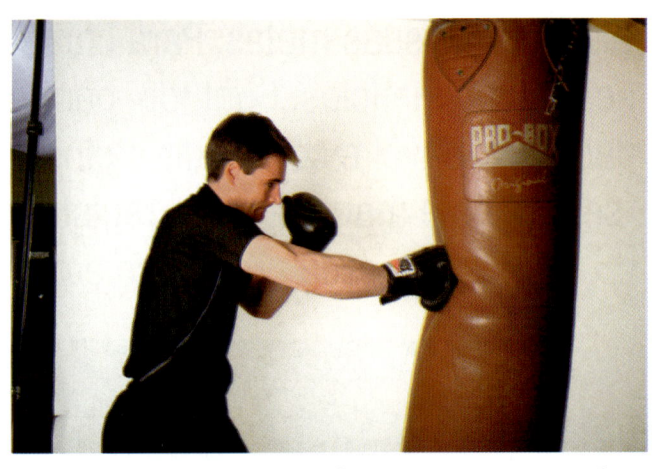

O boxe fornece um treino completo para seu sistema cardiovascular e de resistência.

aumenta o seu nível de confiança, melhora seu padrão de sono e lhe fornece mais energia para combater desafios em casa e no trabalho. Ele pode ajudar a baixar o colesterol, o triglicéride (gordura na corrente sanguínea e no tecido adiposo) e os níveis de pressão sanguínea. A

Pulmão   Coração   Pulmão

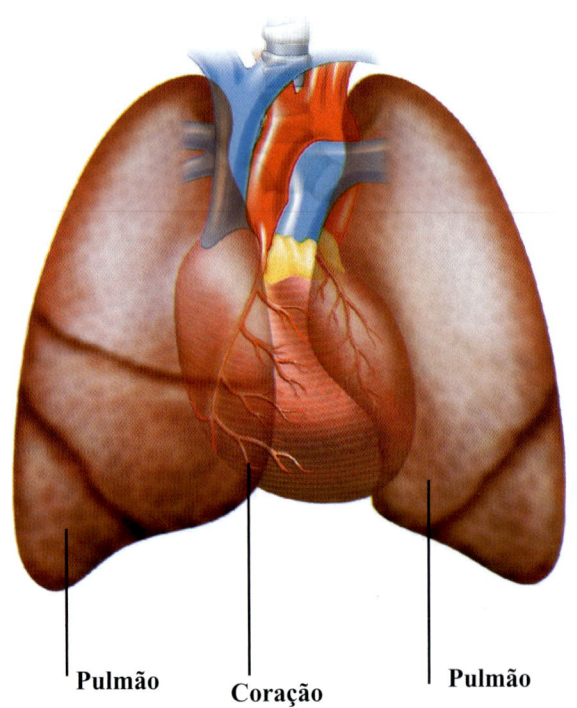

O sistema cardiovascular consiste no coração e em um sistema fechado de artérias, veias e capilares. Como o coração e os pulmões são feitos de tecido muscular, eles precisam ser treinados, assim como os outros músculos.

Perdendo peso
- Para conseguir perder peso e manter seu novo peso mais baixo, você deve combinar treinamento cardiovascular com treino de resistência, porque o treino de resistência irá acelerar seu metabolismo muscular e ajudar-lhe a queimar mais calorias.
- Para perder peso, faça exercícios que usam maiores massas musculares. O aparelho de remo e o elíptico trabalham as partes superiores e inferiores de seu corpo e queimarão mais calorias em comparação com outros exercícios cardiovasculares.

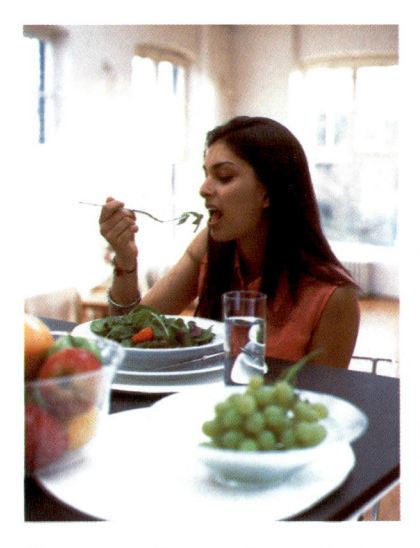

Tenha uma alimentação saudável e nutritiva, para se preparar e se recuperar dos treinos cardiovasculares.

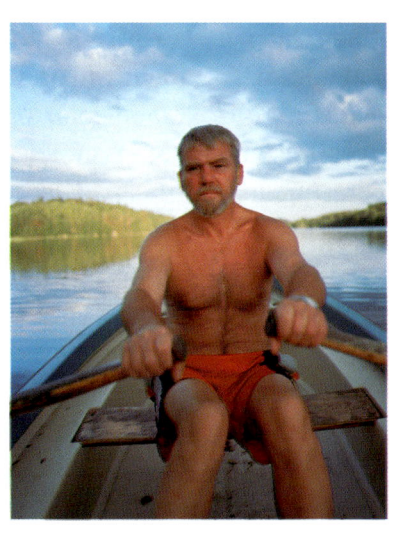

O remo treina seu sistema cardiovascular sem o impacto das corridas.

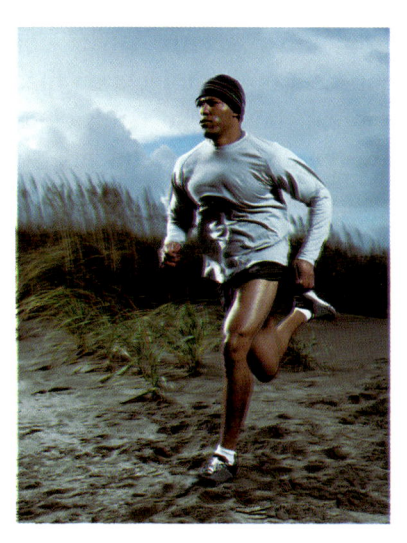

Torne a corrida uma experiência mais desafiadora tentando diferentes superfícies e terrenos.

tolerância à glicose (como seu corpo quebra o açúcar no sangue) e a sensibilidade à insulina (quão bem a insulina no corpo controla os níveis de açúcar no sangue) também melhorarão. Para *performance* atlética, quanto mais exercício cardiovascular você faz, mais rápido seu batimento cardíaco irá se recuperar e metabolizar a glicose para dar a seus músculos a energia de que eles precisam.

Dicas de treinamento
- Para começar a queimar gorduras, seu regime de exercícios deve durar pelo menos 20 minutos.
- Para sentir o benefício máximo do exercício cardiovascular, você deve treinar pelo menos três vezes por semana entre 60% a 90% de seu batimento cardíaco máximo.
- Atletas de elite precisam treinar entre 75% a 95% de seu batimento cardíaco máximo se quiserem criar melhorias significativas em sua capacidade física.

Exercícios apropriados

Exercícios distintos beneficiarão pessoas diferentes, dependendo de seu nível de capacidade física e de suas lesões. Por exemplo, uma pessoa bem musculosa irá se beneficiar mais de remo, em que não existe impacto e ela pode usar uma grande quantidade de massa muscular. Correr, entretanto, envolve impacto constante e tem mais possibilidade de causar lesões. A corrida conta com as pernas para carregar o peso e não usa os músculos da parte de cima do corpo.

Divirta-se: escolha uma atividade cardiovascular de que você goste, para que você queira praticá-la mais. Se você se sente apreensivo indo à academia, tente treinar

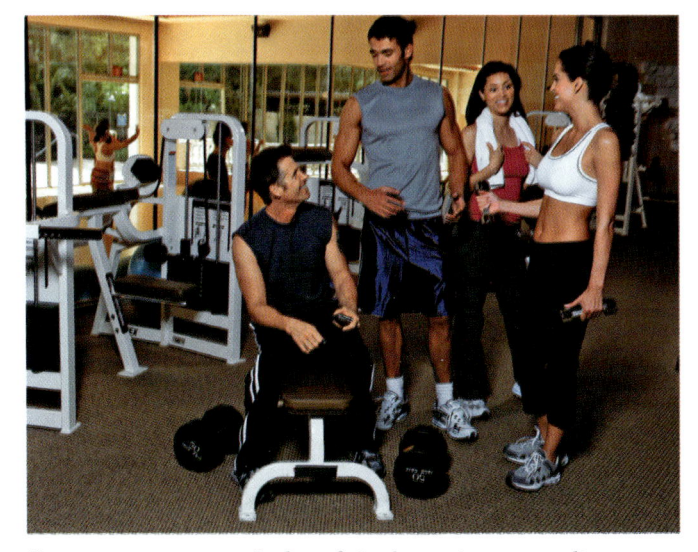

Somente usar pesos não beneficiará seu sistema cardiovascular – você precisa de uma mistura de diferentes tipos de exercício.

com um parceiro, talvez competindo lado a lado em uma bicicleta ou fazendo algum exercício de boxe. Use a música para se distrair dos exercícios, principalmente se estiver fazendo exercícios de baixa intensidade para queimar gorduras. Para se motivar antes de uma sessão de treinamento, pense em como se sentirá bem depois de ter completado uma boa sessão cardiovascular – energizado, renovado e livre de estresse.

Desafie-se: se você corre por cinco quilômetros na esteira em dias alternados, logo seu corpo se acostumará a esse exercício e a falta de desafio resultará em menos calorias sendo queimadas e apenas uma pequena melhoria em seu nível de capacidade física. Em vez de fazer o mesmo exercício com o mesmo nível de intensidade, combine exercícios e níveis de esforços diferentes o tempo todo para proporcionar novos desafios a seu corpo. Por exemplo, corra por mais ou menos três minutos em um ritmo calmo, depois acelere e mantenha um ritmo acelerado durante o quarto minuto, antes de voltar para um ritmo calmo. Quando caminhar ao ar livre, ajuste sua rota de treinamento para incluir mais subidas, para desafiar o seu corpo e aumentar os batimentos cardíacos, fazendo, com isso, você trabalhar mais duro para adquirir capacidade física.

Quando treinar

Todos têm uma hora preferida do dia para treinar. Se você fizer do treino a primeira coisa da manhã antes de comer, queimará direto de suas reservas de gordura, já que seus estoques de glicogênio (glicose estocada, principalmente nos músculos e no fígado), que você geralmente usa nos primeiros 20 minutos de exercícios, foram gastos durante a noite. Se fizer treino de resistência em seguida ao treino cardiovascular, você também queimará direto das reservas de gordura. Esse pode parecer o jeito mais eficiente de queimar gordura, mas tenha cuidado – você pode começar a se sentir zonzo e até desmaiar se os seus níveis de glicogênio estiverem baixos. O treino irá aumentar seu nível de energia, portanto, você pode desejar treinar durante seu horário de almoço, a fim de ter maior energia para o trabalho da tarde.

Gasto de energia cardiovascular

Quando estimar o número de calorias que você queimará em uma sessão de exercícios, você precisa levar em conta a duração, a velocidade e a intensidade do exercício, com o tipo de seu corpo e as exigências musculares de cada atividade física.

Por quanto mais tempo você se exercitar, mais calorias queimará. Se você não está em boa forma, deve exercitar-se com baixa intensidade, para que possa treinar por mais tempo antes de a fadiga se instalar. Por exemplo, se está tentando correr pela primeira vez, comece alternando um minuto de corrida lenta com três minutos de caminhada, depois repita pelo tempo que for possível. Se tentar corrida lenta continuamente, as chances são de que o exercício dure menos do que dez minutos. Ao alternar caminhada com corrida lenta, você pode ser capaz de manter a atividade por até uma hora.

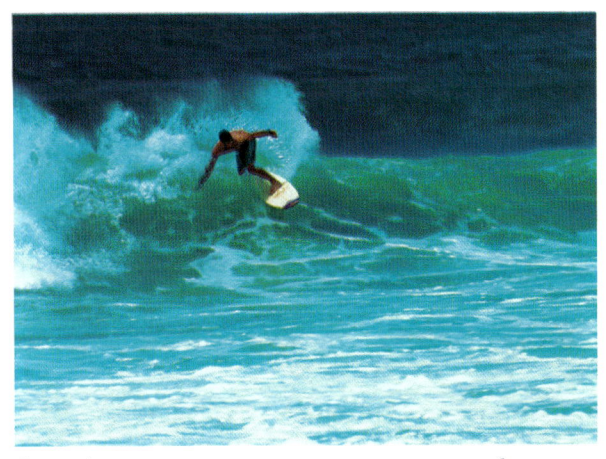

Se você, constantemente, remar, pegar uma onda e surfar de novo, queimará mais calorias.

Velocidade dos exercícios

Quanto mais rápidos forem os exercícios, mais calorias você queimará. Acelerar forçará seu corpo a trabalhar mais duro, e as células dos músculos a se contraírem mais rápido. Você tem que queimar mais calorias para manter um ritmo rápido de treino.

Nível de intensidade

Quanto maior a intensidade dos exercícios, mais alto será o número de calorias que você queimará. Exercício intenso não queimará calorias apenas durante o exercício, ele também fará você queimar mais calorias depois que a atividade for interrompida. Intervalar

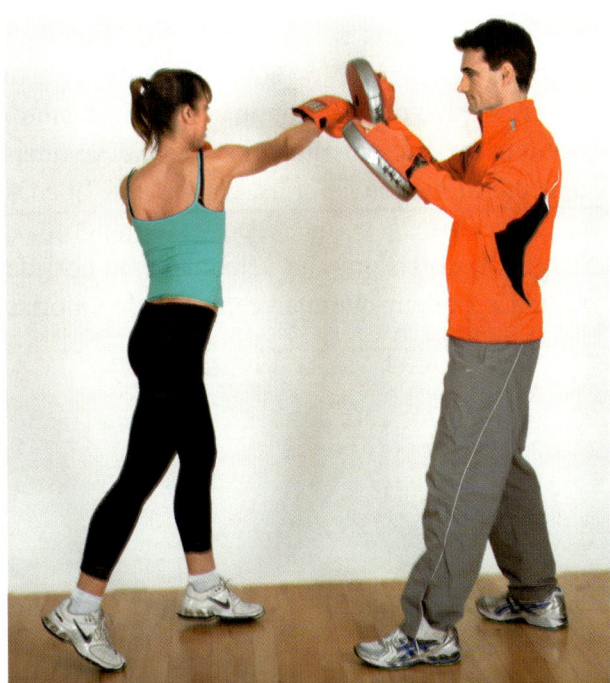

Boxe é extremamente exigente; por volta de três minutos de boxe intenso pode parecer que passou um tempo bem longo.

Nutrição apropriada

Se você já for bem magro, garanta que sua ingestão de alimentos seja suficiente para sustentar as demandas de seus exercícios. Se não for, pode ser forçado a queimar músculos para obter energia. A longo prazo, isso significa menos massa muscular e, portanto, um potencial reduzido para queimar calorias.

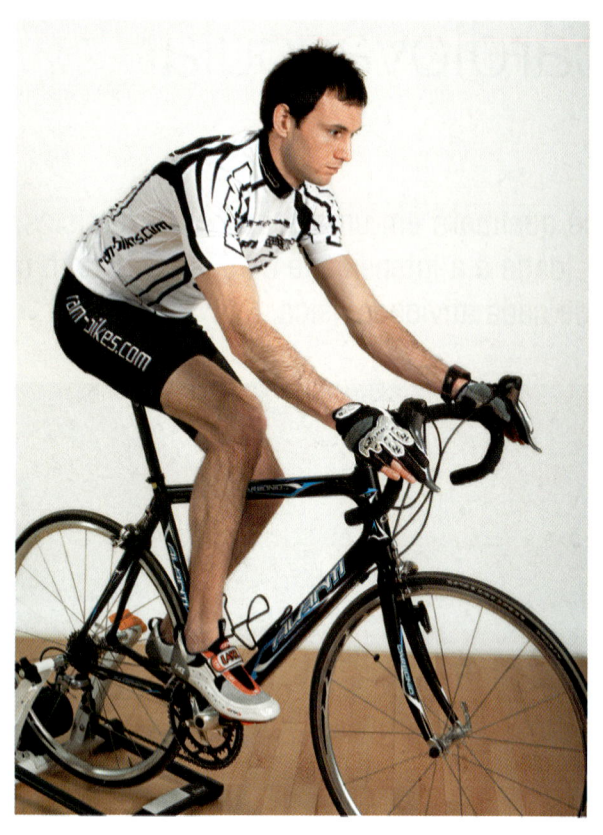

Pedalar depressa usa muitas calorias e a queima continua mesmo depois que o exercício for interrompido.

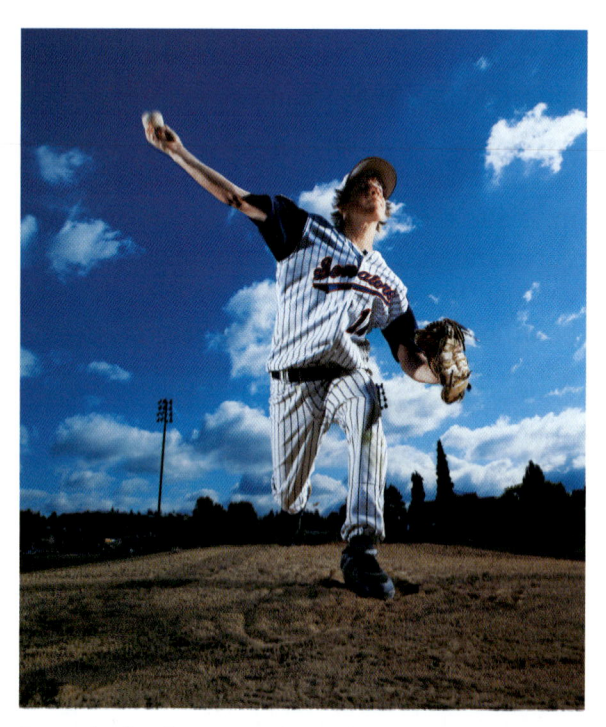

Para alguém de peso médio, beisebol queima por volta de 350 calorias em uma hora.

treinamento e corrida rápida terá esse efeito de queima após o exercício, porque seus músculos precisam de energia para se recuperar, o que, por sua vez, queimará mais calorias.

Tipo de corpo

Os mesomorfos são naturalmente mais esbeltos e possuem mais células musculares metabolicamente ativas. Isso significa que eles terão uma taxa metabólica mais alta, mesmo em repouso, e, portanto, queimarão um número maior de calorias, ajudando-os a se manterem esguios. Quanto mais pesada for a pessoa, mais calorias ela provavelmente queimará durante os exercícios, porque ela tem mais peso para movimentar. Por exemplo, a energia requerida para um corredor que pesa 63 quilos é bem menor do que a energia necessária para um corredor que pese 90 quilos, ou quase o dobro. O corredor mais leve queima menos calorias.

Uso do músculo

Existe uma equação simples para manter em mente quando se trata de exercícios e queima de calorias. Exercícios que envolvam o uso de quantidades maiores de músculos queimarão mais calorias. Por exemplo, uma sessão de treinamento no aparelho de remo queimará mais calorias que uma sessão similar de bicicleta ergométrica, porque o remo usa tanto a parte superior quanto a inferior do corpo. Entretanto, pedalar, quando em alta velocidade, deve queimar um monte de calorias, embora use apenas os músculos da perna. Esportes competitivos exigem corridas em alta velocidade ou corrida rápida e podem queimar centenas de calorias em uma hora.

Calorias queimadas por exercício

A lista a seguir mostra uma estimativa de quantas calorias você pode esperar queimar em uma hora de exercício constante, dependendo do peso de seu corpo e da velocidade que você está empregando, para uma variedade de esportes e atividades populares.

Exercício	59 kg	70 kg	86 kg
Aeróbica, alto impacto	413	493	604
Aeróbica geral	354	422	518
Beisebol	295	352	431
Basquete	472	563	690
Caminhada, 3 km/h	148	176	216
Caminhada, 5 km/h	207	246	302
Caminhada, 6 km/h	236	281	345
Ciclismo, < 16 km/h	236	281	345
Ciclismo, > 32 km/h	944	1.126	1.380
Ciclismo, *mountain bike*	502	598	733
Corrida, 10 km/h	590	704	863
Corrida, 13 km/h	796	950	1.165
Corrida, 16 km/h	944	1.126	1.380
Dança lenta	177	211	259
Dança rápida	325	387	474
Esqui aquático	354	422	518
Esqui *cross-country*	826	985	1.208
Esqui *downhill*	354	422	518
Exercício de boxe	531	633	776
Futebol	531	633	776
Futebol americano	593	783	866
Golfe	236	281	345
Handebol	472	563	690
Hipismo	236	281	345
Hóquei	472	563	690
Hóquei no gelo	340	485	592
Levantar pesos	354	422	518
Natação, lazer	354	422	518
Natação rápida	590	704	863
Patinação no gelo	413	493	604
Remo, corrida	708	844	1.035
Remo, lazer	17	211	259
Rúgbi	590	704	863
Skate	340	495	604
Squash	708	844	1.035
Surfe	177	211	259
Tênis, duplas	354	422	518
Tênis, simples	472	563	690
Voleibol	472	563	690

Batimento cardíaco

O coração circula sangue oxigenado dos seus pulmões para os músculos que estão sendo trabalhados. Usar um monitor de batimentos cardíacos ajudará a monitorar o estresse que você está imprimindo ao seu coração e reduzirá o risco de lesões e exagero no treinamento.

O seu batimento cardíaco é medido em batidas por minuto (bpm). Você pode medir o seu batimento cardíaco usando a pulsação em seu pulso ou pescoço e contando o número de pulsações em seis segundos e depois multiplicando por

ZBC

Para treinar com segurança e eficiência, você precisa estabelecer sua zona de batimento cardíaco (ZBC) correta para os vários níveis de treinamento. Para fazer isso, primeiro você precisa calcular sua frequência cardíaca em repouso (FCR), usando esta fórmula:

FCR = batimento cardíaco máximo (BCM) – batimento cardíaco em repouso (BCR)

Cálculo da FCR

220 bpm (BCM) – 60 bpm (BCR) = 160 bpm (FCR)

Sua ZBC pode ser determinada utilizando porcentagens de sua FCR, usando esta fórmula:

ZBC = (FCR × nível de porcentagem de intensidade) + BCR

Use a fórmula para determinar sua zona de batimento cardíaco (ZBC) para todos os níveis de intensidade de seu treinamento. A maior parte dos monitores de batimentos cardíacos tem um dispositivo para estabelecer zonas de treinamento. O relógio irá emitir uma luz ou fazer um barulho se você for acima ou abaixo da zona apropriada.

Cálculo da ZBC (nível 3, alta intensidade)

75% a 90% (160 FCR × 75%) + 60 BCR = 180 bpm (nível mais baixo do N3) ZBC;

(160 FCR × 90%) + 60 BCR = 204 bpm ZBC (nível mais alto do N3 ZBC).

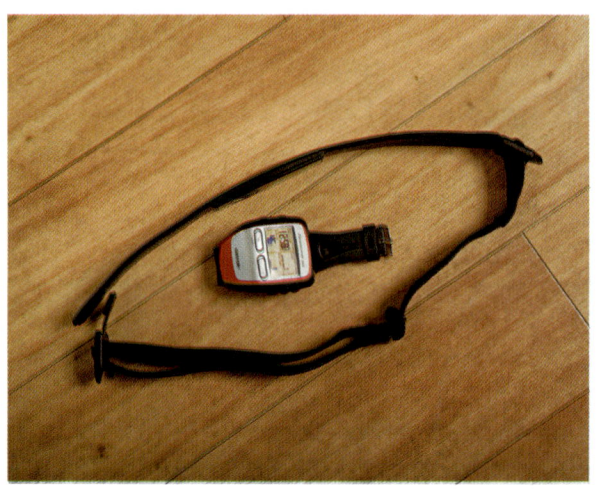

A tira do monitor de batimentos cardíacos, usada em torno do tórax, envia informações para o monitor no pulso.

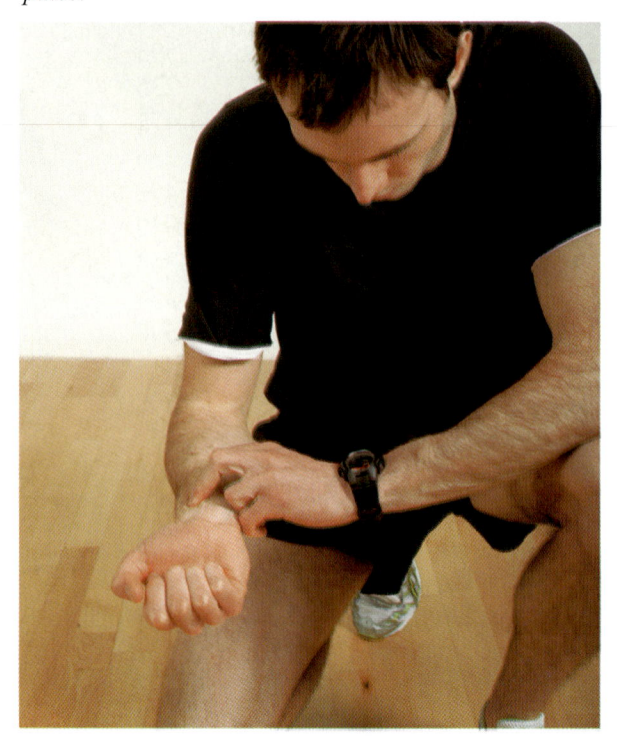

O batimento cardíaco pode ser facilmente calculado sentindo e tomando seu pulso.

dez. Porém, o melhor modo de monitorar seu batimento cardíaco é utilizar um monitor específico. É fácil de usar: simplesmente coloque a tira em torno de seu torso, bem abaixo de seu tórax ou linha do sutiã. A melhor hora para medir o batimento cardíaco em repouso (BCR) é de manhã, antes de tudo, quando você acorda – antes que os estresses do dia, a alimentação e os exercícios possam afetar a leitura. Para uma média de leituras, tire seu BCR diariamente durante três dias.

O batimento cardíaco pode ser usado como uma medida de quanto você está saudável. Quanto mais rápido seu batimento cardíaco voltar ao seu valor de repouso depois dos exercícios – 55 bpm, por exemplo –, mais saudável você está. Vale a pena monitorar seu batimento cardíaco normal (BCN) durante sessões de exercícios similares para comparar seus níveis de capacidade física e manter-se motivado. Por exemplo, se você faz regularmente uma volta ciclística de 4,8 quilômetros em 15 minutos e sua leitura de BCN é 155 bpm, e você faz a mesma volta de bicicleta um mês mais tarde, no mesmo tempo, e seu batimento cardíaco normal é de 145 bpm, você sabe que está ficando mais saudável.

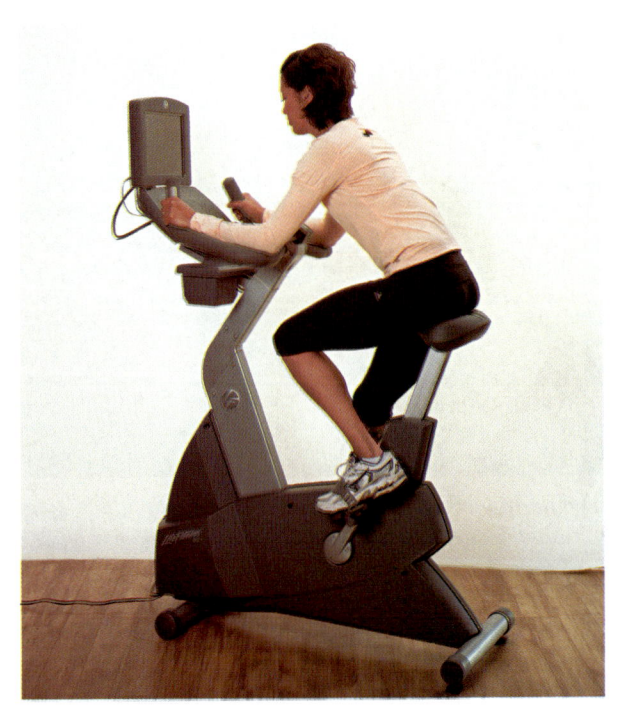

Na academia, muitos aparelhos têm monitores de batimentos cardíacos em seu mecanismo.

Batimento cardíaco máximo

O número máximo de vezes que seu coração pode contrair em um minuto é chamado de batimento cardíaco máximo (BCM). Esse é o melhor indicador utilizado para descobrir os níveis de intensidade de seu treinamento. Existem dois métodos para determinar seu BCM: o primeiro envolve aumentar a intensidade dos exercícios, passo a passo, pelo intervalo de dez a 20 minutos, até chegar à exaustão total. Por exemplo, faça o exercício de bicicleta a 16 km/h e aumente a velocidade em 1,6 km/h a cada minuto, até você não conseguir seguir adiante. Você não deve tentar esse teste a não ser que tenha um médico a seu lado, caso você tenha problemas cardíacos. O segundo método usa a seguinte fórmula: BCM = 220 – sua idade.

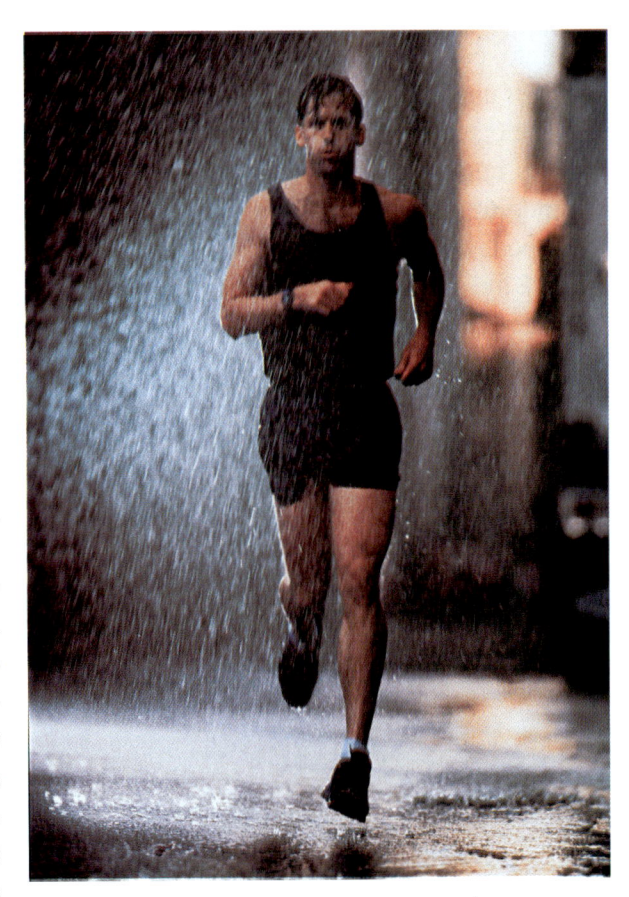

Condições adversas de tempo, tais como chuva ou neve, podem afetar seu batimento cardíaco.

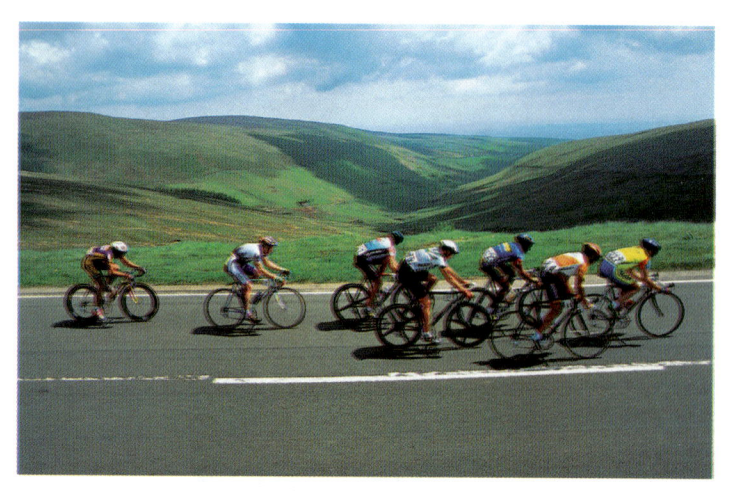

Pedalar contra o vento faz com que sua velocidade diminua e o trabalho seja mais intenso. Tal prática aumenta o batimento cardíaco.

Batimento cardíaco e saúde

Você pode usar seu batimento cardíaco para monitorar sua saúde e prevenir-se de treinamento excessivo. Se seu BCR é de cinco a dez batimentos a mais que o normal, isso indica que você pode acabar com uma doença. Você deve, portanto, considerar o ajuste de seu treinamento ou fazer um repouso antes de causar maiores danos. Se o seu batimento cardíaco não atingir os valores que você vê normalmente quando está fazendo treinamentos de alta intensidade, então você pode estar treinando em excesso. Seu corpo está lhe dizendo que necessita de repouso – e você deve ouvi-lo.

Usar regularmente seu monitor de batimentos cardíacos nas sessões de treinamento ao ar livre é uma medida útil de como as condições climáticas afetam a sua *performance*. Por exemplo, se você está em sua rota de ciclismo habitual e está úmido e ventando, e está pedalando ou correndo diretamente contra a direção do vento, você pode perceber que cobre o terreno mais lentamente. Seu monitor de batimentos cardíacos, entretanto, diz-lhe que está trabalhando na mesma intensidade – se não em uma mais alta – que você trabalharia se não tivesse vento. Isso mostra que o vento, provavelmente, é o fator limitador de seu tempo. Então, em vez de extenuar-se para bater seu melhor tempo anterior e, no processo, aumentar o risco de uma lesão, use o monitor de batimentos cardíacos para manter-se na zona correta. Se você não andou se exercitando regularmente ou é um atleta voltando de uma doença, considere usar um monitor de batimentos cardíacos para controlar o seu batimento enquanto se exercita, assim não irá exagerar em suas primeiras sessões em sua volta à forma física. Evite deixar seu batimento cardíaco ir além de 75% de seu máximo.

Técnica de respiração

Existe uma arte de respirar corretamente e retirar o máximo de cada respiração. Uma boa técnica respiratória o ajudará a baixar a pressão arterial, purificar o sangue, acelerar o metabolismo, melhorar a digestão, promover uma rápida recuperação depois dos exercícios e relaxar.

Dê uma olhada em uma academia cheia de gente se exercitando e as chances são de que você perceberá a maior parte das pessoas recorrendo a respirações rápidas e superficiais, porque elas estão usando apenas a parte de cima de seu tórax para respirar. Esse tipo de respiração é ineficiente e improdutivo. Arquejos excessivos são um desperdício de energia e

Respiração superficial

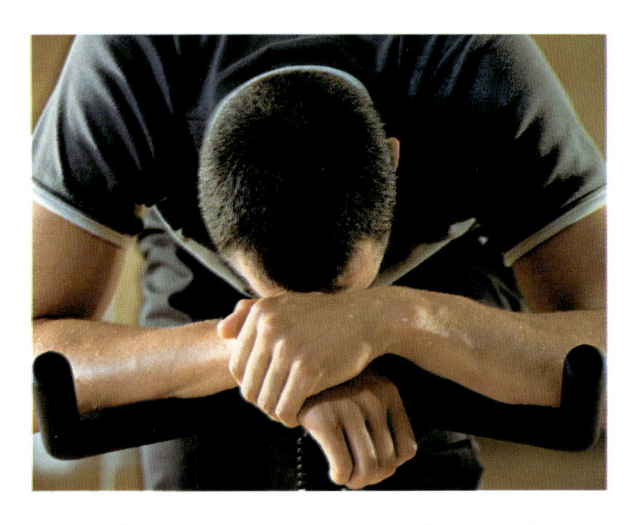

Depois de exercícios extenuantes, você se sentirá menos desgastado e sua recuperação será mais rápida se você respirar corretamente.

Diafragma

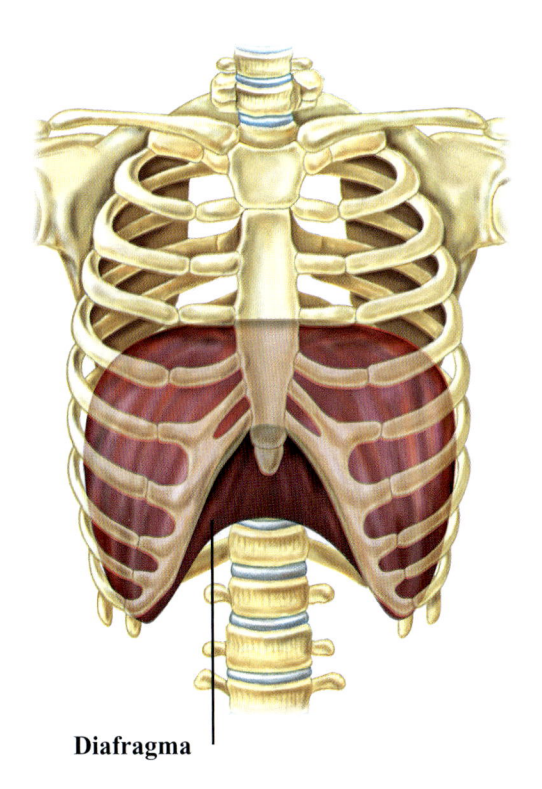

Quando respirar pesado durante os exercícios, cuide de usar a metade de baixo dos pulmões para conseguir o máximo de suprimento de oxigênio para seus músculos. A troca de oxigênio mais eficiente acontece na metade de baixo dos pulmões. O diafragma tem mais ou menos a forma de um paraquedas.

Esvaziando seus pulmões

Expirar corretamente pode ser comparado a esvaziar sua lata de lixo para abrir espaço para mais lixo. Você precisa esvaziar toda a lata antes de começar a enchê-la de novo. Igualmente, você precisa esvaziar por completo seus pulmões antes de inspirar de novo.

Durante qualquer tipo de exercício, uma vez que você tenha expirado completamente, evite segurar sua respiração. Se você não respirar de novo, corre o risco de privar o corpo de oxigênio e de ter uma alta perigosa de pressão sanguínea. Além disso, se não estiver respirando corretamente, sua *performance* será insatisfatória e você pode não se sentir bem.

Depois do treinamento, uma respiração lenta e profunda e uma expiração lenta podem ajudar a relaxar o corpo.

não transportam oxigênio o suficiente para os seus pulmões. Essa respiração rápida e superficial pode desencadear o que é conhecido como uma reação de "lutar ou fugir": seu batimento cardíaco aumenta à medida que o coração bombeia mais rápido para utilizar o pouco de oxigênio que foi dado a ele. Isso aumenta o estresse em seu corpo, o que leva, por sua vez, a uma *performance* física fraca e aumenta o tempo necessário para recuperação depois de sua sessão de treinamento. Seu cérebro é enganado a pensar que você está se exercitando a uma alta intensidade, quando, de fato, se você estivesse respirando corretamente, teria percepção de que, no fim das contas, não é uma alta intensidade. Usando apenas a parte de cima dos pulmões com esse tipo de respiração torácica curta e superficial, você não usa a parte de baixo de seus pulmões, na qual a troca de oxigênio mais eficiente acontece. É importante expirar completamente antes de inspirar de novo, ou simplesmente não terá espaço suficiente para a entrada do oxigênio novo.

Exercícios respiratórios

Durante a semana, tente arranjar tempo, regularmente, para alguns exercícios respiratórios simples. Lembre-se de manter sua postura o mais ereta possível: relaxe os ombros, mas mantenha seu peito aprumado e certifique-se de que suas orelhas, seus ombros e seus quadris estejam alinhados para manter uma boa postura.

Se você acrescentar estes dois exercícios respiratórios ao seu plano de treinamento duas vezes por semana, verá os benefícios em poucas semanas.

Respiração abdominal ou diafragmática

Pratique esta técnica quando está repousando e relaxado, depois comece a incorporá-la em suas sessões de treino. Logo você será capaz de aumentar o nível de intensidade de suas sessões de treinamento e sustentá-las em um nível elevado por mais tempo.

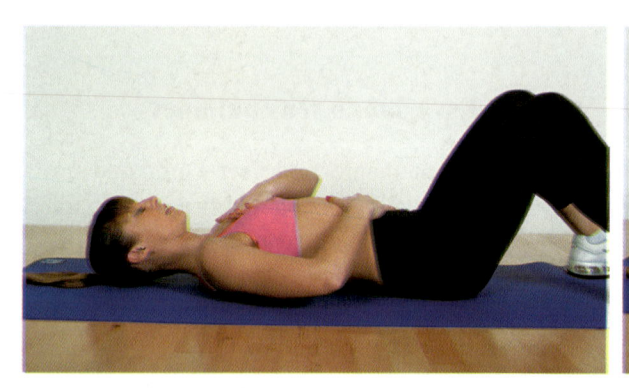

1. *Coloque uma mão em seu estômago e a outra sobre seu peito. Enquanto inspira, olhe para suas mãos. A mão em seu estômago deve estar se movimentando mais que a mão em seu peito. Quando isso acontece, você sabe que está fazendo um bom uso do espaço na parte de baixo de seus pulmões.*

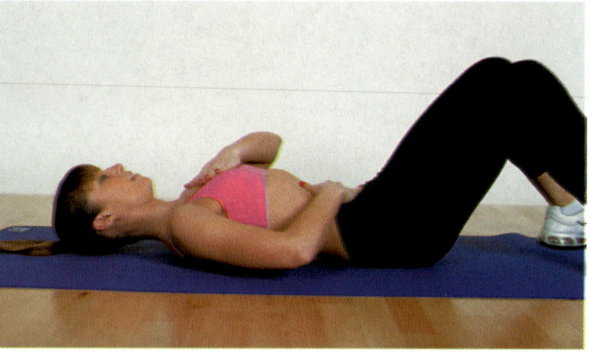

2. *Em seguida, faça uma inspiração profunda por seu nariz e solte devagar pela sua boca. Quando você achar que expirou totalmente, contraia os músculos de seu estômago para ajudar a esvaziar seus pulmões completamente. Expirar deve demorar duas vezes mais que inspirar. Repita esta técnica por três ou quatro minutos de cada vez.*

Respiração de fole

Atletas, em geral, usam esta técnica no início de uma competição porque, ao tornar os músculos envolvidos em respiração pesada, prontos para a ação, ela condiciona o corpo a superar o choque de uma demanda súbita por mais oxigênio. Esse método de respiração pode ajudar a combater a fadiga, já que ele libera substâncias químicas energizantes para seu cérebro.

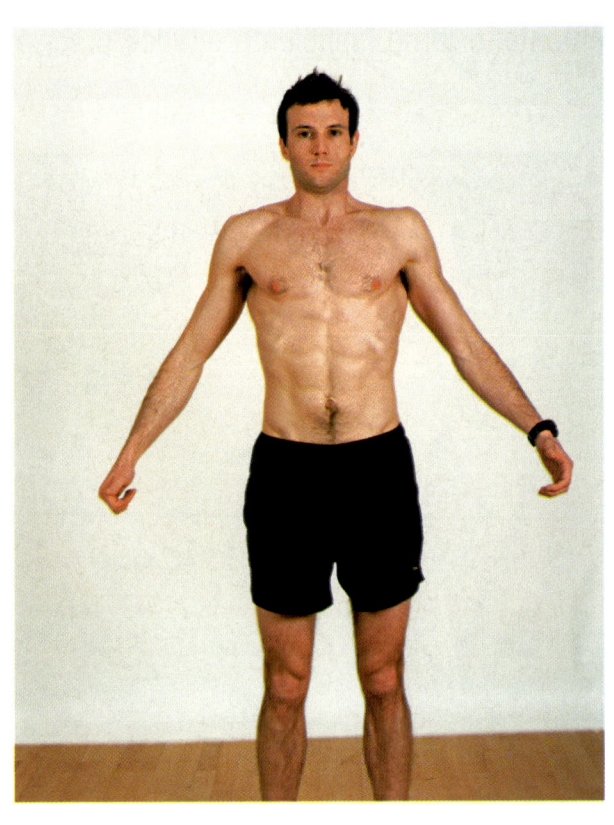

1. *Sente-se em uma cadeira na primeira vez que tentar a respiração de fole, porque ela pode causar hiperventilação e, em alguns casos, as pessoas podem desmaiar. Quando estiver confiante de que consegue usar a técnica com segurança, faça em pé, com os braços estendidos para os lados.*

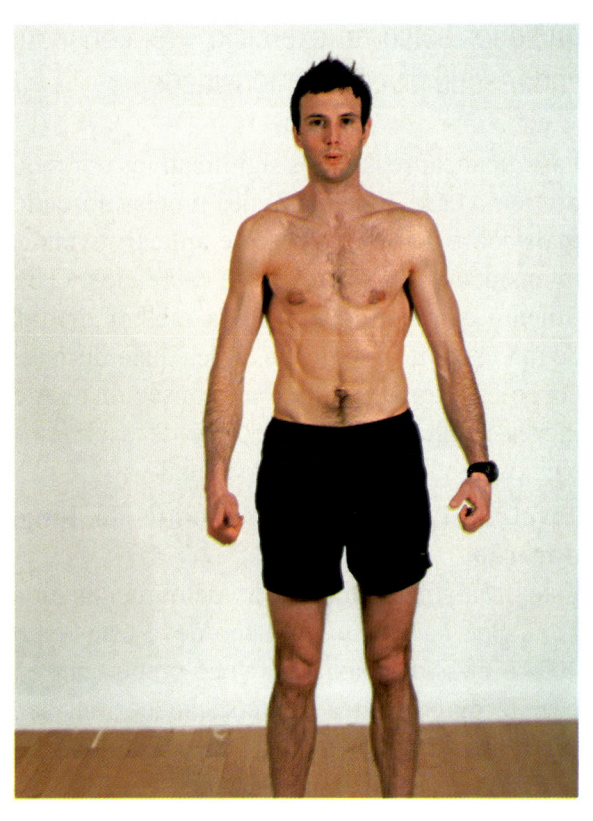

2. *Inspire rápido por seu nariz e boca, depois expire rápido pela boca, usando seus músculos abdominais para esvaziar completamente seus pulmões. Tente a respiração de fole durante dez segundos, depois aumente em cinco segundos a cada vez que praticar o exercício.*

Níveis de intensidade

Fazer os mesmos 30 minutos de exercício cardiovascular todos os dias não continuará a lhe dar os resultados de que você necessita. Para evitar que seu corpo se acostume a qualquer estilo de exercício – e, consequentemente, o torne ineficiente –, você precisa variar seus níveis de intensidade.

Para alcançar resultados significativos por meio do treino cardiovascular, você precisa aprender mais sobre seu treinamento e aplicar níveis de intensidade para sua rotina de exercícios. O batimento cardíaco talvez seja a melhor medida de intensidade, porque ele indica quão duro seu corpo está trabalhando. Para conseguir os melhores resultados de sua rotina de exercícios, siga os quatro níveis de intensidade.

Nível 1: Treinamento constante de longa duração

Este treinamento dura por pelo menos uma hora. Seu batimento cardíaco deve estar entre 40% a 60% do máximo e você precisa ser capaz de manter uma conversação normal sem esforço ou ficar ofegante. Se você é novo em se exercitar, este é o nível em que você passará a maior parte de seu tempo durante as primeiras semanas. Este treino é o que exige menos, mas ele começará a promover um sistema cardiovascular eficiente. Se você estiver fora de forma, não existe razão para tentar ir acima deste nível com rapidez, porque você se esgotará muito cedo para ter uma sessão benéfica. Andar rápido durante 40 minutos é muito mais benéfico do que correr durante cinco minutos

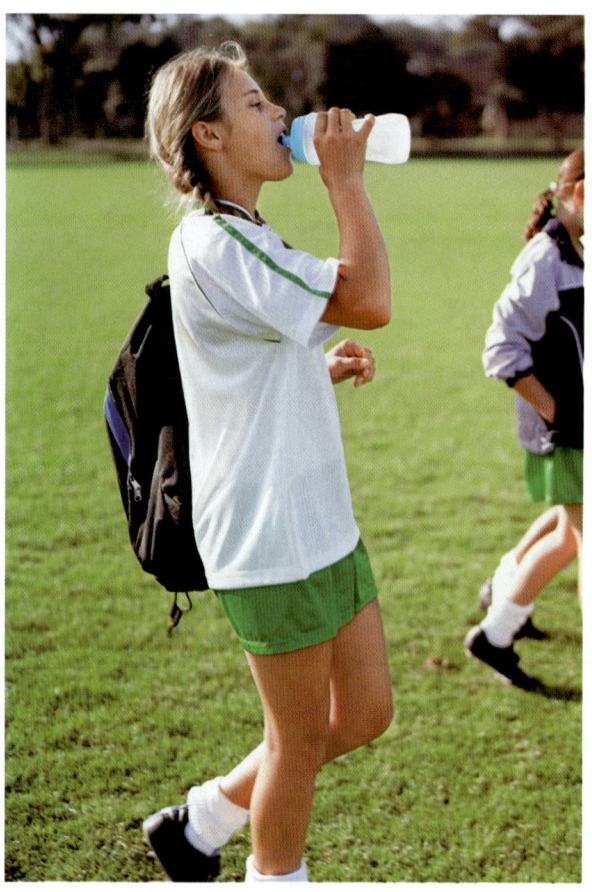

O Nível 1 é simplesmente andar em ritmo constante por mais ou menos uma hora, ainda sendo capaz de beber e comer.

e ficar cansado demais para seguir adiante. Atletas de primeira linha usam esse nível de intensidade para começar seus aquecimentos.

Nível 2: Treinamento de intensidade média

Você deve usá-lo por entre 15 e 60 minutos de treinamento cardiovascular. Seu batimento cardíaco deve estar entre 60% a 75% do máximo – um batimento em que você pode manter uma

---

O mito da queima de gordura

É um mito pensar que para queimar gordura você precisa manter seu batimento cardíaco baixo e continuar por um longo período de tempo. De fato, o melhor meio de perder gordura é ajustar sua intensidade para desafiar seu corpo tornando o exercício mais intenso, o que, por sua vez, queimará mais calorias.

Níveis de intensidade

> **Pirâmide de intensidade**
>
> Imagine uma pirâmide cuja base é o Nível 1. À medida que você começa a subir a pirâmide, seu nível de intensidade aumenta até você estar treinando no Nível 4, no topo. A base da pirâmide é mais larga, indicando a quantidade de tempo que você precisa gastar nesse nível de intensidade para tornar seu corpo eficiente para fazer frente às demandas de seu exercício. Se a pirâmide tem uma base estreita, será mais provável que ela tombe quando você estiver no topo. Esta teoria se aplica diretamente ao seu treinamento. Se você tentar treinar em um nível de alta intensidade sem construir uma boa base, estará mais sujeito a lesões e treinamento excessivo.

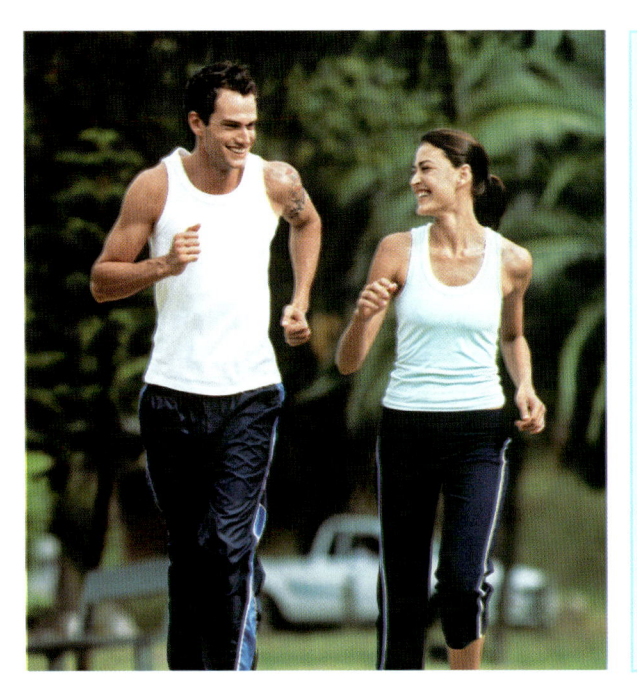

No Nível 2, o ritmo é mais rápido, mas ainda permite aos corredores conversarem com conforto.

conversa de sentenças curtas. Este nível é ótimo para perda de peso e melhoria da capacidade aeróbica sem risco de lesões, mas você tem que fazer um esforço consciente para ficar neste nível. (A capacidade aeróbica é a maior quantidade de oxigênio consumida durante o máximo exercício em atividades que usam os maiores grupos de músculos nas pernas ou nos braços e pernas combinados.)

Nível 3: Treinamento de alta intensidade

Este treinamento deve durar de um a dez minutos, embora atletas treinados possam continuar neste nível por mais tempo, em razão de sua alta capacidade aeróbica. Seu batimento cardíaco deve estar entre 75% a 90% do máximo. Você deve ser capaz apenas de dar respostas de uma palavra durante este tipo de treinamento, já que estará totalmente focado em inspirar o máximo de oxigênio possível. Atletas, em geral, usam este nível de treinamento na forma de intervalos. Por exemplo, dez minutos no Nível 2, depois dois minutos no Nível 3, depois dois minutos no Nível 2, seguidos por quatro minutos no Nível 3. Em geral, isso é chamado

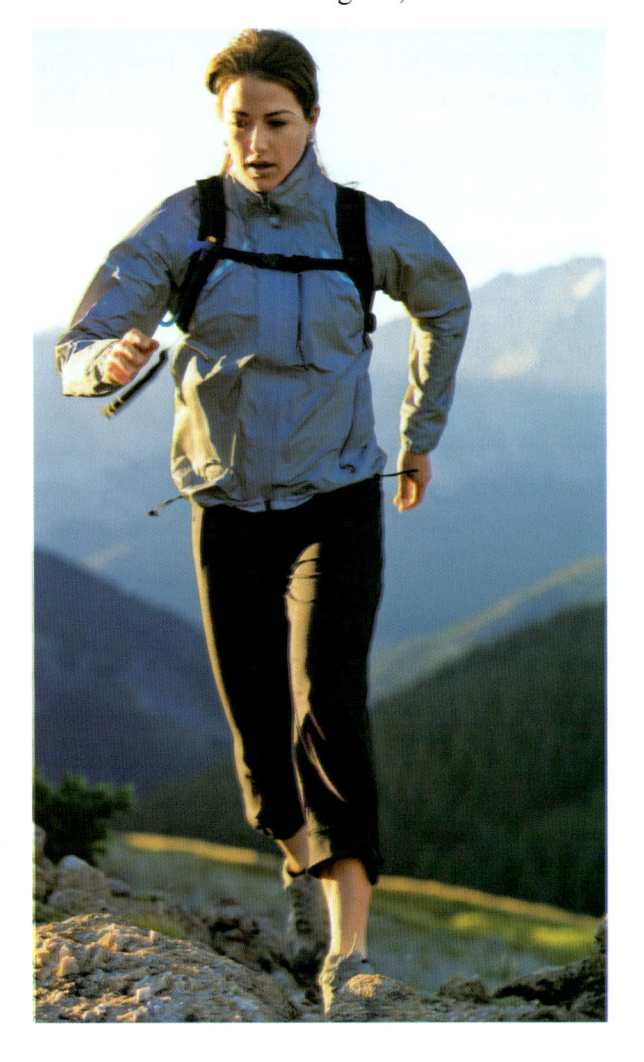

No Nível 3, o ritmo fica mais pesado, com a pessoa correndo com tal intensidade que ela começa a ficar sem fôlego.

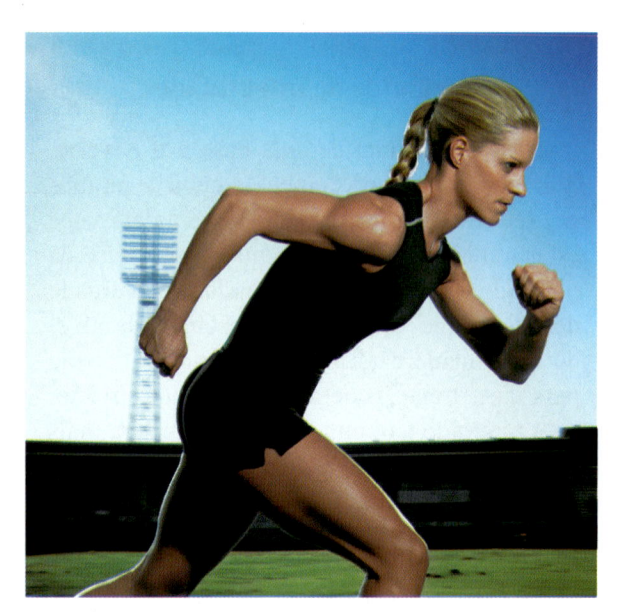

O nível máximo é o Nível 4, em que o corredor força o quanto puder o ritmo para um esforço sustentado de curta duração.

de Treinamento Aeróbico Intervalado. É importante variar a duração dos intervalos para atingir os melhores resultados. É difícil começar, mas seu corpo se ajustará e será capaz de se recobrar rapidamente entre os intervalos. Este é meio mais rápido de desenvolver músculos e aumentar seu metabolismo de gordura.

Nível 4: Treinamento de intensidade máxima

Este treinamento deve durar entre dez segundos e dois minutos. Este nível é 90% ou acima do batimento cardíaco máximo. Você não será capaz de conversar confortavelmente e irá se sentir sem fôlego do início ao fim. Como no Nível 3, este nível é usado para treinamento intervalado. Por exemplo, depois de dez minutos de aquecimento, ande durante um minuto, corra o mais rápido possível durante 30 segundos, depois caminhe durante um minuto e, por fim, corra de novo durante 30 segundos.

Pessoas que praticam esportes e jogam em posições que exigem a velocidade máxima em curta distância devem adotar esse tipo de intensidade de treino. Contudo, não tente começar este tipo de treinamento extremo, a não ser que você já tenha feito algum treinamento de intensidade razoável por algum tempo.

sentido treinar para superar um melhor tempo pessoal se você está praticando ciclismo ou correndo com o vento contrário.

O vento retirará o ar aquecido próximo ao seu corpo e o substituirá por ar mais frio, baixando a temperatura corporal no processo. O fator de resfriamento do vento é uma escala que mostra a temperatura equivalente dada uma velocidade específica do vento. Em condições de calor, o vento interferirá com seu mecanismo natural de resfriamento corporal secando a camada de suor em seu corpo que normalmente o resfriaria.

Umidade

A proporção de água no ar em uma determinada temperatura em relação à quantidade total de umectação que pode ser carregada por esse ar é definida como umidade. Ela é expressa como uma porcentagem. Se o nível de umidade é alto (30% ou acima), você suará mais, mas o suor não consegue evaporar, prejudicando a habilidade do corpo de se resfriar. Isso levará à desidratação e aos mesmos problemas associados com exercitar-se em temperaturas quentes. Para ajudar a superar a alta umidade, beba líquidos contendo sais e minerais essenciais para manter seu corpo funcionando tão normalmente quanto possível.

Altitude

À medida que aumenta a altitude, a pressão atmosférica cai e existe uma diminuição na quantidade de oxigênio disponível. Sua habilidade aeróbica máxima é reduzida em 1% a cada 91 metros, acima de 1.372 metros. Para exercitar-se em altas altitudes, seu corpo terá que passar por mudanças adaptativas de curto e longo prazo. No início, você experimentará um ritmo de respiração mais acelerado e um aumento do fluxo de sangue quando se exercitar, e se sentirá exausto muito rápido. Você pode ter enjoo de montanha agudo, sensações de náusea, dores de cabeça, insônia, tontura e fraqueza muscular.

Porém, em apenas um ou dois dias, seu corpo terá se adaptado. Seu batimento cardíaco em repouso aumentará, bem como o seu débito cardíaco (fluxo de sangue), para compensar a falta de oxigênio. Depois de três ou quatro semanas, seu nível de hemoglobina sanguínea aumentará – cada gota de sangue que supre os músculos irá transportar uma quantidade maior de oxigênio. (Hemoglobina é uma proteína no sangue que contém ferro e transporta oxigênio dos pulmões para o restante do corpo.)

Se você vive em altitude elevada por algum tempo, seu corpo se adaptará naturalmente às condições atmosféricas produzindo mais mioglobina, mitocôndria e enzimas metabólicas usadas para transferência de energia aeróbica.

Contudo, você também pode esperar a perda de massa muscular e gordura corporal, o que pode afetar sua *performance*.

Caminhar

É tentador pensar que não existe nada em caminhar, além de colocar um pé na frente do outro e sair andando. Verdade, é uma forma de exercício muito acessível. Entretanto, tirar o melhor disso exige uma técnica certa, ritmo, roupa e calçados – e um planejamento.

Caminhar tem muitos benefícios. É livre, é um modo de transporte independente e ambientalmente amigável. Também é um jeito ótimo de ficar em forma antes de progredir para formas mais pesadas de exercício, tais como correr ou se preparar para uma meta maior como uma maratona. Caminhar em um ritmo rápido queimará entre 300 e 400 calorias por hora e, como caminhar tem apenas um terço do impacto de correr, é uma forma de exercício ideal para pessoas que sofrem de doenças degenerativas dos ossos, tais como osteoporose.

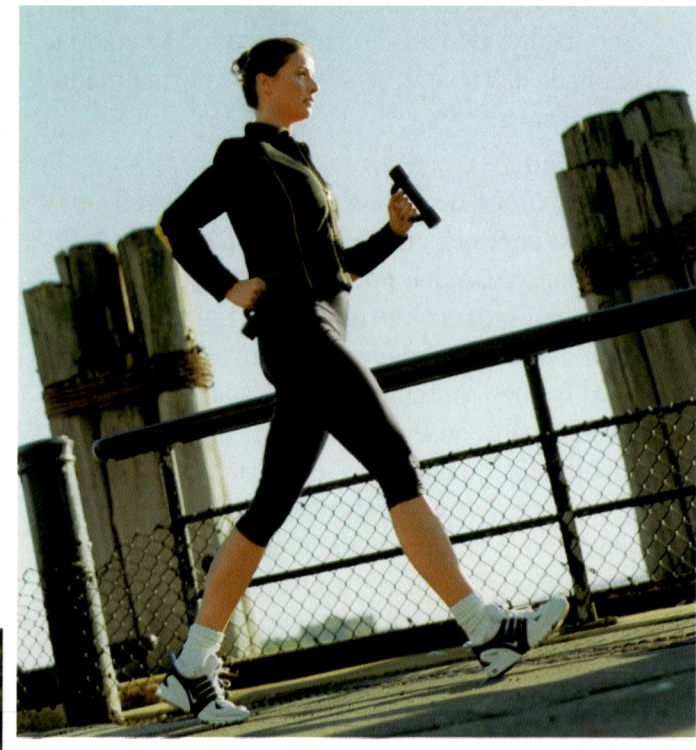

Carregar pesos enquanto caminha bem rápido lhe proporciona um treino muito mais vigoroso.

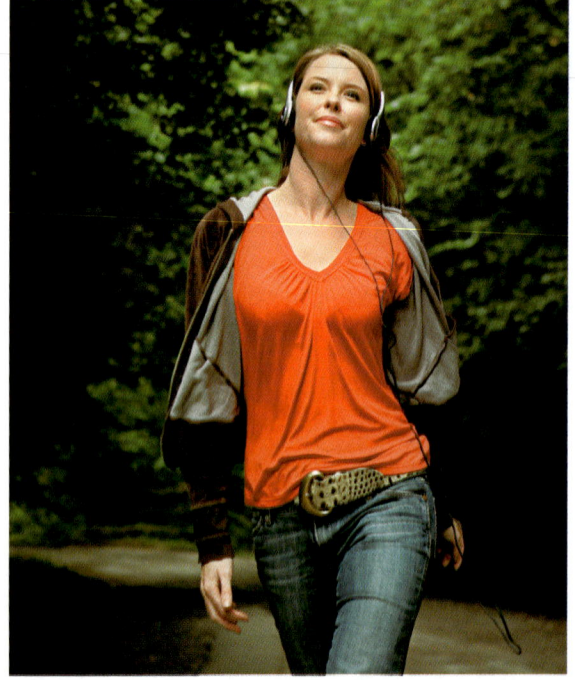

Ouvir rádio ou música com fones de ouvidos lhe fará companhia enquanto você está caminhando.

Velocidade de caminhada

O quadro a seguir lhe dará um guia para a velocidade de sua caminhada. Na próxima vez em que você caminhar para uma sessão de exercícios, tente contar o número de passos que dá em um minuto.

Passos por minuto	km/h	mi/h
70	3,2	2
90	4	2,5
105	4,8	3
120	5,6	3,5
140	6,4	4

Caminhar

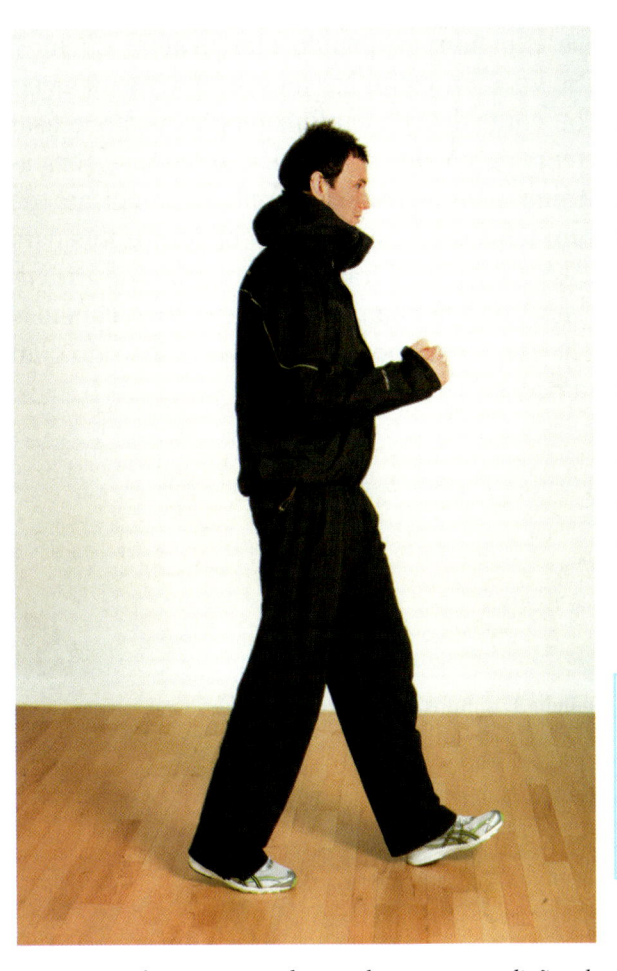

Roupas e tênis corretos, de acordo com as condições do clima e terreno, são essenciais.

Técnica

Tente focar em aspectos diferentes de sua técnica cada vez que você caminha. É importante manter sua cabeça firme com o queixo paralelo ao chão para eliminar o uso de energia desnecessário. Fique ereto quando caminhar, mantenha seus abdominais e glúteos tensos para manter sua espinha dorsal em uma posição neutra boa, e dobre os cotovelos em 90 graus. Para tornar seu treino de caminhada ainda mais exigente, carregue pesos livres ou pesos de mão. A chave para caminhar com mais eficiência é aumentar o ritmo de seu passo e manter a flexibilidade de seus quadris. Seus pés devem atingir o chão primeiro com os calcanhares, antes de rolar para a frente até os dedos dos pés.

Passo rápido

Para perder peso e mudar a forma de seu corpo, você precisa caminhar em um passo rápido de aproximadamente 6,4 km/h. Use roupas folgadas e tênis confortáveis.

Exercícios de caminhada

Siga este programa de caminhada de seis semanas para quatro dias por semana, para melhorar sua forma. Embora a caminhada rápida tenha menos impacto do que correr, equipe-se com tênis de caminhada confortáveis, e use camadas de roupa que você possa tirar se ficar superaquecido. O tempo total de caminhada deve aumentar a cada semana, à medida que, progressivamente, você se torna mais em forma e mais rápido. Se você leva a sério o avanço em sua capacidade física, considere outros aspectos, tais como flexibilidade, estabilidade dorsal, força e nutrição, para atingir os resultados desejados. Depois de apenas seis semanas de treino com esses exercícios, você deve ser capaz de cruzar um terreno íngreme durante 60 minutos sem parar. Sua recuperação deve ser boa o suficiente para você continuar sem paradas para descansar. A fim de evitar a desidratação, certifique-se de levar líquidos com você se estiver caminhando por mais de 45 minutos.

	Tempo	Intensidade/ambiente
Semana 1		
	20 minutos	terreno plano
	30 minutos	terreno plano, alternando 1 minuto rápido, 2 minutos devagar
	30 minutos	terreno íngreme

O que vestir

É essencial ter as roupas e tênis certos para o exercício de caminhada. Assegure-se de usar o tênis que se ajuste bem a seus pés. Deve existir certa dose de conforto para início de conversa, mas esteja ciente de que os tênis ficarão mais confortáveis à medida que o material amaciar e você usá-los. Portanto, você deve comprar tênis que sejam de meio a um tamanho maior para ter espaço para seus pés se expandirem quando eles ficarem quentes. Se você for caminhar no acostamento das vias ou em trilhas de caminhada planas, pode usar tênis de corrida normais. Contudo, se for caminhar em terreno acidentado, precisará de um tênis com suporte para os tornozelos para protegê-los de virarem em um terreno irregular. Você também deve usar várias camadas de roupa para poder ajustá-las de acordo com a necessidade.

	20 minutos	terreno plano ou íngreme, com pesos de mão ou uma mochila
Total semanal: 1 hora e 40 minutos		
Semana 2		
	25 minutos	terreno plano
	30 minutos	terreno plano, alternando 2 minutos rápido, 2 minutos devagar
	35 minutos	terreno íngreme
	20 minutos	terreno plano ou íngreme, com pesos de mão ou uma mochila
Total semanal: 1 hora e 50 minutos		
Semana 3		
	25 minutos	terreno plano
	30 minutos	terreno plano, alternando 2 minutos rápido, 2 minutos devagar
	40 minutos	terreno íngreme
	20 minutos	terreno plano ou íngreme, com pesos de mão ou uma mochila
Total semanal: 1 hora e 55 minutos		
Semana 4		
	30 minutos	terreno plano
	35 minutos	terreno plano, alternando 2 minutos rápido, 1 minuto devagar
	40 minutos	terreno íngreme
	20 minutos	terreno plano ou íngreme, com pesos de mão ou uma mochila
Total semanal: 2 horas e 5 minutos		
Semana 5		
	35 minutos	terreno plano
	40 minutos	terreno plano, alternando 2 minutos rápido, 1 minuto devagar
	50 minutos	terreno íngreme
	25 minutos	terreno plano ou íngreme, com pesos de mão ou uma mochila
Total semanal: 2 horas e 30 minutos		

Semana 6

	35 minutos	terreno plano
	40 minutos	terreno plano, alternando 2 minutos rápido, 1 minuto devagar
	60 minutos	terreno íngreme
	25 minutos	terreno plano ou íngreme, com pesos de mão ou uma mochila

Total semanal: 2 horas e 40 minutos

Correr

Do mesmo modo que caminhar, correr é uma forma barata de exercício desfrutada por muitas pessoas – embora não por todas. De novo, contudo, você não coloca simplesmente os tênis e corre até parar. Técnica, passos, terreno com subida e descida e a respiração correta, todos são importantes.

Correr é uma das melhores formas de exercício cardiovascular, já que não requer nenhum aparelho caro e você pode correr praticamente em qualquer lugar.

Todo mundo pode correr, em qualquer idade. As pessoas têm motivos diferentes para correr: a razão inicial pode ser perder peso, depois a pessoa descobre que gosta de correr e quer progredir no esporte, até poder participar de corridas. Para outros, correr é uma

> **Poupe energia**
> Se você está correndo longas distâncias, evite levantar em excesso suas pernas atrás. Isso pode causar lesões na lombar e na pélvis, e também desperdiça energia.

Músculos utilizados na corrida

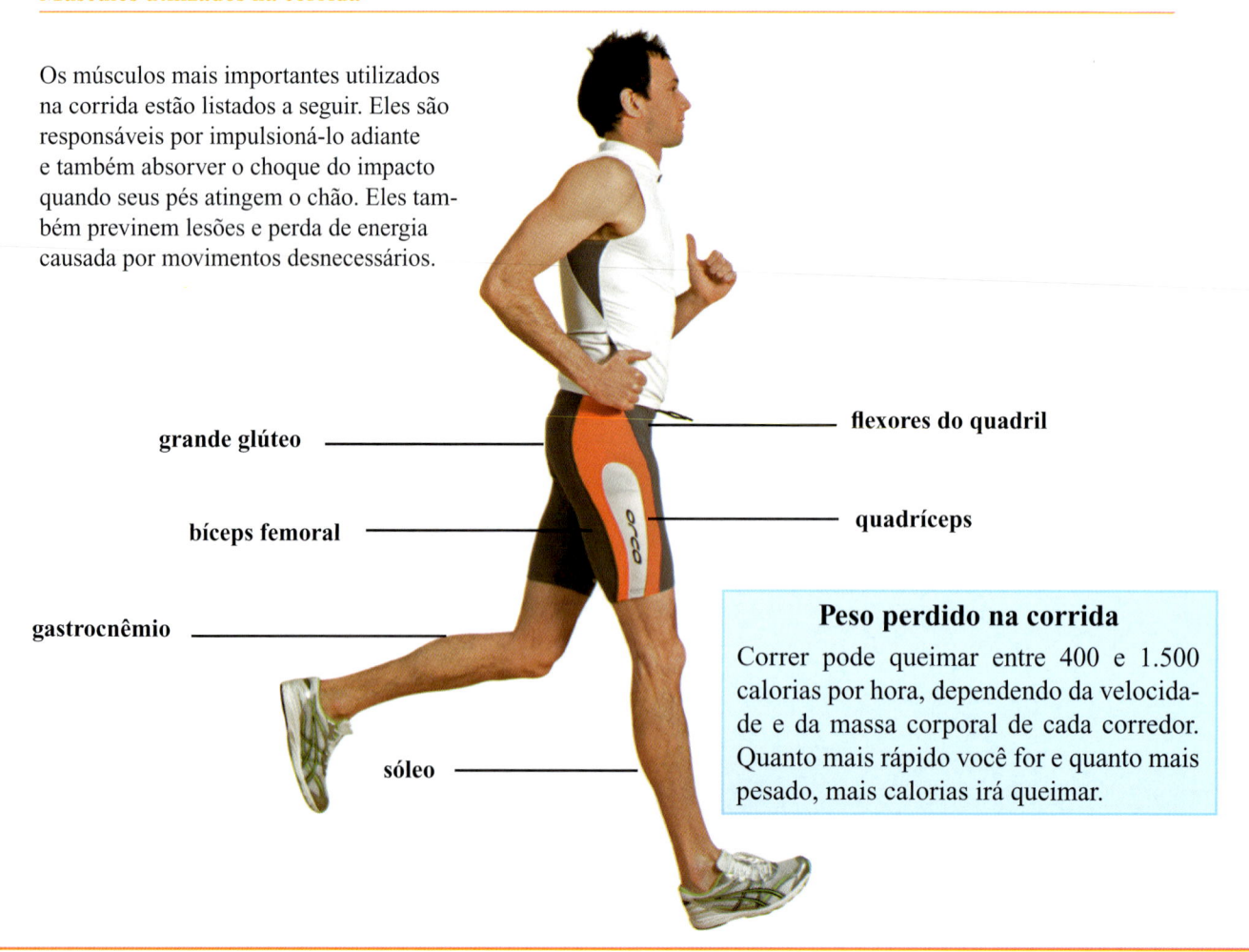

Os músculos mais importantes utilizados na corrida estão listados a seguir. Eles são responsáveis por impulsioná-lo adiante e também absorver o choque do impacto quando seus pés atingem o chão. Eles também previnem lesões e perda de energia causada por movimentos desnecessários.

- grande glúteo
- bíceps femoral
- gastrocnêmio
- sóleo
- flexores do quadril
- quadríceps

> **Peso perdido na corrida**
> Correr pode queimar entre 400 e 1.500 calorias por hora, dependendo da velocidade e da massa corporal de cada corredor. Quanto mais rápido você for e quanto mais pesado, mais calorias irá queimar.

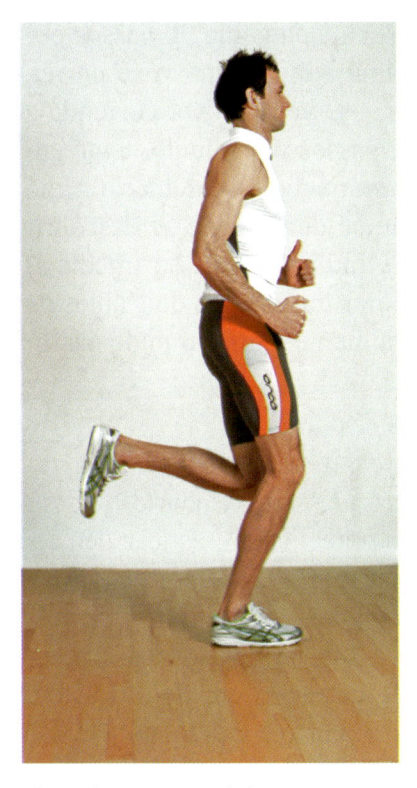

Quando correr, o pé deve atingir o chão alinhado com os quadris e abaixo de seu centro de gravidade.

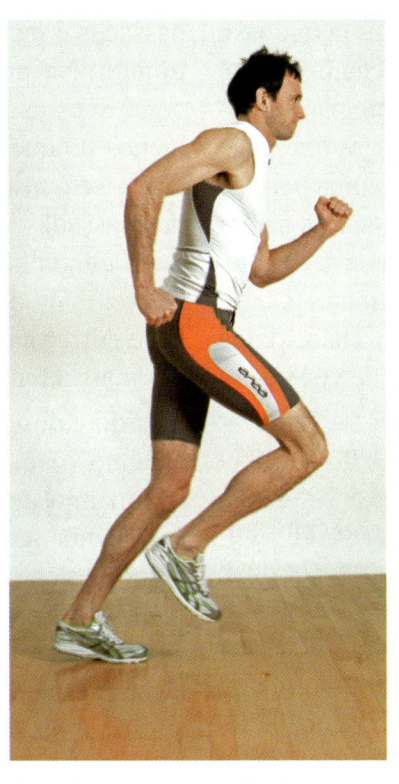

Quando correr mais rápido, a perna oposta ao braço vai para a frente. A força cinética ajuda a aumentar a velocidade.

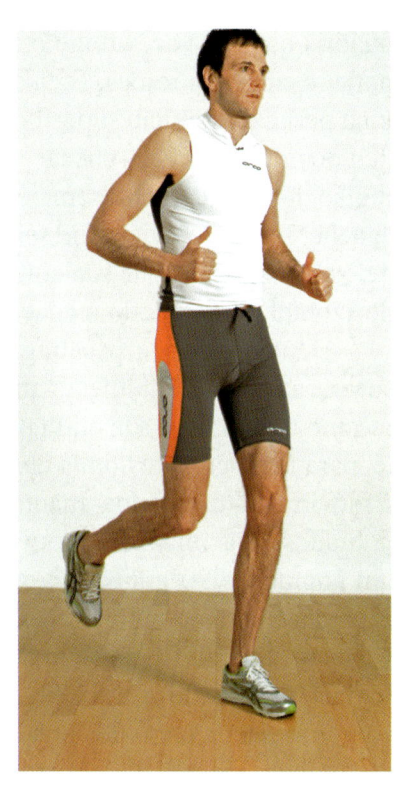

Para uma corrida suave, livre de lesões, tente evitar movimento lateral nos quadris, e mantenha as pernas se movimentando para a frente.

simples forma de exercício que pode ser feita a qualquer hora, em qualquer lugar quando for conveniente, e envolve apenas a compra de um bom par de tênis de corrida e roupa de treino.

O passo seguinte é a técnica. Uma boa técnica de corrida é essencial para capacitá-lo a correr mais rápido e evitar lesões. Quando seu pé atinge o chão, ele deve estar alinhado com seus quadris e abaixo de seu centro de gravidade. Assegure-se de ter alguma flexão em seu joelho no momento do impacto, e mantenha seus quadris estáveis para fornecer uma base forte para se movimentar adiante.

Você também precisa estar ciente do movimento lateral nos

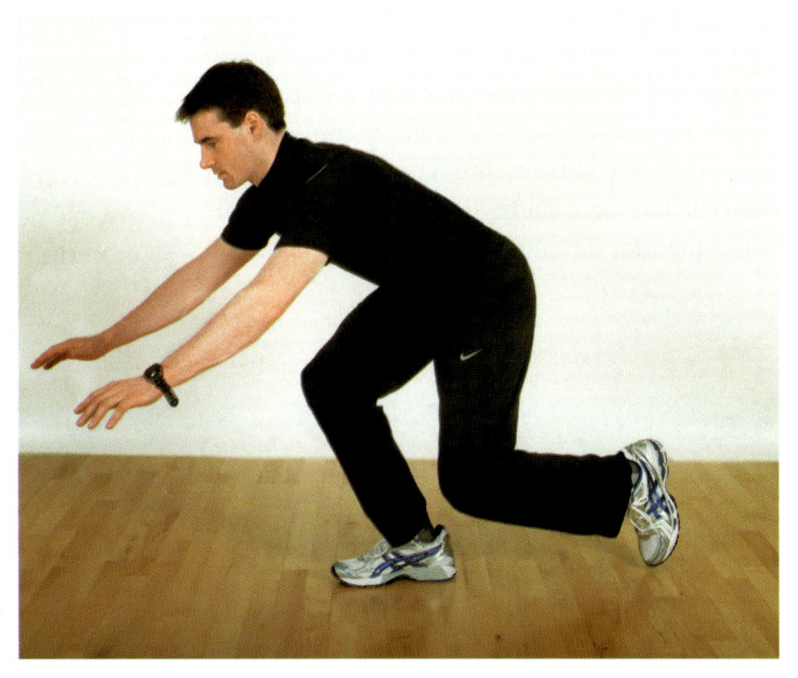

O agachamento em uma perna, que pode ser feito na academia, exercita os mesmos músculos envolvidos na corrida.

quadris quando você atinge o chão, já que isso pode resultar em lesões. Faça agachamento em uma perna e exercício super-homem para os lados dos quadris. Para checar uma fraqueza na região dos quadris, fique em pé em uma perna e agache, tentando evitar que seus quadris saiam pelos lados. A linha de sua cintura deve ficar na horizontal durante todo o agachamento.

Depois que seu pé atingir o chão, deixe sua perna esticar totalmente atrás de você e, ao mesmo tempo, leve sua outra perna para a frente, para fazer contato com o chão. Durante todo o movimento de corrida, mantenha seus braços dobrados, mas relaxados, com os cotovelos em um ângulo de 90 graus. Sua mão oposta deve ir para a frente no momento em que seu joelho vai para a frente e para cima. Não deixe sua lombar fazer todo o trabalho. É um equívoco comum torcer a parte de cima do corpo a partir da lombar, em vez de lançar os braços para a frente e para trás.

A importância do passo

O comprimento e a velocidade do passo são igualmente importantes. Em geral, o comprimento do passo tornará sua corrida mais rápida, mas nem sempre essa é a melhor maneira de ganhar velocidade. Não tente alongar seu passo até que seu ritmo de passadas seja suficiente. A maior parte das pessoas comete o equívoco de dar passos excessivamente largos: elas têm um ritmo de passadas entre 70 e 80 passos por minuto, quando, de fato, a taxa mais eficiente de passadas é de aproximadamente 90 passos por minuto. Na próxima vez em que você correr, conte seus passos – se você estiver correndo a menos do que 90 passos por minuto, tente encurtar seu passo um pouco e aumentar o ritmo das passadas. Não se decepcione se descobrir que não consegue mudar seu passo imediatamente. Pode demorar um mês ou dois antes de você correr naturalmente a um ritmo de passadas mais intenso.

Subida e descida

Quando você corre em uma subida, tente manter o ritmo de passadas alto. Encurte o passo para evitar fadiga antecipada e esticar demais os músculos da parte de trás das pernas. Use mais seus braços – um velocista retira por volta de um terço de sua propulsão dos braços. Quando você está correndo em uma descida, tente manter o passo curto e rápido, para evitar lesões em suas pernas – uma vez que um passo mais largo cria maior impacto e aumenta as chances de lesões.

Respiração

Para completar a técnica certa, sua respiração precisa ser correta. Existem várias maneiras de tentar respirar quando você está correndo. A maior parte dos corredores usa uma técnica 2:2, ou seja, dois passos em cada perna (um total de quatro passos) para cada vez que você inspira, e dois passos para cada vez que você expira. Você pode usar uma técnica 3:3 ou até 4:4, se preferir.

Corrida: aquecimento para o treino

Você pode estar sedento para continuar com sua rotina atual de exercícios, mas, antes de fazê-lo, é vital você ter um aquecimento que combine caminhada, corrida e alongamento. De fato, a partir de agora, adquira o hábito de pensar que o aquecimento faz parte de sua rotina "verdadeira".

Antes de correr, faça um bom aquecimento, que deve incluir pelo menos dois minutos de caminhada, cinco minutos de corrida leve ou caminhada rápida e alguns alongamentos. Os melhores alongamentos serão dos isquiotibiais, do quadríceps e da panturrilha. Execute cada um deles duas vezes por entre dez e 20 segundos. Não esfrie no decorrer do aquecimento e sempre faça um resfriamento depois de correr. Uma corrida ou caminhada lenta por um período entre três e cinco minutos, seguida por alguns alongamentos, incluindo os que você fez no aquecimento, constitui um bom resfriamento.

Programa de corrida

Se você é novo em corrida, comece por correr durante um minuto e caminhar durante dois minutos depois de se aquecer. Repita isso até ter se exercitado por entre 30 e 45 minutos. Quando você tiver completado três sessões desta combinação em uma semana, aumente o tempo de corrida em dois minutos e o de caminhada por um minuto durante três sessões por semana. A cada semana, acrescente outros dois minutos ao seu tempo de corrida, de modo que depois de seis semanas de corrida/caminhada três vezes por semana, você seja capaz de correr por dez minutos e caminhar por um minuto por um total de 30 a 60 minutos. Nesse estágio, tente correr continuamente por entre 15 e 20 minutos. Marque seu tempo para distâncias de 2 km/1,2 milha e 5 km/3,1 milhas. Isso permitirá que você meça sua melhoria e estabeleça novas metas. Para maximizar os benefícios e evitar lesões, tenha como objetivo um ritmo

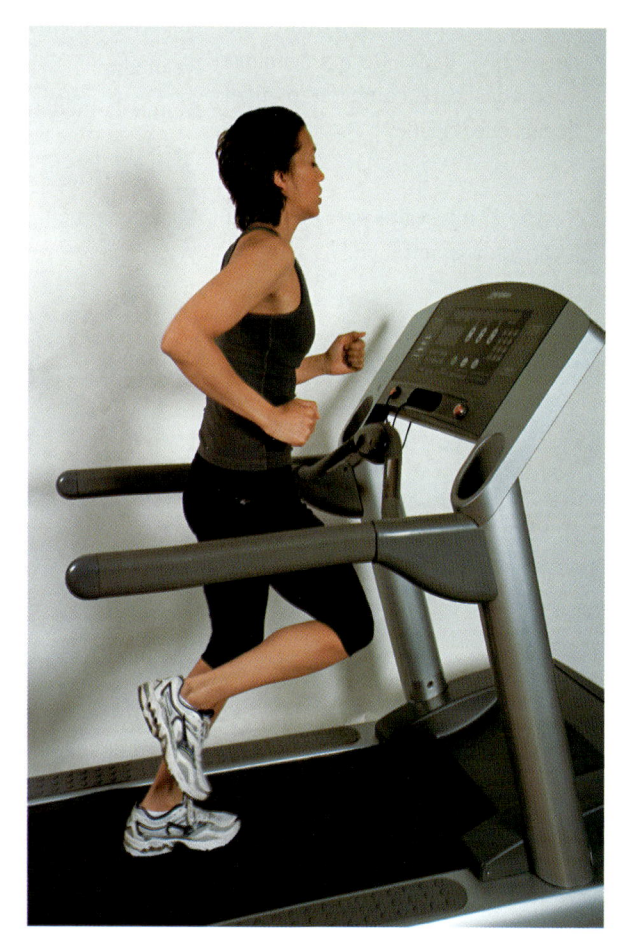

Esteiras fornecem um terreno suave para correr, de modo que há menos impacto do que correr em uma superfície dura.

constante de progresso – seu corpo precisa ter oportunidade de desenvolver os músculos corretos e criar estabilidade para fazer frente às exigências físicas da corrida.

Esteira *versus* corrida ao ar livre

A esteira é um bom jeito de começar a correr, já que sua base fornece uma superfície

Sessões semanais para melhorar a capacidade de correr

As quatro sessões de corrida a seguir são adequadas para pessoas em qualquer nível, desde iniciantes até intermediários e especialistas. Apenas seja realista e faça a escolha apropriada para você, dependendo de se o seu nível de capacidade física for abaixo da média, na média ou acima da média. Não permaneça em sua corrida usual, mas, em vez disso, use essas sessões para melhorar sua capacidade de treinamento e *performance*. Tente preparar-se para pelo menos três ou quatro corridas por semana, usando a sessão adequada para você. Veja Níveis de intensidade nas páginas 68-70.

	Nível de capacidade	Distância/tempo	Intensidade
Sessão 1: corrida com marcação de tempo – faça isso em semanas alternadas para comparar o nível de sua capacidade	Abaixo da média:	2 km/1,2 milha	N3
	Na média:	5 km/3,1 milhas	N3
	Acima da média:	10 km/6,2 milhas	N3
Sessão 2: intervalos para aumentar a capacidade aeróbica	Abaixo da média:	40 minutos	4 minutos de corrida fácil N1, depois 1 minuto rápido N3: mantenha a repetição
	Na média:	40-60 minutos	3 minutos de corrida fácil N1, depois 2 minutos rápido N3: mantenha a repetição
	Acima da média:	40-60 minutos	2 minutos fácil N1, depois 2 minutos rápido N3: mantenha a repetição
Sessão 3: corrida de longa duração para auxiliar a eficiência aeróbica e a queima de gorduras	Abaixo da média:	30-40 minutos	corrida constante N1-N2
	Na média:	45-60 minutos	corrida constante N1-N2
	Acima da média:	60-90 minutos	corrida constante N1-N2
Sessão 4: corrida com subida para aumentar a potência; ataque as colinas e vá devagar no plano	Abaixo da média:	20 minutos	2 minutos de subida N3, depois 8 minutos no plano N1 × 2
	Na média:	35-40 minutos	3 minutos de subida N3, depois 6 minutos no plano N1 × 4
	Acima da média:	45-50 minutos	4 minutos de subida N3, depois 4 minutos no plano N1 × 6

O nível correto

• Permaneça em um nível de capacidade por seis semanas antes de considerar uma mudança para o nível seguinte.
• Usar um monitor de batimentos cardíacos ou ocasionalmente usar os sensores na esteira irá ajudá-lo a escolher o nível apropriado de intensidade.

macia para ajudar a evitar lesões. Correr em uma esteira também permite que você avalie sua capacidade, já que você pode cobrir a distância exata e não ser afetado pelo terreno ou condições climáticas. Quando correr ao ar livre, o ar fresco pode resfriá-lo mais rápido. Usar trilhas fora da estrada irá suavizar o impacto de seus pés atingindo o chão e irá prevenir lesões nas articulações. Tente não correr em superfícies que sejam macias demais, a não ser que esteja sendo orientado a fazer uma sessão específica. Os chãos macios farão com que a parte de trás das panturrilhas – o calcâneo – trabalhe muito pesado, e isso pode causar lesões.

O que vestir

Tênis confortáveis que absorvem o impacto é vital; você precisará de tênis de corrida que foram projetados especificamente para fornecer o apoio e o amortecimento adequados. Visite uma loja onde os vendedores sejam treinados para observá-lo e sugerir tênis que sejam adequados ao seu estilo. Se possível, teste os tênis de corrida em uma esteira antes de comprá-los.

Use roupas confortáveis e com respiro. Se estiver frio, use malha de ginástica para segurar o calor do corpo. Isso é especialmente importante para proteger articulações com su-

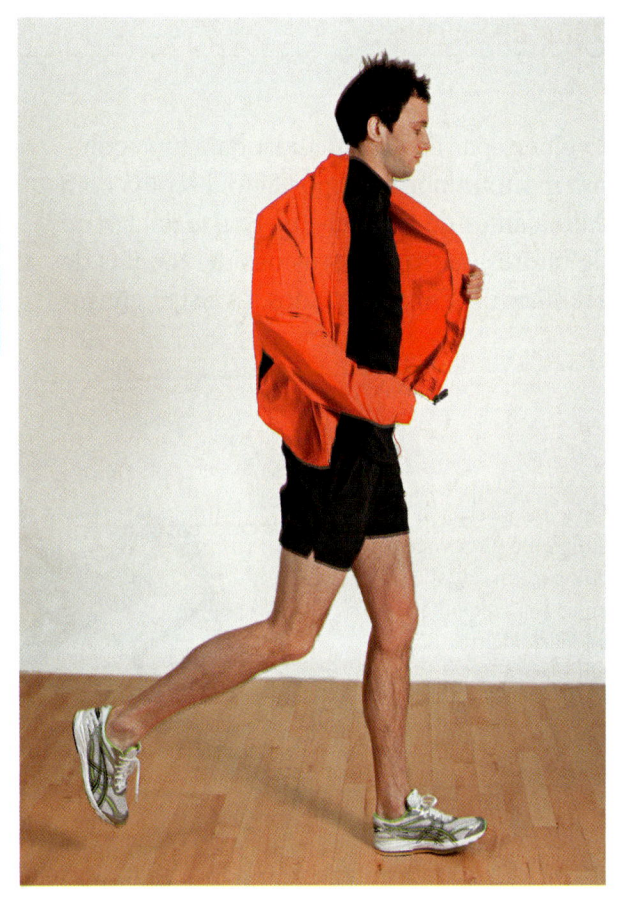

Use camadas e tire-as gradualmente quando estiver aquecido e seu corpo se sentir em uma temperatura confortável enquanto você corre.

primento de sangue deficiente, tais como seus joelhos. Em sua parte de cima, use algumas camadas para que você possa tirá-las e colocá-las à medida que a temperatura e a velocidade de suas sessões de corrida mudarem. Use um boné para proteger seus olhos do clima ruim, para proteger sua cabeça do sol e para evitar que o suor entre em seus olhos. Finalmente, leve água para manter seus níveis de hidratação.

Tênis de corrida

Um bom par de tênis de corrida é uma compra muito importante, portanto, escolha com calma antes de comprá-los. Existe uma série de fatores que você deve considerar antes de escolher os tênis adequados. Consiga conselhos de especialista de uma loja de esportes, se possível, onde eles sejam capazes de mostrar tênis que sejam apropriados para você. Experimente-os e corra em volta da loja para ver se eles são confortáveis.

Deve haver espaço suficiente para você colocar um dedo entre seu calcanhar e a parte de trás do tênis, para haver espaço para seu pé expandir-se quando corre.

A sola do meio deve fornecer amortecimento e apoio para prevenir lesões causadas por impacto. Se seu pé virar para dentro quando você encostar no chão, você precisa de mais apoio do lado de dentro do tênis; se você virar para fora quando encostar no chão, você precisa de mais apoio do lado de fora de seus pés.

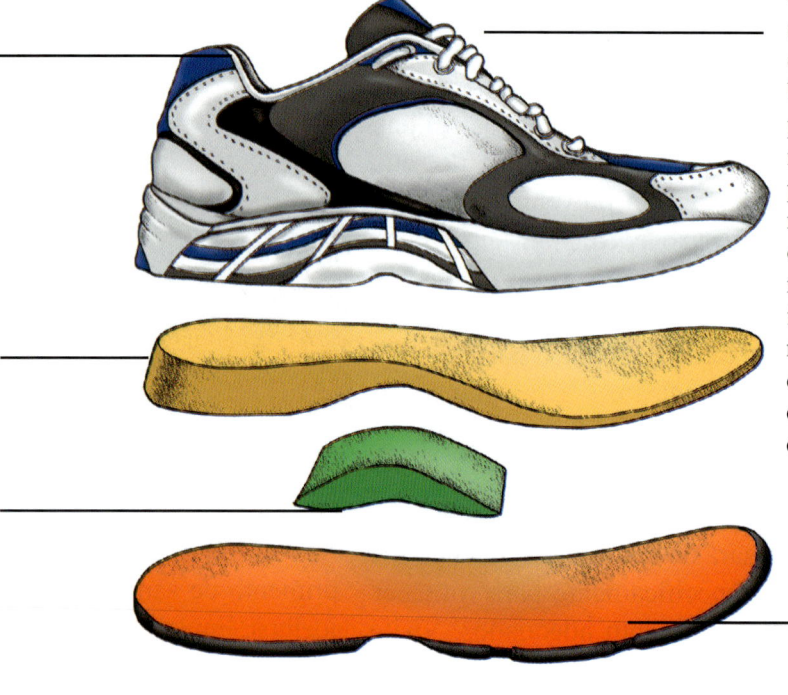

O material da parte superior do tênis deve fornecer uma boa estabilidade para evitar movimento excessivo do pé, especialmente no impacto com o chão. Se seu pé se movimentar para a frente no tênis, você machucará a parte da frente dos dedos e ficará facilmente com bolhas.

A sola de baixo varia, dependendo do terreno. Se for se aventurar em trilhas, será necessário uma sola mais denteada. É importante que a sola tenha alguma flexibilidade para permitir que seus pés se curvem com facilidade.

Ciclismo

Embora não tão econômico quanto caminhar ou correr, o ciclismo é relativamente barato e um meio muito agradável de manter-se em forma, perder peso e desfrutar bem a vida ao ar livre. Como sempre, uma boa técnica, um conjunto de ferramentas apropriado e um planejamento eficiente pagarão os dividendos da boa forma.

O ciclismo é uma excelente forma de exercício aeróbico de baixo impacto, que queima calorias. A queima de caloria vai de 150 calorias por hora para pessoas pequenas pedalando a 8 km/h a acima de 800 calorias por hora para uma pessoa maior pedalando com subida ou a acima de 32 km/h.

Técnica

Se o selim de sua bicicleta estiver muito baixo, você não será capaz de fazer um uso completo do poder em suas pernas. Se o selim estiver alto demais, você sentirá seus quadris rolarem de lado a lado enquanto suas pernas ficam esticadas demais na parte de baixo para cada pedalada. Para chegar à altura correta do selim, sente-se na bicicleta com um dos pedais apontando para 6 horas em ponto. Nesta posição, sua perna deve estar quase reta.

Para ajustar a posição da frente e de trás do selim, coloque um dos pedais na posição de 3 horas em ponto. A parte da frente de seu joelho deve estar em uma linha vertical com o eixo do pedal. Se o selim está muito para trás ou para a frente, você exercerá um excesso de pressão sobre seus joelhos, e terá risco de sofrer uma lesão.

Se o guidão estiver muito baixo, você ficará com dor nas costas, portanto, cuide para que ele não esteja muito abaixo de seus quadris. Coloque o guidão mais alto que isso para mais conforto. A distância entre o selim e o guidão também é importante. Assegure-se de poder alcançar o guidão com os braços ainda levemente flexionados. Se eles ficarem muito perto, suas

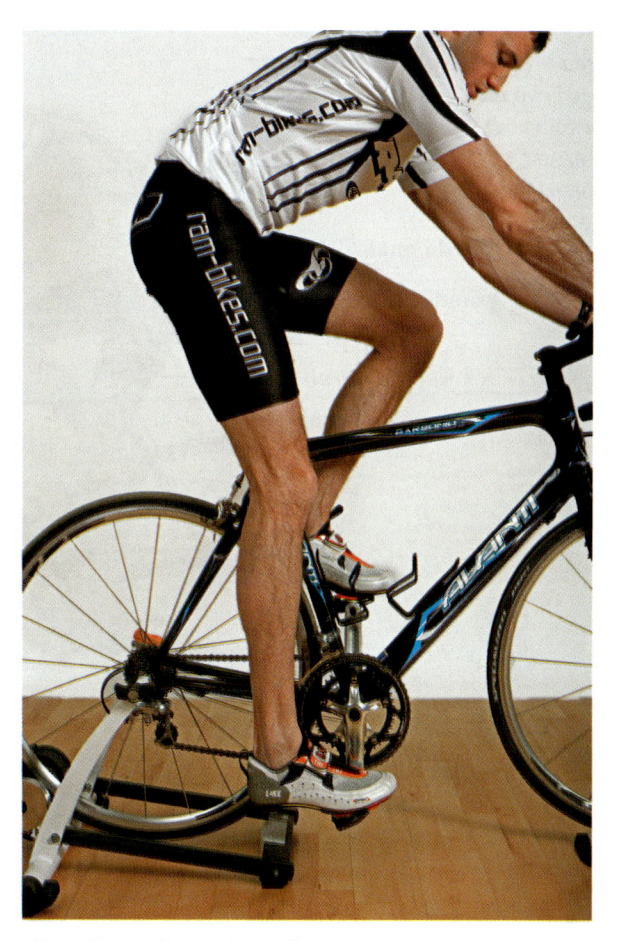

Quando o selim está na altura correta, sua perna deve estar quase reta na posição de 6 horas em ponto.

costas não estarão em posição neutra e ficarão em posição curvada. Se ficarem muito longe, você terá que trabalhar seus músculos do dorso para permanecer na posição correta, e isso pode resultar em dor na lombar. Cheque constantemente para ter certeza de que seu pescoço e seus ombros estão relaxados para prevenir dores ou sofrimentos desnecessários.

Para ter a pedalada mais eficiente, pedale em círculos em vez de quadrados. Em outras palavras, use toda a pedalada para gerar potência em vez de só empurrar a partir do topo até o fim. Puxar o pedal de volta na parte de recuperação do pedal irá proporcionar um bom treino para seus isquiotibiais. Quando chegar ao fim da pedalada, empurre seu calcanhar para baixo a fim de conseguir toda a amplitude do movimento e usar todos os músculos na frente e atrás das pernas.

Músculos utilizados no ciclismo

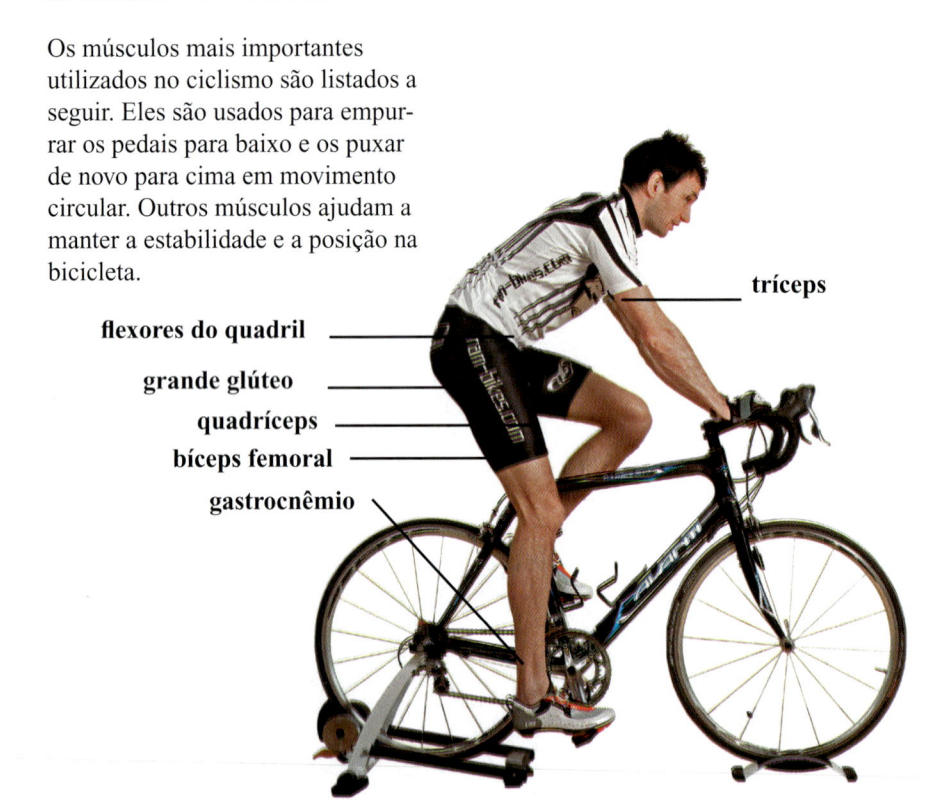

Os músculos mais importantes utilizados no ciclismo são listados a seguir. Eles são usados para empurrar os pedais para baixo e os puxar de novo para cima em movimento circular. Outros músculos ajudam a manter a estabilidade e a posição na bicicleta.

- flexores do quadril
- grande glúteo
- quadríceps
- bíceps femoral
- gastrocnêmio
- tríceps

Exercícios de ciclismo

As quatro sessões de ciclismo a seguir são adequadas para pessoas em qualquer nível, desde iniciantes até intermediários e especialistas. Apenas seja realista e faça a escolha apropriada para você, dependendo de se o seu nível de capacidade física for abaixo da média, na média ou acima da média. Não permaneça em sua rota usual. Em vez disso, use essas sessões para melhorar sua capacidade de treinamento e *performance*. Tente fazer exercícios de ciclismo três ou quatro vezes por semana, usando as sessões que se adaptem ao seu nível de capacidade física. Sempre se resfrie no fim de seu treino com aproximadamente cinco minutos de pedalada suave e também alguns alongamentos.

	Nível de capacidade	Distância/tempo	Intensidade
Sessão 1: testes de tempo para monitorar o seu progresso	Abaixo da média:	5 km/3,1 milhas	o mais rápido possível N3
	Na média:	8 km/5 milhas	o mais rápido possível N3
	Acima da média:	16 km/10 milhas	o mais rápido possível N3-N4

Sessão 2: exercício intervalado para aumentar a capacidade aeróbica e o ajuste do tempo	Abaixo da média:	4 × 2 minutos	N3-N4 com 4 minutos fácil, N1 entre os esforços
	Na média:	6 × 3 minutos	N3-N4 com 4 minutos fácil, N1 entre os esforços
	Acima da média:	6 × 4 minutos	N3-N4 com 3 minutos fácil, N1 entre os esforços
Sessão 3: corridas para melhorar a habilidade anaeróbica, a recuperação e a velocidade das pernas. Voltas por minuto acima de 100 para as corridas	Abaixo da média:	20 minutos	N2 com corridas de 20 segundos, N4 a cada 4 minutos
	Na média:	40 minutos	N2 com corridas de 30 segundos, N4 a cada 4 minutos
	Acima da média:	60 minutos	N2 com corridas de 30 segundos, N4 a cada 3 minutos
Sessão 4: exercício em terreno íngreme para fortalecer as pernas e a capacidade aeróbica. Use uma marcha mais pesada e baixe as voltas para 60-70 por minuto	Abaixo da média:	4 × 2 minutos de subida	N3 com 4 minutos sobre plano, N1 entre subidas
	Na média:	6 × 3 minutos de subida	N3 com 3 minutos sobre plano, N1 entre subidas
	Acima da média	6 × 4 minutos de subida	N3-N4 com 3 minutos sobre plano, N1 entre subidas

O ritmo ótimo de pedaladas é por volta de 90 a 100 rpm, o que o mantém no topo da resistência e o ajuda a conseguir o suprimento de oxigênio que é essencial para suas pernas. Marchas pesadas diminuem a frequência de pedaladas e podem fazer com que você acumule ácido lático em seus músculos, o que pode prejudicar as contrações musculares e causar uma sensação de queimação bem desagradável.

Mantenha a parte de cima de seu corpo tão relaxada quanto possível. Além de empurrar o guidão quando você estiver subindo um terreno íngreme, tente conservar sua energia e ter uma prática mais confortável colocando suas pernas para funcionar e conscientemente mantendo suas mãos no guidão, pescoço e ombros tão relaxados quanto você puder.

Início

Se você quer usar o ciclismo para melhoria da capacidade cardiovascular, incorpore as sessões anteriores em seu plano de treinamento. Aqueça-se com entre cinco e dez minutos de pedaladas suaves que, gradualmente, se tornam mais pesadas, seguidas por alongamentos leves para sua lombar, seus isquiotibiais, seu quadríceps e suas panturrilhas.

O que vestir

Um capacete bem ajustado é essencial – ele pode salvar sua vida se você se envolver em

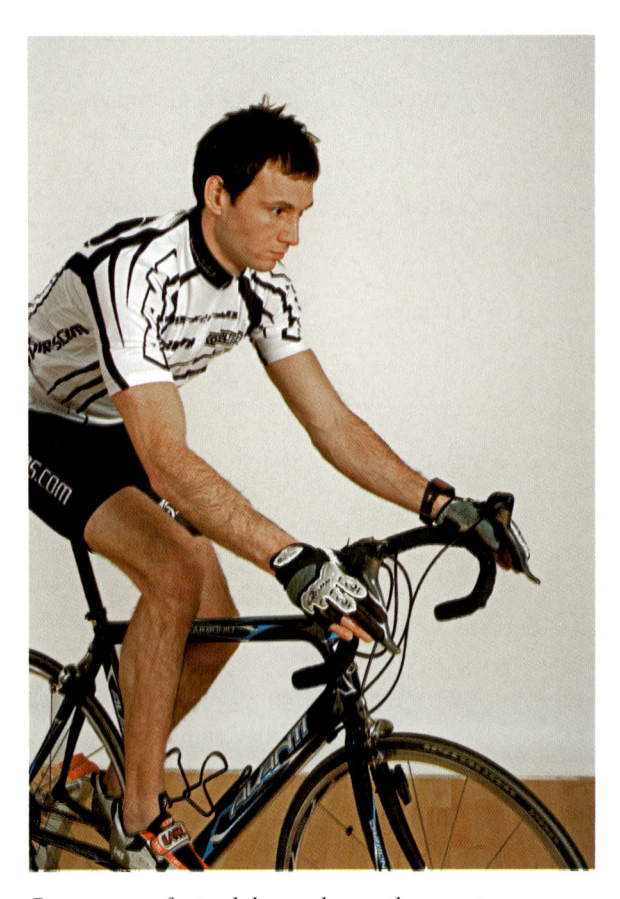

Para seu conforto, dobre os braços levemente nos cotovelos. Para prevenir dores, mantenha os ombros e o pescoço relaxados.

um acidente. Use luvas para ajudá-lo a segurar o guidão e evitar bolhas e áreas doloridas. Seu tênis vai variar dependendo do seu nível de ciclismo. Os tênis mais eficientes têm solas rígidas a fim de que você tenha o máximo poder com os pedais. Use *shorts* de ciclismo para dar-lhe proteção e conforto.

Bicicleta ergométrica *versus* ciclismo ao ar livre

Para qualquer um que prefira um ambiente mais controlado, uma bicicleta ergométrica oferece simulações de terrenos íngremes e planos, e permite que você monitore seu batimento cardíaco enquanto se exercita. Usar uma bicicleta ergométrica requer pouca coordenação e exige menos esforço do tornozelo, dos joelhos e das articulações dos quadris, especialmente para iniciantes, qualquer um que seja mais velho ou pessoas que estejam se recuperando de lesões.

Contudo, se você gosta de estar ao ar livre, de olhar a paisagem e experimentar terrenos diferentes, pedalar em uma bicicleta dinâmica é um jeito ótimo de ficar em forma.

Elíptico

O elíptico é um exercício altamente efetivo para todo o corpo e utiliza um grande número de músculos. Ele oferece ótima alternativa às corridas e é um jeito excelente de se exercitar para pessoas que sofrem de problemas nas costas e nas articulações.

O elíptico é uma alternativa de baixo impacto, que trabalha os mesmos músculos que você usa quando corre, mas sem o mesmo impacto físico de bater no chão. A ação de puxar e empurrar com os braços simula a ação de esquiar ao ar livre e andar em terreno íngreme com bastão. Ele também lhe dá um ótimo tônus na parte superior do corpo. Se você está procurando uma sessão de treinamento de peso de corpo inteiro, o elíptico fornecerá a você um belo aquecimento.

Áreas alvo de problemas

Mude a ênfase de seu treinamento de acordo com as partes do corpo que você quer trabalhar mais duro. Por exemplo, se você quer trabalhar os seus braços, então relaxe as pernas e simplesmente deixe que elas sigam enquanto você impulsiona o aparelho com os braços. De modo oposto, relaxe os braços, de modo que possa recrutar as pernas.

Técnica

Antes de começar a se exercitar no elíptico, verifique se você está na posição correta. Se seus pés estão muito separados, sua passada pode forçá-lo a se esticar demais, o que pode causar uma lesão. Ajuste o comprimento do passo até se sentir confortável. Mantenha a postura ereta – suas costas devem estar retas, os ombros para trás, o queixo para cima e os músculos do seu dorso, especialmente os abdominais, ativados para trabalhar duro. Tente não deixar seus braços fazerem muito do trabalho. Em vez disso, use realmente suas pernas para impulsionar o aparelho adiante. Quando sua perna empurra a plataforma do pé para trás, faça

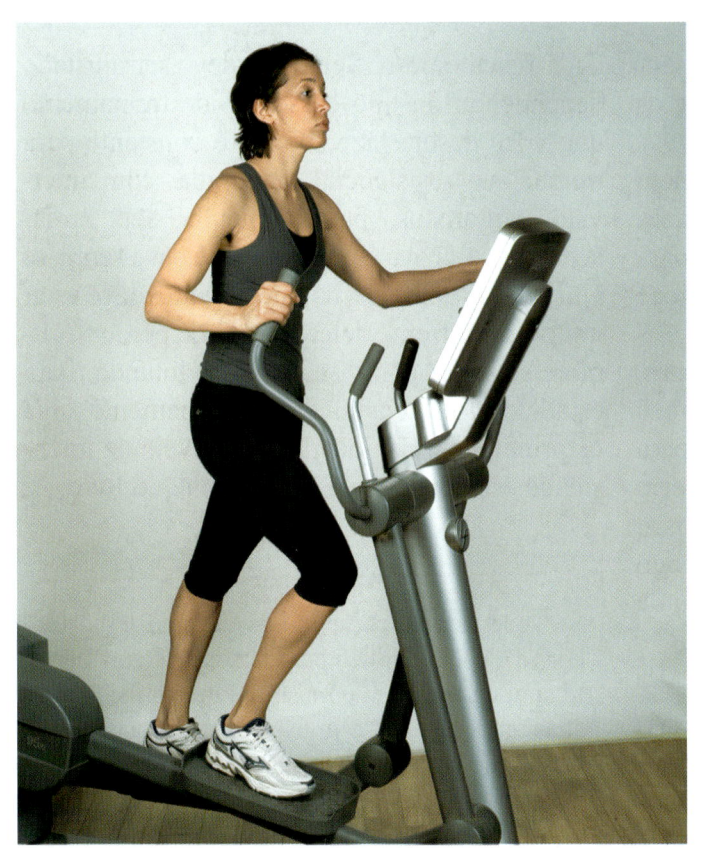

Diferentemente da corrida, o elíptico recruta todos os grupos musculares mais importantes do corpo.

Aviso

Se você sofre de problemas nos quadris e na lombar, no início não passe muito tempo no elíptico. Comece com um máximo de aproximadamente dez minutos e, de forma gradual, aumente o tempo, por volta de três e cinco minutos por sessão, até estar se exercitando com conforto por uns 30 minutos.

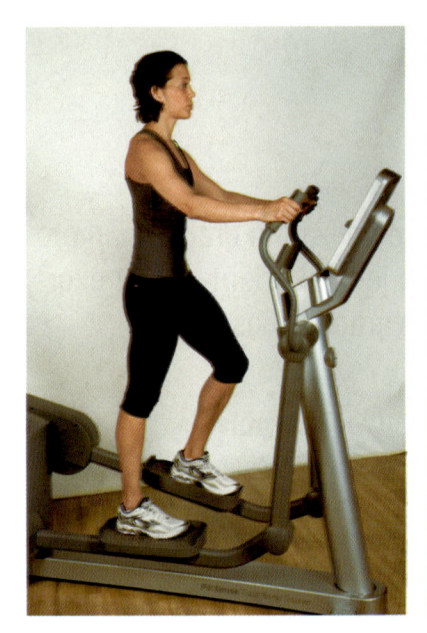

Esta posição está muito para trás no elíptico para ter qualquer efeito significativo sobre os músculos.

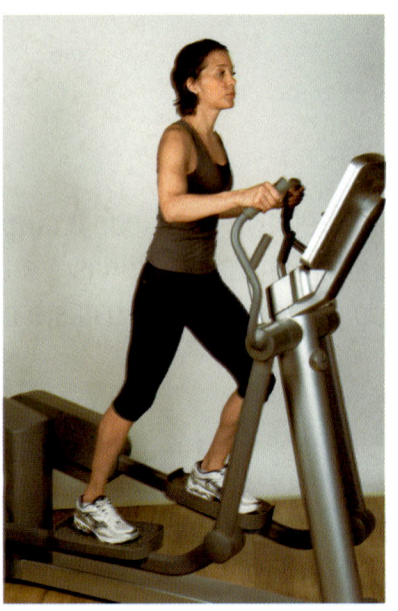

A posição ideal é costas retas, ombros para trás e queixo para cima. Deixe suas pernas fazerem todo o trabalho.

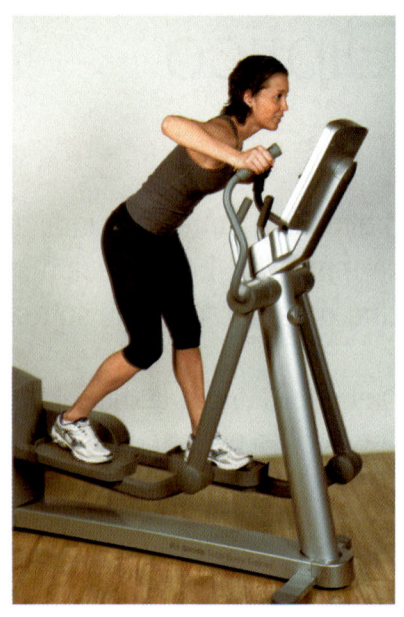

Inclinar-se muito para a frente causará desgaste nos braços, e as costas e o pescoço ficarão desconfortáveis.

com que a parte de trás dela fique totalmente estendida para ter o efeito máximo sobre os músculos da parte de trás da perna.

Evite usar tênis de treinamento que fiquem muito apertados. Seus pés precisam ser capazes de se movimentar um pouquinho nos tênis para encontrar sua posição natural enquanto você empurra as plataformas dos pés.

Para fazer o melhor uso de suas pernas, resista a se curvar para a frente quando você começar a se sentir fatigado. Curvar-se para a frente irá forçar sua lombar para fornecer a potência para movimentar o aparelho, e isso cansará rápido. Se isso acontecer por um longo período de tempo, você corre o risco de uma lesão na lombar em razão de excesso de uso.

Início

Cada elíptico tem controles diferentes de resistência ou inclinação. Você deve ajustar esses controles dependendo de seu nível de capacidade física e peso. Seu nível deve ser ajustado dependendo do tipo de sessão de treinamento que você deseja fazer: longa e constante para treinar sua resistência; ou rápida, com intervalos vigorosos, para aumentar seu limiar aeróbico. A chave é o ritmo. Você deve sentir-se ajustado ao aparelho ou, idealmente, deve estar um pouco à frente dele, em vez de perder o ritmo e se sentir como se estivesse lutando. Para estabelecer os seus níveis de treinamento, siga os princípios relacionados aos níveis de intensidade estabelecidos anteriormente no livro.

Após lesões

Se você está se recuperando de uma lesão de corrida, use o elíptico para fazer um treinamento similar, mas sem o mesmo impacto físico em suas articulações e músculos, especialmente depois de lesões no calcâneo, nos joelhos, na pélvis ou na lombar.

Exercícios no elíptico

Inclua as seguintes sessões de treinamento em seu programa semanal para tirar o máximo deste tipo de exercício cardiovascular. Verifique se está na posição correta no elíptico. Antes de começar quaisquer das sessões, faça pelo menos cinco minutos de aquecimento com intensidade de Nível 1, incluindo alguns alongamentos para a lombar, o quadríceps, os isquiotibiais e as panturrilhas.

	Nível de capacidade	Distância/tempo	Intensidade
Sessão 1: resistência aeróbica	Abaixo da média:	20 minutos	N2 contínuo
	Na média:	40 minutos	N2 contínuo
	Acima da média:	60 minutos	N2 contínuo
Sessão 2: melhoria da capacidade física e aeróbica	Abaixo da média:	4 × 3 minutos	N3 com 3 minutos de N1 calmo entre os esforços
	Na média:	5 × 4 minutos	N3 com 3 minutos de N1 calmo entre os esforços
	Acima da média:	6 × 4 minutos	N3-N4 com 3 minutos de N1 calmo entre os esforços
Sessão 3: um novo nível de capacidade física e treino anaeróbico	Abaixo da média:	20 minutos	N2 com corridas de 20 segundos, N4 a cada 4 minutos
	Na média:	40 minutos	N2 com corridas de 30 segundos, N4 a cada 3 minutos
	Acima da média:	60 minutos	N2 com corridas de 30 segundos, N4 a cada 3 minutos

Remo

Poucos exercícios cardiovasculares usam a parte de cima do corpo com a mesma amplitude do remo. Remar queima entre 600 e mil calorias por hora, tornando-o um dos exercícios mais potentes para queimar calorias e perder peso.

Músculos exercitados durante o remo

A maior parte dos músculos de seu corpo é usada no remo; a foto a seguir mostra os músculos mais importantes em funcionamento. Remar regularmente é um bom exercício cardiovascular, ideal para fortalecer seus músculos dos ombros, dos braços, do abdome e das costas.

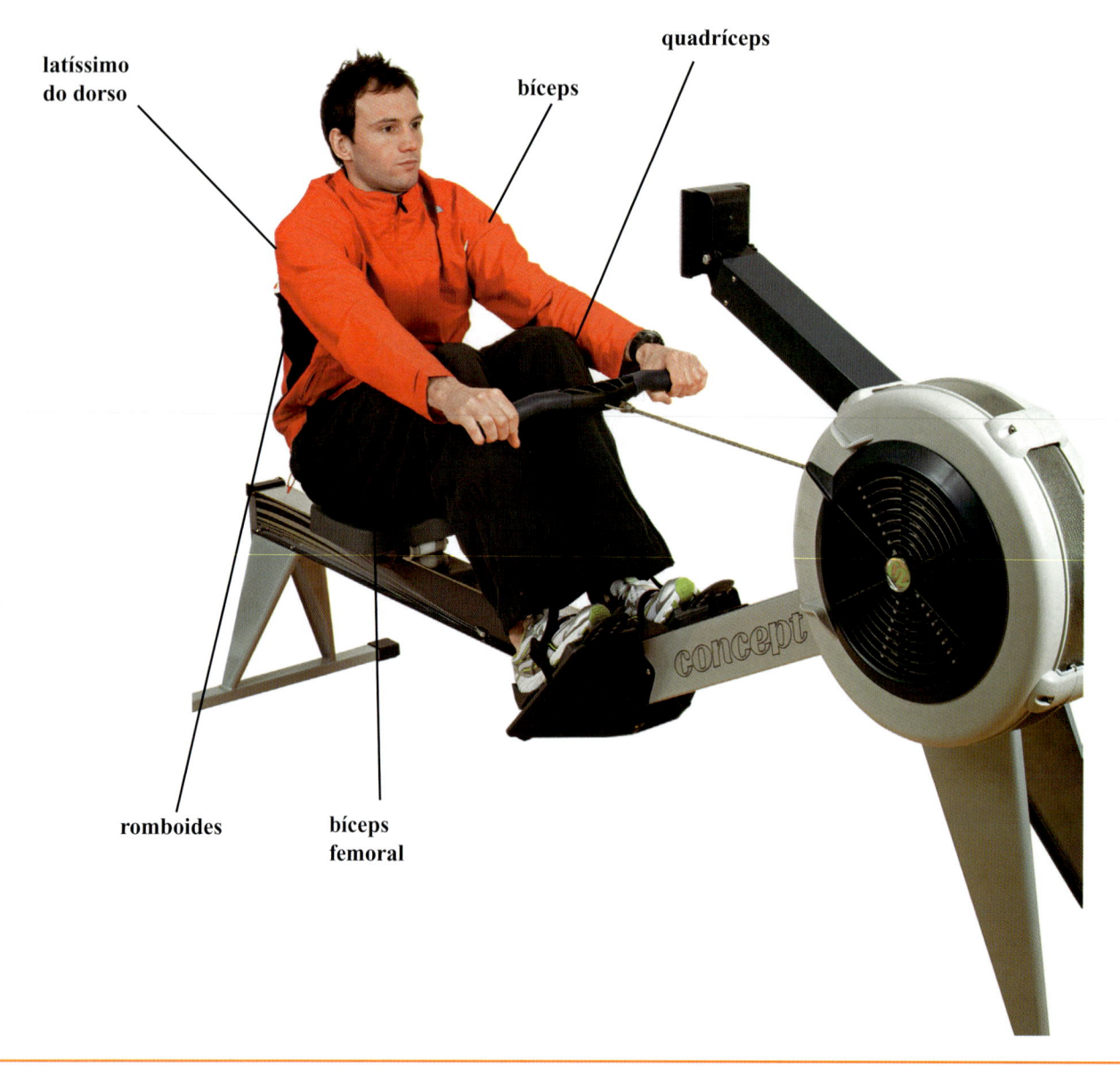

quadríceps

bíceps

latíssimo do dorso

romboides

bíceps femoral

Além de lhe dar um treino cardiovascular excelente, o remo também exercita todos os músculos mais importantes.

Técnica

Segure a barra diante de você, braços retos e em linha com a corrente do remo. Seu corpo deve estar encolhido em direção à frente do aparelho como uma mola enrolada. Comece a puxar movimentando suas pernas como se estivesse em um *leg press*. Leve os braços em sua direção à medida que estica as pernas. Quando suas pernas estiverem esticadas, puxe a barra em direção à parte de baixo de seu tórax e abdome. Pause por um segundo – a fase de recuperação –, depois endireite seus braços e traga suas pernas de volta à posição encolhida. Demore o quanto necessário na fase de recuperação. Verifique a frequência de suas remadas, que mudará dependendo de se você está fazendo um trabalho de velocidade, intervalos ou resistência de longa distância. Tenha como meta entre 25 e 35 remadas por minuto. Sua respiração precisa estar correta, porque o grande número de músculos utilizados no remo exige muito oxigênio. Inspire ao mesmo tempo que recolhe as pernas, e expire no momento em que as empurra de volta.

Existem várias falhas técnicas que você deve observar e corrigir para prevenir lesões e tornar as suas remadas mais eficientes energeticamente.

Exercícios de remo

Inclua as seguintes sessões de treinamento em seu programa semanal para tirar o máximo desse exercício cardiovascular. Antes de quaisquer das sessões, certifique-se de fazer pelo menos cinco minutos de aquecimento com intensidade Nível 1, e em razão de o remo fortalecer todos os músculos principais, é melhor aquecê-los antes com alguns alongamentos para a lombar, o quadríceps, os isquiotibiais e as panturrilhas.

	Nível de capacidade	Distância/tempo	Intensidade
Sessão 1: testes de tempo para ajudar a monitorar sua capacidade física	Abaixo da média:	1 km/0,6 milha	N2-N3
	Na média:	2 km/1,2 milha	N2-N3
	Acima da média:	2 km/1,2 milha	N2-N3
Sessão 2: melhorando o nível de capacidade física e aeróbica	Abaixo da média:	4 × 200 m/210 jardas	intervalos com 60 segundos de descanso entre cada N3
	Na média:	8 × 200 m/219 jardas	intervalos com 45 segundos de descanso entre cada N3
	Acima da média:	16 × 200 m/219 jardas	intervalos com 30 segundos de descanso entre cada N3
Sessão 3: melhorando a eficiência da remada e queimando calorias para perda e manutenção de peso	Abaixo da média:	2 km/1,2 milha	remada constante de longa distância N2
	Na média:	5 km/3,1 milha	remada de longa distância N2
	Acima da média:	1 km/0,6 milha	remada de longa distância N2

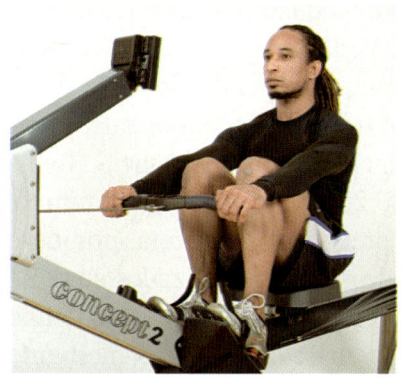

Antes de começar seus exercícios de remo, o corpo é colocado em uma posição encolhida como a de uma mola.

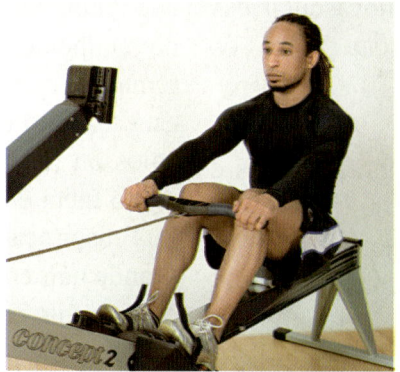

Movimente o aparelho de volta com as pernas, puxando os braços de volta em sua direção à medida que estica as pernas.

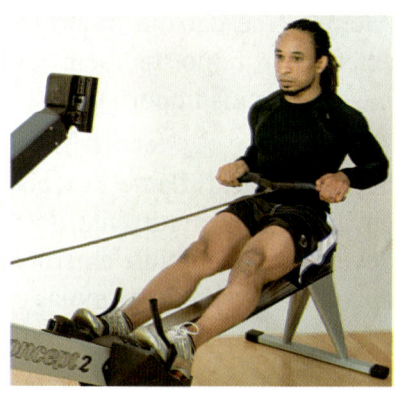

Quando as pernas estão estendidas, puxe seus braços em direção à parte de baixo de seu tórax e abdome.

Falhas comuns

- Inclinar-se para a frente quando vai para a posição encolhida: mantenha as costas retas e dobre mais suas pernas para a posição encolhida, de modo que não tenha que se inclinar para a frente para conseguir uma remada longa.
- Curvar os braços na fase de puxar: corrija os braços tensos usando mais suas pernas. Suas pernas são aproximadamente cinco vezes mais fortes do que seus braços, portanto, mantenha os braços retos até suas pernas estarem quase retas, e suas pernas farão a maior parte do trabalho.
- Inclinar-se demais para trás no fim da remada: inclinar-se para trás lhe dará uma remada mais longa, mas pode causar lesões na lombar. Tente manter suas costas tão eretas quanto possível até ter a força dorsal a fim de permitir que você se incline levemente para trás.

Estabeleça sua meta

Remadores profissionais são capazes de remar 2 km/1,2 milha em menos de seis minutos. Se você está começando, oito minutos é uma boa meta para tentar alcançar essa distância.

- Segurar com muita força: uma pegada forte é boa para sessões curtas com intervalos rápidos porque você tem a oportunidade

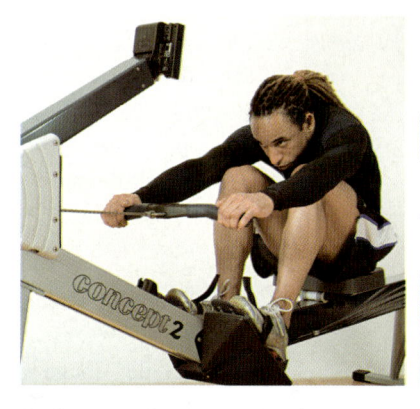

Inclinar-se demais para a frente significa que você terá que despender muito mais energia para voltar.

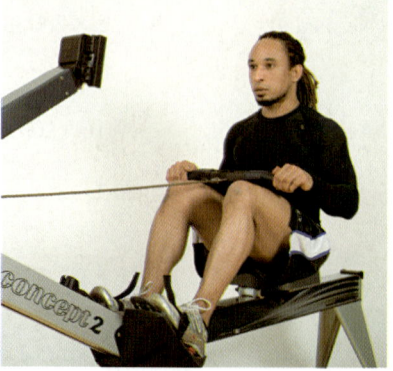

Espere as pernas ficarem totalmente estendidas antes de puxar os braços em direção a seu tórax.

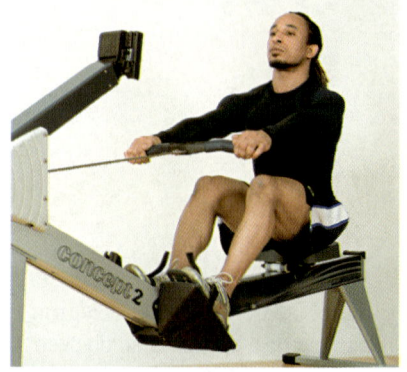

Inclinar-se demais para trás no fim da remada pode causar lesões na sua lombar.

de soltar a barra e relaxar entre os esforços. Porém, para distâncias mais longas, tais como as acima de 1 km/1.094 jardas, você precisa manter sua pegada relaxada para prevenir que seus antebraços fiquem muito tensionados e doloridos. Se você está remando longas distâncias, tente mudar a posição de seu polegar. Em vez de colocá-lo na parte de baixo da barra, repouse-o na parte de cima para usar músculos diferentes da mão.

Início

Se você está usando o aparelho de remo pela primeira vez, comece com as sessões de capacidade física abaixo da média (veja "Exercícios de remo"). Depois de seis semanas, mude para as sessões de capacidade física na média. Espere pelo menos mais seis semanas antes de tentar o estágio de capacidade física acima da média. Antes de fazer quaisquer dessas sessões, comece com um aquecimento de 500 m/547 jardas no Nível 1, seguido por alongamentos nas costas, nos braços e nas pernas.

Natação

Para muitas pessoas, nadar é simplesmente um pouco de diversão espalhando água na piscina ou na praia. Além disso, entretanto, o exercício pode melhorar sua capacidade cardiovascular bem como sua força muscular sem qualquer impacto, porque não envolve pesos.

Existem vários tipos de nado que você pode usar, que recrutam músculos diferentes. Tente usar uma combinação de nados para garantir que todos os seus músculos sejam trabalhados.

Estilo livre

O *crawl* frontal atualmente é chamado, em geral, de estilo livre. Os braços são usados principalmente para conseguir o movimento para a frente, com as pernas produzindo apenas 10% da energia

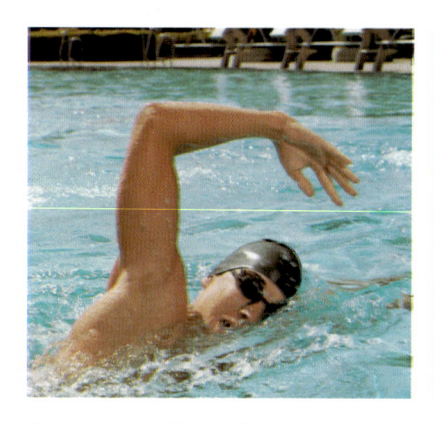

Respire quando seu braço e sua cabeça saem da água e antes de sua mão reentrar na água.

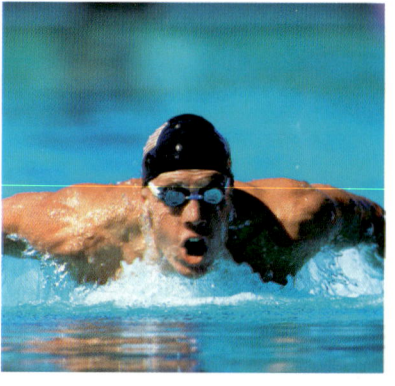

Para o nado borboleta, quando você se impulsiona para a frente para a braçada seguinte, a parte superior de seu corpo sai da água.

Músculos utilizados na natação

Estes são os principais músculos utilizados na natação. Cada braçada implicará diferentes demandas e padrões de movimento para os músculos. Usar esses músculos em conjunto com a técnica correta melhorará a natação.

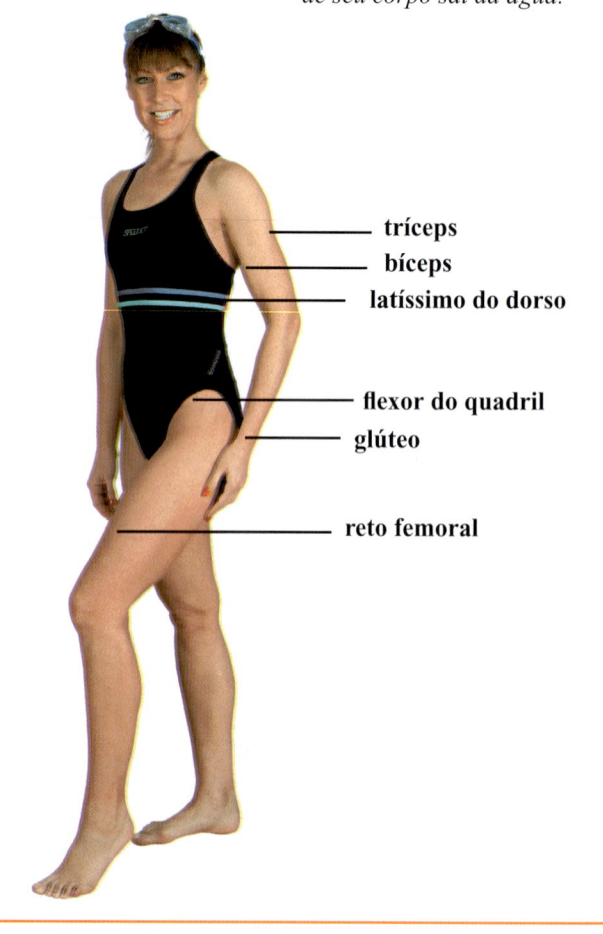

- tríceps
- bíceps
- latíssimo do dorso
- flexor do quadril
- glúteo
- reto femoral

impulsionadora para a frente. Contudo, suas pernas executam um papel vital para manter o seu corpo equilibrado e para prevenir o excesso de impulsão. Mantenha sua mão em concha quando ela entra na água e se movimenta para a frente e para trás para pegar a água. Movimente sua mão para fora e pressione a água lateralmente ao seu corpo, depois movimente sua mão em direção a seus quadris. Para finalizar o nado, pressione a água para baixo em direção a seus quadris, estendendo seu braço o mais que puder. Na recuperação para a próxima braçada, seu cotovelo deixa a água em primeiro lugar. Depois você estende o braço para a frente, mantendo seu cotovelo no alto para não bater na água quando sua mão reentrar. Continue batendo as pernas o tempo todo.

Dica: No meio da braçada, deixar o ombro do seu braço que estiver embaixo da água cair de leve promoverá uma melhor braçada e ajudará o braço oposto a se recuperar.

Borboleta

O nado borboleta é um dos mais difíceis de aperfeiçoar. O tempo exato do movimento do braço e da batida das pernas é essencial para uma braçada contínua e eficiente. Seus dedos devem entrar primeiro na água, ao mesmo tempo que suas pernas terminam a batida mais vigorosa. Neste ponto, seus braços devem começar a se curvar enquanto pressionam lateralmente, e a batida mais leve da perna começa. Depois, você gira as mãos e pressiona-as em direção ao corpo ao mesmo tempo que começa a batida mais curta da perna. Você termina a braçada empurrando as mãos em direção aos pés com os braços retos, seguido pela saída rápida das mãos da água e o começo da batida mais vigorosa da perna, enquanto seus braços são recuperados e vão para a frente para reentrarem na água.

Dica: Arqueie sua lombar quando bater vigorosamente com as pernas, de modo que você possa ajudar a impulsionar a parte de cima de seu corpo para a frente para a próxima braçada.

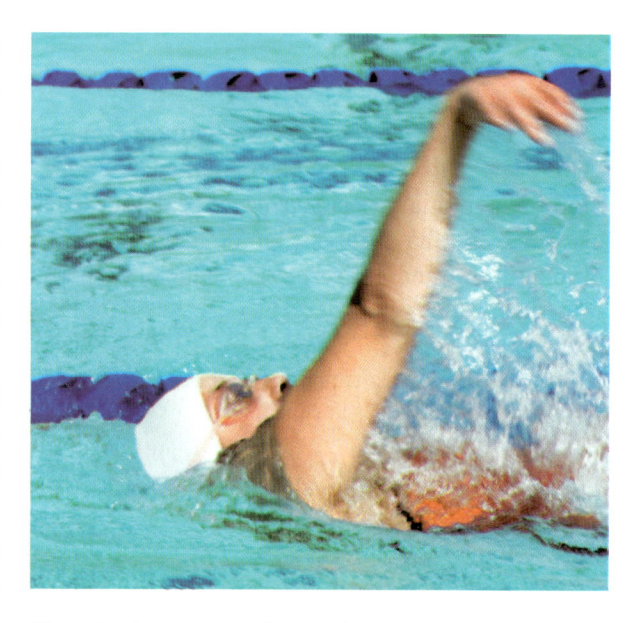

No nado de costas, os braços fornecem o movimento para a frente. Um braço está em recuperação enquanto o outro está dentro da água.

Nado de costas

Suas pernas são vitais no nado de costas e devem estar batendo o tempo todo abaixo da superfície da água para maior eficiência. Seu dedo mínimo deve entrar primeiro na água, depois todo o seu braço, com a mão em concha para pegar a água. Flexione o seu cotovelo e pressione a água lateralmente, depois para baixo, até que sua mão esteja praticamente em nível com o seu tórax. Para terminar a braçada, pressione sua mão para baixo em direção aos seus pés, mantendo-a próxima a seu corpo. Quando seu braço estiver totalmente estendido, comece a recuperação retirando primeiro seu dedão da água e girando a articulação de seu ombro, permitindo que seu dedo mínimo entre primeiro na água na reentrada.

Dica: Mantenha sua cabeça o mais reta possível, olhando em direção ao teto, para evitar que ela afunde na água.

Nado de peito

Para um nado de peito eficiente, é essencial ter o ritmo preciso entre suas pernas e braços para cobrir o máximo de distância com a quantidade mínima de esforço. Comece empurrando seus braços para fora à sua frente a fim de criar uma

Exercícios de natação

Se você incluir as três sessões seguintes como parte de sua série principal de exercícios, você ficará em forma mais rápido na água. Mantenha um diário de seus tempos e comentários para ajudar a monitorar a melhoria de sua *performance*. Para esfriar o corpo depois de ter feito a série principal das três sessões, escolha qualquer tipo de nado que prefira e nade por pelo menos 100 m/109 jardas de nado tranquilo, focando na respiração e tentando permanecer relaxado.

	Nível de capacidade	Distância/tempo	Intensidade
Sessão 1: testes de tempo para ajudar a monitorar sua capacidade física	Abaixo da média:	10 minutos contínuos	vá tão rápido quanto puder N2-N3
	Na média:	800 m/875 jardas contínuos	N2-N3 e anote o tempo
	Acima da média:	1.500 m/1.640 jardas contínuos	N2-N3 e anote o tempo
Sessão 2: melhora no nível de capacidade física e aeróbica	Abaixo da média:	8 × 25 m/27 jardas com intervalos	com descanso de 60 segundos entre cada N3-N4
	Na média:	10 × 50 m/55 jardas com intervalos	com 30 segundos para se recuperar entre cada N3-N4
	Acima da média:	10 × 100 m/109 jardas com intervalos	com 30 segundos para se recuperar entre cada N3-N4
Sessão 3: resistência melhorada	Abaixo da média:	20 minutos	N2
	Na média:	40 minutos	N2
	Acima da média:	90 minutos	N2

onda dianteira ao mesmo tempo que suas pernas batem atrás. Pegue a água e pressione suas mãos contra a água lateralmente, os braços levemente curvados; depois, movimente suas mãos em direção a seu tórax e comece o movimento das pernas para cima, preparando-se para batê-las. Para completar a braçada, jogue suas mãos para a frente para a posição de braço estirado enquanto as pernas começam a bater.

Respiração

Quando você está nadando, a respiração correta demanda prática. Você deve decidir qual

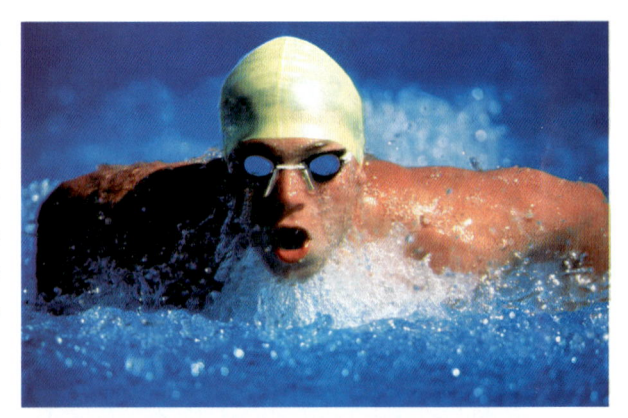

Uma técnica de respiração eficiente é crucial para uma boa performance *em braçadas como as do nado borboleta.*

método de respiração funciona melhor para você: respiração curta ou explosiva. A respiração curta envolve expirar devagar quando sua cabeça está embaixo da água, e depois inspirar na recuperação quando sua cabeça sai da água. A respiração explosiva requer que você segure o ar enquanto sua cabeça está dentro da água, depois expire e inspire depressa quando você levanta a sua cabeça para fora da água na recuperação.

Início

Uma boa sessão de natação deve ser estruturada assim: um bom aquecimento, a parte principal e o resfriamento do corpo. Fazer os exercícios técnicos antes da parte principal o ajudará a se lembrar de qual é a sensação quando a técnica é a correta. Antes de começar, faça cinco minutos de nado tranquilo.

> **Aviso**
>
> O nado de peito pode ser ruim para você se sua lombar, seus quadris ou seus joelhos forem frágeis, uma vez que envolve uma ação vigorosa de bater as pernas em uma posição desconfortável.

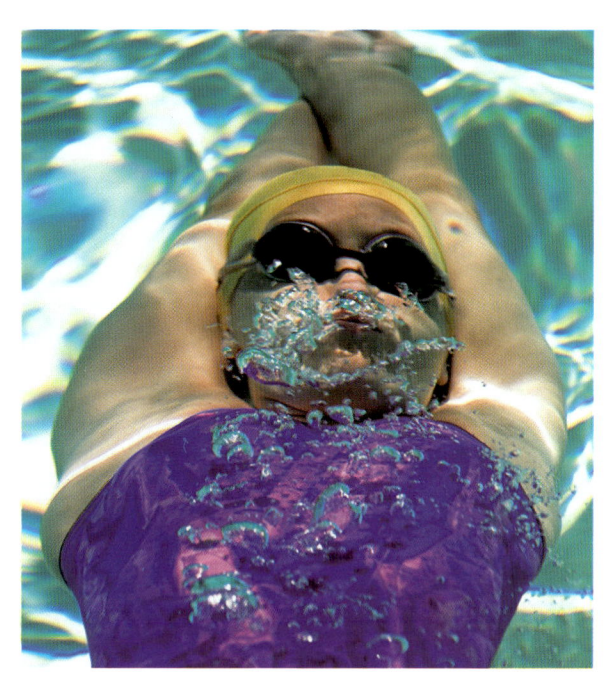

Uma boa técnica aerodinâmica é essencial para atravessar a água no nado de costas.

Exercício de Boxe

Dia tenso e estressante no escritório? O exercício de boxe é exatamente do que você precisa para retirar o estresse de seu sistema. E você não há de entrar no ringue para desfrutar dos benefícios desse esporte popular. Muitos centros esportivos agora oferecem aulas de exercícios com base no boxe.

Músculos utilizados no boxe

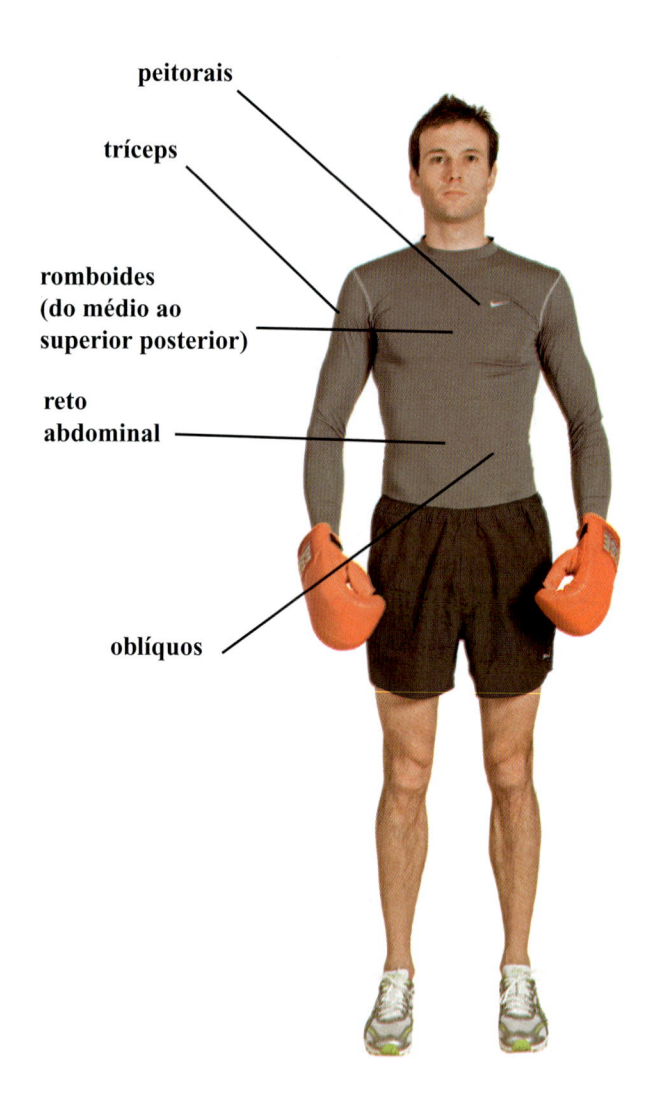

- peitorais
- tríceps
- romboides (do médio ao superior posterior)
- reto abdominal
- oblíquos

Os músculos ilustrados representam os principais entre os utilizados no exercício de boxe. Alguns músculos serão usados para dar o soco, enquanto outros estabilizam o restante do corpo tornando o soco mais potente.

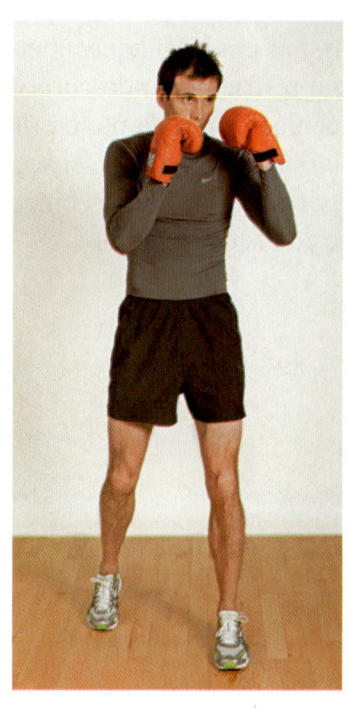

A postura correta quando você está pronto para o ataque é pés equilibrados, com as mãos levantadas para proteger o rosto.

O exercício de boxe é um esporte que irá melhorar a sua resistência, velocidade, força e estabilidade dorsal. Ele também fortalecerá e tonificará seus braços, pernas e abdominais. A satisfação de dar um soco corretamente ajudará a aliviar o estresse induzido por um longo dia batendo no teclado ou sentado em mais uma reunião. Também é um jeito ótimo de queimar por volta de 500 calorias por hora, portanto, está na hora de colocar as luvas.

Técnica

Para ficar na postura correta, fique em pé com os pés separados a uma distância igual ao comprimento do seu ombro, com um dos pés um pouco à frente do outro. Se você é destro, coloque seu pé direito um pouco para trás da linha do pé esquerdo, e o contrário se for canhoto. Se você for destro, sua mão esquerda deve ficar à frente. Se for canhoto, sua mão direita deve ficar à frente.

Início

Faça entre cinco e dez minutos de aquecimento com exercício cardiovascular, como correr ou remar, e alguns alongamentos leves e exercícios para o dorso para preparar seus músculos. Você necessitará de um par de luvas de boxe para si e aparadores para o seu par de treinamento. A fim de evitar lesões, seu parceiro deve, em termos ideais, ser alguém com tamanho similar ao seu.

    Comece aprendendo os três diferentes socos – *jab*, gancho e direto no queixo. Quando tiver aprendido esses, construa devagar combinações para tentar tornar o treinamento excitante. Em seguida, você pode acrescentar alguns exercícios de pernas, tais como agachamentos, afundos e afundos laterais, à medida que faz as combinações de boxe para aumentar os batimentos cardíacos mais ainda e fazer com que suas pernas trabalhem mais duro.

    É importante lembrar que isso não é uma competição para ver quem consegue bater mais forte. Pelo contrário, é um bom jeito de aumentar seu batimento cardíaco para melhorar os níveis de sua capacidade física e queimar calorias. Para tirar o melhor de seus músculos, foque em adquirir maestria na técnica, depois você pode acrescentar velocidade e potência.

> ### Alta intensidade
> O nível de intensidade para o boxe é alto. Espere estar nos Níveis 3 e 4 para os movimentos reais do treino. Entre as combinações de socos, tente respirar profundamente algumas vezes e baixe a intensidade para o Nível 2, para que você possa se recuperar o suficiente, de modo a conseguir oxigênio o bastante para lidar com as demandas do conjunto de combinações seguinte.

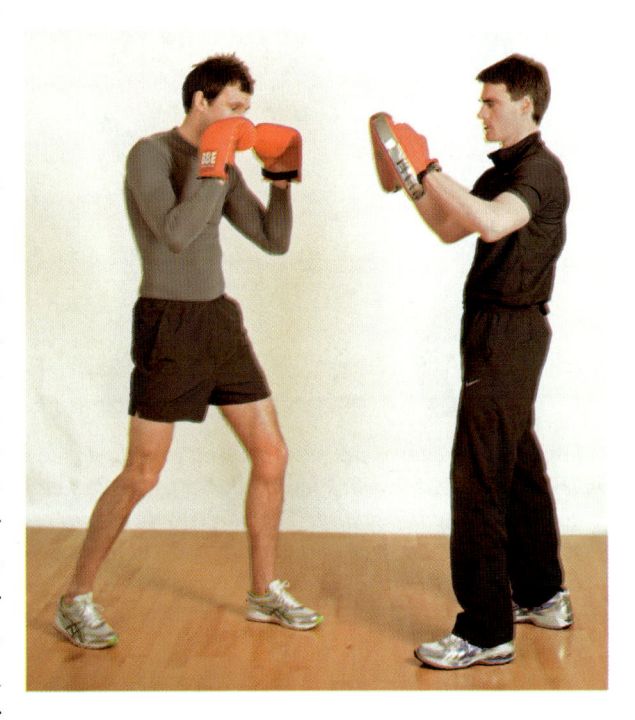

Quando estiver praticando, sempre bata cruzado para a mão oposta de seu parceiro.

Jab

Embora não seja um soco particularmente pesado, o *jab* pode ter sua potência amplificada dando-se um passo pequeno para a frente em direção ao soco. Para manter um batimento cardíaco alto, use o *jab* com mais frequência do que qualquer outro soco.

Ponto a observar: É importante controlar sua respiração, principalmente com combinações longas de socos. Tente encontrar o melhor método de respiração para você. Tente expirar a cada terceiro soco, e inspirar antes do quarto soco.

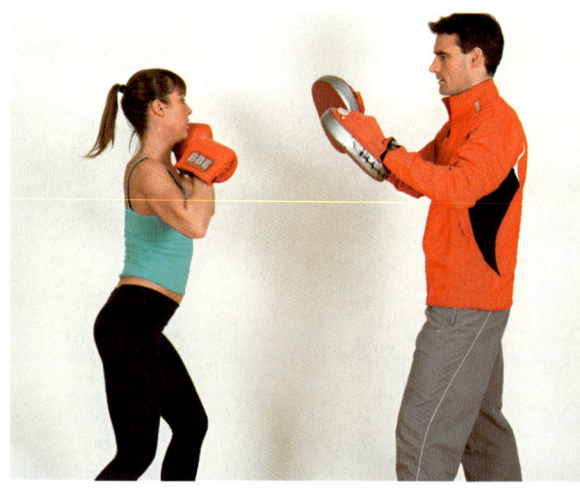

1. *Fique em pé, com os pés separados na medida do ombro, com ambas as mãos levantadas, à frente de seu rosto, para agir como guarda. Seu parceiro de treinamento segura os aparadores diante de si, à altura de seus olhos, com os braços levemente curvados para absorver o soco.*

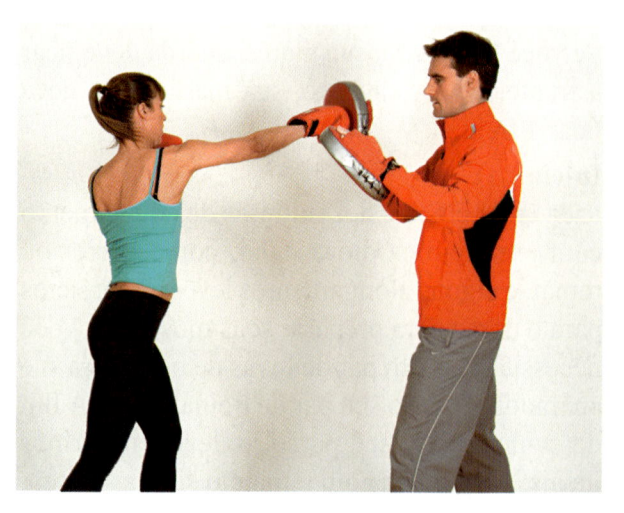

2. *Com seu braço direito quase totalmente estendido, lance um soco rápido, reto e para a frente, para fazer contato com o aparador direito de seu parceiro. Sua mão deve terminar em uma posição horizontal, a parte de trás da mão virada para cima.*

Gancho

Tenha como meta uma boa finalização com este soco. Use seu músculos abdominais para produzir uma rotação vigorosa do corpo a fim de acrescentar um peso extra ao soco, e mantenha-os tensos para controlar a finalização. Se sua finalização for grande demais, você correrá o risco de recrutar outros músculos em excesso, o que poderá trazer problemas para a lombar.

Ponto a observar: Para ajudar a prevenir lesões no pulso, mantenha seus pulsos, cotovelos e ombros alinhados à mesma altura para o *jab* e o gancho.

1. *Mantenha uma mão levantada à frente de seu rosto para agir como guarda. Agache-se levemente dobrando os dois joelhos. Seu parceiro de treinamento fica próximo a você com a face do aparador virada para o chão. Mantenha seu equilíbrio durante todo o movimento.*

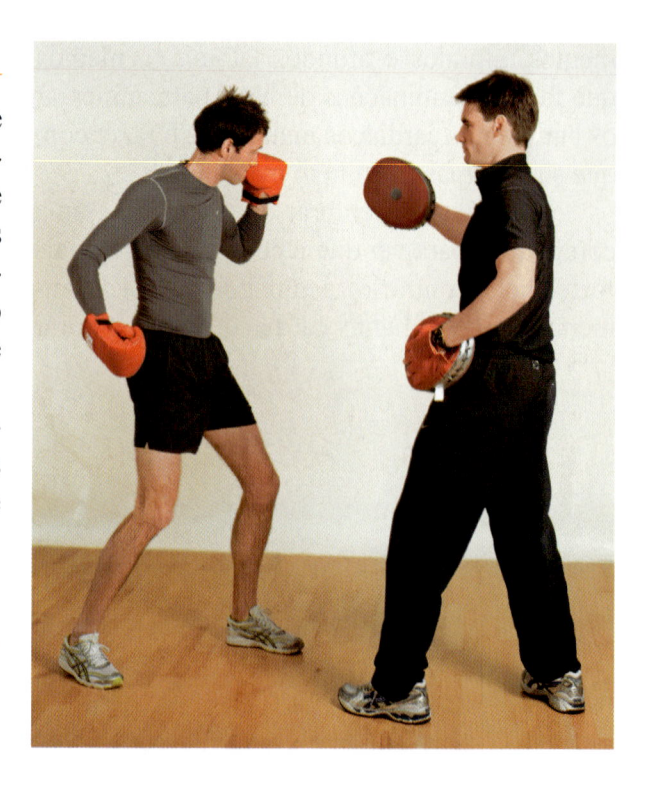

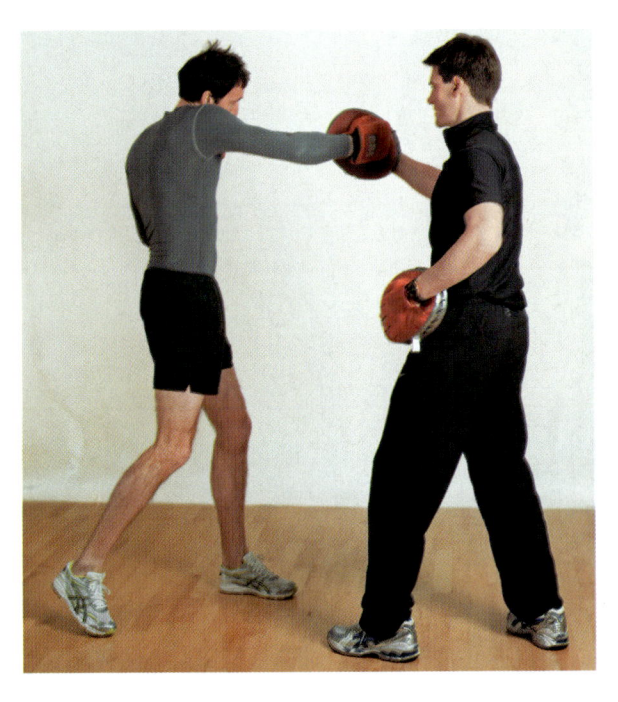

2. *A partir de uma posição com os braços em ângulo, endireite seus braços ao mesmo tempo que endireita as pernas, e lance o soco para cima, em direção ao aparador direito de seu parceiro. Faça contato com seus nós dos dedos virados para longe de você.*

Direto no queixo

Este é um soco poderoso. Pelo fato de começar em uma posição baixa agachada, você usará mais massa muscular e impulso, de modo que seu parceiro deve esperar um grande impacto. Bata para cima com força suficiente para levantar a mão de seu parceiro.

Socos combinados

Experimente combinações diferentes de socos. Por exemplo, tente dois *jabs* com a mão esquerda e depois um gancho com a direita. Depois de aprender bem essa combinação, tente quatro *jabs* e depois um agachamento, quatro ganchos, um afundo, quatro diretos no queixo e um afundo lateral.

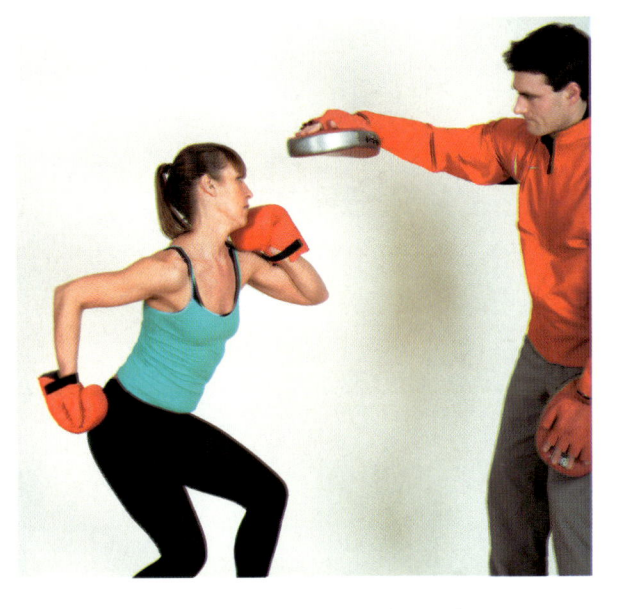

1. *Mantenha uma mão levantada à frente de seu rosto para agir como guarda. Seu parceiro de treinamento segura os aparadores de lado com suas palmas (face do aparador) viradas para dentro, uma diante da outra.*

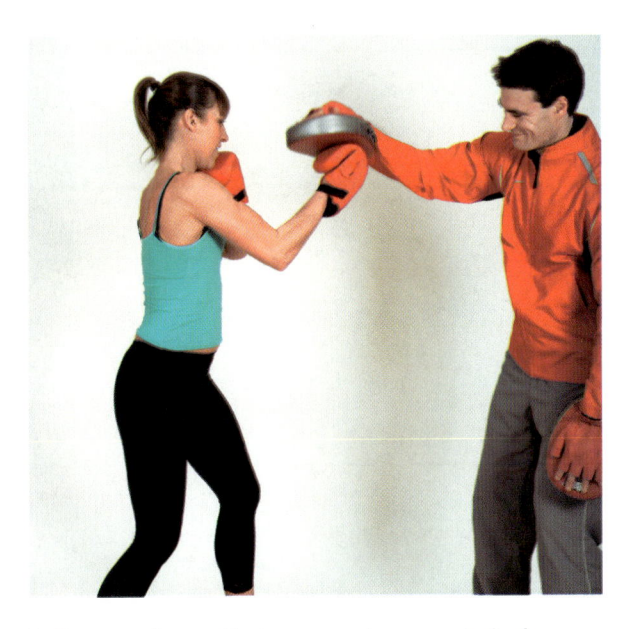

2. *Leve seu braço direito para trás para o lado de seu corpo e, então, lance-o de volta em um semicírculo para atingir o aparador direito de seu parceiro, com os nós dos seus dedos apontando para a frente.*

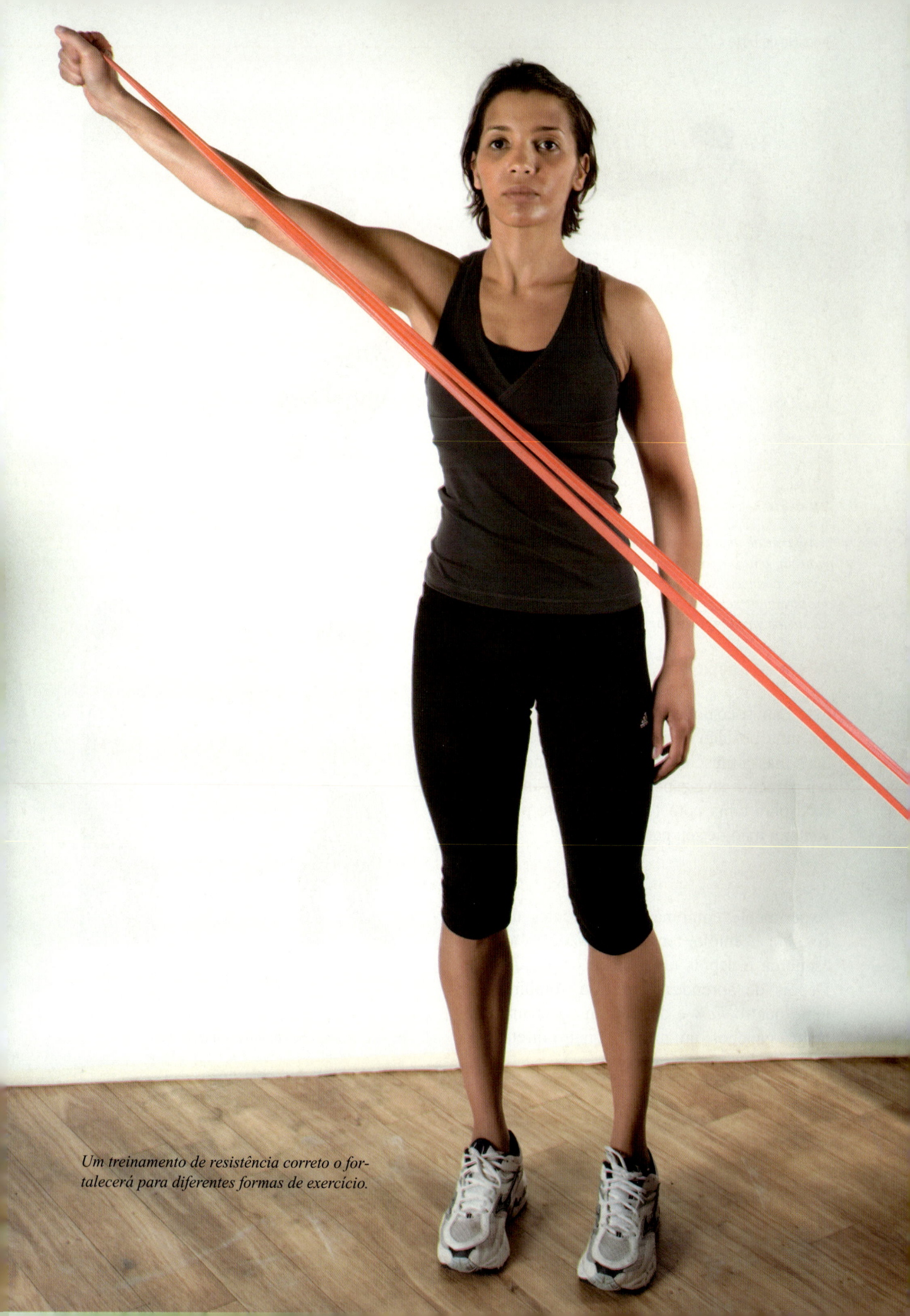

Um treinamento de resistência correto o fortalecerá para diferentes formas de exercício.

Treinamento de Resistência

Os benefícios do treinamento de resistência incluem perda de peso, metabolismo acelerado e melhoria da forma do corpo. Ele é especialmente bom para pessoas que lutam com treinamento cardiovascular contínuo. Este capítulo delineia os músculos envolvidos e os exercícios e técnicas que os trabalham, com eficácia e segurança. Antes de começar, familiarize-se completamente com os exercícios e equipamentos. Para desafiar seu corpo e tornar o treinamento divertido, inclua uma variedade de exercícios em seu plano de treinamento de resistência.

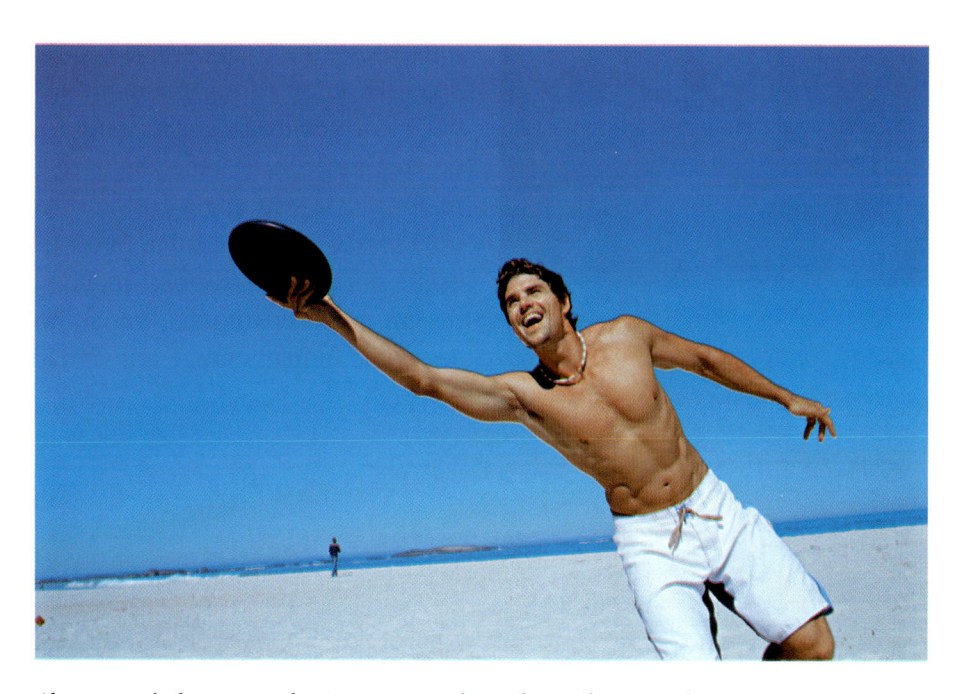

Alterne períodos na academia com exercícios divertidos ao ar livre.

Benefícios e princípios do treinamento de resistência

Depois dos 30 anos, seu ritmo metabólico começa a diminuir a cada ano. O treinamento de resistência envolve aplicar resistência a um movimento que não apenas aumentará seu ritmo metabólico, mas também lhe dará maior força e mais energia.

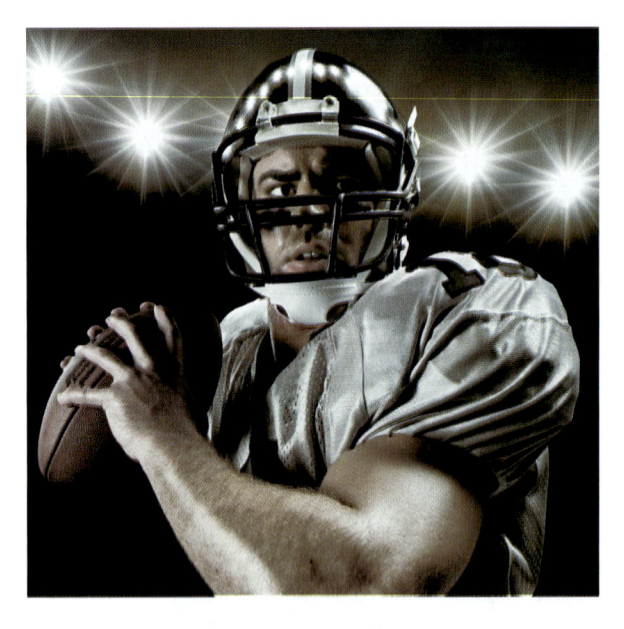

> **Aumento do ritmo metabólico**
> Ter músculos significa ter mais tecidos vivos disponíveis para queimar calorias; do mesmo modo que um carro com um motor mais potente queimará mais combustível que um carro com um motor pequeno.

Para quaisquer esportes que envolvam impacto, tais como futebol americano, o treinamento de resistência é essencial para aumentar os músculos.

O treinamento de resistência aumentará os músculos e pode até reverter o declínio inevitável de nosso ritmo metabólico. A combustão posterior (calorias gastas após os exercícios) do treinamento de resistência queimará muito mais calorias do que a combustão posterior de uma sessão cardiovascular. Saber que você ainda estará queimando calorias quando estiver sentado em sua escrivaninha, várias horas após sua sessão de treinamento, é um verdadeiro bônus.

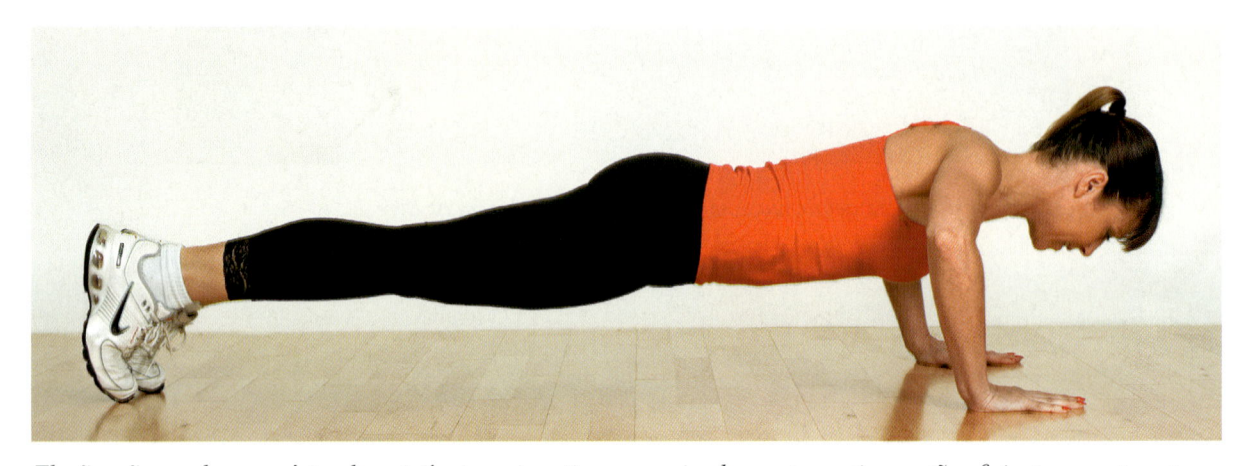

Flexões são um dos exercícios de resistência mais antigos, mas simplesmente continuam tão eficientes quanto antes.

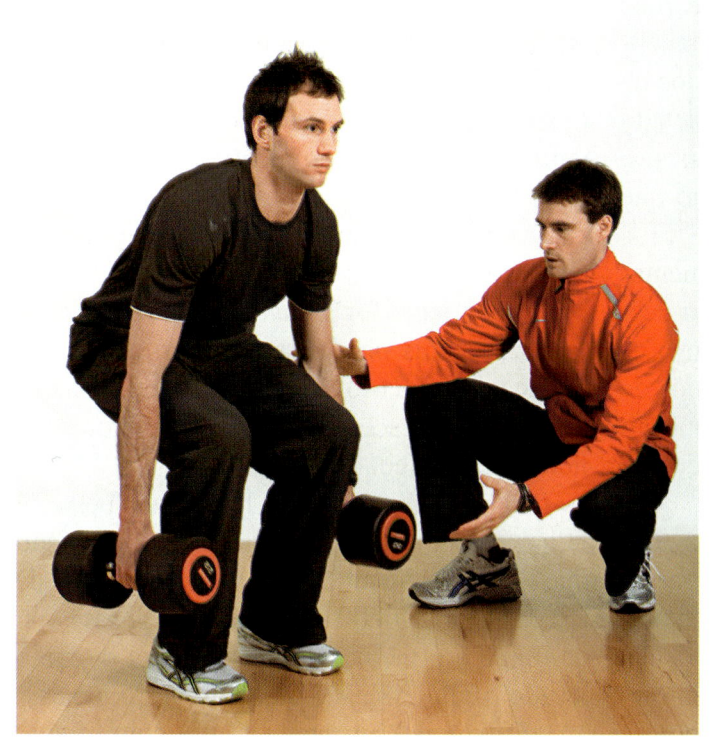

Chame seu treinador ou parceiro de treinamento para verificar sua técnica enquanto se exercita.

Treinamento de resistência e saúde

Você pode aumentar e tonificar mais de 600 músculos utilizando treino de resistência; ele irá ajudar a reduzir o risco de lesões, principalmente na lombar, promovendo um bom equilíbrio, coordenação e postura.

Esportes que envolvam contato, tais como rúgbi ou futebol americano, utilizarão seu corpo como ferramenta. O treinamento de resistência correto, porém, dará a você a força de que necessita para fazer frente ao impacto dos aparelhos ou das quedas. Esportes vigorosos, tais como corrida, exigem que seus músculos contraiam muitas vezes por longos períodos de tempo; o treino de resistência ajudará a dar a seus músculos a força de que eles precisam para prevenir lesões por excesso de uso. Mudar a forma de seu corpo com o treinamento de resistência lhe dará um aumento na autoestima e o motivará a manter-se treinando. O treinamento de resistência também traz benefícios medicinais. Ele fortalecerá seus ossos e reduzirá o risco de doenças degenerativas, tais como osteoporose. O treinamento de resistência também ajudará a baixar sua pressão sanguínea e seu batimento cardíaco em repouso, diminuir o risco de diabetes, reduzir a chance de determinados cânceres e promover um aumento nas lipoproteínas de alta densidade (HDL), ou bom colesterol.

Técnica

Comece usando apenas pesos que sejam de até 75% de sua Uma Repetição Máxima (1 RM). Cada série deve consistir em pelo menos 12 repetições, e no fim de cada sequência você deve se sentir como se pudesse fazer duas repetições a mais. Não faça mais que três séries de cada exercício para evitar o excesso de recrutamento de um grupo de músculos. Para evitar desequilíbrios entre os músculos e promover uma boa

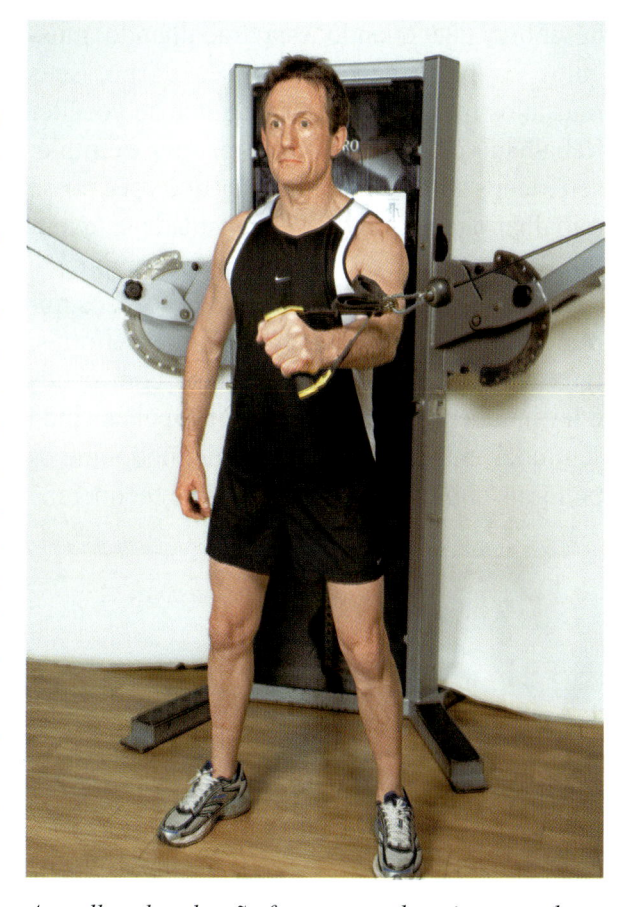

Aparelhos de cabo são ferramentas de treinamento bem versáteis.

coordenação, alterne sua rotina para que você use todas as partes de seu corpo no treinamento semanal. Não mude para outros métodos de treinamento de resistência até ter completado seis semanas do treinamento básico de pesos. Tente encontrar um plano de treinamento que se encaixe em suas metas.

Superséries: elas o ajudarão a aumentar a intensidade de seu treino diminuindo o descanso entre os exercícios. Esta técnica envolve dois exercícios com apenas cinco segundos de descanso entre cada exercício, seguido por um período de descanso entre 60 e 90 segundos no fim de uma série antes da repetição.

Exercite grupos musculares opostos, tais como tórax e costas, isquiotibiais e quadríceps ou tríceps e bíceps. Este tipo de supersérie é ótimo se você deseja ter uma malhação rápida ou deseja manter um batimento cardíaco alto para conseguir benefícios cardiovasculares e perder peso.

Superséries pré-exaustão: você pode descobrir que quando está trabalhando músculos na parte superior de seu corpo, seus músculos menores se cansam antes de você ter trabalhado os músculos maiores; por exemplo, seu tríceps entra em fadiga antes que você possa trabalhar os peitorais com intensidade suficiente. Para combater esse problema, empregue superséries pré-exaustão usando descansos mínimos. Por exemplo, para trabalhar os peitorais, faça uma supersérie de crucifixos com cabos e levantamento de pesos. Permita apenas cinco segundos entre cada exercício, de modo que os peitorais não tenham tempo para se recuperar.

Enganar as repetições: levante um peso até falhar e depois "engane" para mais duas ou três repetições. Por exemplo, faça uma série de flexões de bíceps a ponto de não poder fazer outra repetição usando a forma correta, e depois tente fazer uma falsa repetição girando a parte superior de seu corpo para ajudar a levantar os pesos.

Repetições forçadas: levante um peso até falhar e depois peça a seu parceiro de treinamento para ajudá-lo a forçar outras duas ou três repetições, acrescentando apenas uma força suficiente para ajudá-lo a levantar o peso.

Séries descendentes: levante um peso até falhar e depois o baixe rapidamente, de modo que você possa continuar com a série. O uso de um parceiro de treinamento para fazer esse tipo de treino é o melhor, já que reduzirá o tempo levado para diminuir o peso durante as séries.

Queimas: levante um peso até falhar usando uma gama completa de movimentos e técnica correta, depois faça duas ou três repetições a mais usando uma gama menor de movimentos.

Repetições negativas: mantenha o peso na fase negativa do movimento, por exemplo, colocando no banco de supino 100 kg/220 lb quando sua 1 RM é apenas 80 kg/176 lb e depois opondo resistência à barra enquanto ela desce até seu tórax. Você pode precisar de um parceiro de treinamento para fazer isso, já que estará usando um peso maior do que a sua 1 RM. Se você não tem um parceiro de treinamento, use travas de segurança para prevenir lesões.

O sistema muscular

Muitas pessoas querem aumentar o tamanho de seus músculos. Porém, mesmo antes de você começar a pensar em um treinamento efetivo para alcançar essa meta, precisa compreender como cada um de seus músculos funciona, para possibilitar que você isole os músculos que deseja usar.

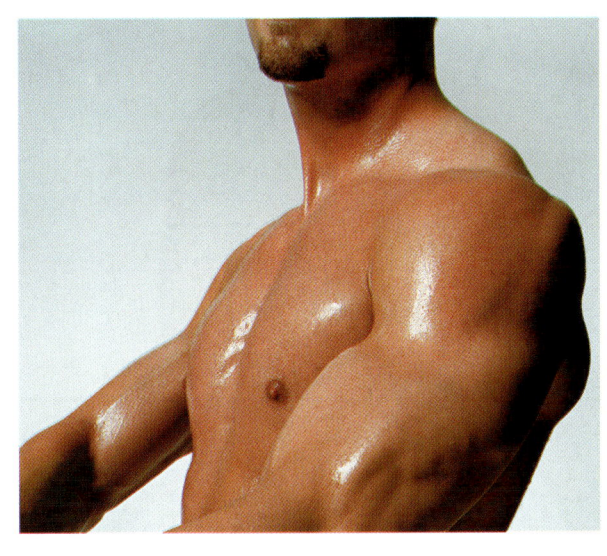

Quanto mais esguio você for, mais fácil será ver os músculos que está trabalhando durante exercícios de resistência.

> **Visualização**
> Pense no que está acontecendo no interior de seus músculos para ajudá-lo a focar em manter uma técnica perfeita durante toda a sua sessão de treinamento.

Os músculos são feitos de feixes de fibras, que são mantidos no lugar por camadas protetoras chamadas de fáscia. As fibras, então, são subdivididas em miofibrilas. Elas se contraem quando são estimuladas quimicamente pelo sistema nervoso e se distendem quando a estimulação para. O treinamento com peso faz com que os músculos cresçam aumentando o tamanho das miofibrilas, o que, por sua vez, aumenta o volume do fluxo de sangue para o músculo, o número de nervos que o estimulam e a porção de tecido conectivo dentro das células musculares. De novo, as miofibrilas são divididas em feixes de miofilamentos que são feitos de cadeias de sarcômeros. Quando você chega ao ponto de fadiga durante um treinamento de resistência, tem pequenos rompimentos (microrrompimentos) nos miofilamentos. Durante a recuperação depois dos exercícios, seu corpo irá reparar esses pequenos rompimentos dando às fibras nutrientes, que também farão essas pequenas fibras ficarem maiores. Quanto mais exercício você fizer e quanto maior a intensidade se tornar, outras adaptações acontecem nos músculos. Os músculos são capazes de estocar mais glicogênio, o que possibilitará a eles trabalharem mais duro ainda no próximo treino. Isso também ajuda os músculos a aumentarem levemente de tamanho. Quando você levanta um peso e causa tensão em um músculo, mais sangue é transferido para esse músculo, dando a ele mais oxigênio e nutrientes para fornecer energia para o trabalho pesado.

Os músculos do corpo

Peitorais: *são usados para empurrar e puxar os braços cruzando o corpo.*

Deltoides: *são usados para controlar o movimento dos braços, levando-os acima da cabeça, para o lado de fora, para a frente e para trás.*

Bíceps: *são usados para curvar os braços no cotovelo, levando as mãos para cima, em sua direção.*

Oblíquos: *são usados para virar para o lado e controlar o giro da parte de cima do corpo.*

Retos abdominais: *são usados para inclinar a parte de cima do corpo para a frente.*

Flexores do quadril: *são usados para levantar a parte superior das pernas para a frente e para cima.*

Adutores: *são usados para puxar as pernas para dentro, em direção ao corpo.*

Quadríceps: *são usados para estender e endireitar a parte superior das pernas.*

Tibiais anteriores: *são usados para puxar seus pés para cima, em direção às tíbias.*

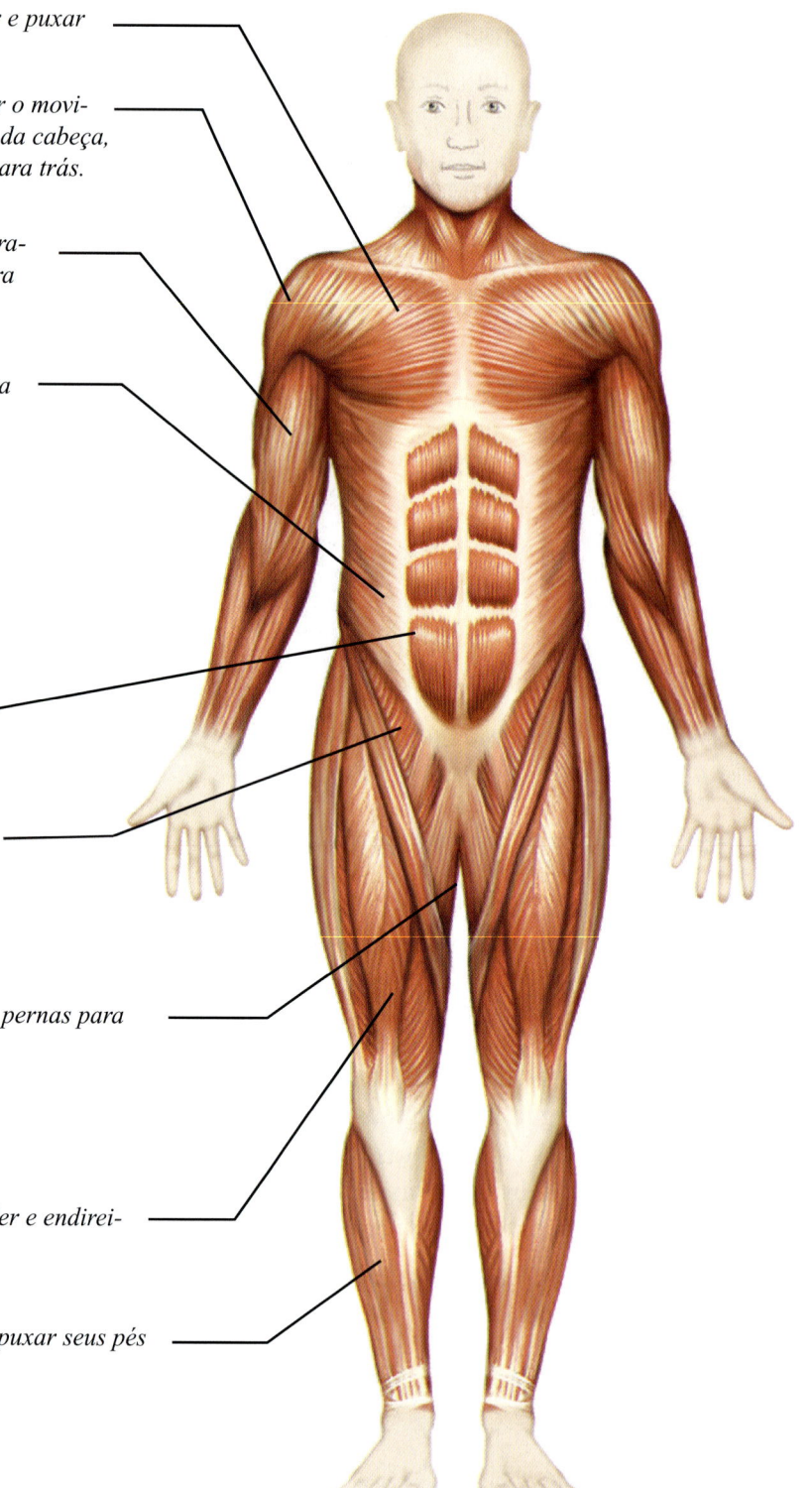

O sistema nervoso muscular

Quando você levanta um peso e coloca seus músculos sob tensão, seu sistema nervoso envia um sinal para as camadas que protegem as fibras musculares. O resultado disso é a contração nas fibras musculares e o peso sendo levantado. É importante usar uma boa técnica em todo seu treinamento de resistência desde o começo, senão seu sistema nervoso adotará uma sequência de movimentos incorreta, o que, a longo prazo, pode levá-lo a contrair uma lesão – e você não terá os resultados desejados de seu treinamento. Porém, se seu treino é feito corretamente, seu sistema nervoso se tornará mais eficiente ainda em dizer aos seus músculos quando trabalharem. O recrutamento dos músculos é a chave para ficar mais forte.

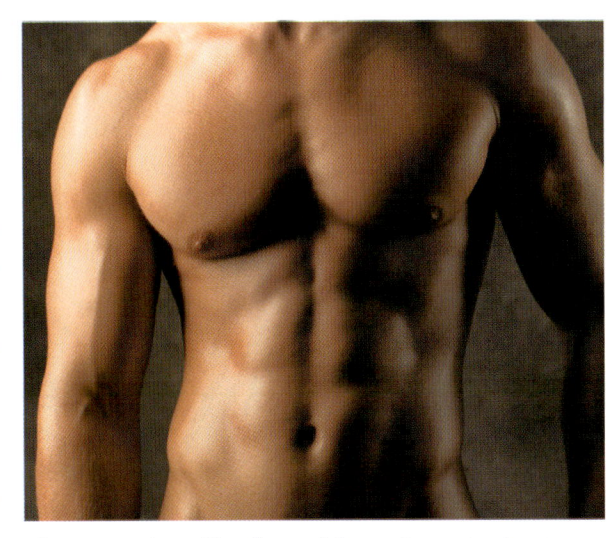

Quanto mais tonificado você for, mais motivado se sentirá com seus treinos.

Os músculos do corpo

Músculos do pescoço *(músculo semiespinal da cabeça): são usados para movimentar a cabeça em um semicírculo de lado a lado, para a frente e para trás.*

Trapézio: *é usado para levantar os ombros para cima e para trás.*

Romboides: *são usados para os movimentos de puxar; eles ajudam a proteger a espinha dorsal.*

Tríceps: *são usados para empurrar e estender o braço completamente.*

Latíssimo do dorso: *é usado para puxar os braços em direção ao corpo quando existe resistência.*

Adutores: *são usados para puxar as pernas para fora, para longe do corpo.*

Grande glúteo: *fornece força em movimentos vigorosos que envolvem a maior parte do corpo. Mantém a ligação entre as pernas e a parte superior do corpo.*

Bíceps femorais *(isquiotibiais): são usados para curvar as pernas nos joelhos e levantá-las para trás.*

Gastrocnêmio: *é usado para estender os pés quando as pernas estão retas.*

Sóleo: *é usado para estender os pés quando as pernas estão dobradas no joelho.*

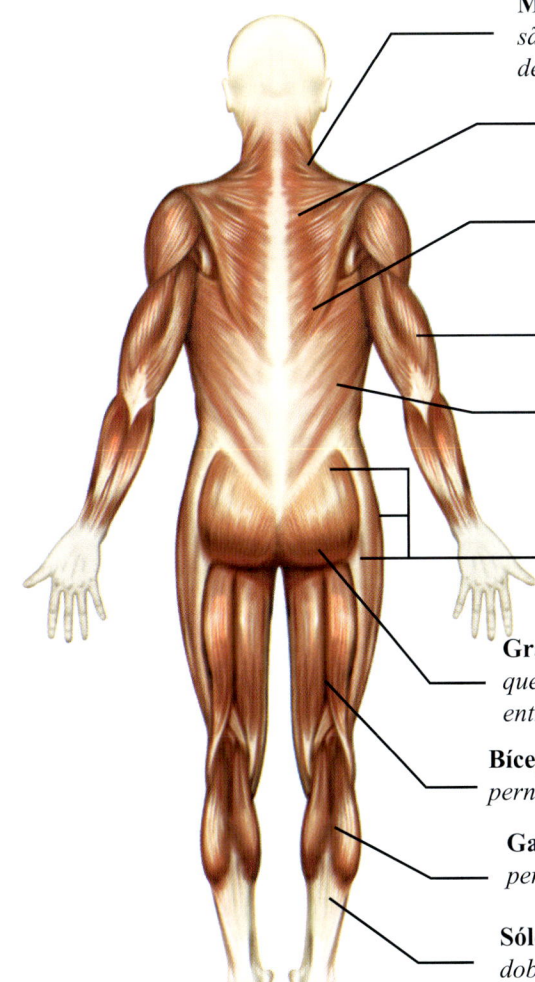

Contrações musculares

Existem três tipos de contrações musculares:

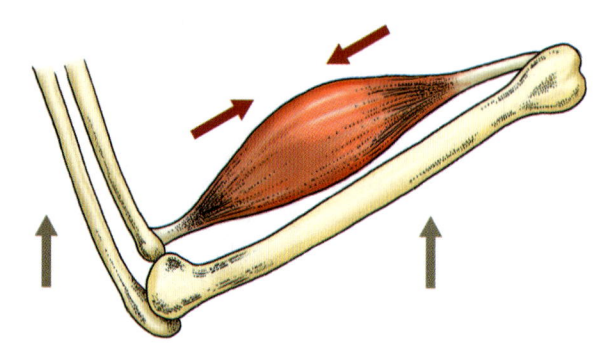

Contração concêntrica
As setas mostram uma diminuição no ângulo da articulação e o encurtamento do músculo. Um exemplo disso seria o encurtamento de seu músculo do bíceps para trazer sua mão para cima, em sua direção.

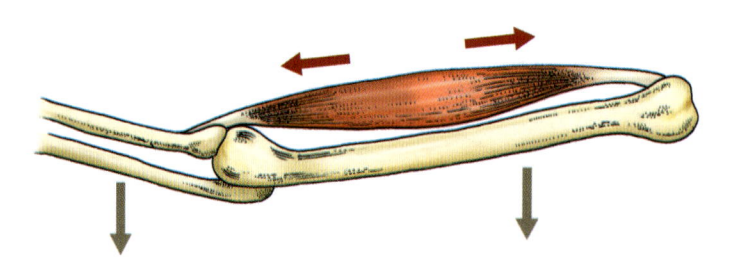

Contração excêntrica
As setas mostram um aumento no ângulo da articulação e o alongamento do músculo. Um exemplo disso seria o alongamento de seu músculo do bíceps quando ele abaixa sob resistência.

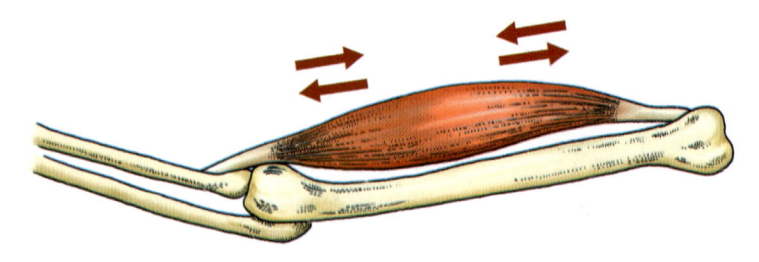

Contração isométrica
As setas mostram a inexistência de mudança no ângulo da articulação e no comprimento do músculo sob tensão constante. Um exemplo disso seria retesar os músculos abdominais para ficar em uma posição ereta fixa.

Tipos de músculos

Agora você sabe qual o nome dos músculos do corpo e onde encontrá-los. Porém, antes de correr para a academia, também é importante que saiba de que tipo de músculos você precisa para ajudá-lo a atingir suas metas.

Seu corpo é feito de mais de 250 milhões de fibras musculares. Algumas fibras musculares consistem em um grande número de unidades motoras por fibra muscular, tais como os músculos do olho, que controlam movimentos pequenos e precisos. Outros músculos, tais como o quadríceps, precisam de menos unidades motoras por fibra muscular, já que eles controlam movimentos maiores.

Existem, essencialmente, dois tipos de fibras musculares: Tipo I e Tipo II. Seu padrão genético, em determinado grau, define o tipo de fibra muscular que você possui, mas, com treinamento e nutrição corretos, você pode mudar a porcentagem de cada tipo. Para esportes de resistência, tais como corridas e ciclismo, o treino de resistência dará aos músculos a força de que eles precisam.

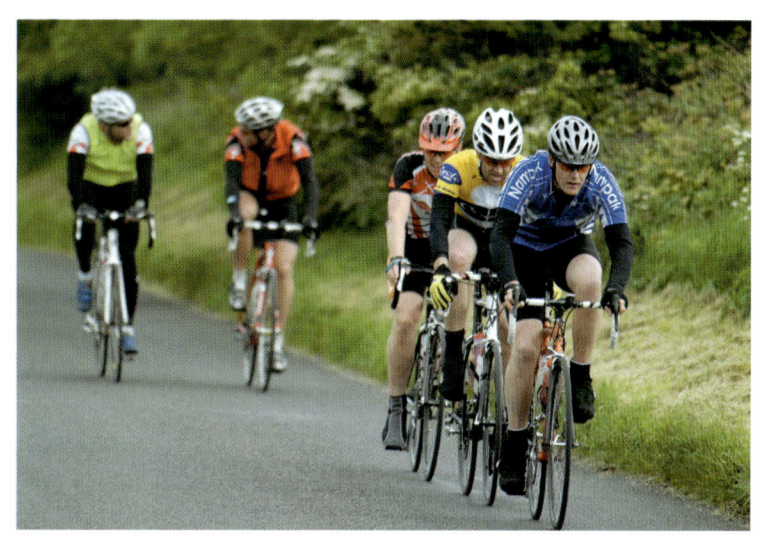

Ciclistas que pedalam por longas distâncias precisam de fibras musculares do Tipo I para que possam persistir durante longos períodos.

Corredores de maratonas de longa distância necessitam de fibras musculares do Tipo I para que possam sustentar um esforço por um longo tempo.

Tipo I

Elas também são conhecidas como fibras musculares de contração lenta. Elas são de cor vermelha, como resultado de seu alto conteúdo de mioglobina (uma proteína encontrada nos músculos cardíacos e esqueléticos), e têm uma grande concentração de mitocôndrias (as "hidrelétricas" de nossas células, que usam oxigênio, gordura e açúcar para liberar energia estocada). Uma pessoa com esse tipo de fibra muscular é melhor em atividades de longa distância, tais como o triatlo Ironman ou o esqui *cross-country*.

Qual tipo de fibra muscular seu esporte requer?

Esta tabela mostra a proporção de fibras musculares do Tipo I e Tipo II que diferentes atletas precisam ter, e também seu VO$_2$ máx. (ml/kg/min) como um indicador do nível de capacidade aeróbica de que eles necessitam para seu esporte.

Tipo de atividade	Proporção do Tipo I e Tipo II	VO$_2$ máx. (ml/kg/min)
Ciclista	60-40	60-75
Nadador	55-45	55-65
Corredor de distância de elite	80-20	70-80
Jogador de futebol americano	40-60	45-55
Jogador de hóquei no gelo	40-60	50-60
Esquiador *cross-country*	85-15	75-85
Remador	75-25	50-65
Velocista	35-65	50-60

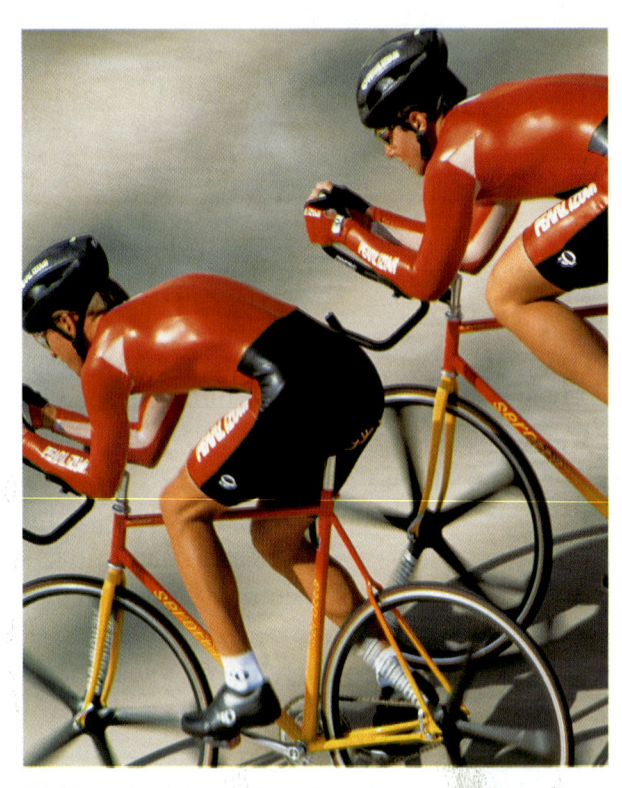

Ciclistas de pista precisam de maior porcentagem de fibras musculares do Tipo II para pedalarem mais rápido para distâncias curtas.

As pessoas com fibras musculares de contração lenta tendem a ser menores e ter habilidade para persistirem por longos períodos de tempo. As fibras musculares do Tipo I contraem mais devagar que as fibras musculares do Tipo II, portanto, pessoas com esse tipo de músculos são piores em movimentos como jogar uma bola rápido ou dar um soco forte e veloz.

Tipo II

Elas também são conhecidas como fibras musculares de contração rápida. Elas são de cor branca, por conta do baixo conteúdo de mioglobina, e têm baixa concentração de mitocôndrias. As pessoas com esse tipo de fibra muscular são boas em eventos atléticos curtos porque as fibras musculares se contraem mais rápido. Halterofilistas e velocistas precisam de maiores porcentagens desse tipo de fibra muscular. As pessoas com fibras musculares do Tipo II parecem maiores e têm uma grande quantidade de massa muscular. As fibras musculares do Tipo II podem ser divididas ainda em duas subdivisões: IIa e IIb.

A do Tipo IIa é similar à fibra muscular do Tipo I, no sentido de ter adaptado sua fibra do Tipo II para ser capaz de auxiliar em eventos de resistência, tais como esqui *cross-country* e corridas de maratona. Ela ainda é capaz de contrair rápido, mas também tem uma capacidade bem desenvolvida tanto para transferência de energia aeróbica (o uso de oxigênio do corpo para gerar energia) como anaeróbica (sem uso de oxigênio). Esse tipo de fibra é mais dependente do que os outros de um suprimento de oxigênio em prontidão.

O Tipo IIb tem a habilidade de funcionar totalmente de maneira anaeróbica, ou sem oxigênio, e esse atleta é capaz de contrações rápidas usando apenas transferência de energia anaeróbica.

Treinamento dos tipos musculares

É possível treinar a fibra muscular para que seja de melhor uso para você. Por exemplo, se você é um corredor de maratona, quanto mais longa a distância de corrida que você percorrer, mais bem treinadas ficam as suas fibras musculares de Tipo I. É mais difícil treinar as fibras do Tipo II. Tente com treinamento de peso de baixa repetição perto de sua melhor marca ou nela, ou treinando corridas rápidas com recuperações curtas.

Um dos meios mais eficientes de recrutar as fibras musculares de contração rápida é o treinamento pliométrico, porque ele ativa o mecanismo de reflexo de estiramento do músculo com uma contração excêntrica. A pliometria usa a aceleração e a desaceleração do peso do corpo e inclui exercícios, tais como pular e saltar para melhorar a coordenação neuromuscular do movimento dos músculos.

Em alguns esportes é difícil estabelecer planos de treinamento. Por exemplo, o tênis requer muito treinamento aeróbico para produzir fibras musculares de contração lenta, proporcionando ao jogador a resistência para se manter até o fim do jogo. Porém, esse treinamento cardiovascular constante pode interferir com a demanda por uma tacada vigorosa (fibras musculares de contração rápida) no uso da raquete. O boxe é a mesma coisa – ser capaz de se movimentar em torno do ringue o tempo todo requer muito treinamento de resistência e uso de fibras musculares de contração lenta, mas a habilidade para dar socos vigorosos implica treinar suas fibras musculares de contração rápida.

Você deve planejar as suas sessões de treinamento cuidadosamente, sempre tendo claro em sua mente que tipo de músculo você deseja treinar em cada sessão.

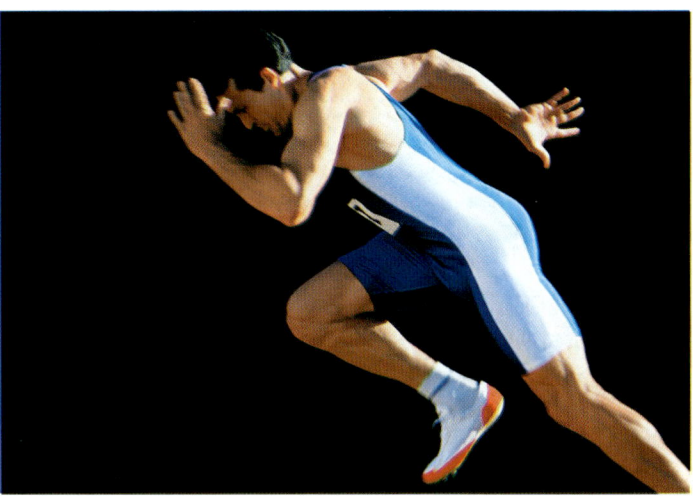

Corredores exigem uma alta porcentagem de fibras musculares do Tipo II, que se contraem mais rapidamente.

Segurança em treinamento de resistência

Cada sala com pesos em todas as academias deveria ter à mostra um conjunto de regras e regulamentos sobre segurança. Cuide para estar muito ciente dessas regras e não se afaste delas. Se você não conseguir ver o quadro com elas, peça a um membro da equipe para orientá-lo sobre a direção correta.

É importante que você sempre use a técnica correta em todas as suas sessões de treino. Não copie os maus hábitos de outros frequentadores de academia que podem estar tomando atalhos para tornar o treinamento mais fácil. Técnica deficiente é uma perda de tempo e esforço, porque você não exercitará os músculos adequados. Boa técnica, por outro lado, o ajudará a prevenir lesões, capacitando-o a treinar regularmente e atingir suas metas mais rápido. Use pesos mais leves do que você acredita ser capaz, no início, para acostumar seus músculos com os movimentos certos. Sempre cuide de respirar do modo correto; segurar sua respiração durante a repetição fará com que sua pressão sanguínea suba e, em casos extremos, você pode até desmaiar.

Parceiro de treinamento

Se possível, treine com outra pessoa. Seu parceiro de treinamento pode monitorar e comentar sobre a sua técnica, e ajudá-lo com as anilhas mais pesadas. Se o seu parceiro ficar como observador para você, tenha certeza de que ambos sabem qual sinal você dará quando estiver com dificuldades. Seu parceiro de treinamento também precisará saber onde ficar se ele for observá-lo. Por exemplo, em um desenvolvimento de ombro com pesos sentado, ele precisa ficar atrás de você e dar apoio para os seus cotovelos para ajudá-lo a levar os pesos para cima quando você estiver com dificuldades. Em um banco de barra olímpica, seu parceiro deve ficar atrás de sua cabeça, com ambas as mãos se movimentando para cima e para baixo perto da barra, pronto para pegá-la a qualquer momento, ou para ajudar

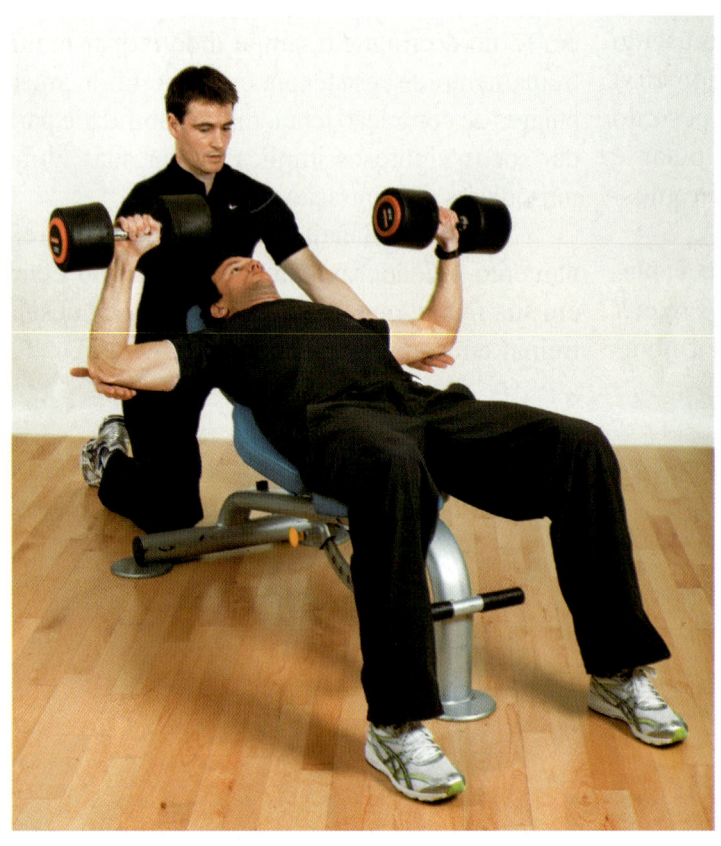

Seu treinador ou parceiro de treinamento pode verificar sua posição para garantir que está se exercitando com segurança.

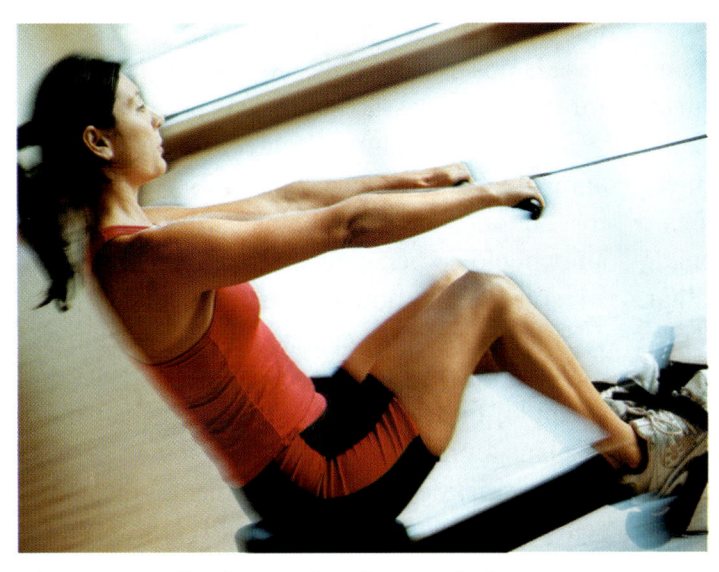

Usar um aparelho de remo é um bom modo de preparar seu corpo antes de fazer um treinamento de resistência.

com o peso quando você começar a sofrer com as últimas repetições.

Equipamento

Use a roupa adequada para que a sua temperatura corporal não baixe depois do aquecimento. Tenha todo o equipamento de que necessitará para as próximas séries pronto, para não precisar esperar para ir de uma peça de equipamento a outra. Assim, você ficará na área correta de treino, física e mentalmente. Use o aparelho com segurança – sempre use os anéis no fim dos halteres e verifique se as prateleiras têm travas de segurança se você estiver treinando sozinho. Coloque o equipamento em seu lugar depois de tê-lo usado para evitar que pessoas tropecem nele – pesos rolando pelo chão são um problema de segurança, e travas de segurança que não estejam totalmente ajustadas podem causar lesões sérias. Sempre observe para perceber em que condições está o equipamento. Problemas comuns incluem: anilhas de pesos que não estão parafusadas corretamente, travas de segurança dos bancos de supino faltando ou não alinhadas de forma exata, suportes para os pés frouxos, cabos desfiados, apoios do banco quebrados ou frouxos, fixação dos cabos frouxa e chãos escorregadios.

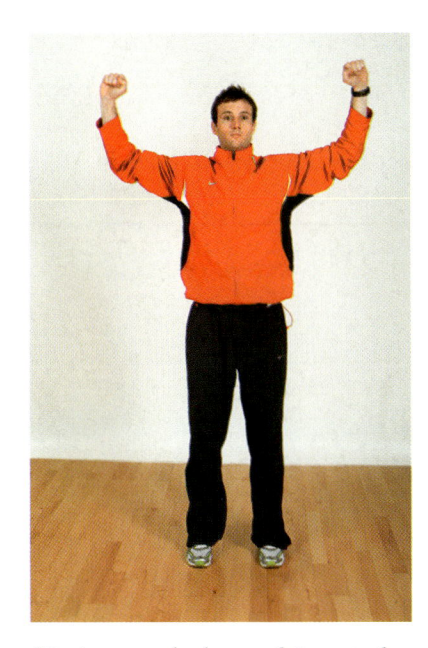

Movimentos de desenvolvimento de ombros são um bom modo de aquecer a parte de cima do corpo antes do treinamento.

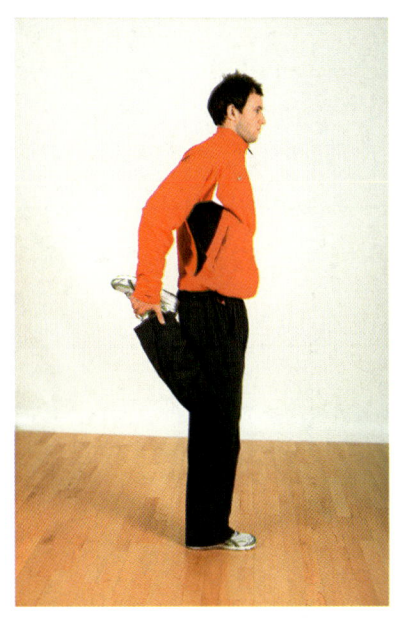

Para se preparar para um sessão em que você use suas pernas, em primeiro lugar alongue o quadríceps.

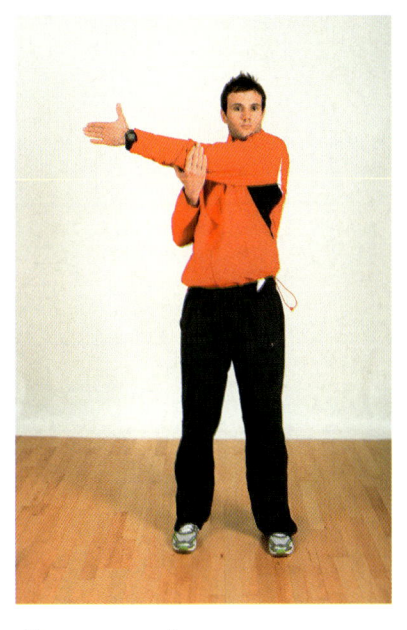

Alongue os ombros para aquecer a parte de cima do corpo em preparo para o treinamento de resistência.

Aquecimento

Durante o treinamento de resistência, a maior parte das lesões é causada por um aquecimento inadequado e por tentativas de levantar pesos que são pesados demais. O aquecimento lubrifica os tecidos entre as articulações e aumenta o suprimento de sangue oxigenado para os músculos que você deseja trabalhar. É essencial aquecer-se corretamente para preparar os seus músculos e articulações para a ação em sua sessão de exercícios. Use algumas camadas de roupa na academia para ajudar a manter a temperatura do seu corpo após o aquecimento. Você pode precisar de três ou quatro camadas em academias frias ou meses de inverno. Um bom aquecimento é uma parte indispensável de sua rotina para um treinamento seguro e nunca deveria ser pulado – mesmo que isso signifique que você terá de reservar menos tempo para seus exercícios de levantamento de peso.

Procedimentos de aquecimento

Comece com um exercício aeróbico leve como corrida, ciclismo ou remo, dependendo de quais partes do corpo você pretenda usar na sessão. Por exemplo, faça remo se for fazer uma sessão pesada nos músculos das costas, ou ciclismo se for fazer uma sessão com pesos nas pernas.

Exercite-se durante cinco minutos, depois aumente a intensidade para mais cinco minutos, até que seus batimentos cardíacos tenham aumentado e você comece a suar e a ficar com a respiração um pouco curta.

Para o próximo estágio do aquecimento, simule os movimentos que você fará no treino. Por exemplo, faça três séries de dez agachamentos se planeja uma sessão de exercícios de pernas, ou três séries de dez desenvolvimentos de ombro sem peso se planeja um treino de ombro.

Siga esses exercícios com alguns alongamentos leves nos músculos que você deseja usar, por exemplo, um alongamento de quadríceps para um treino de perna e um alongamento de ombro cruzando o corpo para uma sessão de ombros. Mantenha os alongamentos por 30 segundos de cada vez.

Para terminar o aquecimento, use pesos leves e alta repetição no primeiro exercício que quiser fazer. Faça uma série de pelo menos 20 repetições antes de mudar para pesos mais altos.

Exercícios de pernas para iniciantes

Existem mais de 200 músculos na parte de baixo do corpo, então, não surpreende que exista um grande número de exercícios diferentes para as pernas. Para desenvolver seus músculos das pernas com segurança e eficácia, comece com estes exercícios para iniciantes.

Suas pernas são cinco vezes mais fortes do que seus braços porque elas têm que suportar o corpo. Para ter resultados verdadeiros do treinamento de suas pernas, você deve estar preparado para trabalhar duro. Demore entre dois e três segundos em cada movimento. Inspire no início do movimento e expire quando voltar para a posição inicial.

Agachamento com pesos

Músculos utilizados: Quadríceps – vasto medial, reto femoral, vasto lateral e vasto intermédio; glúteo médio e grande glúteo; adutor magno.

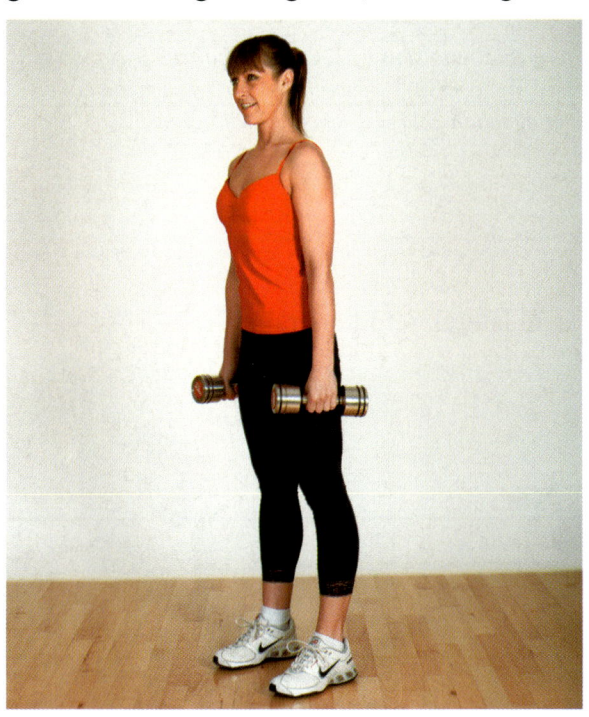

1. Fique em pé com seus pés separados na medida da largura do ombro. Segure um peso em cada mão, com suas palmas viradas para dentro.

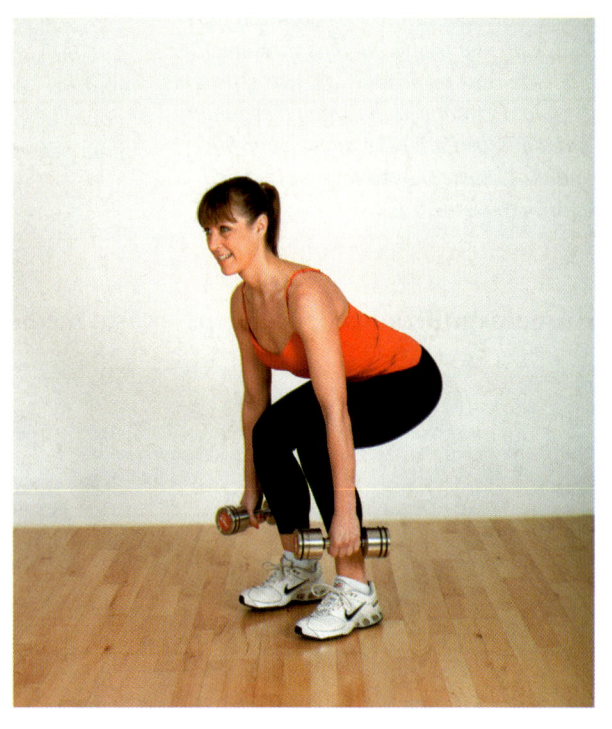

2. Dobre os joelhos até suas coxas ficarem quase paralelas ao chão. Pause por um segundo, depois volte para a posição inicial.

Agachamento estático

Músculos utilizados: Quadríceps – reto femoral, vasto lateral, vasto intermédio.

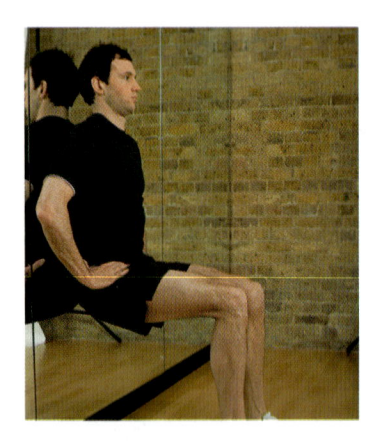

Abaixe com as costas retas contra a parede, pés na sua frente, joelhos diretamente acima de seus tornozelos e coxas paralelas ao chão. Permaneça durante 60 segundos. Quando ficar fácil permanecer por 60 segundos, torne o exercício mais difícil segurando pesos.

Agachamento frontal com halteres

Músculos utilizados: Quadríceps – reto femoral, vasto lateral, vasto intermédio; glúteo médio e grande glúteo.

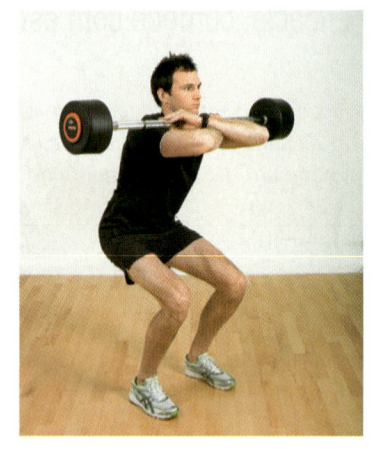

1. *Com um haltere cruzando seus ombros (na frente), agache-se como se fosse um agachamento com pesos.*

Levantamento de peso com as pernas afastadas

Músculos utilizados: Quadríceps – reto femoral, vasto lateral, vasto intermédio; glúteo médio e grande glúteo.

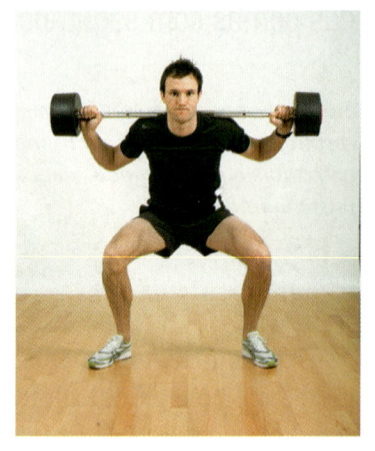

2. *Com um haltere cruzando seus ombros (atrás), agache com seus pés a 45 graus.*

Agachamento *hack* no aparelho

Músculos utilizados: Quadríceps – vasto medial, vasto lateral, reto femoral.

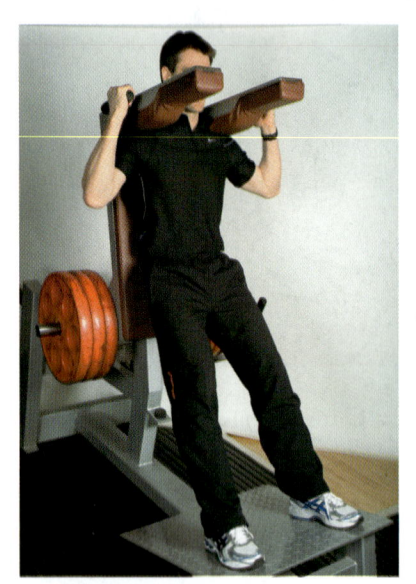

1. *Assegure-se de que suas costas, ombros, pescoço e cabeça estejam totalmente apoiados. Coloque seus pés afastados na medida do ombro à sua frente.*

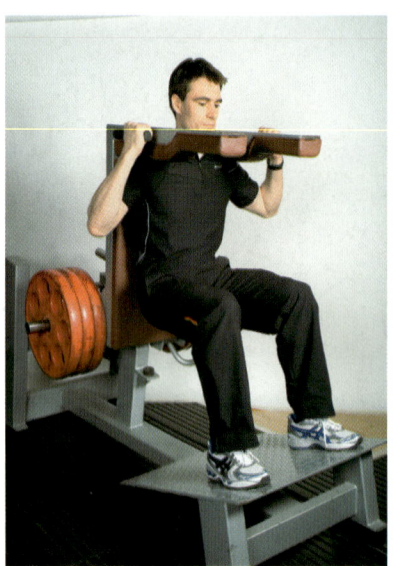

2. *Libere o peso com a barra e agache, mantendo suas costas retas. Com seus pés afastados na medida do ombro, seus joelhos não chegam a ficar à frente de seus pés.*

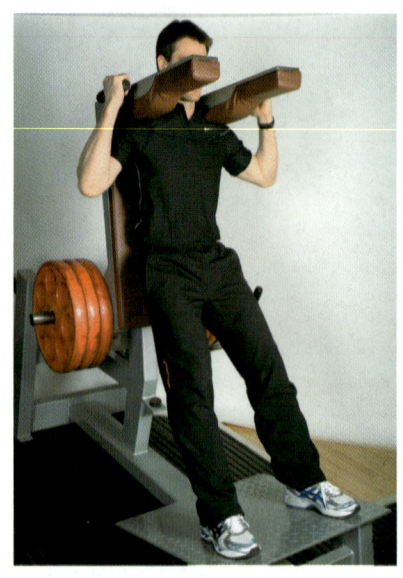

3. *Quando suas coxas estiverem paralelas ao chão, pause por um segundo, depois empurre o peso de volta, esticando suas pernas.*

Exercícios de pernas para iniciantes

Exercício	Séries e repetições
Leg press	5 × 8-12
Agachamento com pesos	5 × 8-12
Agachamento estático	5 × 20 segundos de permanência

Leg press

Músculos utilizados: Quadríceps – vasto medial, reto femoral, vasto lateral, vasto intermédio; grande glúteo; bíceps femoral – cabeça curta e cabeça longa.

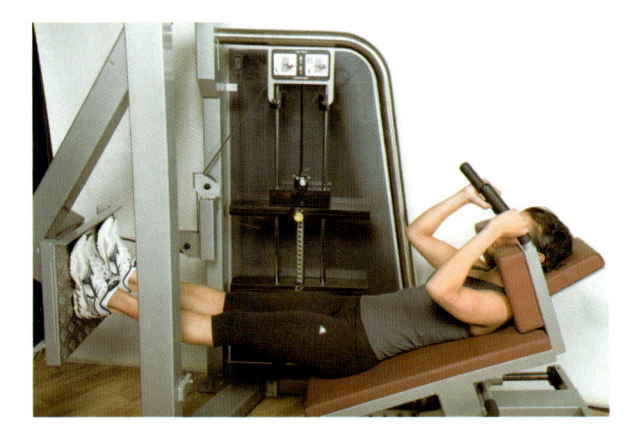

1. Deite no aparelho com suas costas encostadas no apoio das costas. Coloque seus pés separados na medida do quadril contra o apoio de pés. Foque em enrijecer os abdominais, de modo que você sinta queimar mais nessa área. Empurre seu peso com os calcanhares para fazer o quadríceps trabalhar mais duro.

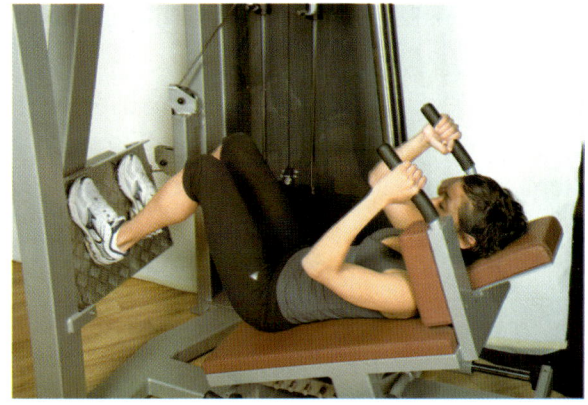

2. Com cuidado, libere a barra e devagar dobre as pernas, permitindo que o peso volte para você, até suas pernas estarem dobradas em um ângulo de 90 graus nos joelhos. Empurre para baixo com firmeza, usando os calcanhares para fazer os músculos do quadríceps trabalharem realmente duro. Tente manter a cabeça e o pescoço relaxados, sem nenhuma tensão.

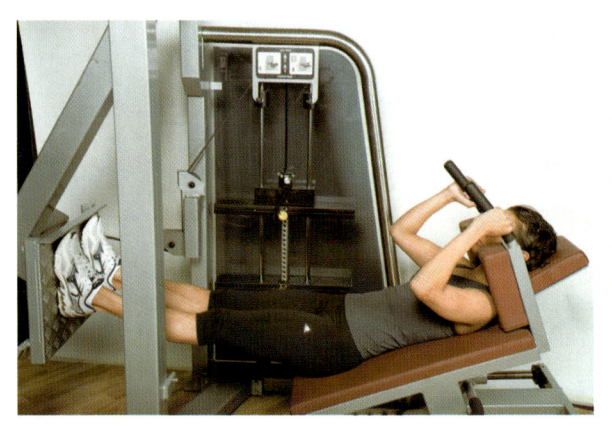

3. Pause durante um segundo e depois empurre o peso de volta afastando-o de seu corpo, esticando suas pernas e pressionando com seus calcanhares. Para trabalhar o seu quadríceps, coloque seus pés mais longe, de volta no apoio de pés. Para trabalhar os isquiotibiais e o grande glúteo, coloque seus pés mais em cima no apoio de pés.

Exercícios para as pernas: quadríceps

Os quadríceps são o maior grupo de músculos na parte de frente de suas coxas. Extensões da perna são o melhor meio de isolar os quadríceps – e você pode esperar sentir como se suas pernas estivessem em fogo com os exercícios de alongamento de pernas a seguir.

Para cada exercício, demore entre dois e três segundos para cada movimento. Inspire no início do movimento e expire quando voltar para a posição inicial.

Extensão de perna básica

Músculos utilizados: Quadríceps – reto femoral, vasto lateral, vasto intermédio, vasto medial.

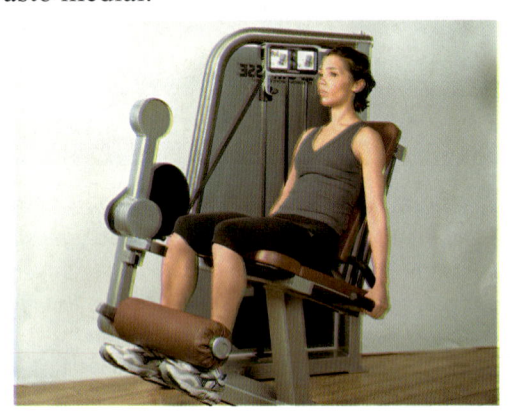

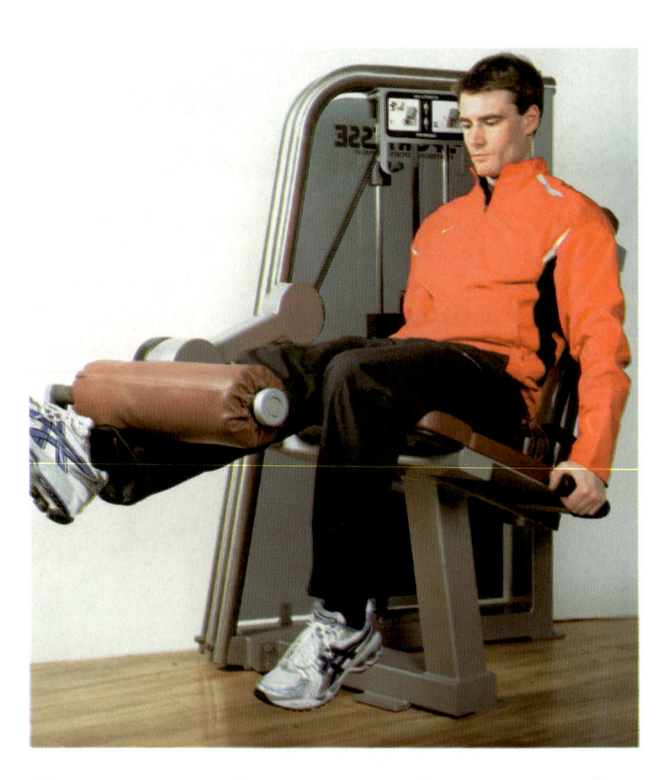

1. *Sente-se no aparelho e coloque suas pernas atrás da almofada, que deve ficar apoiada na parte de baixo de sua tíbia. Sente-se ereto, os braços esticados, e segure as barras para ajudar a manter seu quadril imóvel.*

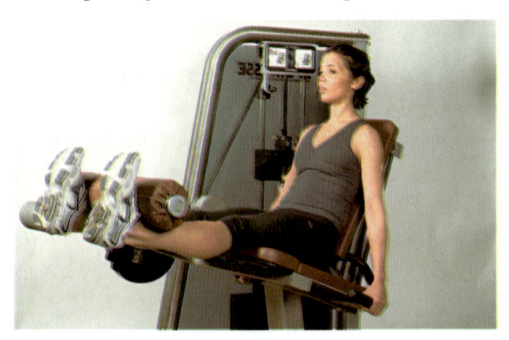

2. *Para levantar o peso, retese seus músculos do quadríceps e estenda totalmente as pernas. Pause por dois segundos, depois baixe o peso devagar até o fim. Faça suas pernas ficarem o mais baixo possível embaixo de você.*

Extensão de uma perna no aparelho

Músculos utilizados: Quadríceps – reto femoral, vasto lateral, vasto intermédio, vasto medial.

Sente-se com conforto, posicionando-se como se fosse fazer uma extensão de perna básica. Levante o peso estendendo totalmente apenas uma perna. Deixe a outra perna na posição inicial. Quando a perna estiver na horizontal, pause durante um segundo e depois baixe o peso devagar. Mantenha o dorso tensionado para evitar que o corpo se vire. Este é um meio eficiente de assegurar que você tenha a mesma força em ambas as pernas; também é útil para fins de reabilitação após uma lesão ou acidente.

Exercícios para desenvolver quadríceps fortes

Faça esses exercícios em pares e crie superséries com eles, para que você tenha apenas entre cinco e dez segundos de descanso entre as séries.

Exercício	Séries e repetições
Agachamento *hack* no aparelho	5 × 8-12
Levantamento de peso com as pernas afastadas	5 × 8-12
Extensão de perna no aparelho	5 × 8-12
Extensão de perna medial	5 × 8-12

Extensão de perna medial

Músculos utilizados: Quadríceps – vasto medial, reto femoral, vasto lateral, vasto intermédio.

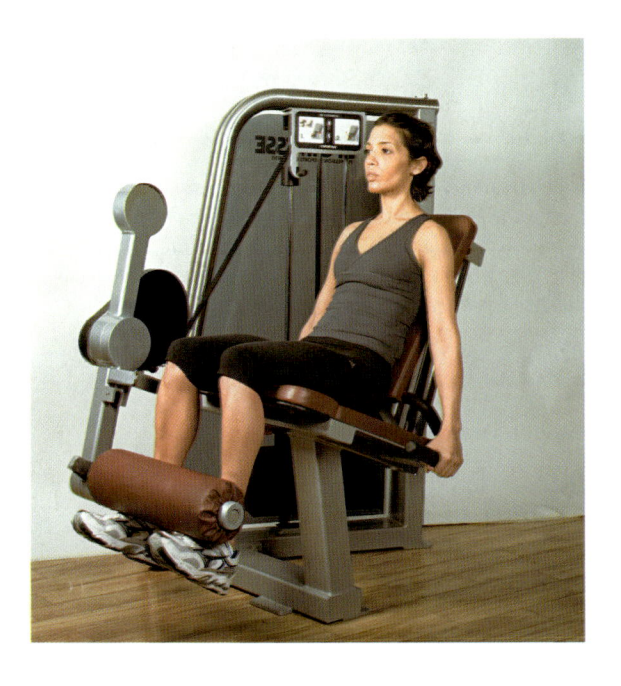

1. *Posicione-se como se fosse fazer uma extensão de perna básica, o quadril imóvel e as pernas colocadas embaixo da almofada, que deve descansar na parte de baixo de suas tíbias. Essa extensão ajuda em lesões nos joelhos.*

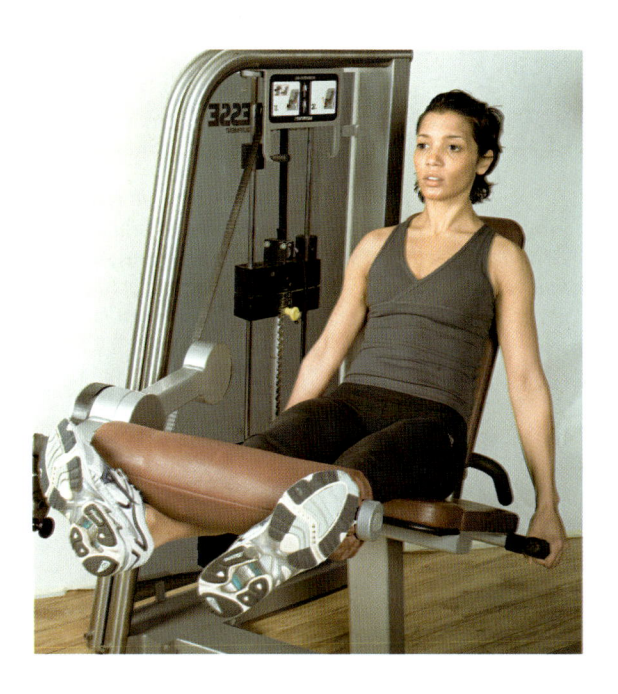

2. *Com os pés virados para fora em 45 graus, estenda suas pernas para levantar o peso. Quando suas pernas estiverem retas, pause durante dois segundos, depois baixe o peso devagar. A ênfase é no vasto medial.*

Extensão de uma perna com cabo

Músculos utilizados: Quadríceps – reto femoral, vasto lateral, vasto intermédio, vasto medial.

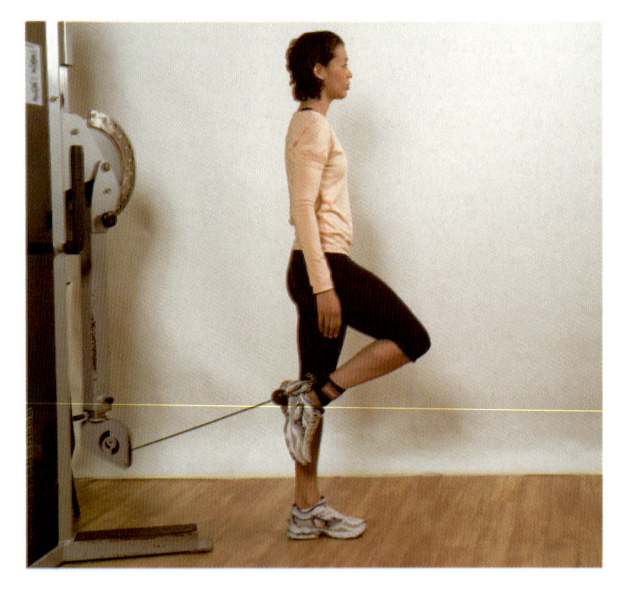

1. *Prenda o cabo atrás da parte de baixo de sua perna. Fique em pé, virado de costas para o aparelho de cabo. Levante os joelhos à sua frente, de modo que sua perna fique em um ângulo de 90 graus. Continue com o corpo parado para manter a carga isolada nos quadríceps.*

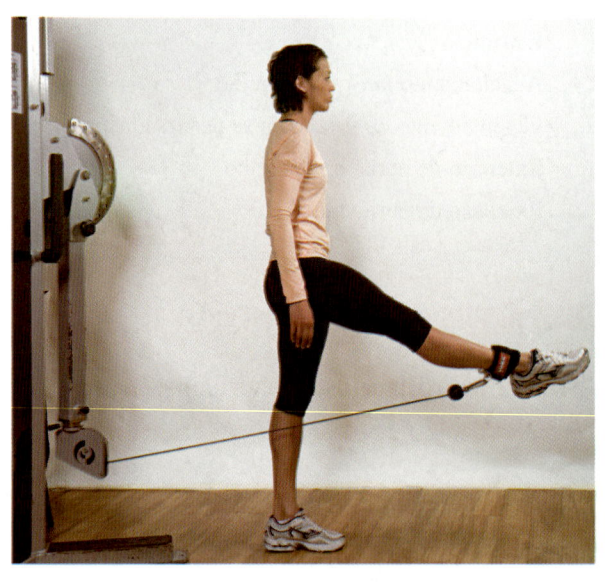

2. *Contraia seu quadríceps e estenda sua perna até ela ficar reta. Pause durante um segundo e depois dobre os joelhos devagar de volta à posição inicial. Use um peso leve para isolar seu quadríceps, senão a força cinética ajudará a levantar o peso.*

Flexão de quadril com cabo

Músculos utilizados: Tensor da fáscia lata; pectíneo.

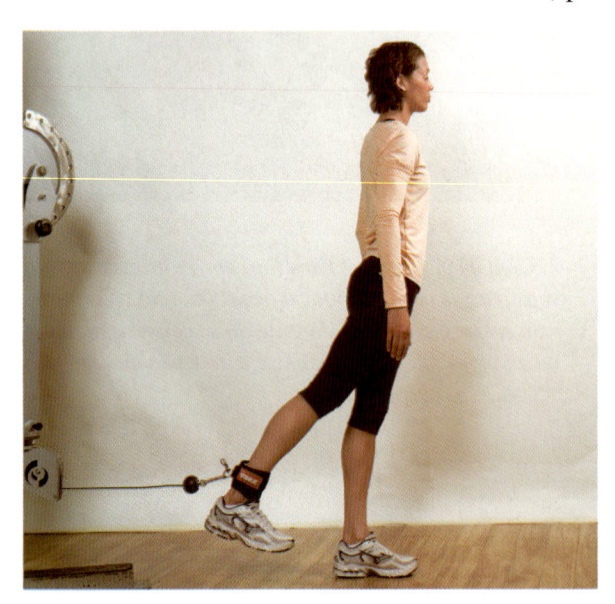

1. *Prenda o cabo atrás da parte de baixo de sua perna, exatamente acima do seu tornozelo. Fique em pé com os pés afastados na medida do seu quadril e de costas para o aparelho de cabo. Retese seus músculos do dorso para manter sua espinha dorsal em posição neutra. Levante do chão a perna presa ao cabo.*

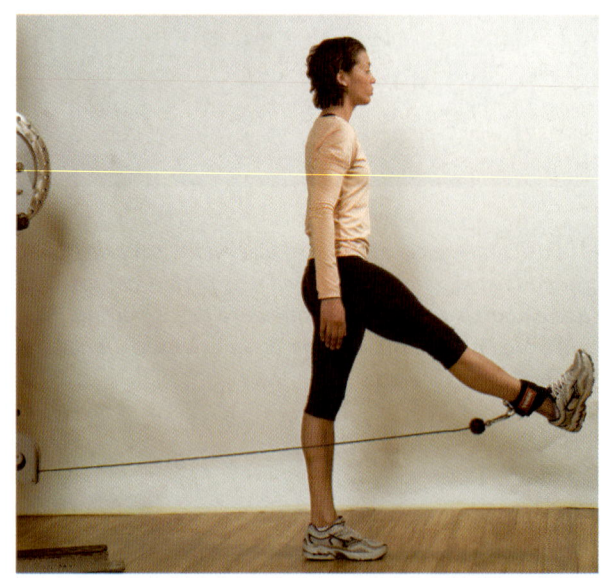

2. *Leve sua perna à sua frente, esticando-a o mais que puder. Pause durante um segundo, depois baixe a perna de volta devagar para a posição inicial. Faça um bom trabalho de abdominais simultaneamente, retesando seus abdominais para evitar que seu corpo se movimente.*

Exercícios para as pernas: geral

Os exercícios a seguir usam a maioria dos músculos das pernas; eles estimulam os mesmos movimentos musculares que você quando está correndo, caminhando ou praticando ciclismo. Para atletas que desejam chegar à excelência, estes exercícios deveriam ter um papel significativo em sua rotina de treinamento.

Exercícios para desenvolver glúteos vigorosos

Exercício	Séries e repetições
Degrau	5 × 8-10
Afundo com banco	5 × 8-10
Afundo lateral	5 × 8-10
Degrau lateral	5 × 8-10

Você não precisa ser um atleta altamente competitivo para se beneficiar desses exercícios. Eles também são exercícios para fazer se você simplesmente quer ter glúteos duros. O corpo humano – como o de muitos animais grandes e vigorosos – precisa de músculos do glúteo grandes para fornecer poder e velocidade. Você

Degrau

Músculos utilizados: Quadríceps – reto femoral, vasto lateral, vasto intermédio, vasto medial; adutores – longo e magno; glúteo médio e grande glúteo.

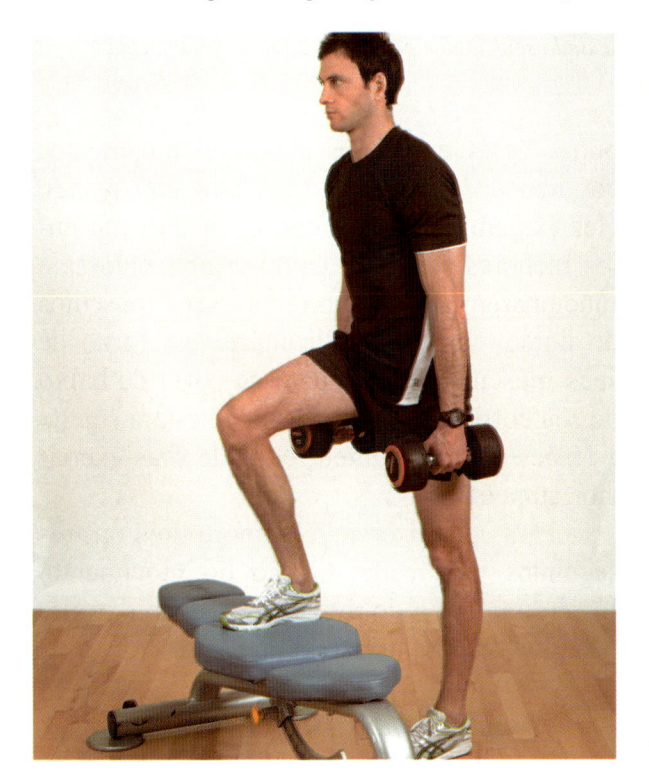

1. *Com um peso em cada mão, coloque um pé no degrau aeróbico (ou banco). Quanto mais devagar você fizer o exercício, mais intenso será o trabalho no quadríceps.*

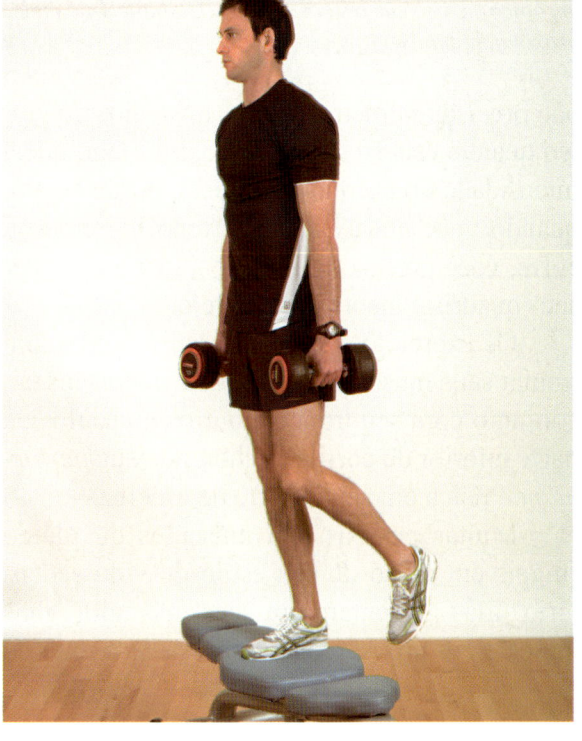

2. *Suba toda a altura. Segure o pé oposto no ar para trabalhar sua perna mais intensamente. Pause durante um segundo e depois volte devagar.*

Degrau lateral

Músculos utilizados: Quadríceps – vasto medial, reto femoral, vasto lateral, vasto intermédio; glúteo médio e grande glúteo.

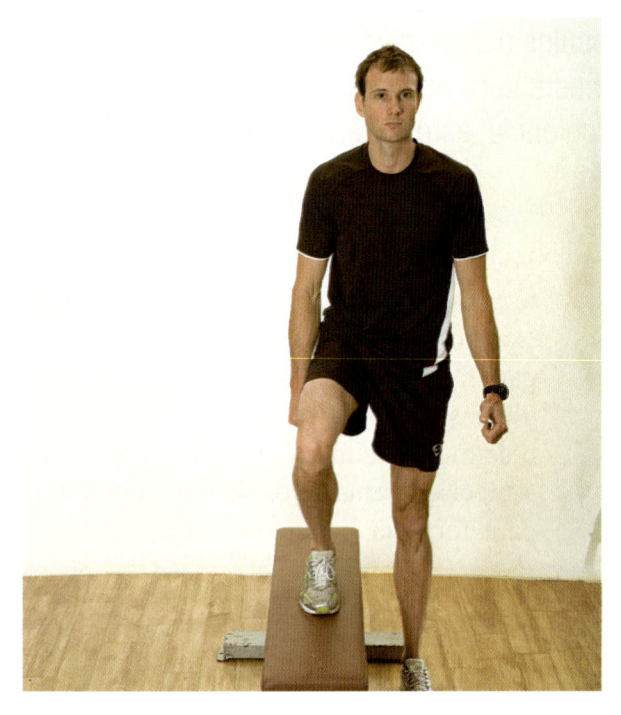

1. *Fique em pé, ao lado de um banco (ou degrau aeróbico), com seus braços de lado. Coloque o pé mais próximo no banco.*

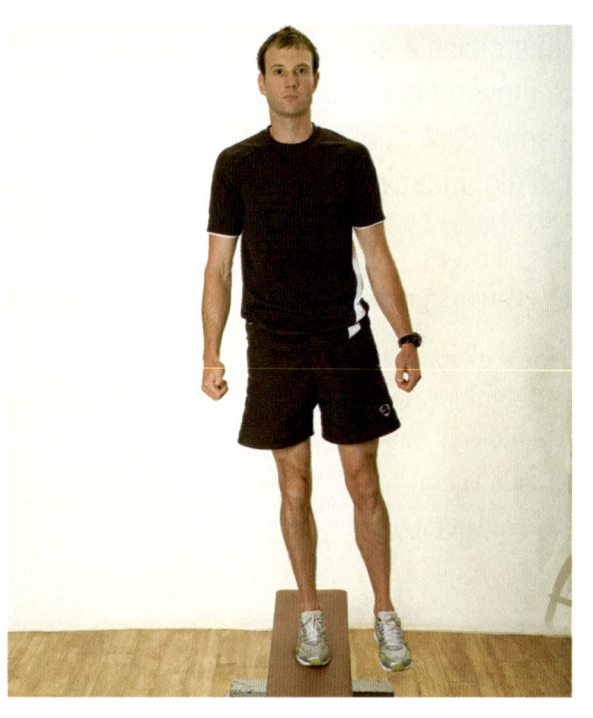

2. *Suba toda a altura, pause, depois volte devagar, usando seus quadríceps para controlar a descida.*

não precisa realmente de seus músculos do glúteo quando está só caminhando, mas logo que a intensidade do exercício aumenta, por exemplo, quando você anda em um terreno íngreme ou corre, você precisa deles para ajudar a estender seus quadris e manter o torso reto.

Os exercícios descritos aqui o ajudarão a treinar seus músculos do glúteo e malhá-los em conjunto com seu tronco e outros músculos da parte inferior do corpo, melhorando sua *performance* física em seu esporte de escolha.

Muitas pessoas têm músculos do glúteo frágeis em razão de seu estilo de vida sedentário. Elas se sentam em seus músculos, mas nunca os usam. Ao colocar um pé na frente do outro, esses exercícios simulam movimentos cotidianos de esporte, especialmente quando eles exigem equilíbrio, que força seus músculos menores a agirem como estabilizadores e funcionarem em conjunto com seus músculos do dorso. Se os estabilizadores em torno de seus músculos do tronco e da parte de baixo de seu corpo estão inativos, você estará sujeito a lesões quando a intensidade de seus exercícios aumentar.

Para cada exercício, demore dois ou três segundos para cada direção do movimento. Inspire no início do movimento, depois expire quando voltar à posição inicial.

Afundo estático

Músculos utilizados: Quadríceps – reto femoral, vasto lateral, vasto intermédio, vasto medial; grande glúteo.

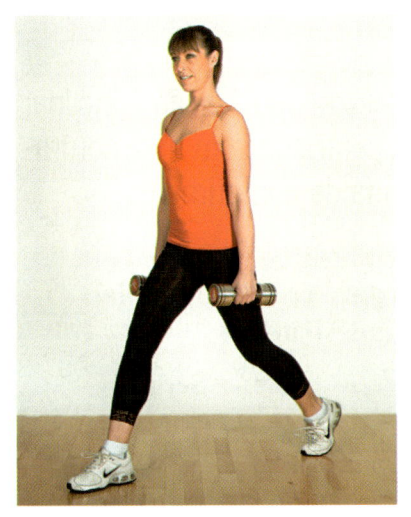

1. Fique em pé com um pé à frente do outro, por volta de 60 cm/2 pés afastados um do outro, com ambos os pés virados para a frente, e o peso de seu corpo suportado igualmente entre seus pés. O calcanhar do pé de trás deve estar fora do chão. Segure um peso em cada mão. Mantenha seu quadril nivelado, suas costas eretas e seus ombros para trás.

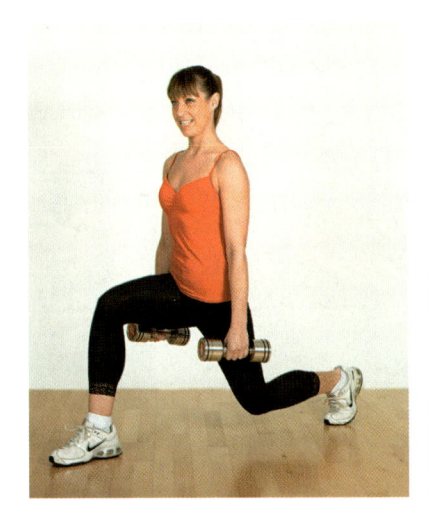

2. Abaixe devagar dobrando ambas as pernas até que a coxa de sua perna da frente fique paralela ao chão. Pause por um segundo, depois levante devagar até a posição inicial. Mantenha seu tórax fora para ajudar a isolar as pernas durante o afundo.

Afundo com banco

Músculos utilizados: Quadríceps – reto femoral, vasto lateral, vasto intermédio, vasto medial; grande glúteo.

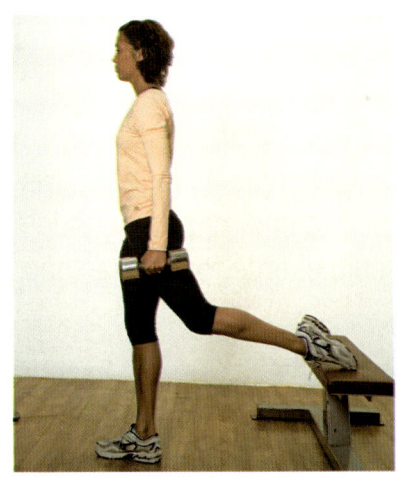

1. Fique em pé de costas para um banco, com um peso em cada mão e seus pés afastados em mais ou menos 60 cm/2 pés; coloque um pé em cima do banco atrás de você, com o peito do pé para baixo.

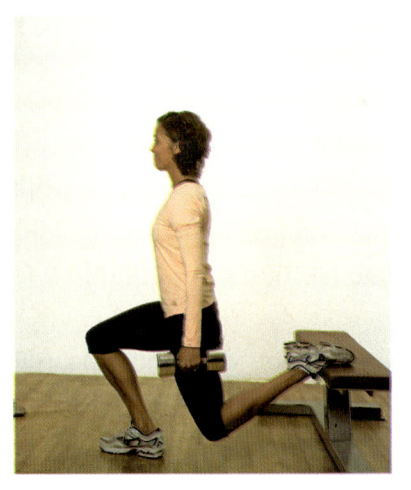

2. Abaixe devagar dobrando ambas as pernas até que a coxa de sua perna da frente fique paralela ao chão. Tente manter seu joelho de trás o mais abaixado possível, para obter o melhor alongamento. Pause durante um segundo, depois volte à posição inicial.

Afundo lateral

Músculos utilizados: Quadríceps – reto femoral, vasto lateral, vasto intermédio, vasto medial; grande glúteo e glúteo médio; adutores – longo e magno; grácil, pectíneo.

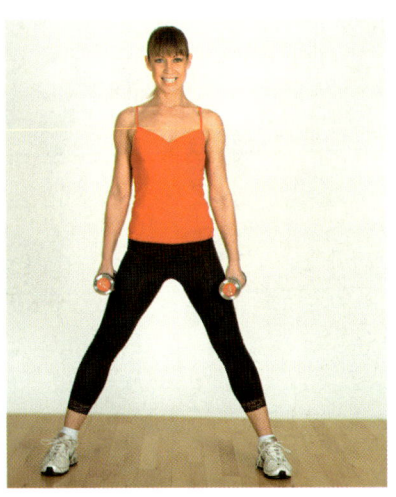

1. Fique em pé com os pés separados e suas costas retas. Mantenha seus braços retos, suas mãos só tocando a parte de cima de suas coxas. Segure um peso em cada mão. Mantenha seus abdominais tensos o tempo todo.

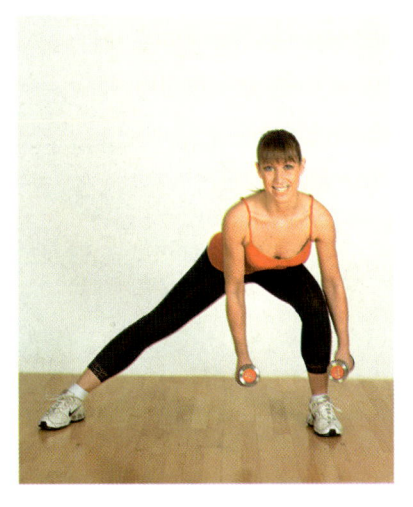

2. Afunde de lado, jogando seu peso para trás da perna dobrada, retesando os abdominais para apoiar a lombar. Com a coxa da perna que está abaixando paralela ao chão, pause durante um segundo, estenda a perna, depois volte para a posição inicial.

Exercícios para as pernas: isquiotibiais

Os isquiotibiais são um grupo de músculos no lado de trás da coxa. Sua função é inclinar a pélvis para trás (rotação posterior) e endireitá-la quando fica contraída com uma contração isométrica – quando o músculo exerce força, mas não muda de comprimento.

Os isquiotibiais são encurtados por alguns exercícios, como o ciclismo, e podem, com frequência, fazer com que outros músculos, tais como os das costas e do glúteo, encurtem. Lesões nos isquiotibiais também são comuns. Em corredores, os isquiotibiais precisam ser longos e fibrosos, para permitir uma gama de movimentos completa. Para conseguir isso, um alongamento regular é essencial quando for

Exercícios para criar isquiotibiais indestrutíveis

Exercício	Séries e repetições
Flexão de perna no aparelho	5 × 15-20
Flexão de perna sentado	5 × 15-20
Afundo	5 × 15-20
Kickback com cabo	5 × 15-20

Flexão de perna no aparelho

Músculos utilizados: Bíceps femoral – cabeça curta e cabeça longa; semimembranoso; semitendíneo (ou semitendinoso).

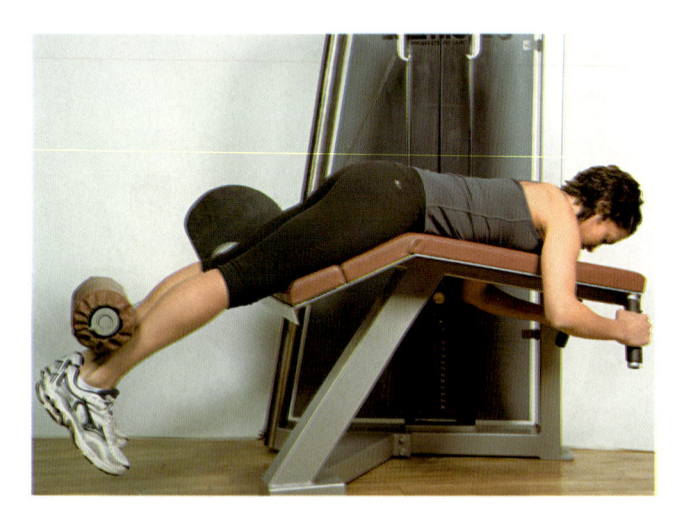

1. Deite com o rosto para baixo no aparelho flexor de perna, com suas pernas colocadas sob a almofada de pernas. Segure as barras e retese os músculos do dorso para ajudar a manter o corpo parado e a espinha dorsal neutra. Relaxe sua cabeça no fim do banco ou a repouse em um lado. Quanto mais devagar você fizer este exercício, mais duro seus isquiotibiais terão que trabalhar.

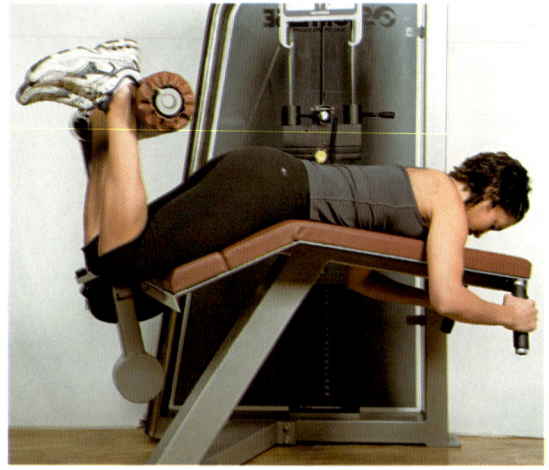

2. Segurando firme nas barras, flexione o peso para cima até que suas pernas estejam dobradas em 90 graus. Retese seus glúteos durante todo o movimento para ajudar a isolar seus isquiotibiais e glúteos. Pause durante um segundo nessa posição, depois baixe devagar o peso de volta à posição inicial.

treinar os isquiotibiais. Demore-se no alongamento depois de cada série de exercícios para os isquiotibiais, a fim de mantê-los tão longos quanto possível.

Se você tiver rompimentos nos isquiotibiais, alongue o músculo logo que a dor tiver passado para reduzir o efeito da cicatriz no tecido e reeducar o músculo a trabalhar com exercícios leves para os isquiotibiais.

Estilos de vida sedentários – levados por tantas pessoas hoje em dia – tornam os músculos isquiotibiais mais curtos, o que leva a uma curva na região lombar da espinha dorsal, tornando-o sujeito a lesões. Se você fica o dia todo sentado, faça pelo menos dez minutos de exercício cardiovascular e passe algum tempo se alongando para preparar os seus isquiotibiais para um treinamento de resistência. Os esportistas muitas vezes negligenciam seus isquiotibiais, e as demandas colocadas sobre eles levam a desequilíbrios musculares entre o quadríceps e os isquiotibiais. Os exercícios a seguir trabalham principalmente os isquiotibiais. Qualquer que seja sua meta, você deveria tentar treinar seus isquiotibiais pelo menos uma vez por semana.

Em cada exercício, leve entre dois e três segundos para cada direção do movimento. Inspire no início do movimento e expire quando voltar para a posição inicial.

Pode ser difícil recrutar os isquiotibiais sem usar outros músculos na lombar. Para evitar que a lombar trabalhe, retese seus glúteos e contraia os músculos abdominais. Se você sofre de dor na lombar, seus isquiotibiais podem estar muito compactados e os abdominais não conseguem apoiar suas costas. Tente usar pesos mais leves para prevenir o recrutamento dos músculos em sua lombar.

Flexão de perna sentado

Músculos utilizados: Bíceps femoral – cabeça curta e cabeça longa; semimembranoso; semitendíneo.

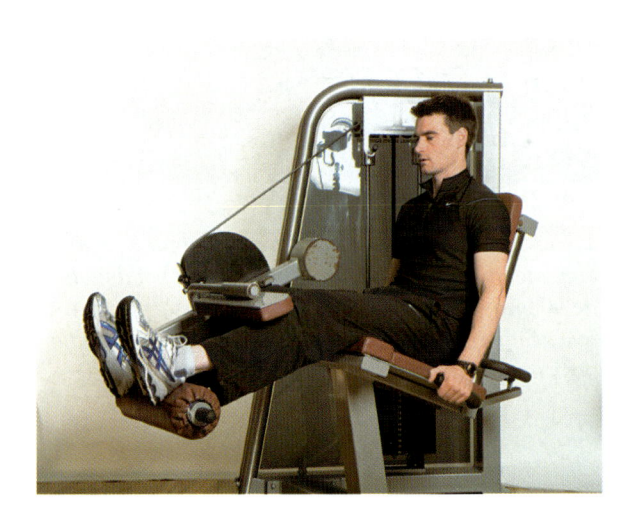

1. *Sente-se no aparelho flexor de perna com suas costas pressionadas firmemente contra o encosto de trás para apoio. Coloque suas pernas embaixo da plataforma superior e descanse-as na almofada inferior. Retese seus músculos do dorso para ajudar a manter a parte superior do corpo parada, deixando sua espinha dorsal neutra e sua cabeça para a frente, alinhada com sua espinha dorsal. Levante levemente seus dedos dos pés para fazer os isquiotibiais trabalharem mais duro.*

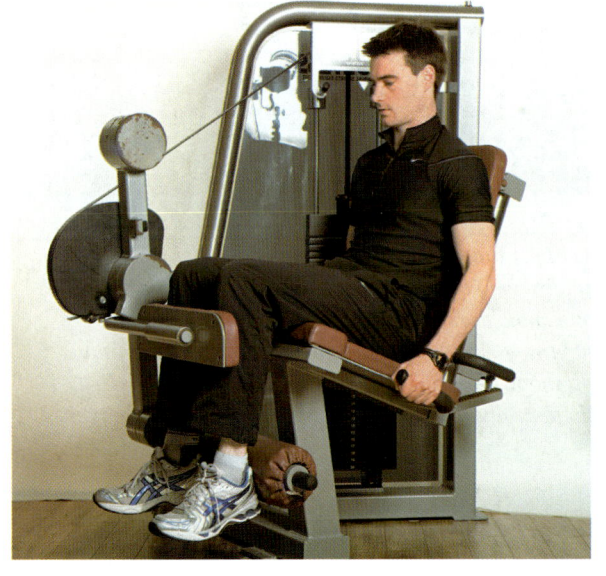

2. *Segure firme nas barras para manter os quadris no assento. Flexione o peso para baixo até seus joelhos estarem dobrados em um ângulo de 90 graus. Pause durante um segundo, depois volte para a posição inicial. Volte para o começo devagar, para que seus joelhos não levem todo o peso, causando uma hiperextensão no fim do movimento.*

Flexão de uma perna com cabo

Músculos utilizados: Bíceps femoral – cabeça curta e cabeça longa; semimembranoso; semitendíneo; gastrocnêmio – cabeça lateral e cabeça medial.

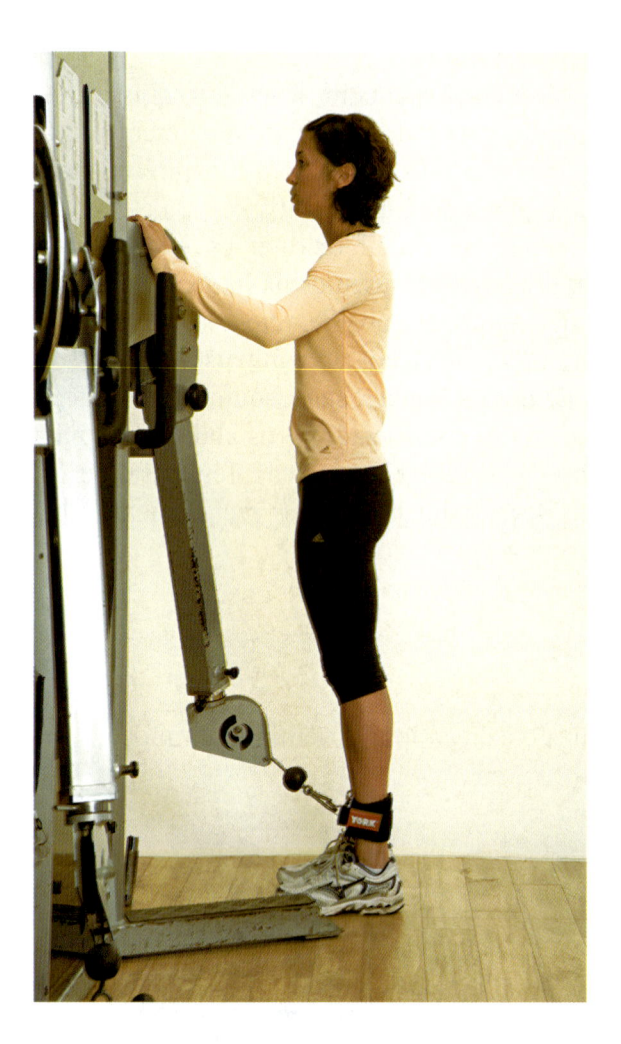

1. *Fique diante do aparelho de cabo com uma tornozeleira em volta de um dos tornozelos. Retese seus músculos dorsais para manter sua espinha dorsal neutra, e mantenha sua cabeça virada para a frente, alinhada com sua espinha dorsal. Segure as barras do aparelho para ajudar a manter seu torso imóvel.*

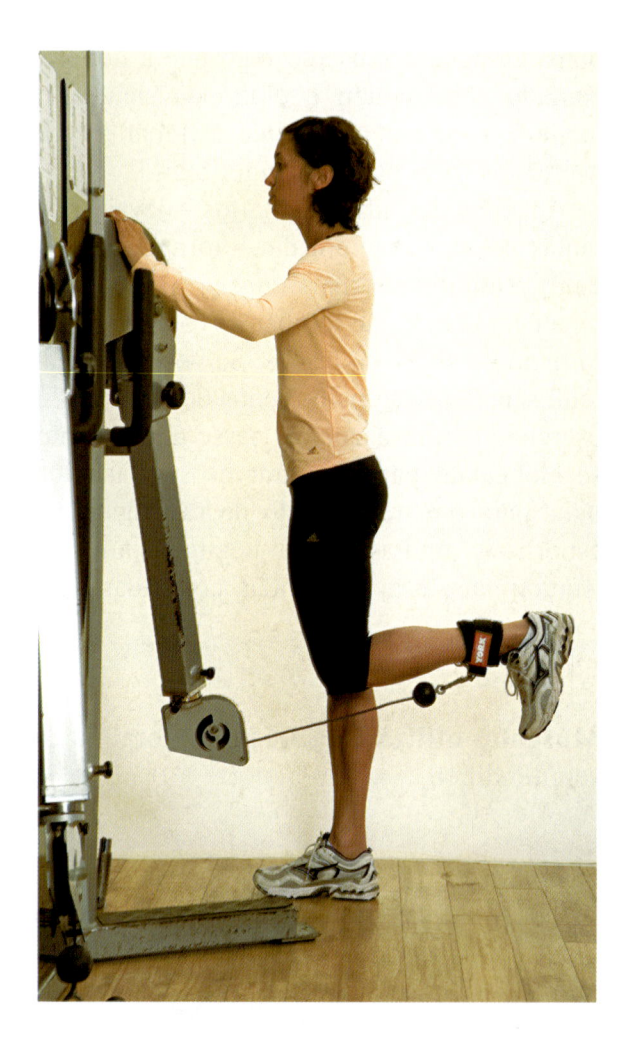

2. *Flexione o peso para trás de você dobrando o joelho até que sua perna fique dobrada em um ângulo de 90 graus. Pause durante um segundo, depois estique sua perna devagar para baixar o peso de volta à posição inicial.*

Kickback com cabo

Músculos utilizados: Grande glúteo; glúteo médio; tensor da fáscia lata; bíceps femoral – cabeça curta e cabeça longa.

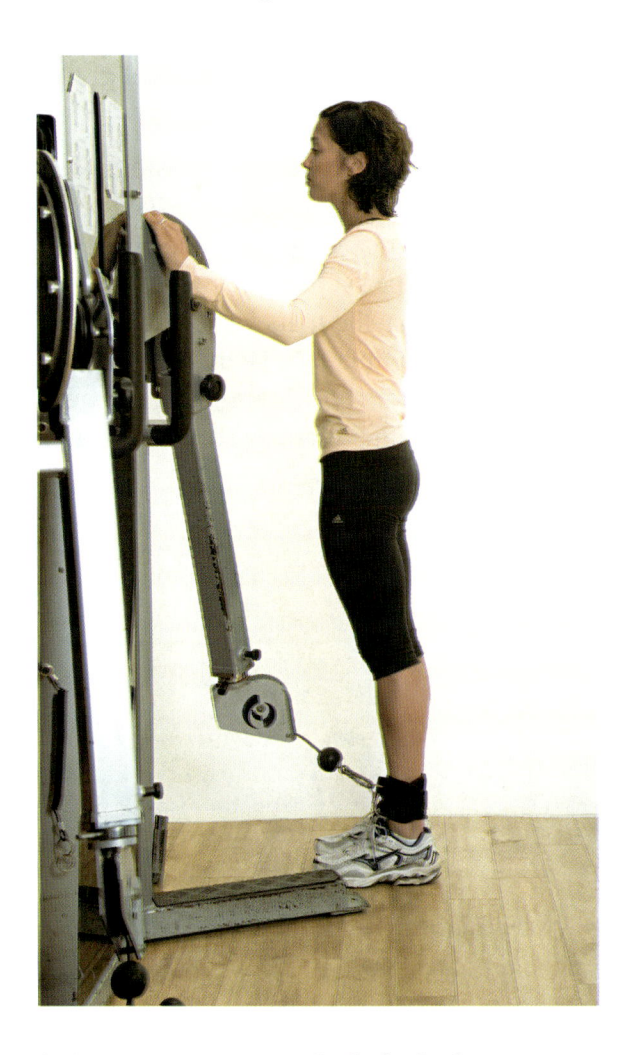

1. *Assuma a mesma posição da flexão de uma perna com cabo (acima) e retese seus músculos abdominais do dorso o máximo possível para evitar que sua lombar faça parte do trabalho. Segure as barras do aparelho para equilíbrio e para manter o dorso imóvel. A diferença neste exercício é que ele coloca mais ênfase em seus músculos do glúteo.*

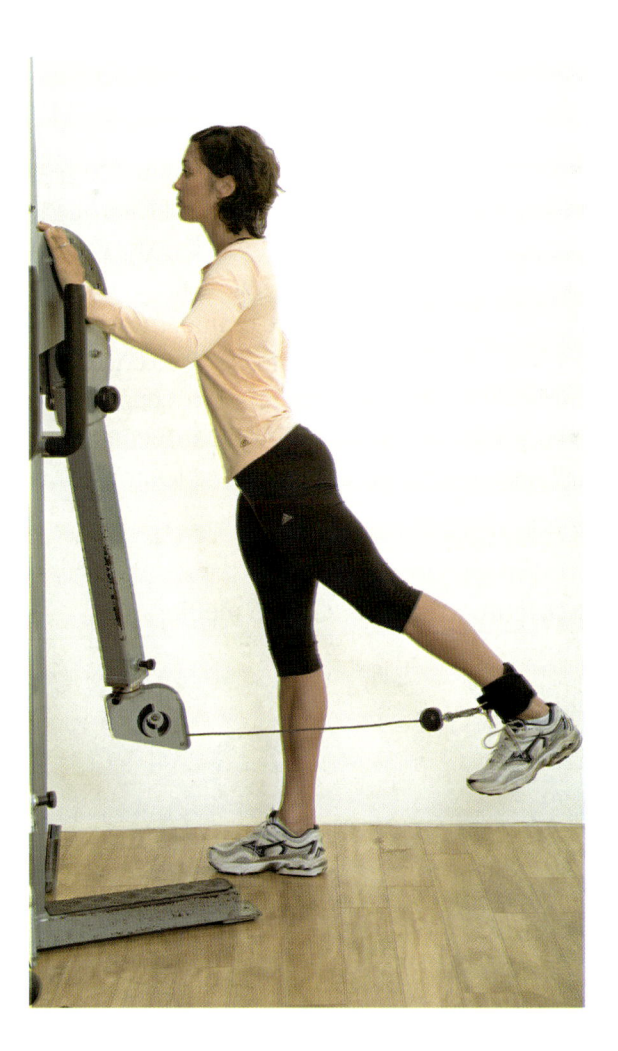

2. *Retese seus glúteos e chute a perna presa ao cabo para trás de você em um ângulo de 45 graus. Pause durante um segundo, depois volte devagar a perna para a posição inicial. Este é um exercício ótimo para pessoas que têm glúteos fracos, em especial para corredores ou atletas que não recrutam seus músculos do glúteo apropriadamente.*

Exercícios para as pernas: músculos da coxa

Sempre que você começa a acelerar com um passo mais largo ou afundo de um lado, você usa seus músculos interiores e exteriores da coxa. Esses músculos, que são conhecidos como adutores e abdutores, ajudam a estabilizar seu corpo. Por exemplo, se você corre e tem muitos movimentos laterais em seus quadris, isso pode causar um efeito de serpenteamento em sua espinha dorsal, que pode levar à dor nas costas. Em todo caso, você quer transferir toda sua potência em ir para a frente, e não para os lados. Quando pratica ciclismo, você quer toda a potência de sua perna para pressionar o pedal para baixo para dar-lhe mais velocidade para a frente. Quando dá uma tacada em uma bola de golfe, você quer uma boa estabilidade nos quadris para permitir-lhe rotar e bater com a maior força e velocidade possíveis.

Abdução de quadril com cabo

Músculo utilizado: Glúteo médio.

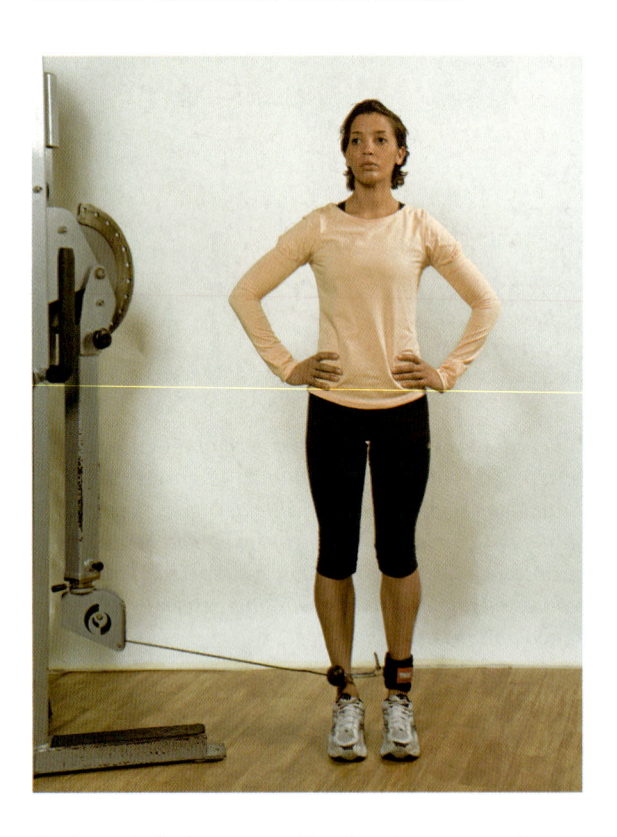

1. *Fique de lado no aparelho de cabo com os pés separados na medida do quadril. Prenda uma tornozeleira à perna do lado de fora. Mantenha a ênfase nos lados dos glúteos durante todo o movimento.*

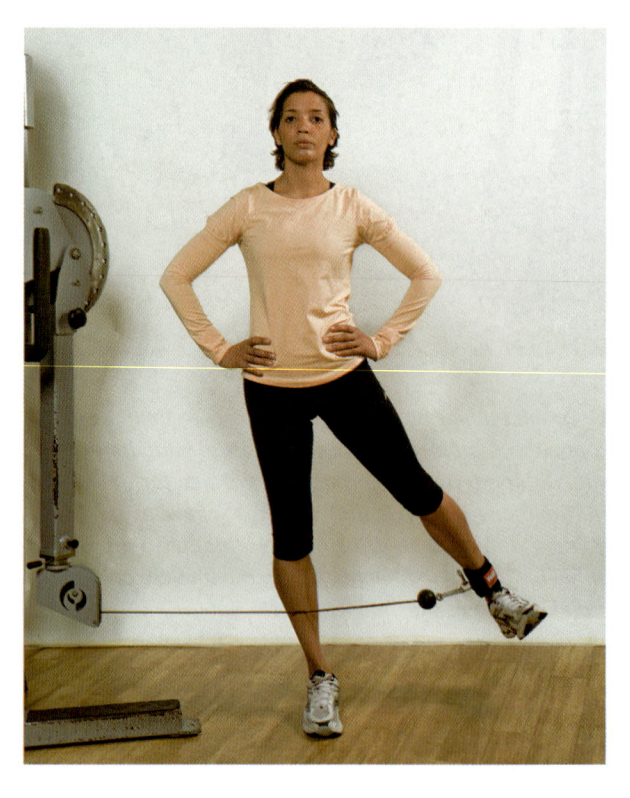

2. *Levante devagar a perna do lado de fora o mais que puder para o lado. Pause durante um segundo, depois abaixe devagar. Fazer o exercício devagar garante que os glúteos trabalharão duro.*

Adução com cabo

Músculos utilizados: Adutor – longo e magno; pectíneo; grácil.

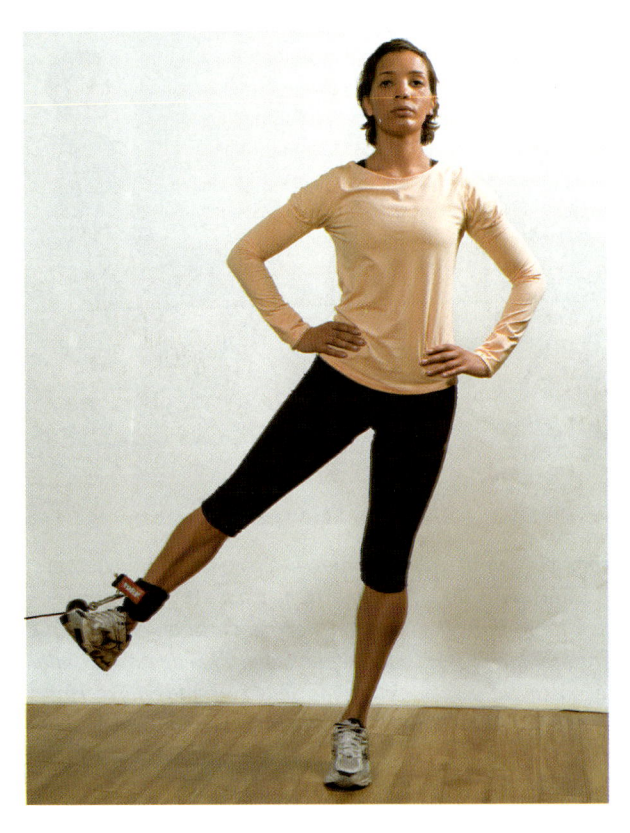

1. *Fique em pé sobre uma perna, de lado para o aparelho de cabo. A outra perna é levantada no ar, presa ao cabo por uma tornozeleira. Mantenha a parte de cima do seu corpo o mais imóvel e ereta possível retesando os abdominais.*

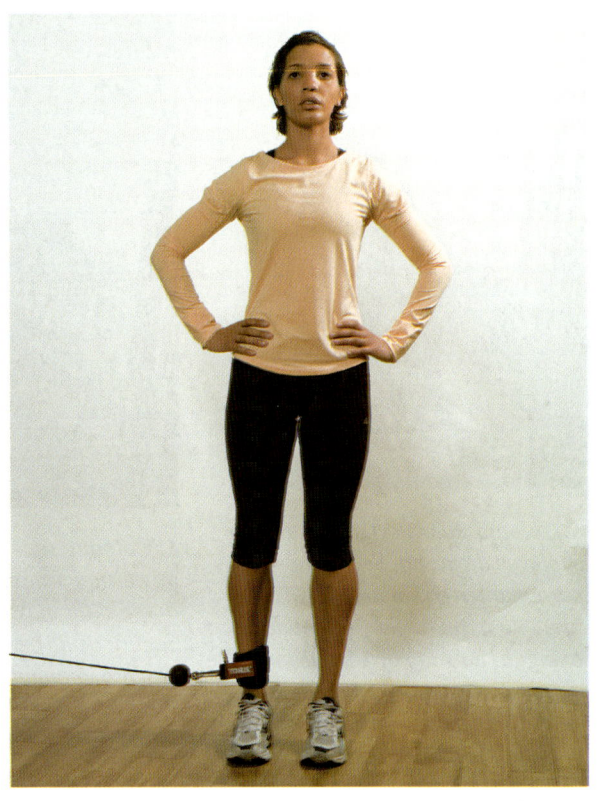

2. *Aduza a perna presa até as pernas ficarem juntas. Pause e depois abaixe o peso levando sua perna de volta à posição inicial. Comece com um peso que seja mais leve do que imagina poder administrar e depois aumente a carga.*

Estes exercícios trabalham um número de músculos interiores e exteriores da coxa em conjunto. Não é dado tempo a eles para relaxarem – quando um está trabalhando, o outro está agindo como estabilizador. Enquanto treina esses músculos, sempre contraia seus músculos do dorso para ajudar a isolar os músculos interiores e exteriores da coxa que você deseja trabalhar. Tenha cuidado ao começar suas rotinas com o adutor e o abdutor. Comece com um peso leve e aumente. Não ignore a dor quando treinar esses músculos, já que você pode causar lesões.

Para cada exercício, demore entre dois e três segundos para cada direção do movimento. Inspire no início do movimento e expire quando voltar para a posição inicial.

Plano de exercícios para força e tonificação dos adutores e abdutores

Exercício	Séries e repetições
Afundo	3 × 20
Afundo lateral	3 × 20
Abdução com cabo	3 × 20
Adução com cabo	3 × 20
Abdução com aparelho	3 × 20
Adução com aparelho	3 × 20

Abdução com aparelho

Músculos utilizados: Glúteo – médio e grande.

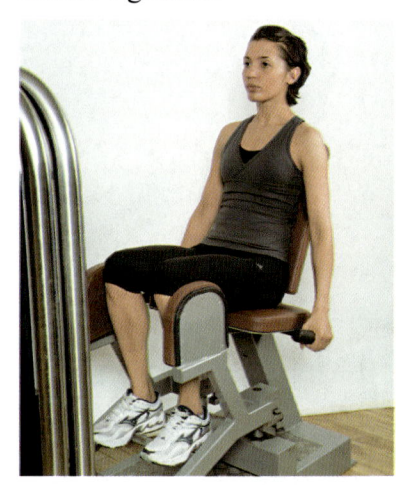

1. Coloque suas pernas contra os suportes de perna. Segure as barras para manter-se em uma posição firme no assento. Se você mudar o ângulo da sua parte superior do torso ajustando o ângulo do encosto, poderá focar o exercício em músculos diferentes.

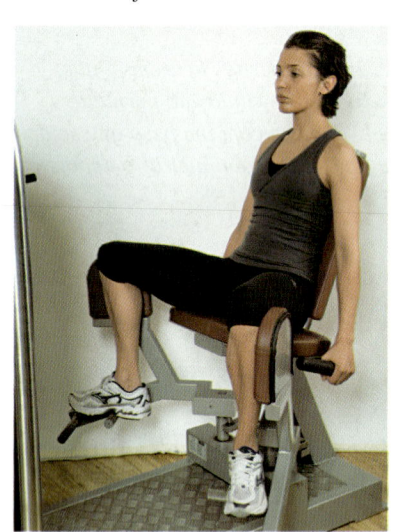

2. Quanto mais vertical estiver o encosto, mais seu grande glúteo trabalhará, e quanto maior o ângulo do encosto, maior será a ênfase no glúteo médio. Retese seus glúteos e separe as pernas o mais que puder mantendo o conforto. Pause durante dois segundos, depois traga devagar as pernas de volta juntas, enquanto resiste ao peso.

Adução com aparelho

Músculos utilizados: Músculos adutores – breve, longo e magno; pectíneo.

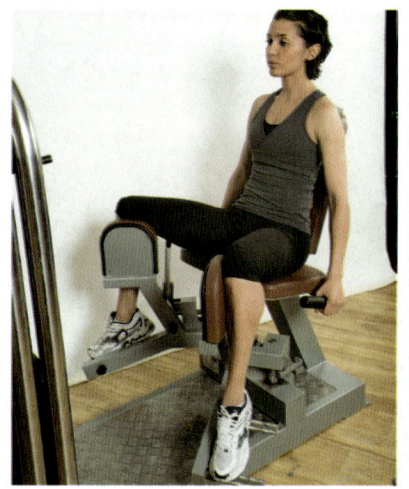

1. Coloque suas pernas nos suportes de perna e retese seus músculos do dorso para manter seu torso imóvel. Segure as barras para manter-se no assento enquanto faz o exercício. Faça esse exercício devagar, para início de conversa.

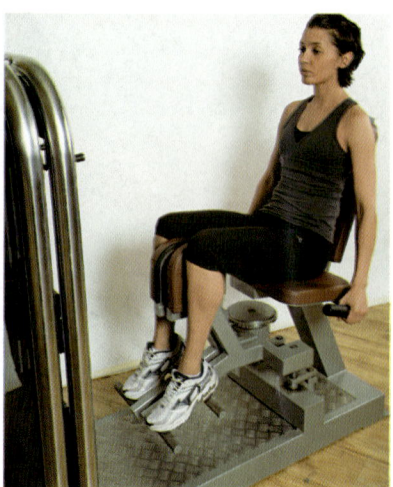

2. Empurre suas pernas até elas se encontrarem. Pause durante dois segundos, depois, devagar, permita que elas sejam separadas de novo, ainda retesando seus músculos para criar resistência. Se você nunca trabalhou esses músculos antes, vai levar algum tempo para desenvolvê-los.

Abdução elástica

Músculos utilizados: Glúteos – médio e grande.

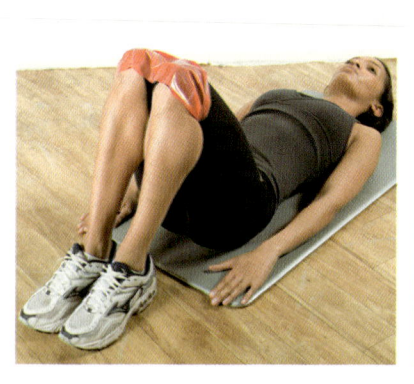

1. Deite de costas com as pernas dobradas em 90 graus e seus pés encostados no chão à sua frente. Coloque uma faixa elástica em volta de seus joelhos e faça um nó firme. Retese seus abdominais para manter suas costas encostadas no chão.

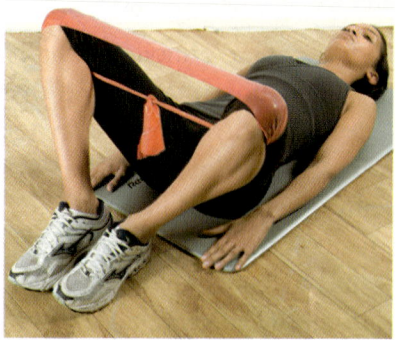

2. Neste exercício, para fazer seus glúteos trabalharem mais duro ainda, levante os quadris antes de afastar suas pernas. Retese os músculos do glúteo e separe os joelhos o máximo que conseguir. Pause durante dois segundos, depois volte devagar à posição inicial, mantendo os abdominais retesados.

Exercícios para as pernas: músculos da panturrilha

Cada vez que você dá um passo para a frente, você usa os músculos de sua panturrilha. Para atividades mais rápidas, tais como corrida e corrida rápida, músculos da panturrilha fortes são essenciais. Eles mantêm seu movimento para a frente e fornecem uma boa força e estabilidade para outros músculos em suas pernas.

Muitas vezes as pessoas pulam os exercícios de fortalecimento da panturrilha porque pensam que eles são banais. Isso é um equívoco – você não fará sua melhor *performance* com panturrilhas fracas. Além disso, estará sujeito a lesões, particularmente lesões do calcâneo. Fisiculturistas dizem muitas vezes que não querem se dar ao trabalho de treinar suas panturrilhas porque acreditam não poderem aumentá-las. A principal razão para isso é que os músculos da panturrilha são pequenos e é necessária muita paciência para ver as melhorias graduais no tamanho e definição com o treinamento apropriado. Se esse for seu caso, reserve um tempo em seu treinamento e torne suas panturrilhas uma prioridade – tente até colocar os exercícios de panturrilha no início de seu treino por algumas semanas.

Treinamento dos músculos da panturrilha

Existem três músculos que flexionam e estendem o pé para estruturar as panturrilhas. Eles são: o tibial anterior, que percorre a parte da frente da tíbia e contrai para flexionar os dedos dos pés em direção ao joelho; o gastrocnêmio, um músculo longo e largo que liga a parte de baixo da parte superior de sua perna com seu calcanhar (ele flexiona para estender seus dedos dos pés quando sua perna está reta e contrai para flexionar todos os músculos na parte de trás da perna); e o sóleo, um músculo mais curto que se liga à parte superior da tíbia e o calcanhar, e trabalha principalmente quando

Plano de exercícios para músculos fortes na panturrilha	
Exercício	Séries e repetições
Levantamento de panturrilha nas duas pernas	3 × 20
Prensa atlética de panturrilha	3 × 20
Levantamento de uma perna sentado	3 × 20

a perna já está dobrada em um ângulo de 90 graus.

Se você andou treinando suas panturrilhas sem ver melhoria, tente alterar sua rotina. Para ter melhor efeito no treinamento, mude a quantidade de repetições cada vez que treinar. Um dia, faça de seis a dez repetições com um peso mais pesado e, em outro, faça entre 20 a 30 repetições com um peso mais leve. Tente segurar o peso durante três segundos no topo de cada pico de contração para fazer os músculos da panturrilha trabalharem mais duro ainda. Mas não os treine em excesso e faça pelo menos um dia de descanso entre as sessões de panturrilha – senão seu progresso estacionará. Também seja cuidadoso para não treinar os músculos da panturrilha primeiro se você também deseja incluir exercícios de músculos maiores da perna em sua rotina. Você precisa que seus músculos da panturrilha estejam descansados se eles tiverem que fornecer apoio e estabilidade suficientes quando seus músculos maiores estão trabalhando.

Sempre alongue suas panturrilhas para evitar que elas se tornem rígidas, afetando o calcâneo. Se você sofre de panturrilhas rígidas, faça algum alongamento regular e massageie-as antes de isso levar a lesões. Alongar as panturrilhas pode, na verdade, torná-las maiores e dar-lhes uma aparência de mais vigor. Para cada um destes exercícios, demore entre dois e três segundos para completar cada direção do movimento. Inspire no início do movimento, depois expire quando você voltar devagar à posição inicial.

Levantamento de panturrilha nas duas pernas

Músculos utilizados: Tríceps sural – gastrocnêmio cabeça medial, gastrocnêmio cabeça lateral, sóleo.

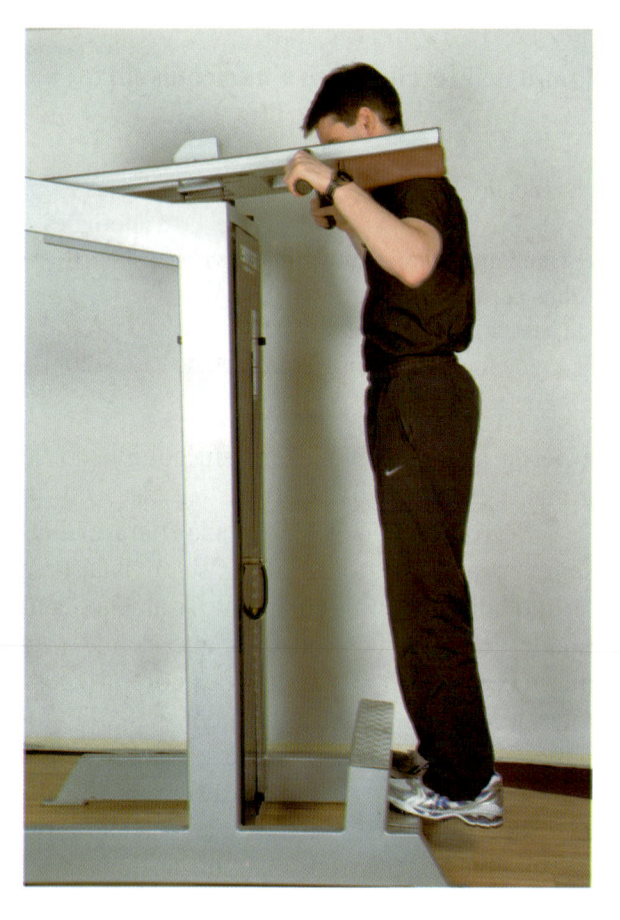

1. *Fique em pé na beira de um degrau com a ponta dos pés. Segure as barras para equilíbrio. Retese seus músculos do dorso e as partes de cima de suas pernas para manter seu corpo em uma linha reta. Abaixe seus calcanhares além da linha do degrau.*

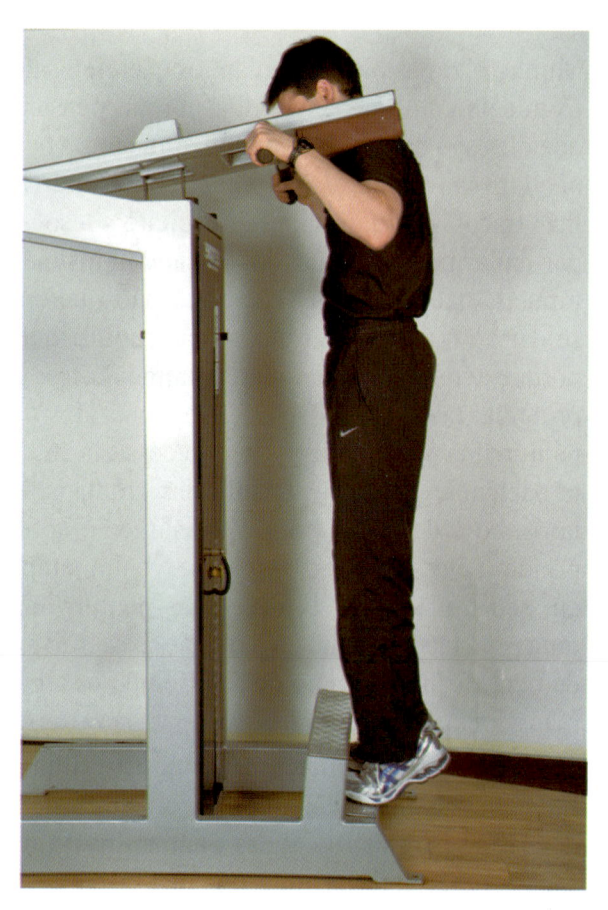

2. *Pause durante um segundo, retese os músculos de sua panturrilha o máximo que puder e levante seus calcanhares o mais alto que conseguir acima do degrau. Pause durante dois segundos nesta posição, depois volte para a posição inicial.*

Exercícios para as pernas: músculos da panturrilha

Prensa atlética de panturrilha

Músculos utilizados: Tríceps sural – gastrocnêmio cabeça medial, gastrocnêmio cabeça lateral, sóleo.

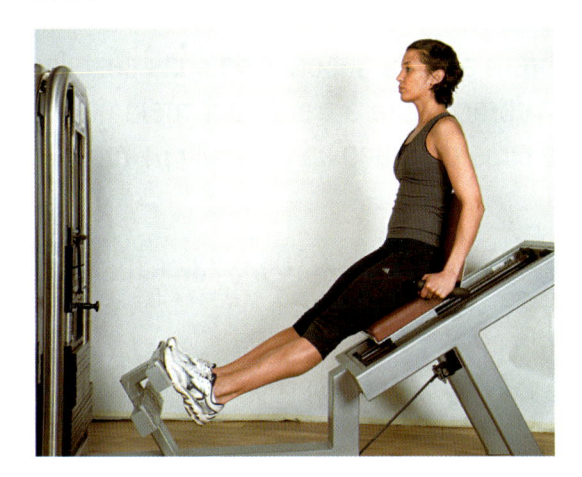

1. Sente-se na prensa atlética de panturrilha, com as costas eretas e a cabeça alinhada. Segure as barras e coloque a ponta de seus pés contra a beira do suporte da prensa atlética. Para colocar ênfase nos músculos da panturrilha, mantenha toda a perna o mais esticada possível e retese seus músculos do dorso para manter suas costas retas.

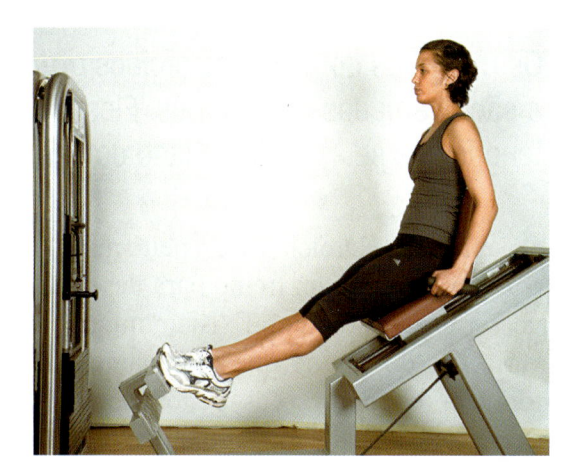

2. Mantendo os músculos de sua panturrilha tensos, pressione o suporte para longe de você. Faça uma pausa de dois segundos, depois relaxe suas panturrilhas devagar. Repita o exercício entre seis e dez vezes. Para tornar esse exercício mais exigente e se assegurar de ter uma força igual em ambas as pernas, tente usar apenas uma perna.

Levantamento de uma perna sentado

Músculos utilizados: Tríceps sural – gastrocnêmio cabeça medial, gastrocnêmio cabeça lateral, sóleo.

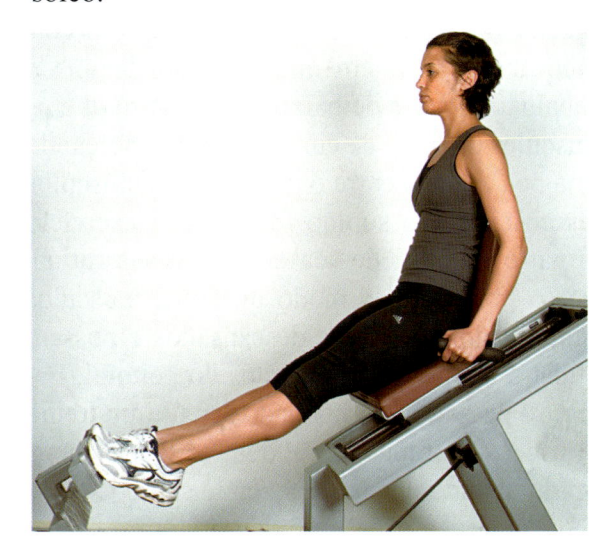

1. Sente-se na prensa atlética de panturrilha, com as costas eretas. Segure as barras e coloque a ponta de seus pés contra a beira do suporte da prensa atlética. Endireite suas pernas e retese os músculos do dorso para manter suas costas retas.

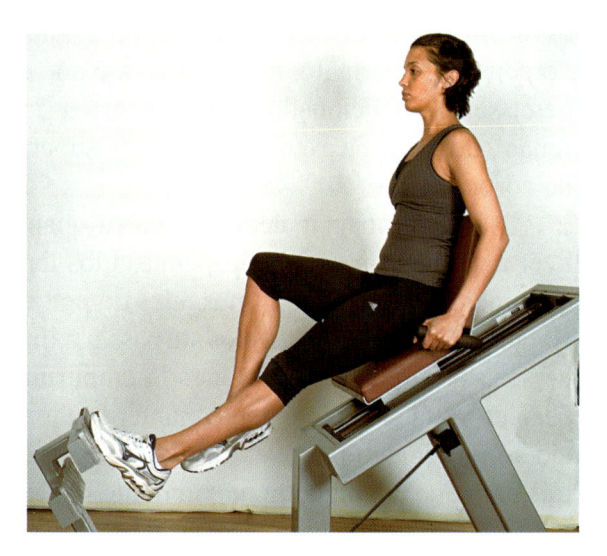

2. Tire uma perna do suporte, estique a outra, retese seus músculos do dorso e da panturrilha, e pressione o suporte para longe de você. Pause durante dois segundos e, devagar, relaxe sua panturrilha. Se conseguir fazer 50 repetições, você tem uma boa força na panturrilha.

Exercícios para o peito: supino

Os músculos do peito são tecidos grandes que cobrem a parte superior de suas costelas e são chamados de peitorais. Eles ajudam a levar o braço para a frente por meio de um tendão que se estende do lado do osso da parte de cima do braço ao músculo peitoral.

O supino é o exercício para o peito mais comum e é um bom treino para desenvolver um tórax maior. Existem muitas variações do supino que o ajudarão a tonificar e definir seus peitorais. Os exercícios de supino, entretanto, irão apenas ajudar a aumentar a parte de baixo e as camadas exteriores dos músculos peitorais.

Para conseguir que as partes interiores e superiores de seu tórax funcionem bem, e lhe deem uma boa simetria, você precisará fazer outros exercícios.

Fisiculturistas de primeira linha acreditam que os exercícios de supino são a chave para o desenvolvimento de um peitoral forte e bem desenvolvido. Não existe dúvida de que eles aumentam o tamanho do peitoral e, portanto, não surpreende que em geral sejam mencionados como o "arroz com feijão" de todos os exercícios da parte superior do corpo.

Não tente baixar demais a barra quando fizer o supino, ou então outros músculos terão que trabalhar, não só seus músculos do peitoral isolados. Levar seus cotovelos até passar a linha de seu corpo é suficiente. Quando empurrar o peso de volta para cima, tente manter seu tórax tão amplo quanto possível e forçar seus peitorais para que contraiam o máximo que puder.

Mudar o ângulo da posição de onde você está pressionando ajudará a trabalhar partes diferentes do peitoral. Colocar o banco em posição inclinada isolará a parte de cima do seu peitoral. Isso também fará a parte da frente de seus ombros trabalharem duro para criar uma ligação forte entre seu peitoral e os ombros. Colocar o banco em uma posição declinada trabalhará a parte de baixo de seu peitoral e os músculos da parte de cima das costas, forçando uma boa ligação entre o peitoral e os músculos das costas. Se o supino for o maior exercício da parte superior de seu corpo em sua rotina, faça-o primeiro, de modo que seus músculos estabilizadores estejam descansados e possam ajudar a apoiar seus músculos do peitoral. Espere se passarem 48 horas do seu último treino de tríceps, porque eles podem se cansar mais rápido quando você está fazendo supino.

Para cada exercício, demore entre dois e três segundos para cada direção do movimento. Inspire no início do movimento e expire quando voltar para a posição inicial.

Exercícios de supino para músculos do peitoral maiores

Exercício	Séries e repetições
Supino inclinado	5 × 6-8
Supino declinado	5 × 6-8
Supino reto	5 × 6-8
Supino inclinado	3 × 20+, menos de 60 segundos de descanso entre as séries
Supino declinado	3 × 20+, menos de 60 segundos de descanso entre as séries
Supino reto	3 × 20+, menos de 60 segundos de descanso entre as séries

Exercícios para o peito: supino

Supino reto

Músculos utilizados: Peitoral maior; deltoide anterior; tríceps braquial – cabeça medial e cabeça longa.

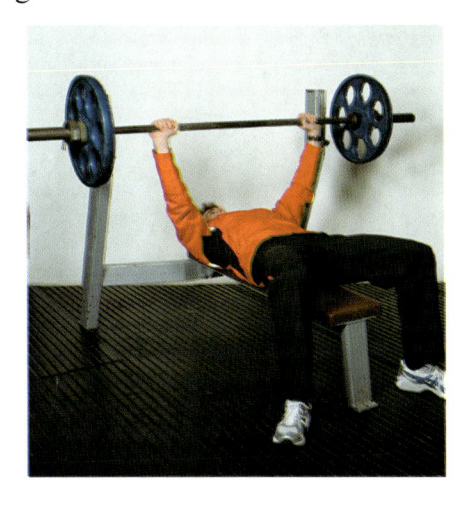

1. *Deite em um banco com a cabeça para trás e os pés no chão. Agarre a barra com ambas as mãos e segure-a acima de você, alinhada com o meio do tórax. Segure-a com as mãos separadas em uma distância um pouco maior que a medida dos ombros, com as palmas voltadas para fora. Mantenha a barra alinhada com o seu tórax e não seus ombros, ou você pode causar uma lesão.*

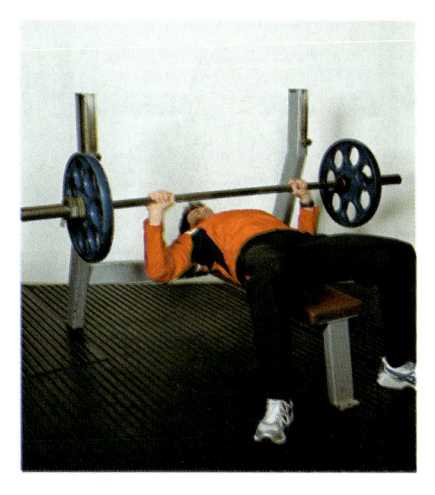

2. *Com os braços retos, baixe a barra até o seu peito, dobrando seus cotovelos para os lados. Continue baixando até que seus cotovelos estejam em um ângulo de 90 graus. Pause durante um segundo, depois suba a barra para a posição inicial, mantendo seus abdominais retesados. A barra deve descer o suficiente para trabalhar seu peitoral, e quando você a empurrar de volta, empurre seu tórax para fora, fazendo com que ele trabalhe mais duro.*

Supino inclinado

Músculos utilizados: Peitoral maior; deltoide anterior; tríceps braquial – cabeça medial e cabeça longa.

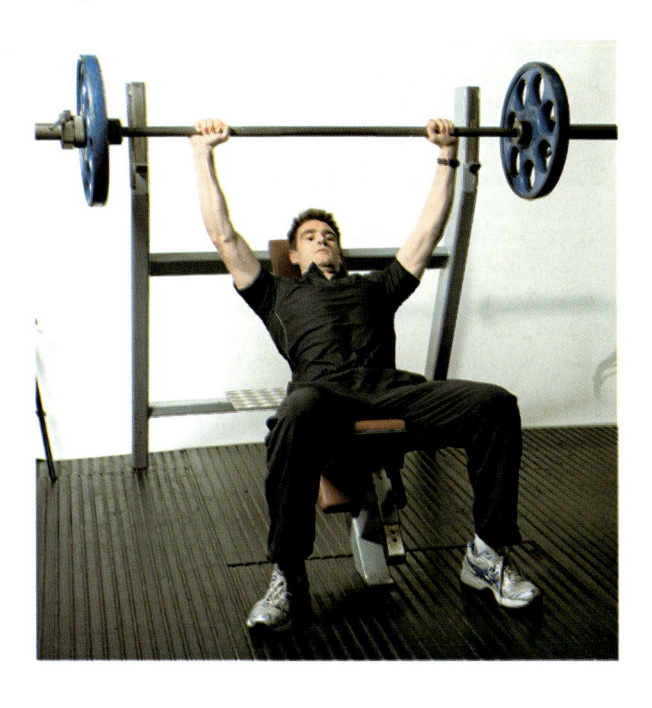

1. *Ajuste o banco em uma inclinação de 45 graus. Deite nele e pegue a barra com as palmas das mãos viradas para seus pés. Mantenha seus pés pousados no chão. Segure a barra verticalmente acima da parte superior de seu peitoral. Descanse a cabeça no banco e mantenha-se recostado.*

Supino de pegada estreita

O supino de pegada estreita é uma variação do supino. Ele envolve segurar a barra com suas mãos separadas a não mais que 15 cm/6 polegadas; isso trabalhará os peitorais interiores e o tríceps.

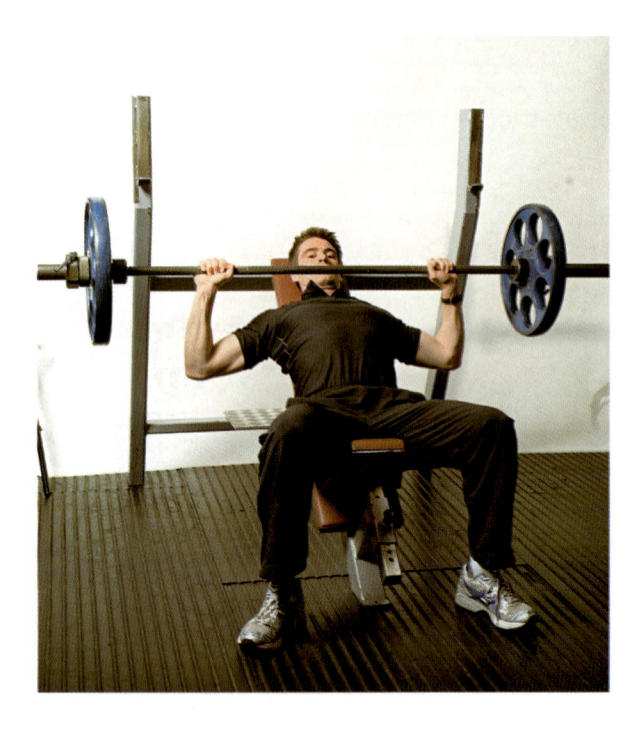

2. *Baixe a barra, levando seus cotovelos para o lado de fora até eles estarem em um ângulo de 90 graus. Pause durante um segundo, depois levante a barra para a posição inicial. Retese seus abdominais durante todo o movimento para ajudar a manter as costas retas.*

Supino declinado

Músculos utilizados: Peitoral maior; tríceps braquial – cabeça medial e cabeça longa.

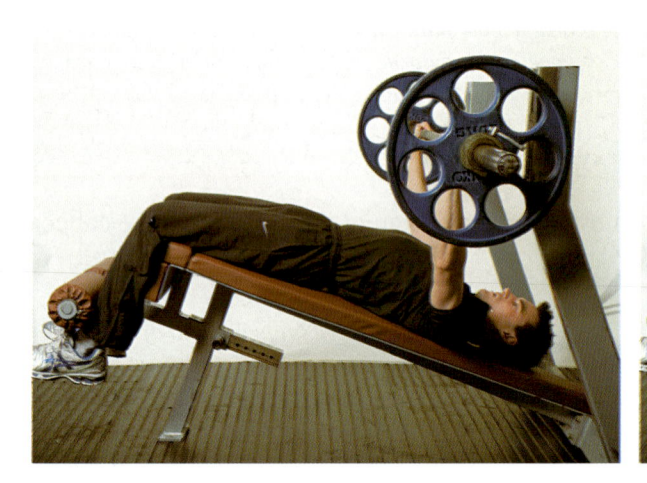

1. *Ajuste o banco para uma declinação de no máximo 30 graus. Deite nele com as pernas presas no suporte para evitar escorregar. Agarre a barra com as palmas das mãos viradas para seus pés, suas mãos separadas a uma distância um pouco maior que a medida de seus ombros. Segure a barra verticalmente acima da parte inferior de seu tórax. Descanse a cabeça no banco. Esse exercício é bom para delinear a parte de baixo de seu peitoral. Mantenha a barra alinhada com a parte de baixo de seu tórax e não permita que os ombros assumam o controle.*

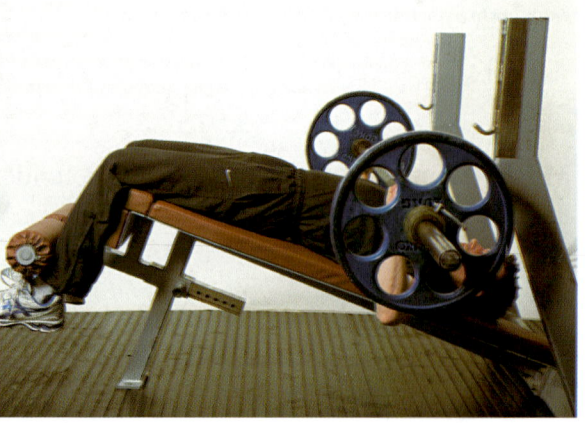

2. *Segurando firme na barra, baixe-a em direção a seu peitoral, levando seus cotovelos para o lado de fora até eles estarem a 90 graus. Pause durante um segundo, depois levante a barra até a posição inicial. Retese seus abdominais durante todo o movimento, para ajudar a manter as costas retas. Tente evitar que seus ombros se levantem, o que tem o efeito de retesar seus músculos do pescoço. Assim você será capaz de colocar maior ênfase em seus músculos do peitoral.*

Exercícios para o peito: supino com pesos

Exercícios de supino com pesos são similares ao de supino usando os mesmos músculos. Contudo, você pode ir mais para baixo com os pesos porque não tem uma barra diretamente à frente do peito, portanto existe uma gama maior de movimentos e um treino mais intenso para o seu peitoral.

O movimento envolvido no supino com pesos também possibilita que o peso vá de exatamente acima do peitoral para o lado de fora, tornando-o um exercício mais conclusivo para desenvolver todo o conjunto de músculos peitorais.

Muitos fisiculturistas acreditam ter resultados mais rápidos quando usam pesos. Como os pesos precisam ser equilibrados para fazer os exercícios de supino, isso envolve a necessidade de recrutar todos os seus músculos estabilizadores para que você possa controlar o movimento dos pesos. Como resultado, seus músculos estabilizadores se desenvolverão melhor.

Sempre tenha um parceiro de treinamento com você quando estiver usando pesos mais altos para o supino, já que você nunca pode saber quando pode ficar fraco de repente, principalmente porque um dos braços pode se provar mais forte do que o outro. (Os pesos revelarão se um lado de seu corpo é mais fraco do que o outro.) Evite muitos aumentos nos pesos para prevenir lesões e sempre esteja no controle do movimento.

Para cada exercício de peitoral, demore entre dois e três segundos para cada direção do movimento. Não esqueça sua respiração: inspire no início do movimento e expire quando voltar para a posição inicial.

Sessões de aumento do peitoral para iniciantes

Tente fazer superséries: reúna dois exercícios e mude de um exercício para outro apenas com cinco e dez segundos de descanso entre as séries. Para fazer bom treino, tente fazer as séries e repetições duas vezes por semana.

Exercício	Séries e repetições
Supino reto	3 × 8-12
Supino com pesos	3 × 8-12
Supino inclinado	3 × 8-12
Supino declinado com pesos	3 × 8-12

Supino com pesos

Músculos utilizados: Peitoral maior; tríceps braquial; deltoide anterior.

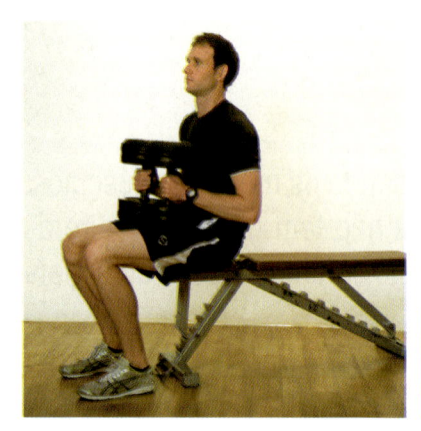

1. Sente-se no fim do banco com seus pés firmes no chão, à sua frente. Segure um peso em cada mão, repousando-os em cima de suas coxas, as palmas viradas uma em direção à outra. Mantenha os pesos alinhados com o meio do peito. Deite-se devagar, levando os pesos com você. Retese seus abdominais para manter as costas retas.

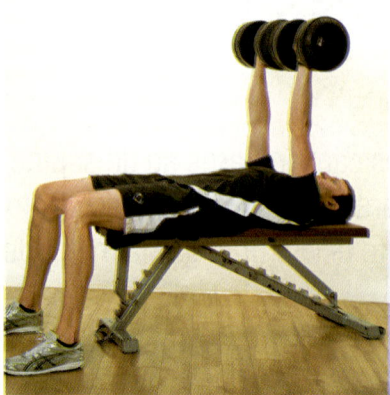

2. Segure os pesos com os braços esticados acima de seu peitoral, as palmas viradas para seus pés. Mantenha os pés no chão, no banco ou soltos, com suas pernas dobradas em 90 graus. Relaxe sua cabeça e repouse-a no banco. Trabalhe o peitoral com maior intensidade empurrando-o para fora na fase de retorno. Se você precisar, descanse entre os supinos.

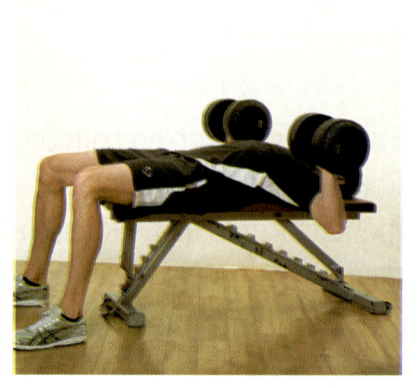

3. Baixe os pesos, levando seus cotovelos para o lado de fora até eles estarem a 90 graus. Para prevenir lesões, e isolar o peitoral e os tríceps, não permita que seus cotovelos baixem mais que 90 graus. Levante os pesos à posição no passo 2. Os antebraços devem sempre estar perpendiculares ao chão. Continue com seu plano de repetições.

Supino inclinado com pesos

Músculos utilizados: Peitoral maior; tríceps braquial – cabeça longa e cabeça medial; deltoide anterior.

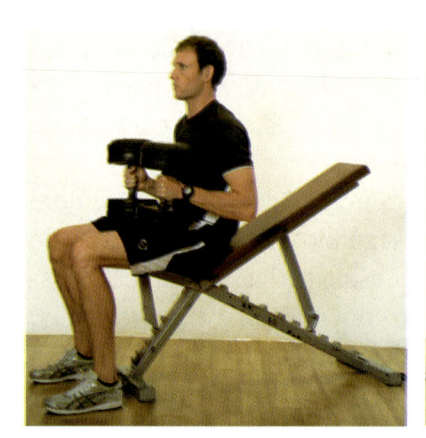

1. Ajuste o banco para uma inclinação entre 20 e 60 graus. Sente-se no fim do banco com seus pés no chão. Segure um peso em cada mão, repousando-os em suas coxas, as palmas de suas mãos viradas uma para a outra. Retese seus abdominais durante todo o movimento para ajudar a manter suas costas retas.

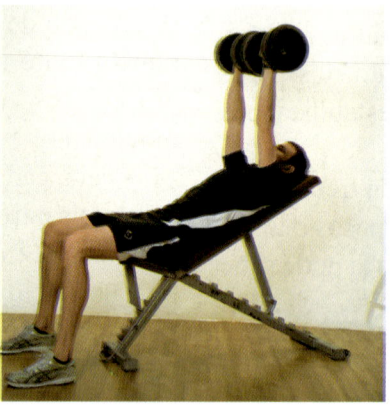

2. Deite-se, colocando sua cabeça no banco, e segure os pesos com os braços retos acima da metade superior de seu peitoral, com as palmas das mãos viradas para seus pés. O movimento de subida aqui deve ser levemente arredondado, como se você estivesse abraçando uma árvore. Suas costas devem estar retas contra o banco.

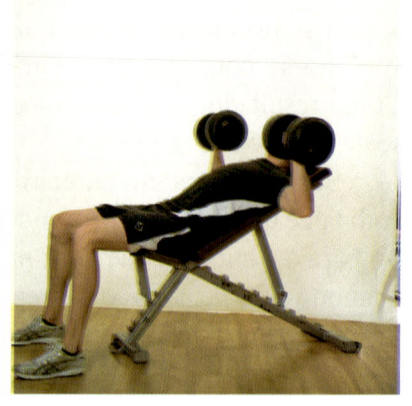

3. Baixe os pesos, levando seus cotovelos para o lado de fora, mantendo seus antebraços perpendiculares ao chão, até que seus cotovelos estejam a 90 graus. Pause durante um segundo, depois levante os pesos à posição no passo 2. Mantenha-os alinhados com a parte superior do peitoral para ênfase nos músculos peitorais.

Supino declinado com pesos

Músculos utilizados: Peitoral maior; tríceps braquial – cabeça longa e cabeça medial.

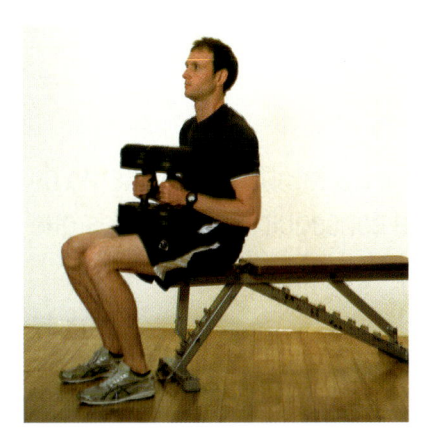

1. *Ajuste o banco até ele estar em uma declinação entre 20 e 60 graus. Sente-se na beira do banco com seus pés colocados firmes no chão. Segure um peso em cada mão, repousando-os na parte de cima de suas coxas, as palmas de suas mãos viradas uma para a outra. Baixe o corpo devagar na declinação para dar-se uma oportunidade de trabalhar seus abdominais.*

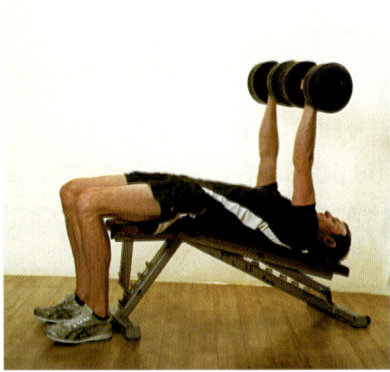

2. *Segure os pesos com os braços esticados acima da parte inferior de seu peitoral, com as palmas das mãos viradas para os seus pés. Coloque a cabeça no banco e dobre suas pernas na beira do banco, ou mantenha suas pernas escancaradas no banco, de modo que seus pés fiquem no chão. Levante devagar os pesos acima da parte superior de seus peitorais, de modo que os braços fiquem esticados.*

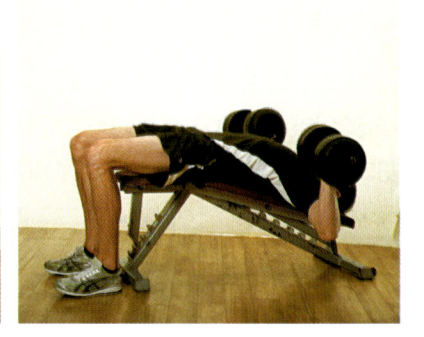

3. *Baixe os pesos, levando os cotovelos para o lado de fora. Mantenha os antebraços perpendiculares ao chão, até seus cotovelos ficarem dobrados em um ângulo de 90 graus. Pause durante um segundo, depois levante os pesos à posição no passo 2. No fim do movimento, para mais ênfase, aperte a parte de baixo de seus peitorais para juntá-la e elevá-la.*

Exercícios para o peito: força e potência

Os exercícios a seguir darão a você um peitoral forte e poderoso. Eles também trabalharão os músculos em torno do peitoral e os peitorais do lado. Porém, para conseguir os resultados que deseja, você precisará fazer uma variedade de exercícios para o peito, não só um ou dois.

Estes exercícios trabalharão os músculos de seu peitoral em conjunto com outros que estão em volta para torná-lo mais vigoroso para o esporte de sua escolha. Puxadas farão seus abdominais e o latíssimo do dorso trabalharem duro para auxiliar os músculos do peito. Também é importante treinar seus músculos dorsais para recrutá-los ao mesmo tempo que os peitorais. Se você estiver levantando cargas pesadas e a força de seu dorso não trabalhar a seu favor, você ficará mais sujeito a lesões e seu peitoral será inútil em movimentos de esporte.

Técnica correta

A maioria dos exercícios a seguir força seus braços a trabalharem com independência e também engaja seu dorso, de modo que você possa, realmente, fazer o exercício. Os músculos em torno de seu peito trabalharão durante estes movimentos; dê-lhes a força e o tônus para trabalharem em uníssono com seu peitoral, e também melhore sua postura. É fácil fazer outros exercícios para o peito com uma técnica deficiente e seguir em frente. Contudo, uma técnica deficiente se tornará rapidamente perceptível nestes exercícios para o peito, porque, simples assim, você não conseguirá fazê-los.

Quando você fizer seu treino de peito, concentre-se e tenha certeza de estar empregando os músculos corretos. Use um peso adequado quando fizer exercícios para o peito. Para cada exercício, demore entre dois e três segundos para cada direção do movimento. Expire no início do movimento e inspire quando voltar para a posição inicial.

Puxada com aparelho

Músculos utilizados: Peitoral maior; latíssimo do dorso; redondo maior; serrátil anterior; tríceps braquial – cabeça longa.

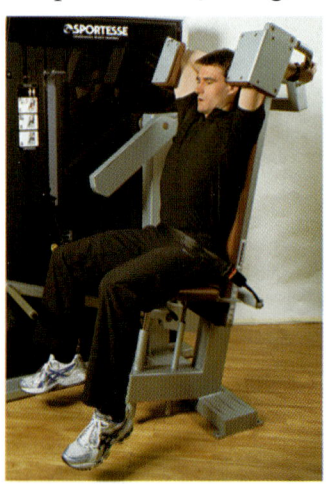

1. Sente-se no aparelho de puxada com suas costas no encosto. Coloque sua cabeça reta no encosto e retese seus abdominais para manter suas costas retas.

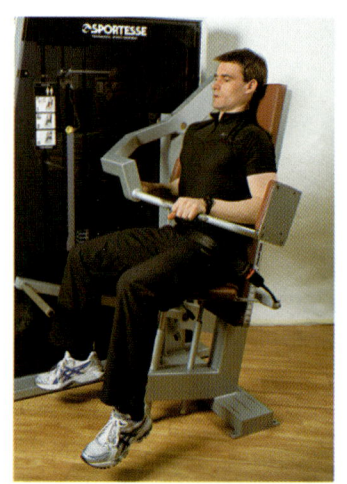

2. Puxe as barras por cima de sua cabeça e para fora à sua frente, trazendo suas mãos ao nível do abdome. Pause durante um segundo, depois volte à posição inicial.

Puxada com peso

Músculos utilizados: Peitoral maior; deltoide anterior; tríceps braquial – cabeça longa, cabeça lateral e cabeça medial.

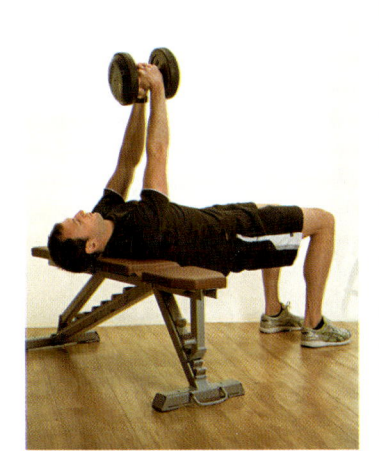

1. Deite-se com os ombros pousados em um banco, seus pés no chão, separados na medida do quadril, e joelhos, quadril e peito à altura do banco. Segure um peso acima de seu peito com os braços retos. Retese totalmente os músculos do dorso.

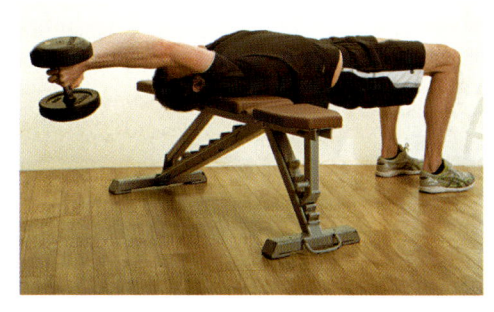

2. Baixe o peso com os braços retos até sentir seu peito esticado. Não recrute os músculos das costas, foque no peito. Pause durante um segundo, depois volte para o início. Mantenha seus abdominais contraídos para manter o corpo reto.

Paralelas

Músculos utilizados: Peitoral maior; latíssimo do dorso; redondo maior; serrátil anterior; tríceps braquial – cabeça longa.

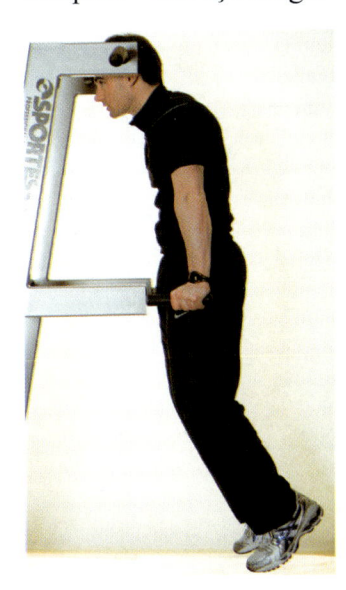

1. Segure as barras e levante-se, com os braços retos. Retese seus músculos dorsais para manter uma boa postura. Movimente a cabeça para a frente e para baixo. Para evitar que os ombros levantem, coloque grande ênfase em seu peito.

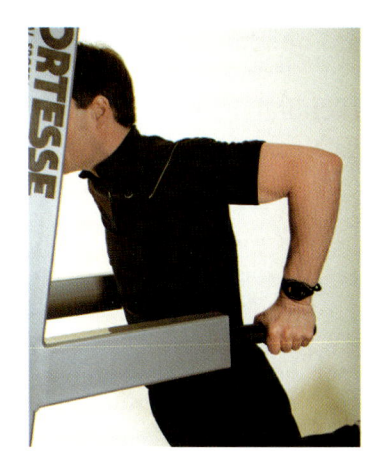

2. Baixe seu peso devagar dobrando seus cotovelos para o lado de fora em 45 graus, mantendo-os alinhados com seu peito até que seus ombros estejam nivelados com seus cotovelos. Incline-se de leve para a frente enquanto você se abaixa. Quando chegar aos 90 graus, pause durante um segundo, depois volte devagar para a posição inicial.

Exercícios estabilizadores do peitoral

Exercício	Séries e repetições
Supino com pesos	3 × 12
Paralelas	3 × máx.
Puxada com peso	3 × 12
Puxada com aparelho	3 × 12
Desenvolvimento unilateral com cabo	3 × 12
Jogar bola tonificadora no chão	3 × 12

Desenvolvimento unilateral com cabo

Músculos utilizados: Peitoral maior; latíssimo do dorso; redondo maior; serrátil anterior; tríceps braquial – cabeça longa.

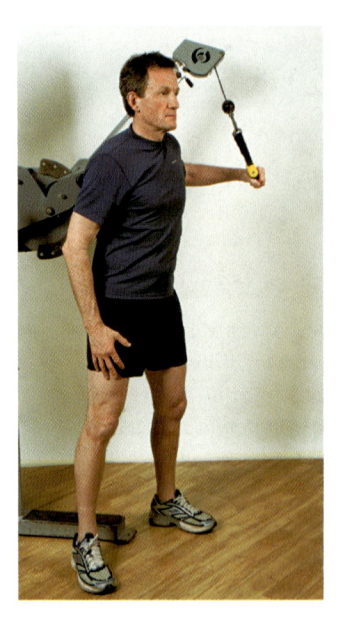

1. *Vire para a frente, os músculos dorsais retesados, os pés separados à distância um pouco maior que a medida do quadril. Puxe a barra para a frente até seu cotovelo estar a 90 graus e alinhado com o corpo.*

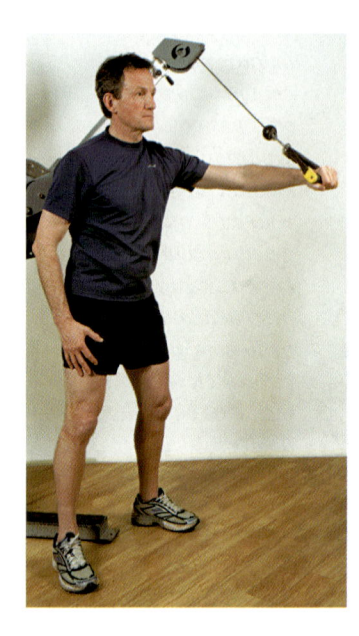

2. *Baixe o peso com os braços retos até sentir seu peito esticado. Não recrute os músculos das costas, foque no peito. Pause durante um segundo, depois volte para o início. Mantenha seus abdominais contraídos para manter o corpo reto.*

Jogar bola tonificadora no chão

Músculos utilizados: Peitoral maior; latíssimo do dorso; redondo maior; serrátil anterior; tríceps braquial – cabeça longa e cabeça medial.

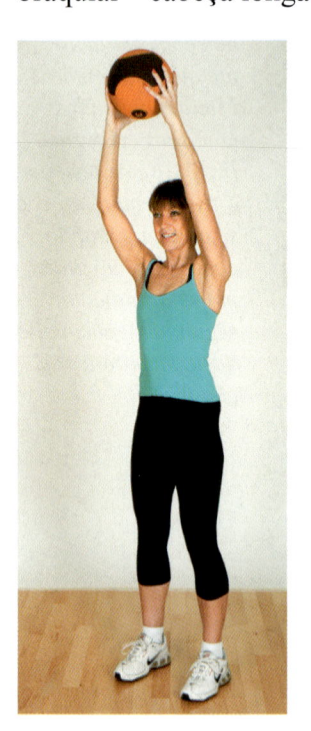

1. *Fique em pé com os pés separados à distância da medida dos ombros. Segure a bola tonificadora verticalmente acima de sua cabeça com os braços esticados.*

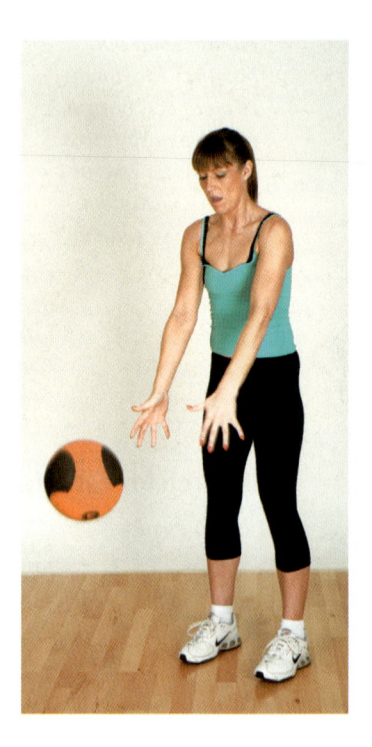

2. *Jogue a bola tonificadora à sua frente, de modo que ela bata no chão rápido o suficiente para quicar de volta acima da altura do joelho.*

Exercícios para o peito: peitorais

Os peitorais interiores e exteriores são, possivelmente, as áreas mais difíceis de trabalhar do peito, e isso em geral envolve a pressão de um peso acima do ombro em ângulos diferentes. Alguns dos exercícios descritos aqui usam cabos para um treino mais eficaz.

Músculos peitorais bem desenvolvidos resultam de um bom treinamento do peitoral superior e inferior.

Treinamento mais eficaz

Ao usar cabos e trocar a ação de pressão para uma ação de puxar, você pode tornar o treinamento mais eficiente para as regiões interiores e exteriores dos músculos peitorais. Os cabos fornecem uma tensão consistente durante toda a variedade de exercícios, diferentemente do aparelho ou dos pesos livres, que não conseguem trabalhar o peito do mesmo jeito. Em vez de o peso atacar os músculos do peito com a gravidade, como, por exemplo, em um aparelho de supino horizontal, com os cabos a resistência vem do lado do peito.

Em geral, as pessoas consideram difícil fazer seu peito funcionar com seu potencial total porque elas têm tríceps fracos, que têm de agir com o peito no movimento de pressão. Mas com estes exercícios você usa muito pouco seus tríceps. Você pode utilizar estes exercícios no início de sua rotina para pré-fatigar seus músculos peitorais. Depois, você pode fazer os outros exercícios para o peito com os tríceps descansados, capazes de dar conta dos pesos necessários para fazer a queima do peito – sem que os tríceps enfraqueçam e o deixem na mão. Você pode usar pesos e a prensa de peito para efeito semelhante – ainda sem usar seus tríceps. Demore entre dois e três segundos em cada direção para cada exercício. Inspire quando o peso é baixado e expire quando voltar para a posição inicial.

Crucifixo com pesos

Músculo utilizado: Peitoral maior.

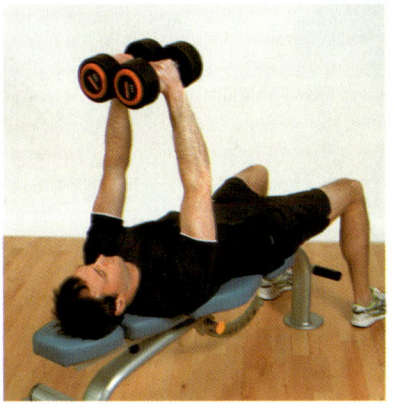

1. *Deitado de costas no banco, com seus pés no chão, segure um peso em cada mão acima de seu peito, com os braços retos e as palmas das mãos viradas uma para a outra. Você pode manter seus pés no chão ou no banco. Abra totalmente o peito para fazer com que ele trabalhe mais duro.*

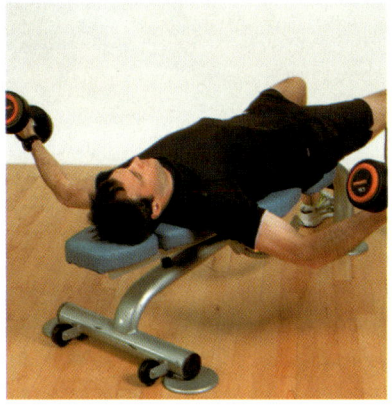

2. *Baixe os pesos devagar para os lados em um arco, mantendo seus braços quase totalmente retos e alinhados com seu peito. Quando os pesos estiverem na mesma altura da linha do corpo, faça uma pausa de um segundo e depois volte lentamente para a posição inicial.*

Plano de treinamento para um peito definido

Exercício	Séries e repetições
Supino com pesos	3 × 12
Crucifixo com pesos	3 × 12
Crucifixo deitado com cabos	3 × 12
Crucifixo com o cabo embaixo	3 × 12
Prensa de peito	3 × 12

Crucifixo inclinado com pesos

Músculos utilizados: Peitorais – maior e menor.

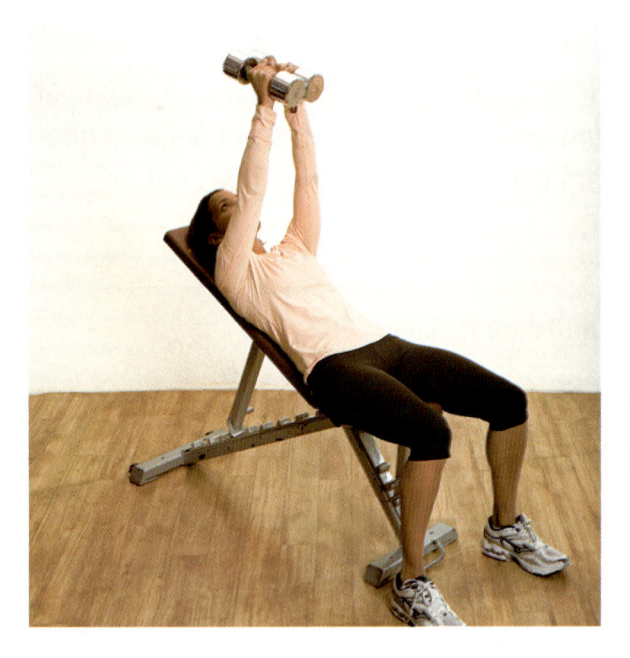

1. Com o banco inclinado para cima em um ângulo entre 30 e 60 graus, deite de costas, segurando um peso em cada mão, com os braços retos, acima de seu peito, as palmas das mãos voltadas uma para a outra. Seus pés podem ficar no chão ou no banco.

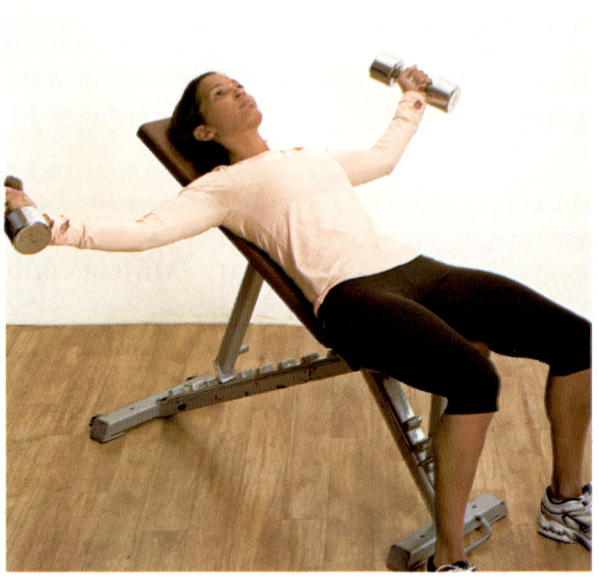

2. Baixe os pesos devagar para os lados de seu corpo em um arco, mantendo seus braços praticamente retos e alinhados com o peito. Quando os pesos estiverem na mesma altura da linha do corpo, faça uma pausa de um segundo, depois volte para a posição inicial.

Crucifixo com o cabo embaixo

Músculos utilizados: Peitorais – inferior; tríceps; bíceps.

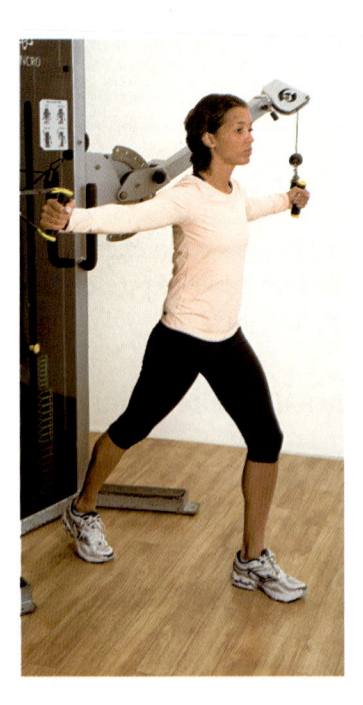

1. Fique em pé com os pés virados para a frente, um atrás do outro. Segure as barras com as palmas voltadas para a frente e os braços abertos para os lados em um ângulo de 180 graus. Mantenha seus músculos do dorso trabalhando para manter o corpo em uma posição imóvel.

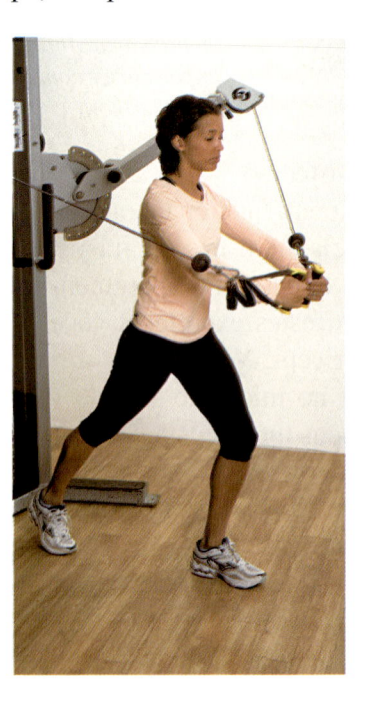

2. Mantendo seus braços praticamente retos (não deixe os braços dobrarem em mais de 10 graus), puxe devagar suas mãos uma em direção à outra e para baixo, de modo que elas se encontrem à frente de seu peito. Pause durante um segundo, depois deixe o peso puxar suas mãos de volta devagar até a posição inicial, contraindo a parte mais baixa do peito quando voltar à posição inicial.

Crucifixo deitado com cabos

Músculos utilizados: Peitorais – maior e menor.

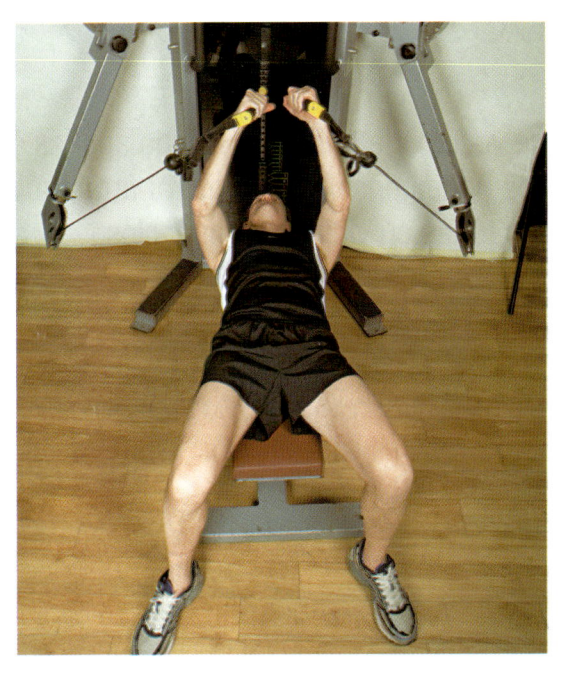

1. Deite no banco e segure as barras com suas palmas das mãos voltadas uma para a outra. Mantenha seus braços retos e alinhados com o seu peito.

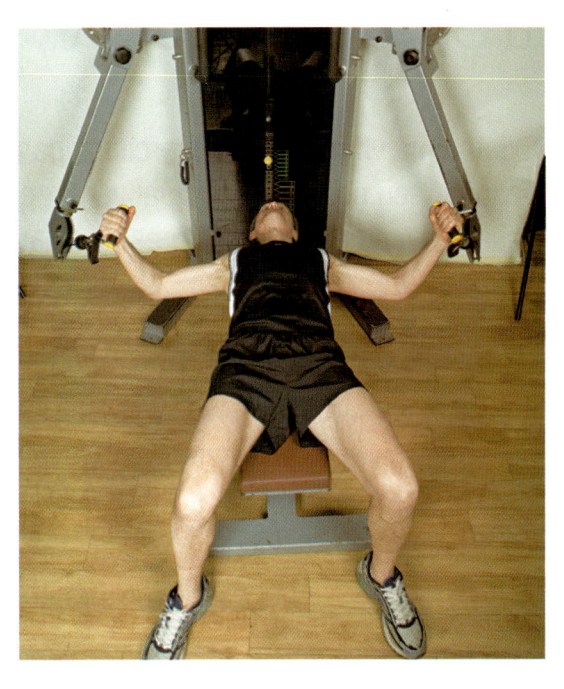

2. Deixe os pesos puxarem seus braços devagar, separando-os até que seus cotovelos fiquem à mesma altura de seu peito. Faça uma pausa de um segundo, depois volte devagar para a posição inicial.

Prensa de peito

Músculo utilizado: Peitoral maior.

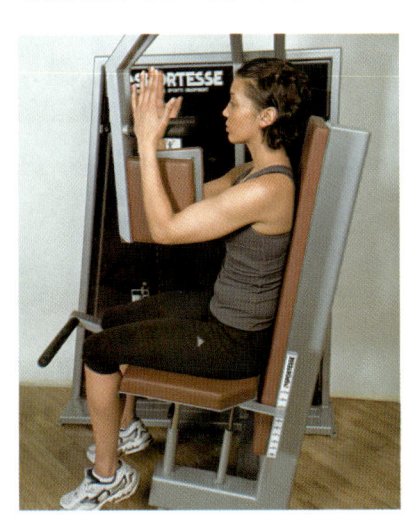

1. Sente-se com as costas eretas no encosto, os pés no chão, cotovelos e antebraços pousados no aparador, cotovelos em ângulo de 90 graus, alinhados com a parte de baixo de seu tórax. Comece com seus braços para a frente, os aparadores quase se tocando. Mantenha a cabeça alinhada com sua espinha dorsal. Tente manter uma pegada relaxada durante todo o exercício.

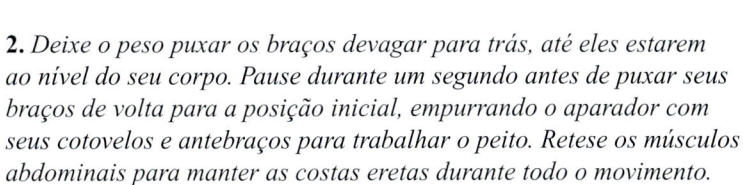

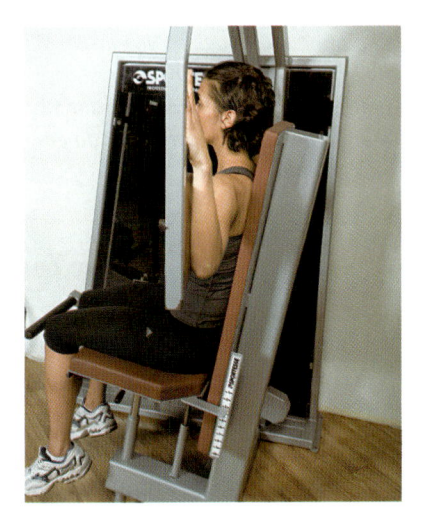

2. Deixe o peso puxar os braços devagar para trás, até eles estarem ao nível do seu corpo. Pause durante um segundo antes de puxar seus braços de volta para a posição inicial, empurrando o aparador com seus cotovelos e antebraços para trabalhar o peito. Retese os músculos abdominais para manter as costas eretas durante todo o movimento.

Exercícios para o peito: treinamento com o peso do corpo

Existe uma variedade de exercícios para o peito que você pode executar usando apenas o peso de seu corpo. A principal vantagem é que você pode conservar o peitoral firme que desenvolveu na academia mesmo quando estiver de férias ou viajando a negócios.

É possível trabalhar seus músculos do peito sem ir à academia, e flexões simples são muito eficazes. Flexões a partir de ângulos diferentes trabalham partes distintas dos músculos peitorais e podem ser incorporadas em treinamentos ao ar livre com uso dos bancos de parques. Para trabalhar os músculos estabilizadores envolvendo seu peito com mais força, use bolas de ginástica e bolas tonificadoras.

Para cada exercício, demore entre dois e três segundos para cada direção do movimento. Inspire no início do movimento e expire quando voltar para a posição inicial.

Flexão

Músculos utilizados: Peitoral maior; tríceps braquial – cabeça medial e cabeça longa.

Flexão inclinada

Músculos utilizados: Peitoral maior; deltoide anterior; tríceps braquial – cabeça medial e cabeça longa.

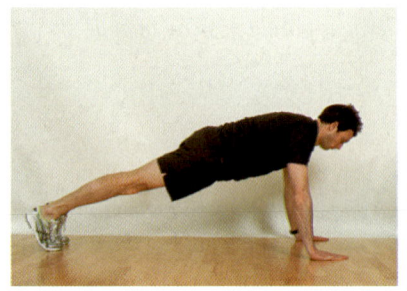

1. *Coloque suas mãos no chão, separadas à distância da medida dos ombros, os pés para trás, separados à distância da medida dos quadris, os cotovelos alinhados com seu peito. Retese seus músculos dorsais e mantenha sua cabeça alinhada com sua espinha dorsal.*

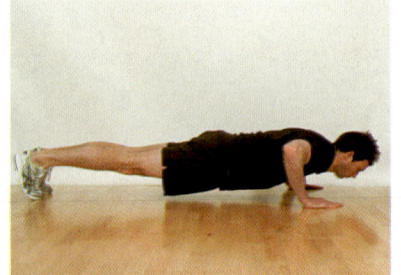

2. *Mantendo seus músculos abdominais contraídos, abaixe-se em direção ao solo, movendo seus cotovelos para o lado de fora até seu peito ficar a um punho de distância do solo. Pause durante um segundo, depois volte à posição inicial.*

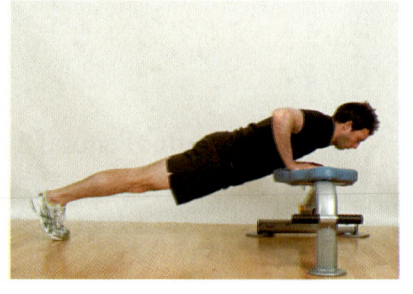

Esta é uma simples variação da flexão padrão. A posição inicial é exatamente a mesma, exceto por você colocar suas mãos em um degrau aeróbico em vez do chão. Depois, abaixe-se em direção ao degrau, movimentando seus cotovelos para o lado. Pause durante um segundo, depois volte para a posição inicial. Para se assegurar de que seu peito faça o trabalho, não resista forçando para trás, e mantenha seu peito elevado acima do banco. Mantenha os músculos dorsais retesados para manter a posição do corpo reta durante todo o movimento.

Flexão com os joelhos

Se você não fez flexões antes, não faça a flexão completamente a partir de seus braços, comece fazendo-a equilibrado em seus joelhos. Gradualmente aumente o ângulo na parte de trás de seus joelhos, à medida que você fica mais forte e pode suportar completamente seu peso com os braços. Esse método é recomendado para as mulheres.

Flexão com bola de ginástica

Músculos utilizados: Peitoral maior; deltoide anterior; tríceps braquial; serrátil anterior; abdominais; glúteo.

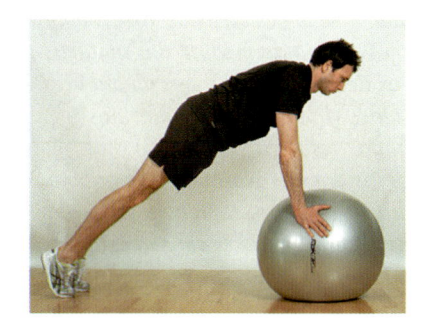

1. Coloque suas mãos na bola de ginástica. Mantenha seus braços retos, seus pés atrás de você, separados à distância da medida dos quadris, e sua cabeça alinhada com sua espinha dorsal. Retese seus músculos dorsais para manter seu corpo ereto. Coloque suas mãos viradas para fora em um ângulo de 45 graus para evitar lesões nos pulsos.

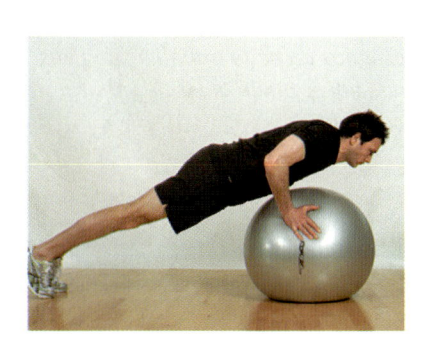

2. Baixe seu peso devagar, levando seus cotovelos para o lado de fora até eles estarem dobrados em um ângulo de 90 graus. Pause durante um segundo, depois volte para o início. Tome bastante cuidado, ou evite este exercício se você tiver pulsos frágeis.

Flexão declinada

Músculos utilizados: Peitoral maior; tríceps braquial – cabeça medial e cabeça longa.

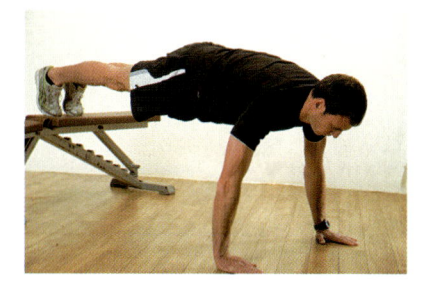

1. Coloque suas mãos no solo, separadas à distância da medida dos ombros, os músculos dorsais retesados, os pés atrás de você, no banco, separados à distância da medida dos quadris, os cotovelos alinhados com seu peito. Mantenha sua cabeça alinhada com sua espinha dorsal.

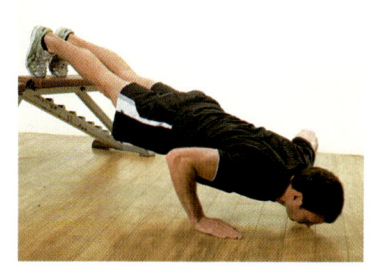

2. Abaixe-se em direção ao solo, levando seus cotovelos para o lado de fora até seu peito ficar a um punho de distância do solo. Pause durante um segundo, depois volte à posição inicial.

Flexão com bola tonificadora com uma mão

Músculos utilizados: Peitoral maior; tríceps braquial; abdominais.

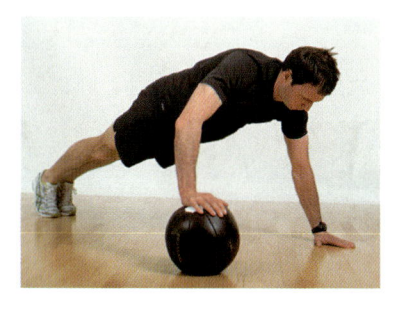

1. Coloque uma mão na bola e a outra mão no chão, um pouco mais distante do que a medida dos ombros. Seu pulso deve estar no meio do topo da bola, para prevenir lesões. Sustente seu peso com os braços esticados, seus pés atrás de você, separados à distância da medida dos quadris. Mantenha seus cotovelos alinhados com seu peito. Use seus músculos dorsais para manter essa posição. Sua cabeça deve permanecer alinhada com sua espinha dorsal durante todo o movimento.

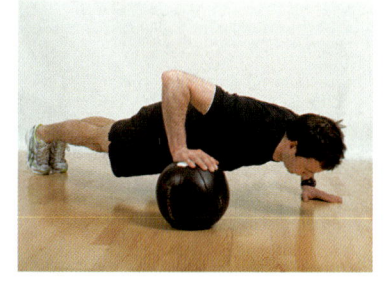

2. Com os músculos dorsais ativados para manter um bom equilíbrio e postura, baixe devagar o peso de seu corpo, levando seus cotovelos para o lado de fora até eles estarem em um ângulo de 90 graus. Pause durante um segundo, antes de voltar para a posição inicial. Mantenha seus músculos abdominais contraídos durante todo o movimento, para manter um corpo reto. Quando você ficar mais forte, transfira mais peso para o lado com a bola tonificadora, para seus músculos trabalharem com mais intensidade e melhorarem sua estabilidade.

Flexão com bola tonificadora com as duas mãos

Músculos utilizados: Peitoral maior; tríceps braquial – cabeça medial, cabeça longa e cabeça lateral.

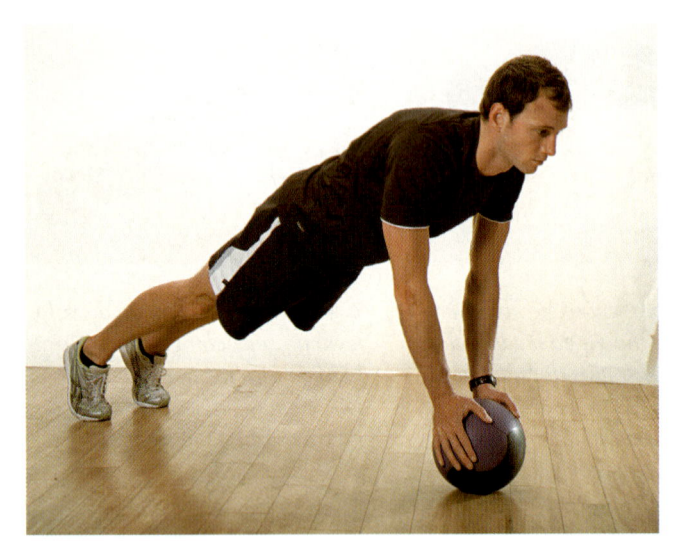

1. *Coloque as duas mãos na bola. Sustente o seu peso nos braços esticados, e mantenha seus pés atrás de você, separados à distância da medida dos quadris, com os dedos no chão e os calcanhares elevados. Mantenha seus cotovelos alinhados com seu peito. Ative seus músculos dorsais para manter um bom equilíbrio e postura. Sua cabeça deve permanecer alinhada com sua espinha dorsal durante todo o movimento.*

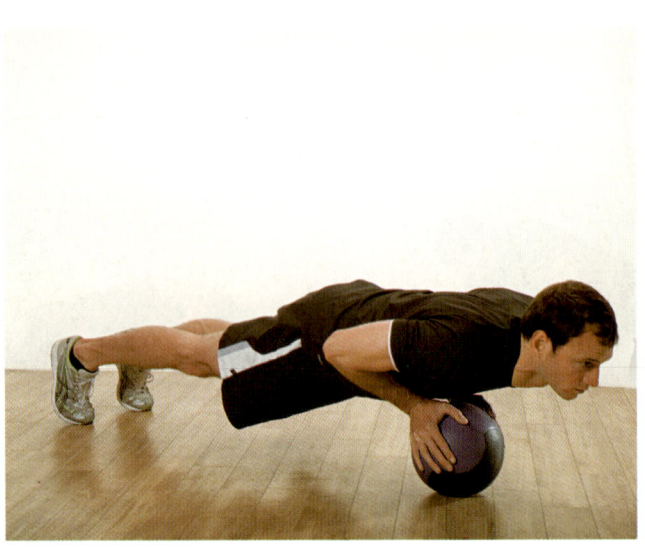

2. *Mantendo seus músculos dorsais retesados, abaixe devagar, movimentando seus cotovelos para o lado de fora até eles estarem a 90 graus. O ângulo dos cotovelos muda a ênfase do exercício. Quanto mais próximos seus cotovelos estiverem das costelas, mais os tríceps trabalharão; quanto mais longe, mais os músculos do peito trabalharão. Pause durante um segundo antes de voltar à posição inicial.*

Exercícios para o peito com pouco equipamento	
Exercício	Séries e repetições
Flexão com bola tonificadora com as duas mãos	3 × 10
Flexão com bola tonificadora com uma mão	3 × 10
Flexão declinada	3 × 10
Flexão	3 × máx.
Flexão inclinada	3 × máx.

Exercícios para as costas: latíssimos do dorso

Suas costas são uma das áreas mais fortes de seu corpo, mas uma região que em geral é negligenciada pelos frequentadores de academia. Isso pode ser porque é difícil ver os músculos das costas, o que torna mais trabalhoso monitorá-los e, portanto, motivar-se para treiná-los.

Os exercícios a seguir trabalham os músculos maiores chamados latíssimos do dorso, que estão situados na porção mais larga da parte de cima das costas. Para cada exercício, demore entre dois e três segundos para cada direção do movimento. Expire no início do movimento e inspire quando você voltar para a posição inicial. Tente usar repetições forçadas, quando você faz o máximo de repetições possível. Peça a seu parceiro de treinamento para ajudá-lo a fazer duas ou três repetições a mais.

Puxada alta com pegada aberta

Músculos utilizados: Latíssimo do dorso; redondo maior; bíceps braquial; braquial.

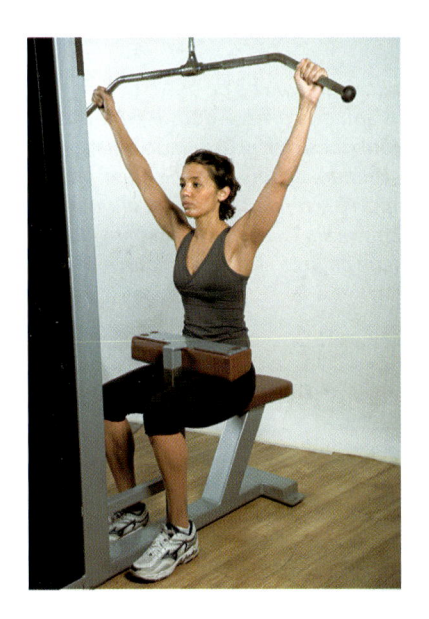

> **Exercícios para desenvolver músculos das costas fortes**
>
> Os músculos das costas são grandes, portanto, para treiná-los é necessário trabalhar duro.
>
> | Exercício | Séries e repetições |
> |---|---|
> | Flexão com barra com pegada pronada | 5 × máx. |
> | Puxada alta com pegada aberta | 3 × 12 |
> | Puxada alta com pegada supinada | 3 × 12 |

1. *Segure a barra usando uma pegada aberta com os braços levantados. Sente-se em uma cadeira, banco, bola de ginástica ou no chão. Coloque seus pés no chão entre você e o aparelho, separados à distância da medida dos ombros. Incline-se um pouco para trás e mantenha sua cabeça alinhada com a espinha dorsal. Mantenha seu corpo fixo em uma posição com seus abdominais retesados.*

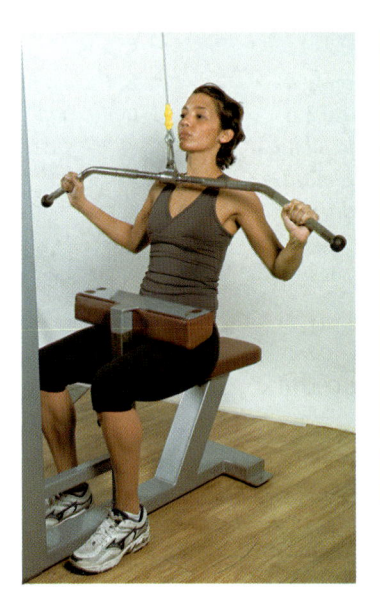

2. *Puxe a barra em direção à parte de baixo de seu peito, com o peito aberto, os cotovelos para o lado de fora e atrás de você. Quando a barra estiver perto de seu peito, pause durante um segundo, depois volte devagar para a posição inicial.*

Puxada alta com pegada supinada

Músculos utilizados: Latíssimo do dorso; redondo maior; bíceps braquial; braquial.

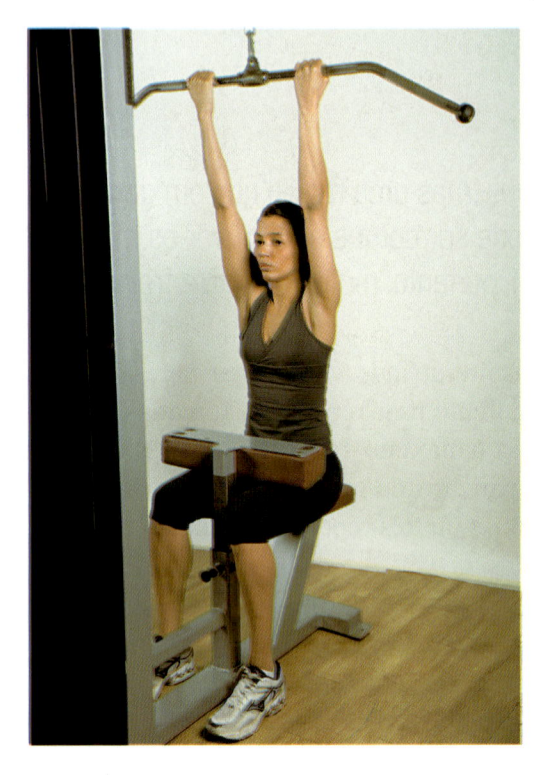

1. Sente-se no banco, com seus pés separados à distância da medida dos ombros, entre você e a máquina. Segure a barra com uma pegada fechada supinada. Incline-se um pouco para trás e mantenha sua cabeça alinhada com a espinha dorsal.

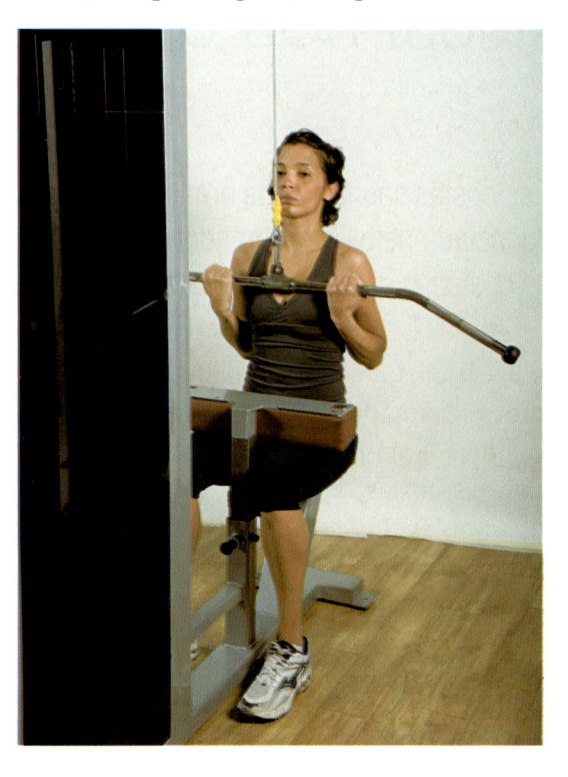

2. Puxe a barra em direção à parte de baixo de seu peito, seus cotovelos saindo para os lados e para trás de você. Quando a barra estiver próxima ao peito, pause durante um segundo, depois volte devagar para a posição inicial. Empurre seu peito para fora enquanto a barra é puxada. Foque em usar seus latíssimos do dorso e não deixe seus ombros subirem no movimento.

Flexão com barra com pegada pronada aberta

Músculos utilizados: Latíssimo do dorso; redondo maior; romboide – menor e maior; bíceps braquial; braquial.

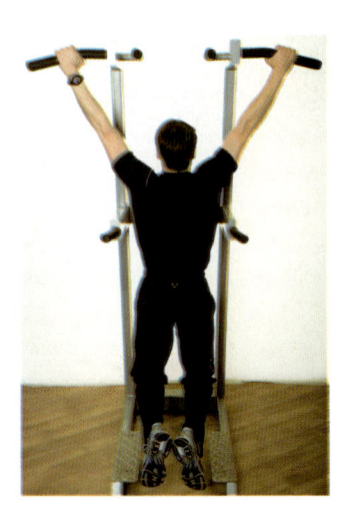

1. Pegue o lado de fora da barra com uma pegada pronada, de modo que as palmas de suas mãos fiquem viradas para longe de você. Pendure-se na barra com os braços retos e os músculos dorsais retesados. Mantenha sua cabeça virada para a frente e alinhada com sua espinha dorsal. Suas pernas devem ficar dependuradas bem embaixo de você, alinhadas com seu corpo.

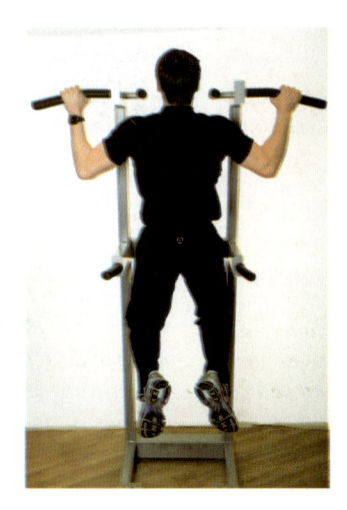

2. Puxe devagar o peso de seu corpo para cima, com seus cotovelos saindo para os lados até seu queixo ficar sobre o topo da barra. Pause durante um segundo, depois volte para a posição inicial. Mantenha os músculos dorsais retesados o tempo todo, e deixe seus braços ficarem quase completamente retos entre as repetições.

Exercícios para as costas: latíssimos do dorso

Puxada de corda

Músculos utilizados: Latíssimo do dorso; redondo maior; bíceps braquial; braquial.

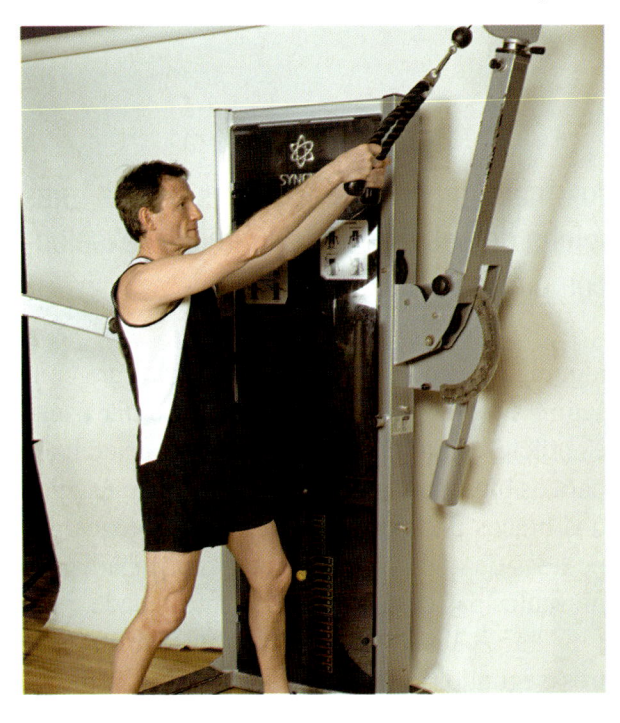

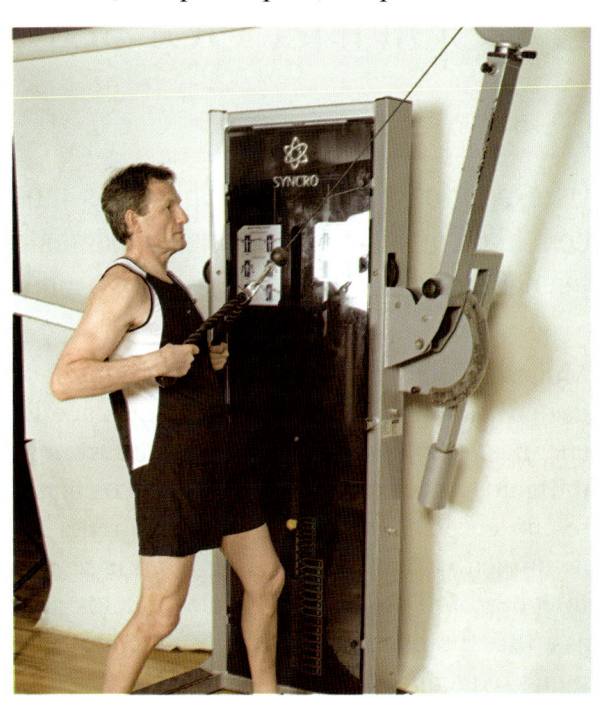

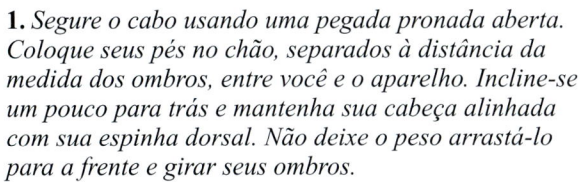

1. *Segure o cabo usando uma pegada pronada aberta. Coloque seus pés no chão, separados à distância da medida dos ombros, entre você e o aparelho. Incline-se um pouco para trás e mantenha sua cabeça alinhada com sua espinha dorsal. Não deixe o peso arrastá-lo para a frente e girar seus ombros.*

2. *Puxe o cabo em direção à parte de baixo de seu peito, com o peito aberto e os cotovelos para os lados e atrás de você. Empurre seus quadris um pouco para a frente e retese seus músculos dorsais para enfatizar seus latíssimos do dorso. Quando o cabo estiver próximo de seu peito, pause por um segundo, depois volte devagar para o início.*

Puxada de cabo com o braço reto

Músculos utilizados: Latíssimo do dorso; redondo maior; tríceps braquial – cabeça longa.

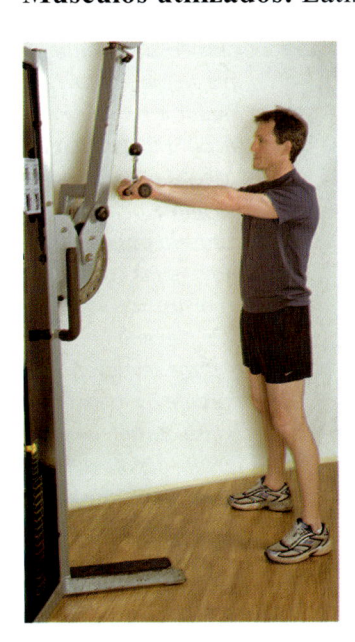

1. *Fique virado para o aparelho de cabo com os pés separados à distância da medida dos ombros. Segure a barra à sua frente, ao nível dos olhos, com os braços retos. Retese os músculos dorsais durante o exercício. Mantenha sua cabeça alinhada com sua espinha dorsal durante o movimento.*

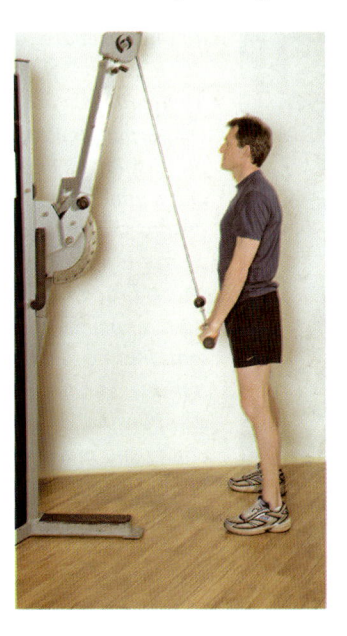

2. *Puxe a barra até abaixo da cintura. Mantenha a pegada relaxada, de modo que as costas, os abdominais e os tríceps trabalhem mais duro. Pause durante um segundo, depois volte para o início. Empurre o peito para fora e mantenha a cabeça virada para a frente durante todo o exercício.*

Exercícios para as costas: a espinha dorsal

Os exercícios a seguir trabalharão os músculos mais importantes de suas costas, mas com maior ênfase para aqueles próximos à espinha dorsal. Estes são exercícios excelentes para fortalecer suas costas para esportes como remo e vela.

Muitas pessoas evitam treinar seus músculos das costas em razão da grande intensidade de energia. Porém, os músculos das costas, com os músculos das coxas e dos glúteos, são os maiores no corpo, portanto, vale a pena treiná-los de um jeito adequado. Você deve sentir-se sem fôlego no fim de uma série de exercícios para as costas, porque esses músculos grandes usam muito oxigênio.

A maior parte dos exercícios para as costas envolve puxar um peso em sua direção e exige alguma força dos bíceps e antebraços. Para conseguir o melhor efeito de treinamento, faça seus exercícios para as costas antes e os exercícios para os braços mais tarde – senão seus músculos dos braços não conseguirão sustentar as cargas pesadas de que você necessita para trabalhar os músculos das costas com mais intensidade.

Para cada exercício, demore entre dois e três segundos durante cada direção do movimento. Expire no início do movimento e inspire quando voltar à posição inicial.

Remada unilateral com cabo

Músculos utilizados: Latíssimo do dorso; redondo maior; romboide maior; trapézio; deltoide posterior; bíceps braquial; braquiorradial.

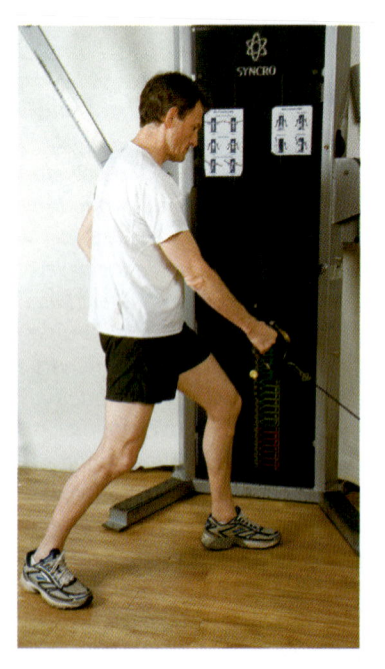

1. Fique em pé firme, com um pé à frente do outro, separados a 60 cm/2 pés. Mantenha seu corpo em perpendicular, para isolar os músculos que devem ser usados. Pegue a alça e puxe-a para cima com o braço reto para a posição inicial. Incline-se para a frente, em direção ao aparelho, colocando sua outra mão no aparelho para ajudar a manter seu corpo imóvel.

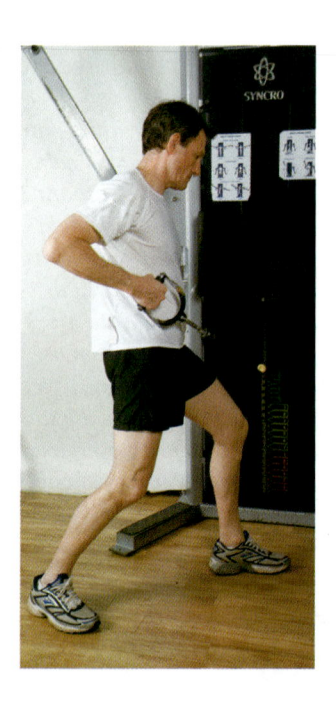

2. Não use uma carga que seja tão alta que suas costas tenham que se torcer para ajudar o seu braço a puxar. Puxe a alça em direção à sua axila, permitindo que seu cotovelo passe próximo às suas costelas e por trás de você. Não permita que seus ombros se elevem durante o movimento. Pause durante um segundo, depois deixe a alça voltar novamente para a posição inicial, mantendo seus pés firmes no lugar.

Exercícios para as costas: a espinha dorsal

Remada unilateral com cabo, de cima para baixo

Músculos utilizados: Latíssimo do dorso; redondo maior; romboide menor; romboide maior; bíceps braquial; braquial; braquiorradial.

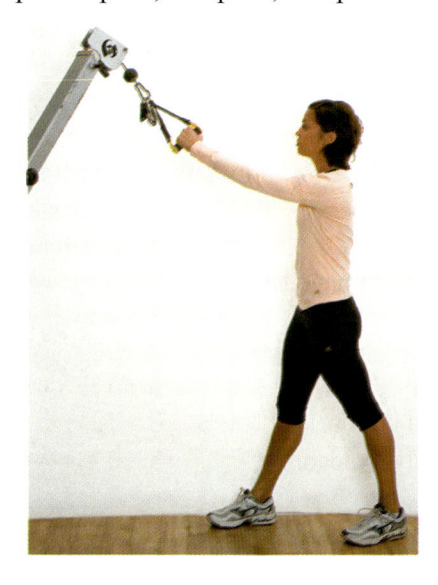

1. *Fique em pé com um pé à frente do outro, separados a 60 cm/2 pés, para criar uma base boa. Pegue e segure a alça e puxe-a com o braço reto até a posição inicial. Remadas unilaterais são um dos melhores exercícios para os ombros e a parte superior das costas.*

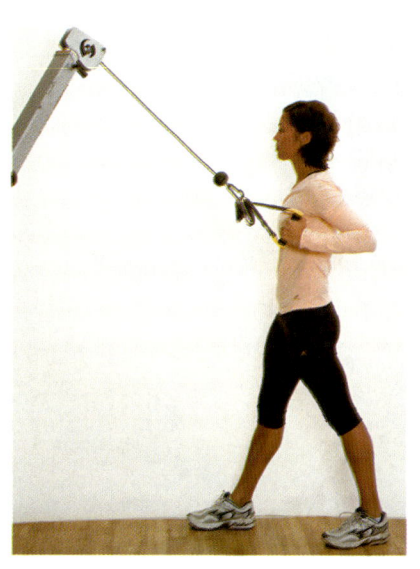

2. *Fique em pé e incline-se levemente para trás, com sua pélvis empurrada um pouco para a frente. Comece com o cabo em uma posição alta e puxe-o para baixo com seus cotovelos, passando rente às suas costelas. Repita o exercício usando o outro braço. Este exercício ajuda se existir uma postura ruim como resultado da fraqueza dos músculos da parte de trás dos ombros e da parte de cima das costas.*

Remada unilateral com peso

Músculos utilizados: Latíssimo do dorso; redondo maior; romboide maior; trapézio; deltoide posterior; bíceps braquial; braquiorradial.

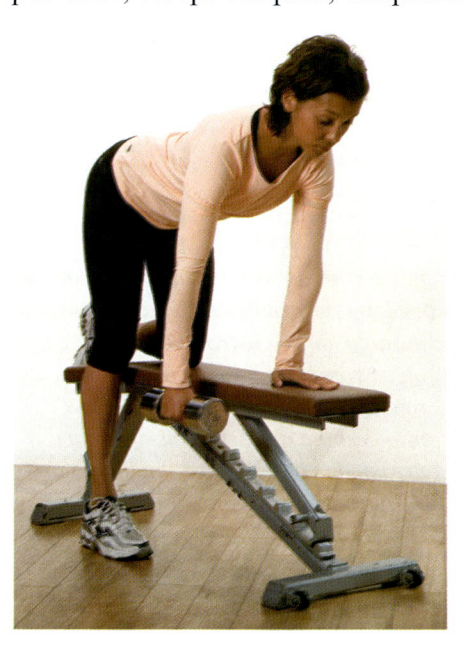

1. *Coloque seu joelho esquerdo e sua mão esquerda em um banco reto. Mantenha seu pé direito no chão, com sua perna reta, e posicione-se com suas costas paralelas ao banco. Pegue o peso com sua mão direita, com o braço reto. Retese seus músculos dorsais para manter essa posição. Mantenha seus músculos dorsais trabalhando intensamente para impedir que suas costas virem.*

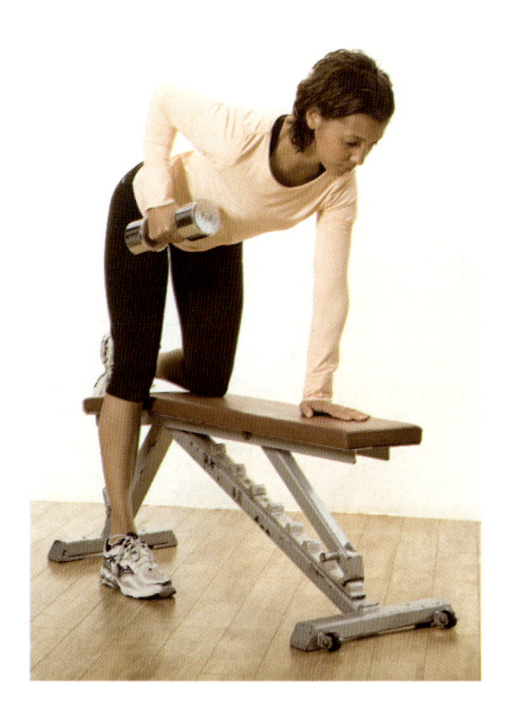

2. *Puxe o peso para cima, permitindo que seus cotovelos passem perto de suas costelas, e por trás da linha de seu corpo, até suas mãos estarem bem embaixo de suas axilas. Se o seu corpo não conseguir ficar paralelo ao banco, você saberá que a carga está muito alta. Pause durante um segundo, depois baixe o peso devagar até a posição inicial.*

Exercícios para costas mais largas em forma de V

Exercício	Séries e repetições
Flexão com barra com pegada pronada aberta	3 × máx.
Puxada alta com pegada aberta	3 × 12
Remada com cabo sentado	3 × 12
Remada unilateral com peso	3 × 12
Remada unilateral com cabo	3 × 12

Remada com cabo sentado

Músculos utilizados: Romboide maior; redondo maior; latíssimo do dorso; trapézio; eretor da espinha; deltoide posterior; bíceps braquial; braquial; braquiorradial.

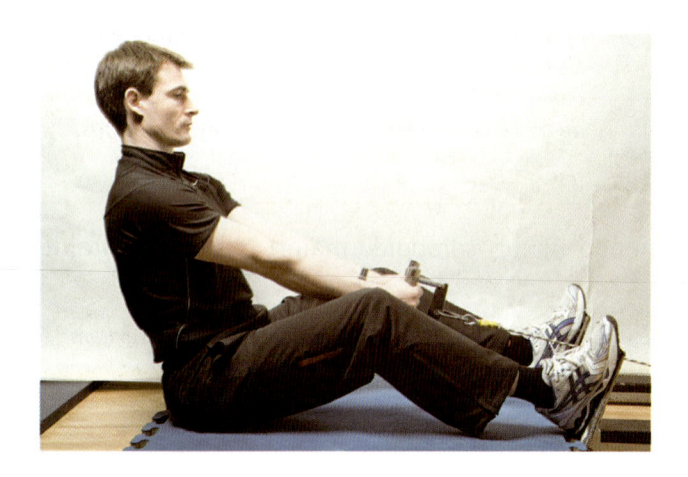

1. *Sente-se no chão, as pernas quase retas à sua frente, seus pés contra o aparelho ou os descansos de pés. Mantendo ambos os braços e as costas retos e os abdominais retesados, puxe as alças para trás com as duas mãos. Mantenha o peito para fora durante todo o movimento, de modo que seus ombros fiquem para trás da linha do tórax.*

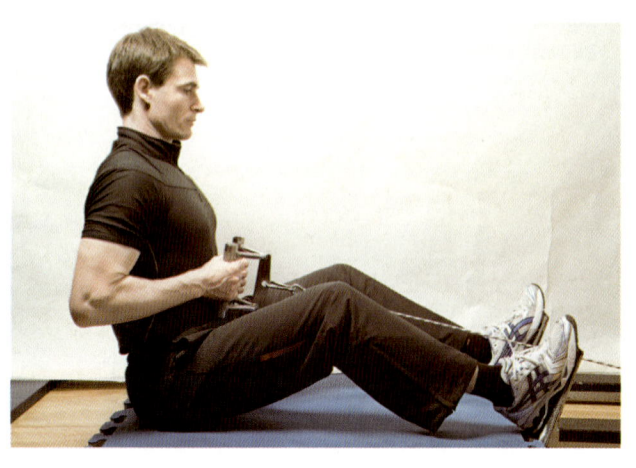

2. *Puxe as alças em sua direção, permitindo que seus cotovelos passem perto de suas costelas até que as alças estejam perto de suas axilas. Pause durante um segundo, depois deixe as alças voltarem devagar para a posição inicial. Retese os músculos dorsais e não permita que seus ombros sejam arrastados para a frente quando o peso voltar para a posição inicial.*

Exercícios para as costas: músculos das costas

Para estes exercícios, você precisará recrutar seus músculos dorsais mais do que nunca, já que eles criam uma ligação forte entre as partes de cima e de baixo do corpo. Se você quer adquirir massa muscular e força para levantar pesos, estes são os exercícios certos para você.

Os exercícios a seguir trabalham todos os músculos das costas. Eles podem ser especialmente úteis para você levantar cargas altas e em esportes de contato como rúgbi e futebol americano. Estes exercícios são exaustivos, já que você usa uma quantidade massiva de músculos. Portanto, pratique a respiração correta para garantir a obtenção de oxigênio suficiente para seus músculos, em especial quando tentar retesar os músculos dorsais o máximo que puder durante os movimentos.

Certifique-se de fazer pelo menos dez minutos de exercício cardiovascular e alguns alongamentos antes de começar estes exercícios, para conseguir um bom fluxo de sangue para os músculos e evitar lesões. Pratique sem peso para chegar à técnica correta antes de adicionar cargas.

Para cada exercício, demore entre dois e três segundos para cada direção do movimento. Expire no início do movimento e inspire enquanto volta para a posição inicial.

Exercícios para aumentar a massa para suas costas

Exercício	Séries e repetições
Levantamento terra com barra olímpica	3 × 8-10
Remada unilateral com peso	3 × 8-10
Remada curvada com peso	3 × 8-10
Remada com peso por baixo	3 × 8-10
Remada com cabo sentado	3 × 8-10

Levantamento terra com barra olímpica

Músculos utilizados: Trapézio; romboide maior; latíssimo do dorso; grande glúteo; semitendíneo; semimembranoso; bíceps femoral – cabeça longa e cabeça curta; vasto lateral, vasto medial; reto abdominal.

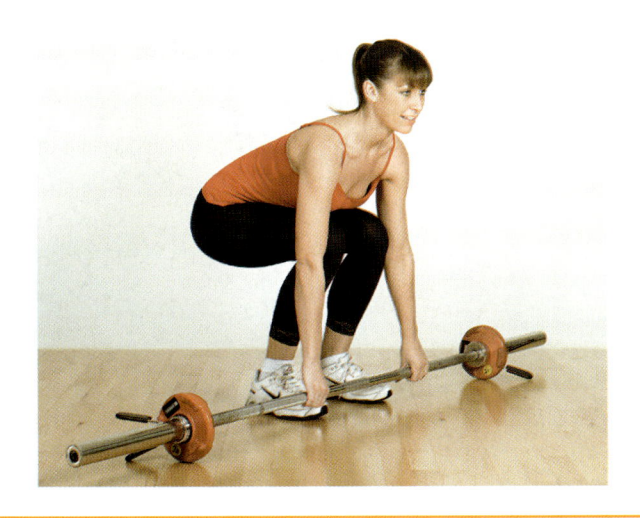

1. *Fique em pé com os pés separados à distância da medida do ombro. Dobre os joelhos até suas coxas ficarem quase paralelas ao chão, a parte de cima do corpo inclinada para a frente, dobrada à altura do quadril. Arqueie um pouco a lombar e retese seus músculos dorsais o máximo que puder. Eles devem permanecer contraídos durante todo esse exercício para evitar que suas costas se tornem curvas. Costas encurvadas podem resultar em problemas graves de disco intervertebral. Olhe para a frente, mantendo sua cabeça alinhada com a espinha dorsal.*

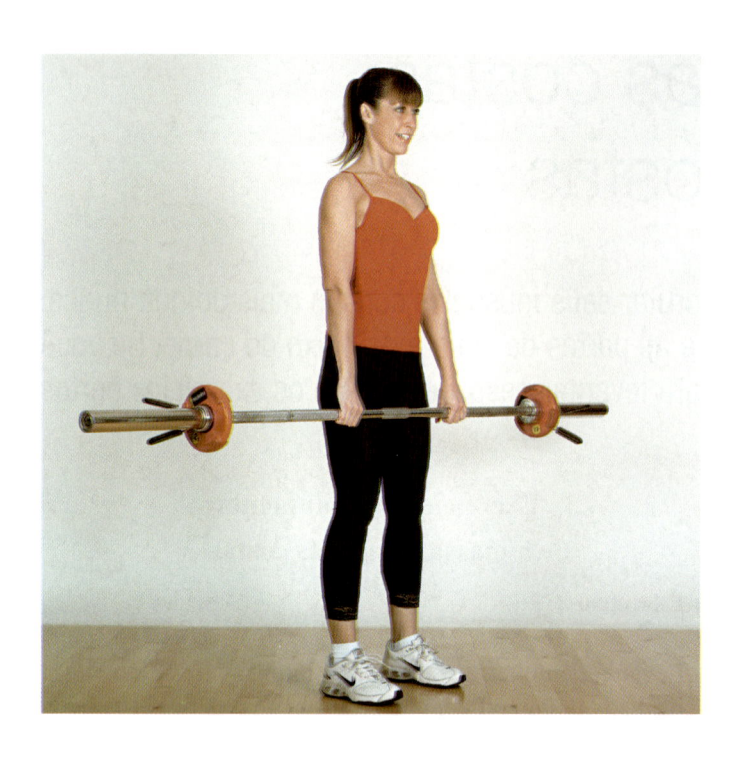

2. Segure a barra olímpica com uma pegada pronada, com as palmas viradas para trás. As mãos devem estar separadas à distância da medida dos ombros, os braços retos. Puxe o peso para cima esticando as pernas, com a barra passando próxima às suas tíbias e por cima de seus joelhos em um movimento suave e contínuo. Endireite a parte superior de seu corpo até ficar totalmente ereto. Pause durante um segundo, depois reverta o movimento devagar até a posição inicial.

Remada curvada com peso

Músculos utilizados: Latíssimo do dorso; redondo maior; romboide maior; trapézio; deltoide posterior; bíceps braquial; braquial; braquiorradial.

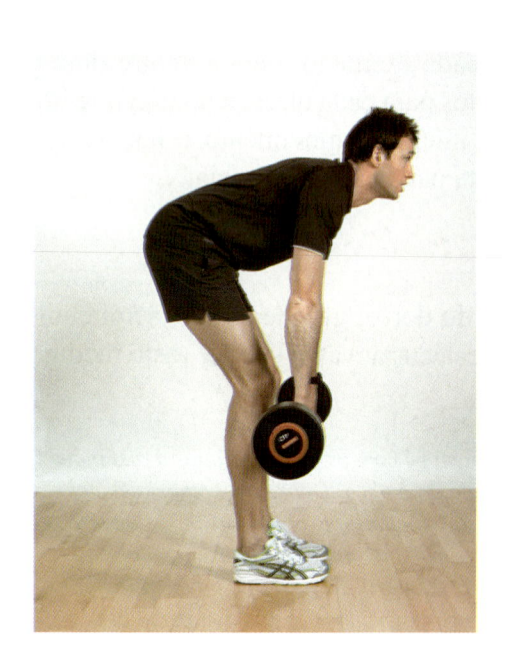

1. Segure a barra com uma pegada pronada, as mãos um pouco mais separadas do que a medida dos ombros. Curve os quadris em 90 graus. Com os pés separados à distância da medida dos ombros, as pernas retas e os músculos dorsais retesados, empurre seus quadris para trás e arqueie levemente sua lombar para manter uma boa posição do corpo. A barra deve ficar dependurada, a partir dos braços retos, perpendiculares ao chão.

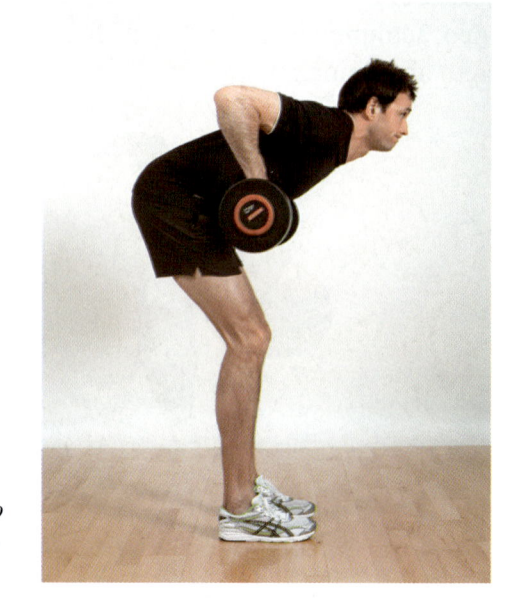

2. Puxe a barra na direção de seu peito, com seus cotovelos indo para o lado de fora até a barra encostar em seu peito. Pause durante um segundo, depois abaixe o peso para a posição inicial.

Remada no banco com peso

Músculos utilizados: Latíssimo do dorso; redondo maior; romboide maior; trapézio; deltoide posterior; bíceps braquial; braquial; braquiorradial.

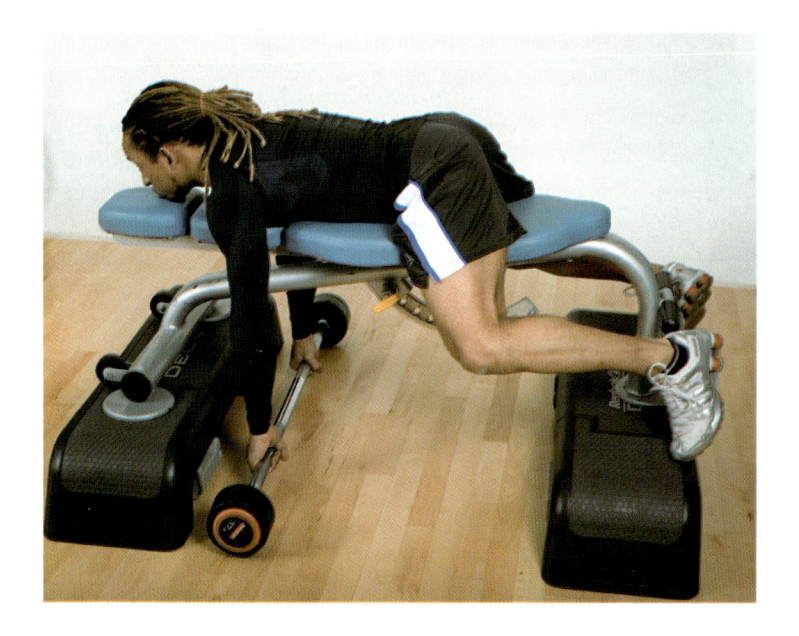

Deite-se no banco com o rosto para baixo, com seus abdominais retesados para fornecer uma base estável. Segure a barra com uma pegada pronada, as mãos separadas à distância da medida dos ombros. Puxe a barra para cima em direção a você, com os cotovelos passando por suas costelas pelos lados. Quando chegar em cima, pause durante um segundo e depois baixe a barra devagar. Mantenha os braços retos para trabalhar os músculos das costas durante o movimento.

Remada com peso por baixo

Músculos utilizados: Latíssimo do dorso; redondo maior; romboide maior; trapézio; deltoide posterior; bíceps braquial; braquial; braquiorradial.

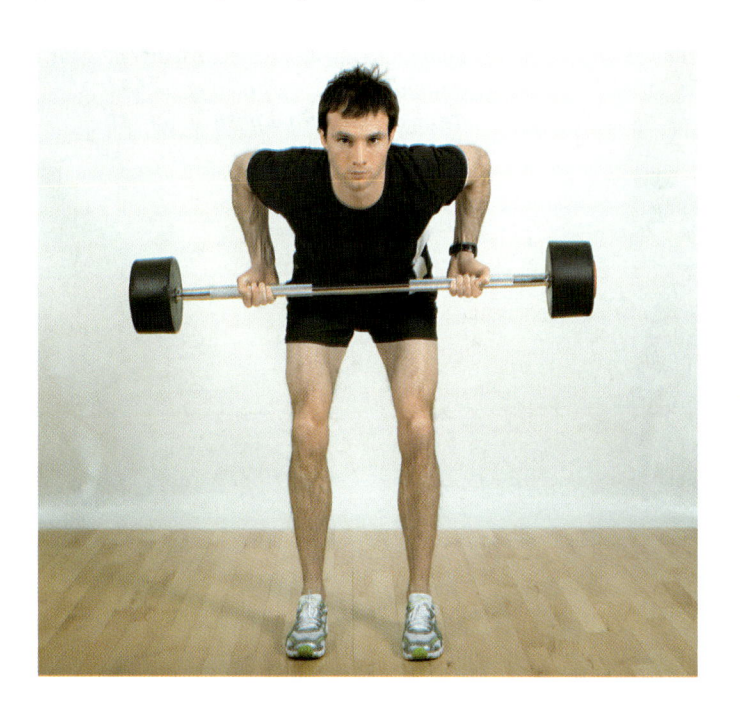

A posição inicial é a mesma da remada curvada com peso (à esquerda), exceto que você segura a barra com uma pegada supinada, as mãos separadas à distância um pouco maior que a medida dos ombros. Curve os quadris em um ângulo de 90 graus. Com os pés separados à distância da medida dos ombros, as pernas retas e os músculos dorsais retesados, empurre os quadris para trás e arqueie sua lombar levemente para manter uma boa posição corporal. A barra fica perpendicular ao chão.

Remada curvada com barra em T

Músculos utilizados: Deltoide posterior; redondo – menor e maior; trapézio; infraespinal; romboide; latíssimo do dorso; eretor da espinha; braquial; braquiorradial.

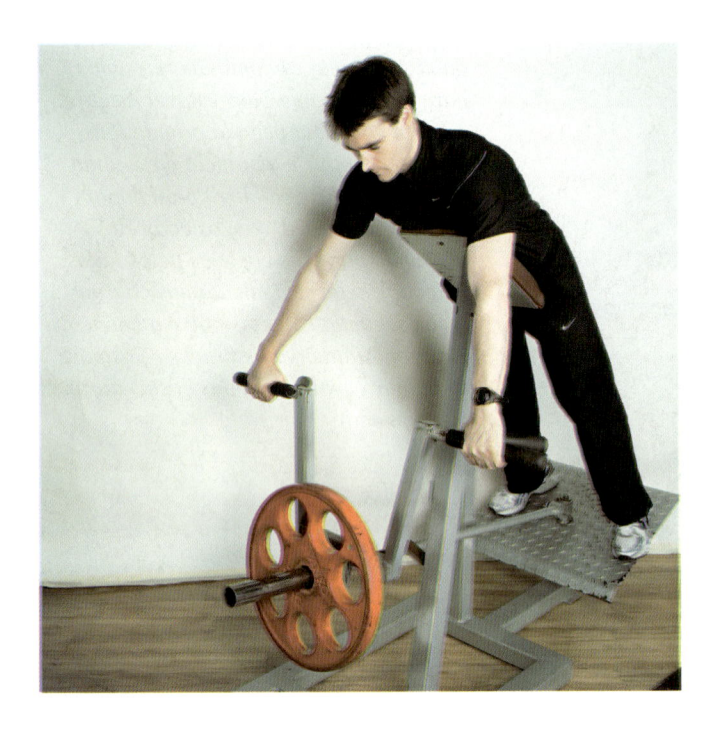

1. *Fique em pé com as pernas de cada lado da barra em T, separadas à distância da medida dos ombros. Segure a barra com uma pegada pronada, dobre um pouco os joelhos e incline a parte superior à altura dos quadris, mantendo seu torso imóvel.*

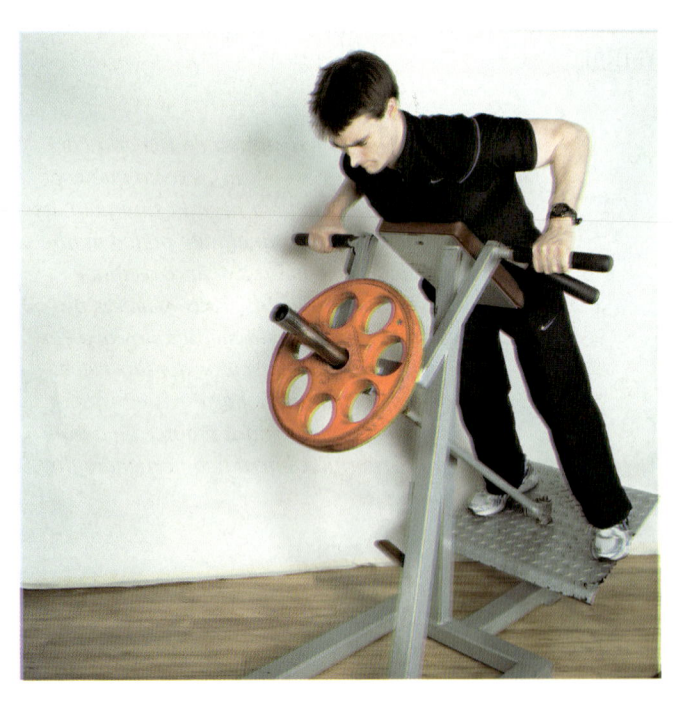

2. *Puxe a barra em direção a seu corpo, com os cotovelos dobrados para o lado de fora, atrás da linha de seu corpo. Quando a barra estiver próxima de suas costelas, pause durante um segundo, depois volte para a posição inicial.*

Exercícios para os ombros: geral

Muitas pessoas querem ombros mais largos. Embora você não possa aumentar o tamanho real do osso dos ombros, você pode, com os exercícios adequados, aumentar os músculos de seus ombros, o que fará com que eles pareçam mais amplos.

Para a maioria das pessoas, alterar a largura e a espessura de seus ombros faz com que sua aparência mude e pode ter um efeito dramático na forma de seu corpo. Ombros mais largos tornam muito mais fácil proporcionar ao seu torso a forma de um V. Usar roupas com ombros mais largos pode fazer com que você pareça mais atlético e esbelto.

Existe uma série de exercícios para os ombros que você pode empregar para aumentar a espessura e a largura de seus músculos dos ombros.

Para desenvolver ombros fortes, você precisa utilizar três tipos de movimentos: pressionar, puxar e levantar. Pode demorar muito para desenvolver ombros realmente fortes, porque existe uma série de músculos diferentes recobrindo uma articulação complexa, e eles não são necessariamente músculos que você usa no seu cotidiano.

Seu deltoide é um músculo primário em seu ombro e ele se divide em três partes: o deltoide anterior, o deltoide medial e o deltoide posterior. Dependendo do movimento que você está executando, uma parte do deltoide trabalhará mais que as outras. Na maior parte dos movimentos, entretanto, duas partes do deltoide trabalharão juntas, ou até as três partes. Tenha o cuidado de usar a carga correta e de se aquecer o suficiente para não prejudicar os músculos menores do ombro (manguito rotador).

Quando você começa a treinar seus ombros, é importante usar exercícios básicos de supino para tornar os músculos de seus ombros ativos antes de passar para os exercícios mais adequados para isolar as áreas diferentes dos ombros. Senão, você pode provocar lesões.

Cuide para que sua lombar esteja bem sustentada durante qualquer movimento de pressão. Logo que sentir que seu corpo está se torcendo enquanto tenta fazer os exercícios de ombros, é sinal de que seus ombros estão fatigados e você deve descansar. Para todos os exercícios, demore entre dois e três segundos para cada direção do movimento. Expire no início do movimento e inspire quando voltar à posição inicial.

Exercícios para desenvolver ombros mais fortes para iniciantes

Exercício	Séries e repetições
Levantamento frontal com barra olímpica	3 × 12
Desenvolvimento com pesos	3 × 12
Desenvolvimento alternado com pesos	3 × 20

Levantamento frontal com barra olímpica

Músculos utilizados: Deltoide – médio, anterior e posterior; tríceps braquial – cabeça medial, cabeça lateral e cabeça longa.

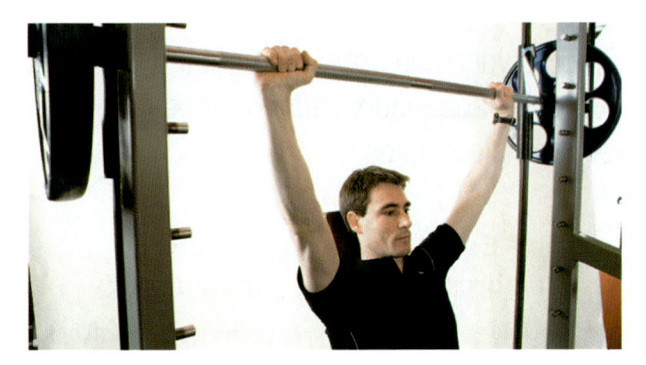

1. Sente-se no banco com suas costas contra o encosto e coloque seus pés à sua frente, separados à distância da medida dos ombros, para apoio. Se possível, coloque seus pés contra uma parede ou estante de pesos para ajudar a manter suas costas retas. Segure a barra firme, com as duas mãos, usando uma pegada pronada. Sempre tenha alguém o observando neste exercício.

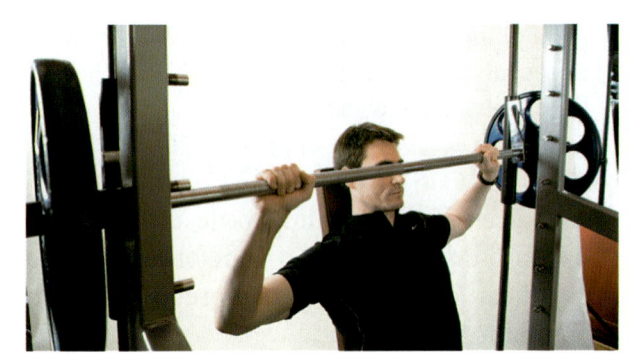

2. Erga a barra da estante acima de sua cabeça e segure-a em uma posição com os braços retos. Abaixe a barra devagar, com os cotovelos dobrando para os lados, até que a barra esteja à frente de sua cabeça ao nível dos olhos. Pause durante um segundo, depois levante a barra de volta à posição inicial. Tome cuidado, os ombros podem ficar fatigados, a ponto de você ter dificuldade para colocar a barra de volta à estante.

Desenvolvimento com pesos

Músculos utilizados: Deltoide – médio, anterior e posterior; tríceps braquial.

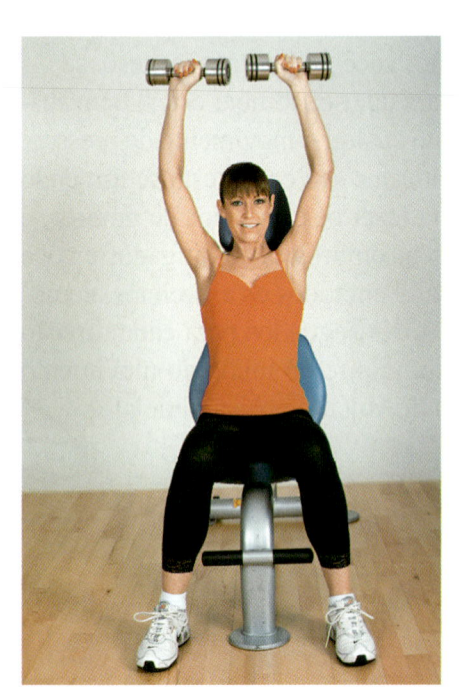

1. Sente-se no banco com os pés à sua frente, separados à distância da medida dos ombros, para criar uma base firme. Levante os pesos devagar acima de seus ombros, até eles estarem retos acima da altura da cabeça, virados para os lados. Tente não deixar seu pescoço retesado, e mantenha seus ombros trabalhando na mesma proporção.

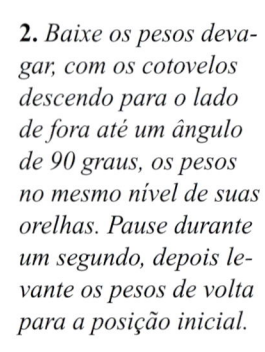

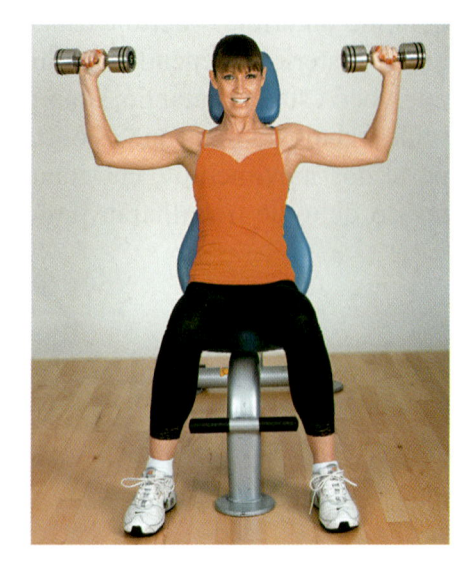

2. Baixe os pesos devagar, com os cotovelos descendo para o lado de fora até um ângulo de 90 graus, os pesos no mesmo nível de suas orelhas. Pause durante um segundo, depois levante os pesos de volta para a posição inicial.

Desenvolvimento alternado

Músculos utilizados: Deltoide – médio, anterior e posterior; tríceps braquial – cabeça medial, cabeça lateral e cabeça longa.

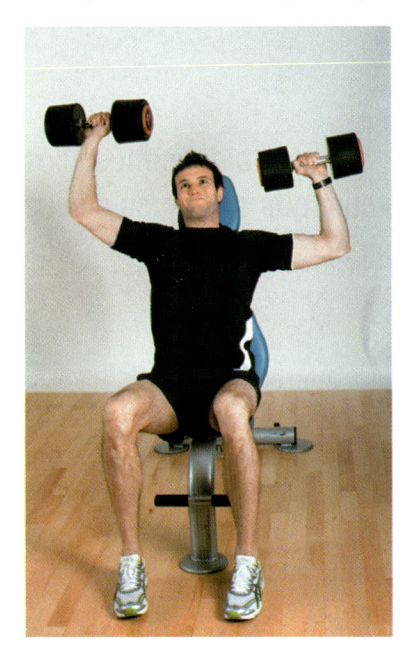

1. Sente-se no banco, pés à sua frente ou pressionados contra uma parede ou estante de pesos, separados no mínimo à distância da medida dos ombros, para criar uma base firme. Mantenha seus músculos dorsais contraídos durante todo o movimento. Com um braço, levante um peso acima de seus ombros até ele ficar reto acima da altura da cabeça, lateral ao corpo. Movimente-o devagar, sem socos, para não causar danos a nenhum músculo.

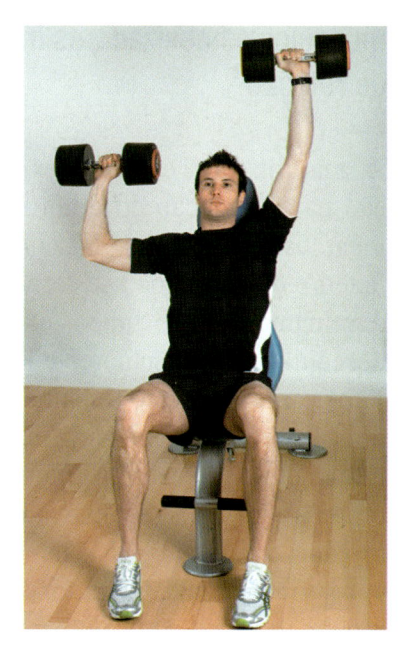

2. Baixe o peso devagar, com seu cotovelo saindo para fora, até ele estar em um ângulo de 90 graus e o peso estar à altura de suas orelhas. Pause durante um segundo, depois levante o peso de volta à posição inicial. Repita com o outro lado. Espere um dos braços completar o levantamento antes de começar a levantar o peso com o outro braço.

Desenvolvimento dos ombros com o peso do corpo

Músculos utilizados: Deltoide – médio, anterior e posterior; tríceps braquial – cabeça medial, cabeça lateral e cabeça longa.

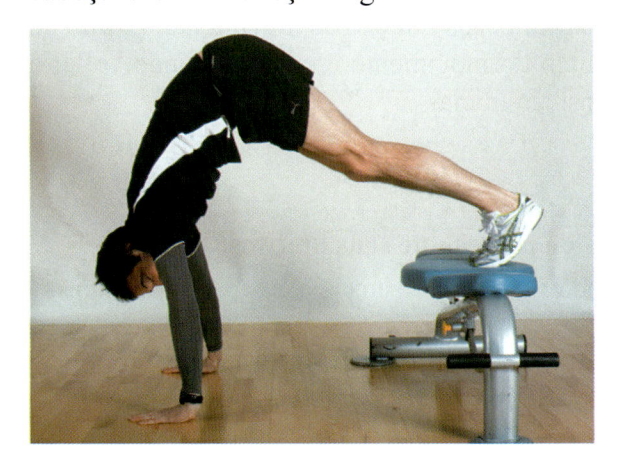

1. Assuma uma posição de flexão declinada com seus pés elevados atrás de você em um banco. Coloque os quadris em posição elevada e traga suas mãos para mais perto em sua direção, palmas pousadas no chão. Evite esse exercício se você tiver pulsos fracos.

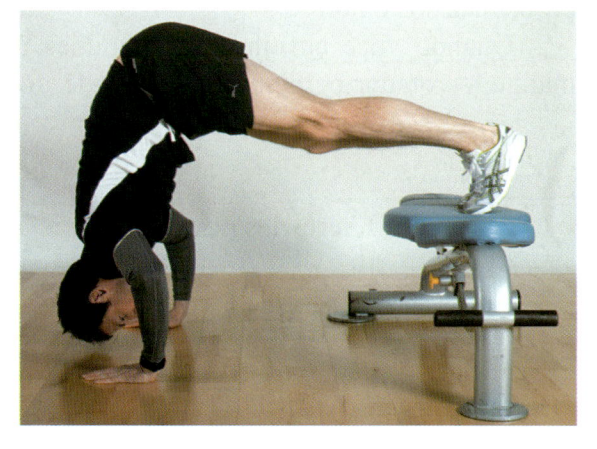

2. Abaixe-se dobrando os cotovelos até sua cabeça ficar quase tocando o chão. Tente evitar que suas costas arqueiem. Pause durante um segundo, antes de pressionar de volta para a posição no passo 1.

Exercícios para os ombros: força de rotação

Os exercícios a seguir trabalharão os músculos dos ombros e também alguns músculos que estão à volta deles. A gama de movimentos envolvida fará com que seu dorso e seus músculos estabilizadores trabalhem mais duro, dando-lhe os benefícios de uma boa força de rotação.

A maioria dos esportes exige alguma rotação na articulação do ombro. Movimentos de jogar usam todos os músculos no deltoide e fazem com que você se torne excessivamente dominante em um braço, o que pode levar a desequilíbrios musculares e lesões. Portanto, é importante que você trabalhe os músculos dos dois ombros com a mesma intensidade. Nesses movimentos de rotação, muitos músculos dos ombros têm que trabalhar juntos. O manguito rotador, em geral o lugar das lesões do ombro, é o principal estabilizador durante qualquer movimento dos ombros para manter a cabeça do úmero centralizada. Se ela não estiver centrada, isso pode imprimir um estresse anormal ao tecido que a recobre, criando tendinites, rompimentos do manguito rotador e também problemas nos ombros.

Quando você envelhece, os tendões no manguito rotador perdem a elasticidade, tornando mais fácil o aparecimento de lesões. Com a idade, também, acontece um declínio gradual na massa muscular que recobre os ombros. Os exercícios a seguir ajudarão a combater o efeito do envelhecimento, permitindo-lhe que continue com seu esporte favorito por mais tempo.

O manguito rotador é composto por três partes: o supraespinhal, localizado na parte de cima dos ombros, que aduz o ombro (levanta o braço e o movimenta para longe do corpo); o subescapular, na parte da frente do ombro, que gira o ombro internamente; e o infraespinhal e redondo, na parte de trás do ombro, que o gira externamente. Os exercícios a seguir trabalham todos os três.

Em geral, demore entre dois e três segundos para cada direção do movimento. Expire no início do movimento e inspire quando voltar à posição inicial.

Exercícios para aumentar a força de rotação de seus ombros

Tente algumas séries forçadas no exercício final, pedindo ajuda de seu parceiro com mais duas últimas repetições depois de já estar fatigado.

Exercício	Séries e repetições
Desenvolvimento de Arnold	3 × 12
Desenvolvimento com cabo	3 × 12
Desenvolvimento unilateral	3 × 12
Levantamento frontal com barra olímpica	3 × 8-12

Exercícios para os ombros: força de rotação

Variação: desenvolvimento unilateral com cabo

Músculos utilizados: Deltoide – médio, anterior e posterior; tríceps braquial – cabeça medial, cabeça lateral e cabeça longa.

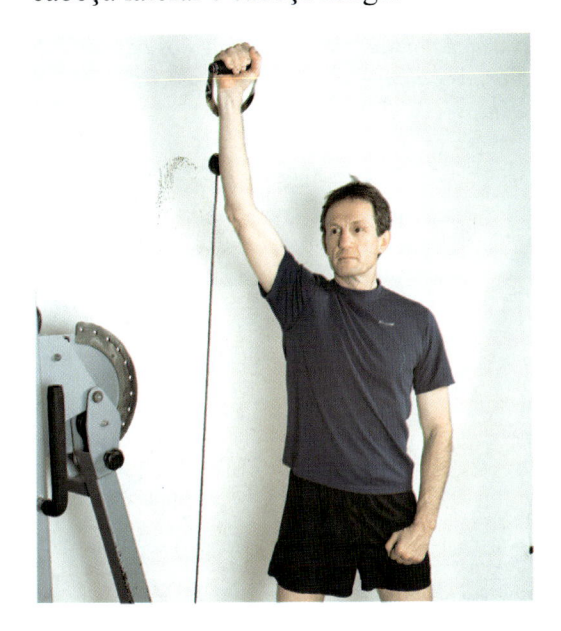

Inicie segurando uma alça do aparelho de desenvolvimento com cabo acima de sua cabeça até seu braço ficar reto. Pause durante um segundo e depois baixe devagar o peso de volta à posição inicial. Repita com o outro braço.

Desenvolvimento com cabo

Músculos utilizados: Deltoide – médio, anterior e posterior; tríceps braquial – cabeça medial, cabeça lateral e cabeça longa.

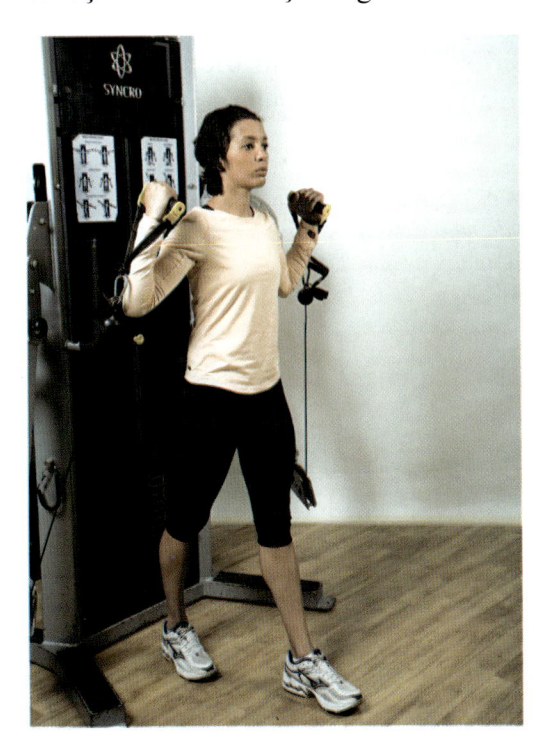

1. Fique em pé com seus pés separados à distância da medida dos ombros, um pé à frente do outro, e segure as alças à altura dos ombros.

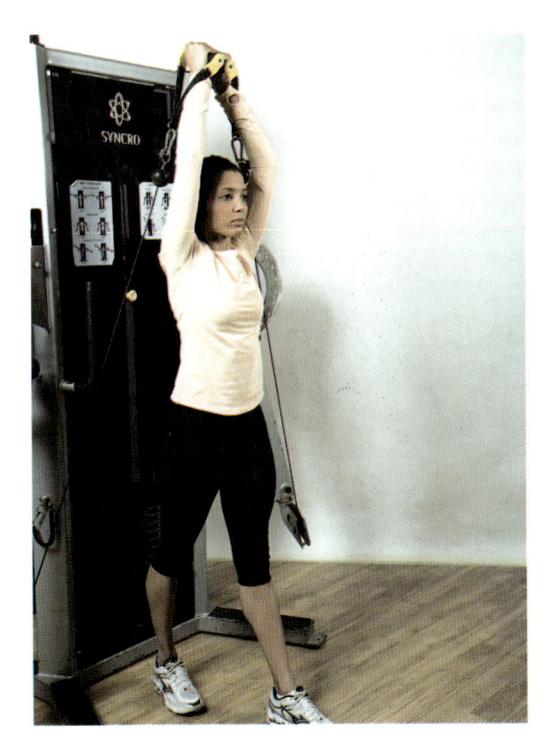

2. Levante as alças acima de sua cabeça até seus braços ficarem retos. Pause durante um segundo, depois baixe o peso de volta, devagar.

Desenvolvimento reverso sentado com pesos, com rotação

Músculos utilizados: Deltoide – médio, anterior e posterior; peitoral maior; tríceps braquial – cabeça medial, cabeça lateral e cabeça longa.

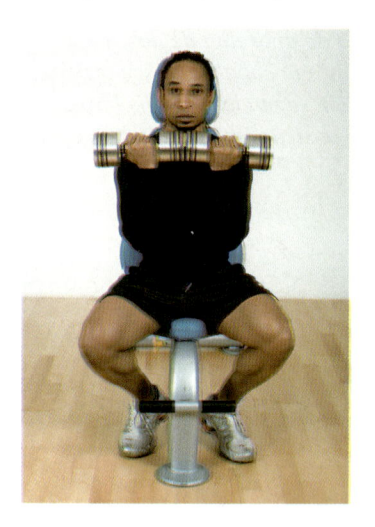

1. Sente-se no banco, com os músculos dorsais retesados. Traga os pesos para cima, à frente de seus ombros, as palmas voltadas para você e seus cotovelos o mais próximo possível.

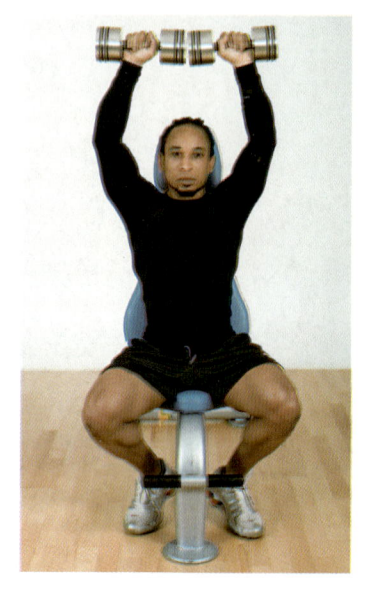

2. Levante os pesos para cima, as palmas viradas para você e os cotovelos o mais próximo possível. Quando os pesos chegarem à altura dos olhos, comece a virá-los, de modo que eles virem 180 graus quando chegarem à posição reta do braço acima de sua cabeça. Pause em cima, depois baixe os pesos devagar, girando de novo para a posição inicial.

Desenvolvimento de Arnold

Músculos utilizados: Deltoide – médio, anterior e posterior; peitoral maior; tríceps braquial – cabeça média, cabeça lateral e cabeça longa; bíceps braquial; braquial; braquiorradial.

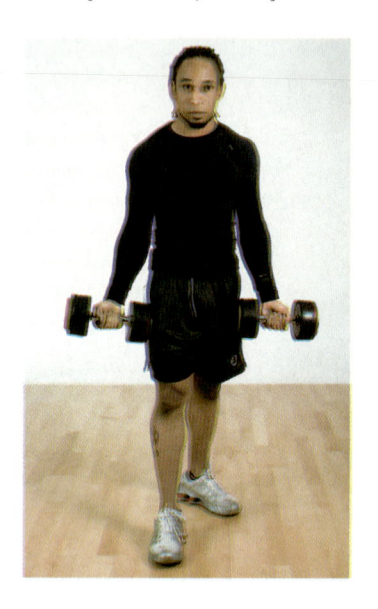

1. Use um peso mais leve do que você acredita precisar para manter a ênfase nos deltoides. Fique em pé com os pés separados à distância da medida dos ombros. Segure um peso em cada mão, seus braços lateralmente ao corpo, suas mãos um pouco abaixo da linha dos quadris.

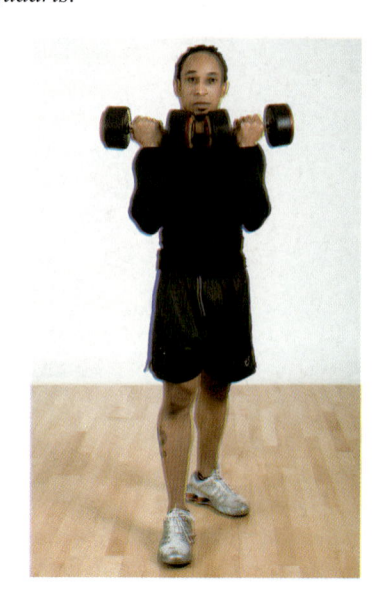

2. Flexione os bíceps com os pesos devagar, dobrando os cotovelos até os pesos estarem à altura dos ombros, com seus cotovelos espremendo suas costelas. Mantenha sua cabeça e suas costas retas e evite arquear as costas.

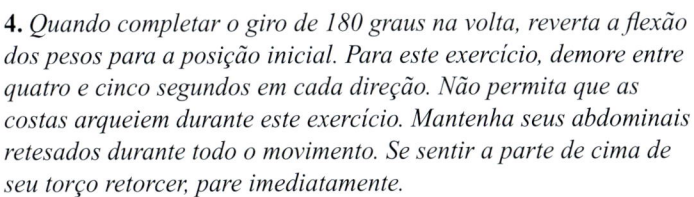

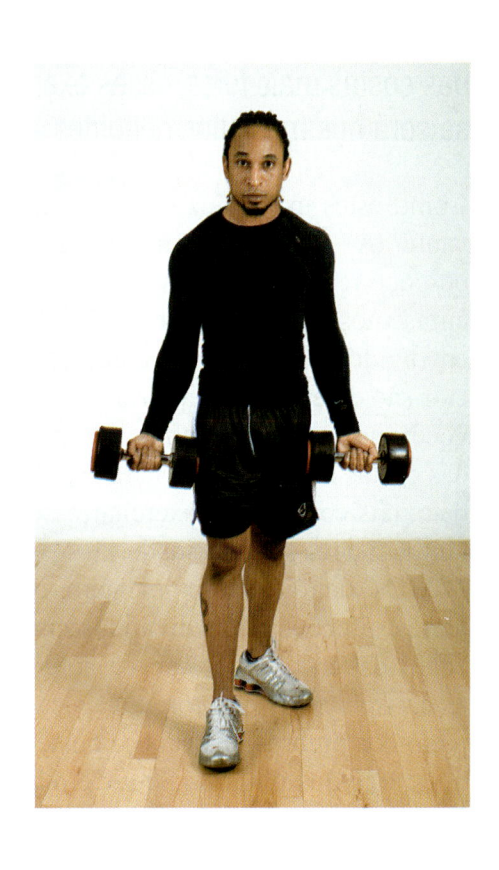

Exercícios para os ombros: força de rotação

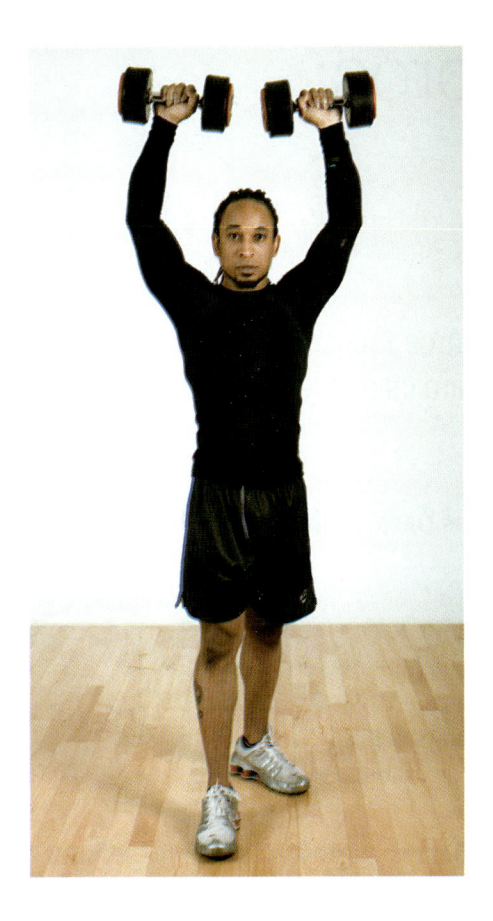

3. *Mantendo as palmas viradas para você e seus cotovelos juntos, levante os pesos até o nível do olho antes de girá-los em 180 graus para completar o desenvolvimento acima de sua cabeça. Quando chegar em cima, pause durante um segundo antes de baixar os pesos de forma lenta e, gradualmente, girá-los em 180 graus.*

4. *Quando completar o giro de 180 graus na volta, reverta a flexão dos pesos para a posição inicial. Para este exercício, demore entre quatro e cinco segundos em cada direção. Não permita que as costas arqueiem durante este exercício. Mantenha seus abdominais retesados durante todo o movimento. Se sentir a parte de cima de seu torço retorcer, pare imediatamente.*

Exercícios para os ombros: ligando os músculos

Para tornar a ligação entre seus deltoides, trapézio e outros músculos da parte de cima das costas mais forte, esses exercícios são essenciais. Para os deltoides, a principal ênfase será nos músculos deltoides anterior e medial.

Como estes exercícios requerem que você levante os ombros, é importante manter seu pescoço relaxado para evitar lesões e manter a ênfase nos músculos apropriados. Se você está envolvido em esportes de contato, estes exercícios são essenciais para fornecer a força de que você necessita nos ombros, na parte de cima das costas e no pescoço. Para esportes de combate, tais como boxe, exercitar esses músculos também deve ser prioridade.

Os deltoides movimentam o braço em várias direções e são divididos em três partes chamadas cabeças: a cabeça anterior, na parte da frente dos ombros; a cabeça medial, no meio dos ombros; e a cabeça posterior, na parte de trás dos ombros. Se você olhar para um fisiculturista de cima, você deve ser capaz de ver todas as três partes claramente definidas como faixas de músculos envolvendo o ombro. Dependendo da direção do movimento do ombro, uma das cabeças do ombro trabalhará mais duro do que as outras para proporcionar o movimento correto.

Se você levantar seu braço à sua frente a partir de baixo e lateralmente ao corpo, fará a cabeça anterior trabalhar mais duro. Levantar o braço para o lado fará a cabeça medial trabalhar mais intensamente. Jogar o braço para trás de você fará a cabeça posterior trabalhar. A maior parte dos movimentos fará duas das cabeças trabalharem – e algumas vezes as três.

Cuidado com os exercícios a seguir para não usar o peso do corpo para movimentar os pesos. É fácil arquear suas costas ou dobrar as pernas nas últimas repetições para tornar mais fácil levantar os pesos. Exercícios de remo para cima influenciam

Exercícios para os músculos dos ombros

Exercício	Séries e repetições
Desenvolvimento com pesos	3 × 12
Desenvolvimento de Arnold	3 × 12
Remada alta com cabo	3 × 12
Remada alta com pesos	3 × 12
Contração de ombros com pesos	3 × 12

Com um esporte de contato como o boxe, os exercícios de ombro são necessários para a força no pescoço, nos ombros e na parte superior das costas.

muito a parte de cima das costas e os músculos do trapézio, o que é bom desde que sua lombar não esteja fazendo o esforço. Se você considerar difícil evitar que seu corpo arqueie para trás, tente posicionar-se com um pé à frente do outro para criar uma plataforma mais estável, e retese seus músculos dorsais para restringir o quanto você pode se inclinar para trás.

Para cada exercício, demore entre dois e três segundos para cada direção do movimento. Expire no início do movimento e inspire quando voltar à posição inicial.

Remada alta com cabo

Músculos utilizados: Trapézio; deltoides – anterior e posterior.

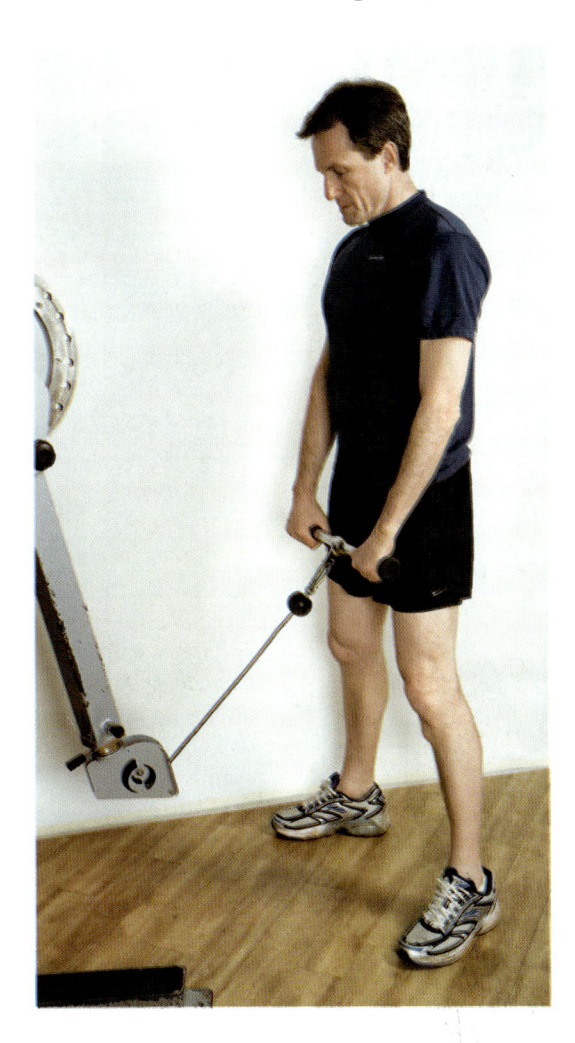

1. *Fique em pé a 60 cm/2 pés do aparelho de cabo, com os pés separados à distância da medida dos ombros. Segure a barra com uma pegada pronada, com as mãos separadas à distância de um polegar. Retese seus músculos dorsais para ajudar a manter suas costas retas durante todo o movimento. Tente manter seu pescoço relaxado durante todo o movimento.*

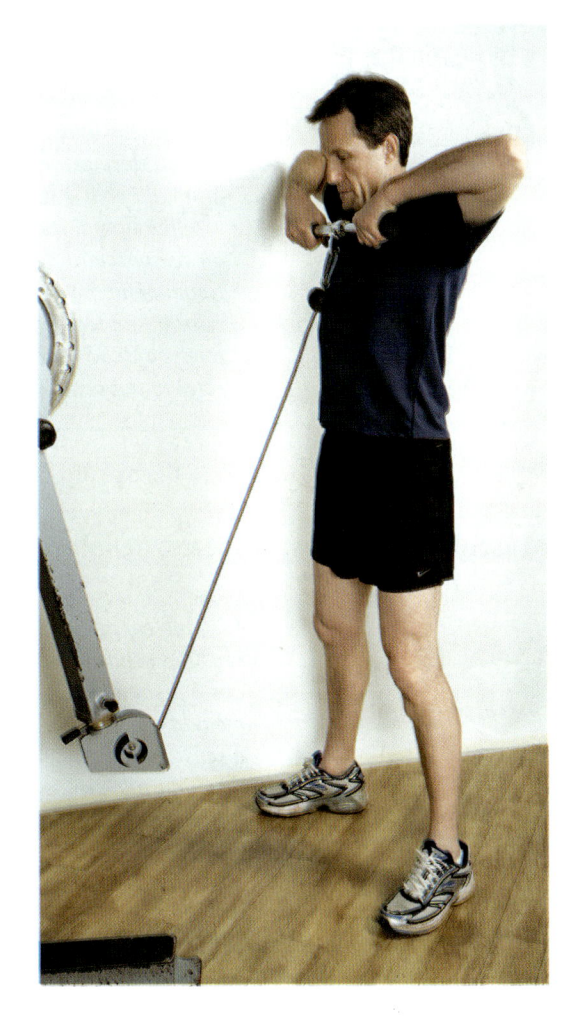

2. *Puxe a barra na direção de seu queixo, e leve seus cotovelos para os lados, mantendo-os elevados acima dos pulsos durante todo o movimento. Uma vez que a barra esteja à altura do queixo, pause durante um segundo, depois abaixe a barra devagar, de volta à posição inicial. Tente não se inclinar para trás quando começar a se fatigar.*

Contração de ombros com pesos

Músculos utilizados: Trapézio; deltoides – médio, anterior e posterior.

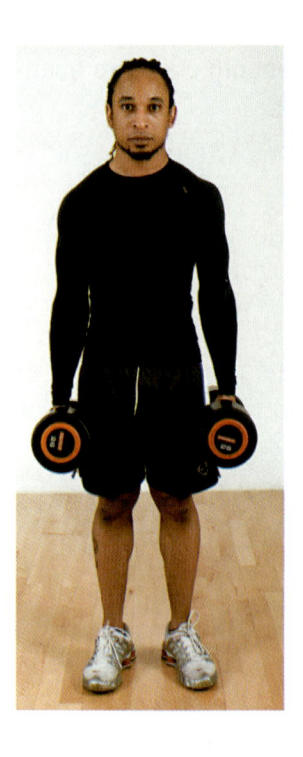

1. Fique em pé com os pés separados à distância da medida dos ombros. Segure os pesos com uma pegada pronada, com as palmas viradas para trás. Segure os pesos com seus braços retos, para baixo, à sua frente. Retese seus músculos dorsais para manter suas costas retas. Sua cabeça deve estar alinhada com a sua espinha dorsal. Peça ao seu parceiro de treinamento para monitorar sua técnica e tome cuidado para não retesar seu pescoço.

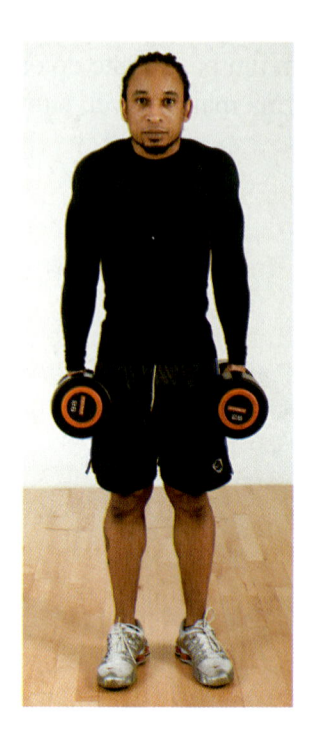

2. Mantendo seus braços tão retos quanto for possível, eleve a parte de cima dos ombros para levantar os pesos apenas alguns centímetros. Pause durante um segundo, depois baixe os pesos até a posição inicial.

Remada alta com pesos

Músculos utilizados: Trapézio; deltoides – médio, anterior e posterior.

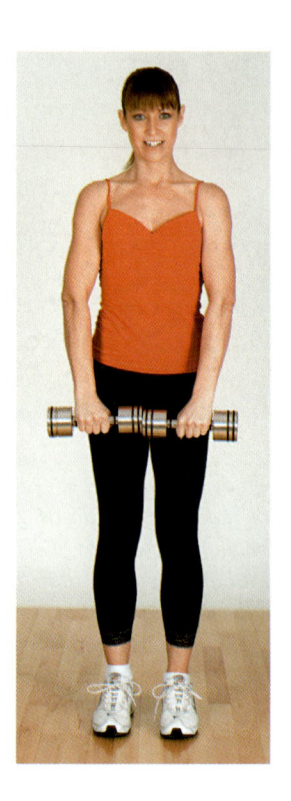

1. Fique em pé com seus pés separados à distância da medida dos ombros e seus braços dependurados retos lateralmente ao corpo, até um pouco abaixo da linha dos quadris. Segure um peso em cada mão, com suas palmas viradas para dentro. Tente evitar retesar seu pescoço.

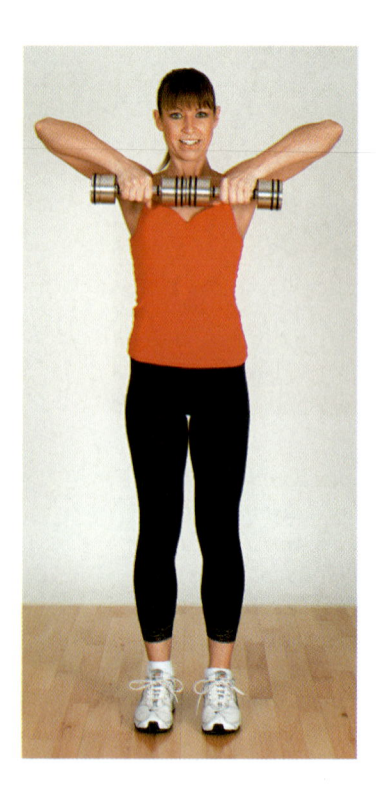

2. Puxe os pesos para cima, levando os cotovelos para a lateral do corpo até os pesos estarem no mesmo nível de seu queixo. Mantenha as mãos juntas durante todo o movimento. Mantenha os cotovelos acima de seus pulsos o tempo todo. Tente manter o pescoço relaxado para ajudar a isolar os ombros. Quando chegar ao nível do queixo, pause durante um segundo e depois baixe os pesos para a posição inicial.

Exercícios para os ombros: deltoides anteriores

Os exercícios aqui treinam a parte frontal dos ombros (deltoides anteriores) com pouca força vinda de outras partes de seus deltoides. Esses músculos proporcionam a você ombros tonificados e são essenciais para exercícios, em especial aqueles que envolvem levantar cargas altas acima do peito.

Os músculos do deltoide anterior têm papel na estabilização dos músculos durante desenvolvimentos dos ombros e têm um envolvimento muito grande quando um exercício de peito é feito em inclinação. A alta utilização desses músculos os torna suscetíveis a lesões. É um equívoco tentar trabalhar esses músculos usando exercícios de ombros na mesma rotina do desenvolvimento de peito ou até no dia seguinte. Você deve tentar evitar treinar em excesso os deltoides anteriores, portanto, tire um dia de descanso entre os exercícios que envolvam seu uso.

Todos esses exercícios envolvem movimentos de elevação, então, seus tríceps não ajudarão de verdade. As pessoas em geral escolhem trabalhar o deltoide anterior com maior intensidade do que as outras partes dos deltoides, porque é mais fácil ver o músculo no espelho. Porém, muitas vezes isso leva a um desequilíbrio nos músculos e pode tornar os deltoides anteriores excessivamente dominantes no movimento dos exercícios de desenvolvimento dos ombros, fazendo com que o peso seja arrastado para a frente. A sua postura também será afetada, pois seus ombros serão levados para a frente, criando costas mais arredondadas. Equilibre isso usando as outras partes do deltoide. Se você tem uma postura ruim, precisa prestar mais atenção ao exercício dos deltoides medial e posterior em seus treinamentos. Vale a pena considerar a omissão de exercícios específicos para esses músculos em sua rotina, porque eles serão trabalhados com os exercícios de desenvolvimento de peito.

Quando planejar sua rotina, assegure-se de usar cada braço na mesma proporção para prevenir que um fique mais forte que o outro.

Para ajudar a isolar o músculo, tente sentar durante alguns exercícios a fim de evitar que seu corpo fique excessivamente em movimento de balanço. Você pode precisar usar um peso mais leve do que imagina necessitar, de modo que seja capaz de ativar o músculo corretamente.

Para cada exercício, demore entre dois e três segundos para cada direção do movimento. Expire no início do movimento e inspire quando voltar à posição inicial.

Exercícios para desenvolver ombros poderosos

Faça superséries de cada exercício seguindo a tabela abaixo, com apenas entre cinco e dez segundos de descanso entre as séries.

Exercício	Séries e repetições
Levantamento frontal com barra olímpica	3 × 8-12
Desenvolvimento de Arnold	3 × 8-12
Remada alta com pesos	3 × 8-12
Remada alta com cabo	3 × 8-12
Levantamento frontal unilateral com pesos	3 × 8-12
Levantamento frontal com cabo	3 × 8-10

Levantamento frontal unilateral com pesos

Músculos utilizados: Deltoides – médio, anterior e posterior; peitoral maior.

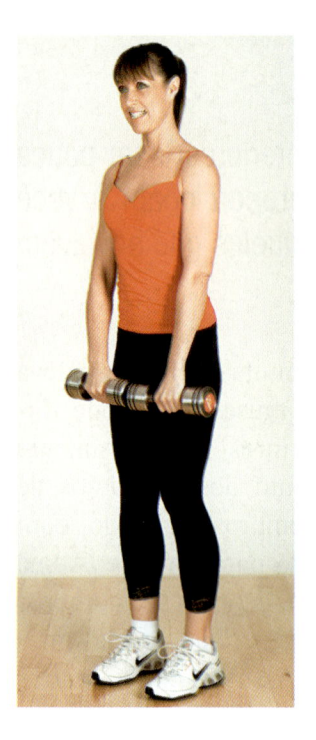

1. Fique em pé com sua cabeça levantada, porém relaxada, e seus pés separados à distância da medida dos ombros, de modo que você fique estável e equilibrado. Segure um peso em cada mão e segure-os juntos à frente de suas coxas, com seus braços dependurados retos e as palmas das mãos viradas para trás.

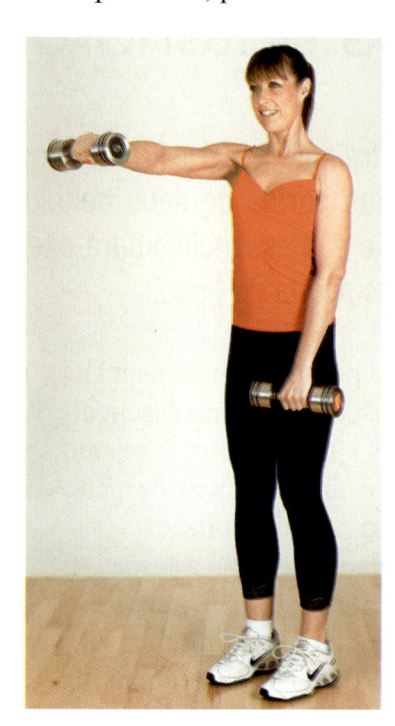

2. Puxe um braço para a frente, mantendo-o reto, até estar à sua frente ao nível do olho. Tente não deixar a força cinética tomar o controle. Pause durante um segundo, depois baixe o peso devagar de volta à posição inicial. Repita com o outro braço. Apenas levante o peso quando o outro braço tiver voltado à posição inicial.

Levantamento frontal com cabo

Músculos utilizados: Deltoides – médio, anterior e posterior; peitoral maior.

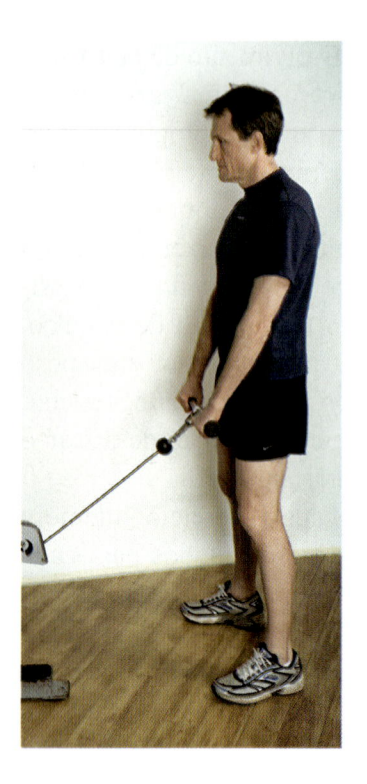

1. Fique em pé, com os pés separados à distância da medida dos ombros, a 60 cm/2 pés da máquina de cabo. Segure a barra com uma pegada pronada, com as mãos separadas a menos que a medida dos ombros. Foque na parte frontal de seus ombros. Não deixe suas costas arquearem.

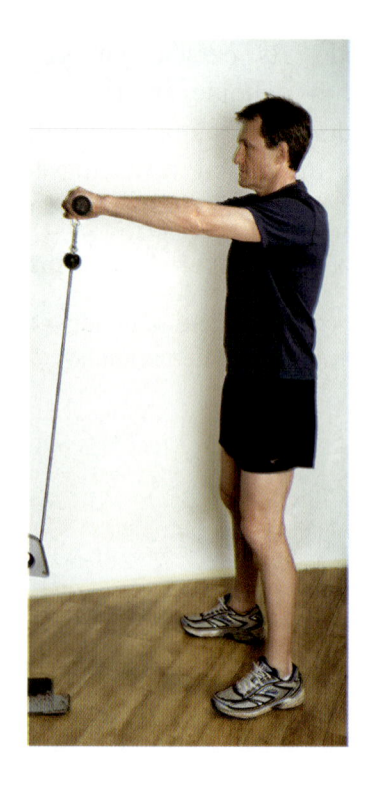

2. Iniciando com os braços retos para baixo, à frente do corpo, puxe a barra para cima, com seus braços retos à sua frente, até a barra estar ao nível dos olhos. Mantenha o pescoço relaxado. Pause durante um segundo, depois baixe lentamente a barra de volta à posição inicial.

Exercícios para os ombros: deltoides anteriores

Levantamento frontal unilateral com cabo

Músculos utilizados: Deltoides – médio, anterior e posterior; peitoral maior.

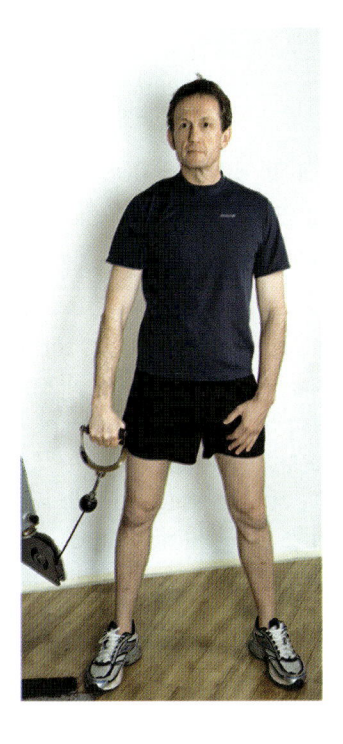

1. Fique em pé com seus pés separados à distância da medida dos ombros, ao lado do aparelho de cabo. Usando uma mão, segure a alça com uma pegada pronada, com a palma virada para trás. Fique em uma posição que seja no mesmo nível que o do aparelho. Foque na parte da frente do ombro que está fazendo o exercício.

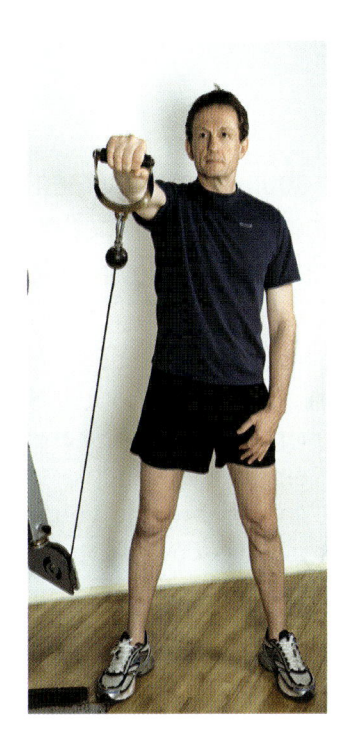

2. Mantendo seu braço reto à sua frente, puxe o cabo para cima até estar ao nível dos olhos. Pause durante um segundo, depois, sem solavanco, baixe o cabo de volta à posição inicial. Mantenha os ombros nivelados e não permita que suas costas arqueiem. Não segure a respiração; mantenha sua respiração por todo o exercício.

Levantamento frontal no banco

Músculos utilizados: Deltoides – médio, anterior e posterior; peitoral maior; reto abdominal.

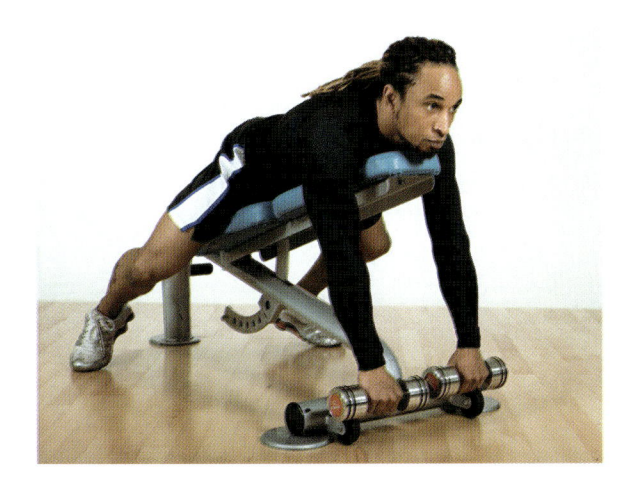

1. Deite-se com o rosto para baixo em um banco inclinado a 30 graus, com seus braços retos para baixo, à sua frente, um pouco acima do chão. Coloque as pontas de seus pés pousadas no chão atrás de você, e lateralmente ao banco. Segure um peso em cada mão. Verifique se o peso deles é adequado para você.

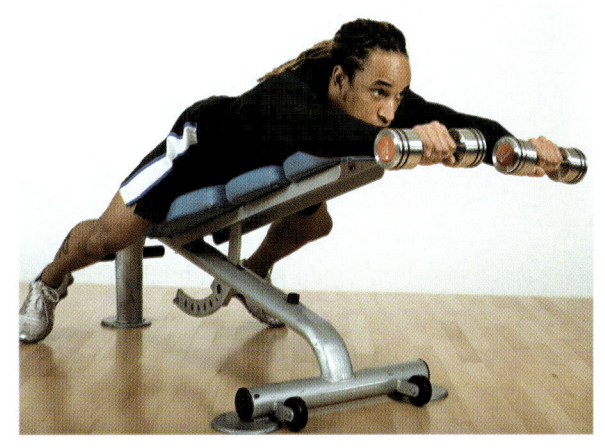

2. Levante os pesos à sua frente, com os braços retos, mantendo os braços tão próximos um do outro quanto possível. Não permita que sua lombar arqueie. Quando suas mãos estiverem quase à altura dos ombros, pause durante um segundo, depois baixe devagar os pesos de volta à posição inicial.

Exercícios para os ombros: estabilidade

Os exercícios dados aqui usam movimentos de elevação para colocar ênfase nos músculos deltoide posterior e deltoide médio – os músculos que fornecem a tão necessária estabilidade para uma série de movimentos utilizados em muitos esportes.

Se você quer ombros largos e tonificados, inclua os exercícios a seguir em sua rotina. Se você tem uma postura ruim, use estes exercícios para prevenir ombros abaulados. Os exercícios levantarão seus ombros de volta e forçarão os músculos de suas costas a trabalharem em conjunto com seus ombros. Eles também ajudarão a melhorar sua postura. Existem muitos estabilizadores nos ombros, um deles, a escápula (omoplata), ajuda o manguito rotador a estabilizar a articulação do ombro quando em movimento. A escápula deve estar estável – se não estiver, a pressão causada nela pelo levantamento de cargas altas pode causar lesões no manguito rotador.

Estes exercícios lhe darão força com toda a gama de movimentos e ajudarão a estabilizar seu ombro ao mesmo tempo. Concentre-se especialmente em não usar a sua lombar para ajudar a levantar os pesos. Se você está sofrendo de lesões nos ombros, consulte seu médico antes de fazer estes exercícios de ombros. Embora eles o ajudem com a estabilidade dos ombros, seus ombros precisam estar suficientemente estáveis antes de você tentar estes exercícios.

A não ser que seja indicado de outro modo, para cada exercício, demore entre dois e três segundos para cada direção do movimento. Expire no início do movimento e inspire quando voltar para a posição inicial.

Exercícios para ter ombros mais largos e tonificados

Exercício	Séries e repetições
Desenvolvimento reverso com pesos	3 × 12
Levantamento frontal unilateral com pesos	3 × 20
Remada alta com pesos	3 × 12
Levantamento lateral curvo com cabo	3 × 12
Moinho	3 × 12
Levantamento unilateral com peso	3 × 12

Levantamento lateral curvo com cabo

Músculos utilizados: Deltoides – médio, anterior e posterior; redondo menor; romboide; trapézio.

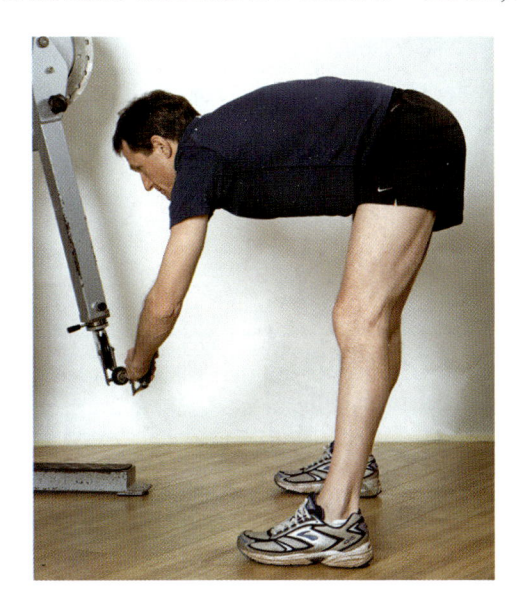

1. *Fique em pé entre os dois braços da máquina de cabo, com os pés separados à distância da medida dos ombros. Segure a alça de modo que seu braço cruze seu corpo. Dobre a parte de cima de seu corpo nos quadris, de modo que suas costas fiquem paralelas ao chão.*

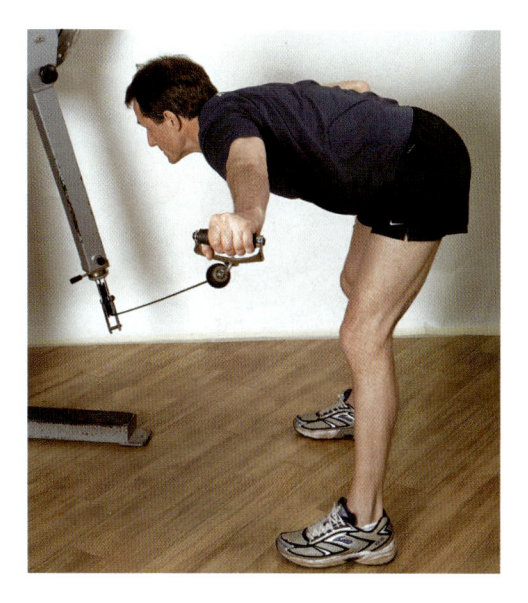

2. *Puxe a alça para trás cruzando seu corpo com o braço reto até ele estar lateral ao corpo, à mesma altura dele como a asa de um avião. Pause durante um segundo, depois baixe devagar o peso de volta para a posição inicial.*

Levantamento lateral curvo com pesos

Músculos utilizados: Deltoides – médio, anterior e posterior; redondo menor; romboide; trapézio.

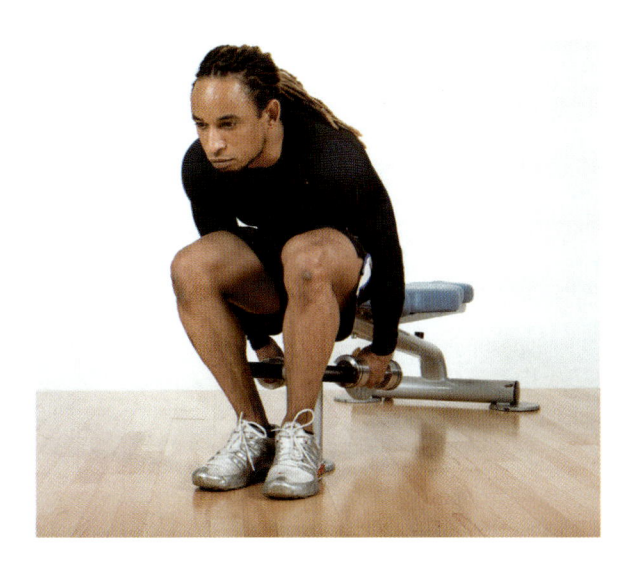

1. *Sente-se na ponta de um banco com seus pés no chão e as pernas dobradas em um ângulo de 90 graus. Incline-se para a frente de modo que seu peito fique quase pousado em seus joelhos. Segure um peso em cada mão.*

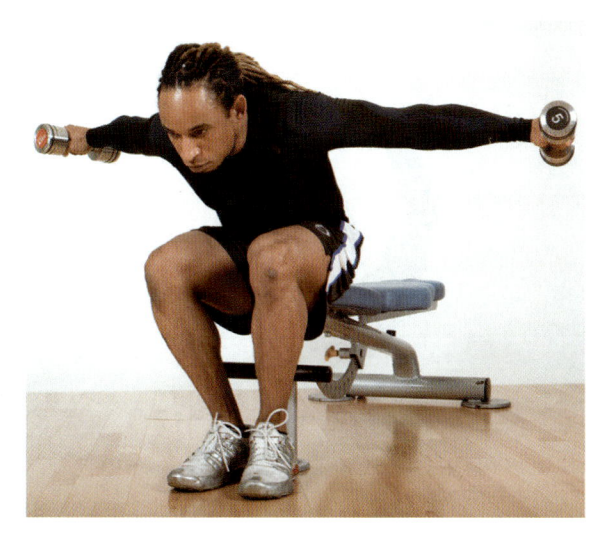

2. *Puxe os pesos para o lado de fora em um arco, os braços quase retos, até os pesos ficarem na linha de seus ombros. Pause durante um segundo, depois baixe os braços devagar, de volta à posição inicial.*

Moinho

Músculos utilizados: Deltoides – médio, anterior e posterior; romboide; trapézio.

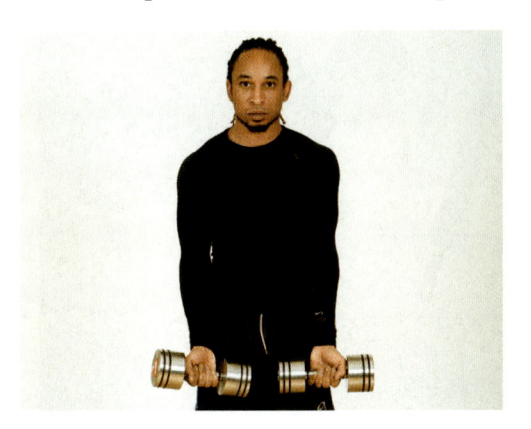

1. *Fique em pé com seus pés separados à distância da medida dos ombros, os braços retos e um peso em cada mão à sua frente.*

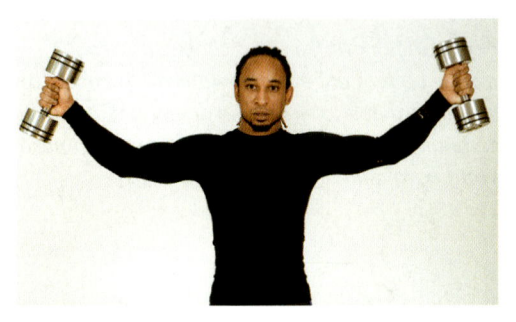

2. *Erga os braços para os lados até eles ficarem na linha dos ombros. Pause nessa posição durante um segundo.*

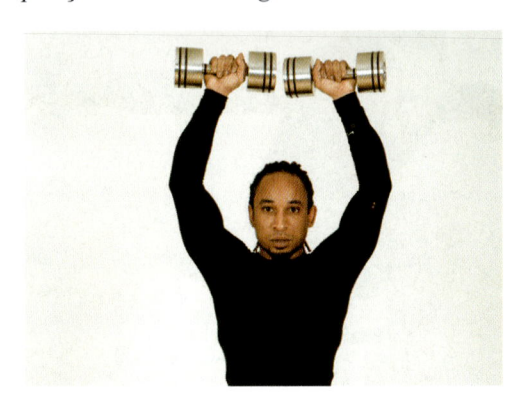

3. *Continue o movimento até os pesos estarem acima de sua cabeça. Quando eles estiverem acima de sua cabeça, baixe-os devagar até o nível dos ombros como no passo 2, pause durante um segundo, depois continue a baixá-los à posição inicial. Para esse exercício, demore entre três e quatro segundos para cada direção do movimento.*

Levantamento lateral com pesos

Músculos utilizados: Deltoides – médio, anterior e posterior.

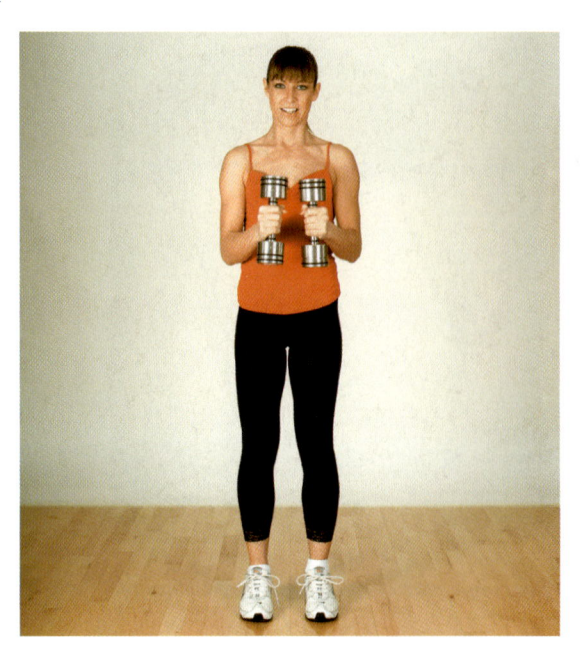

1. *Fique em pé com seus pés separados à distância da medida dos ombros, olhando para a frente, mantendo seu pescoço reto. Segure um peso em cada mão, com suas palmas viradas uma para a outra e seus cotovelos apertados contra suas costelas.*

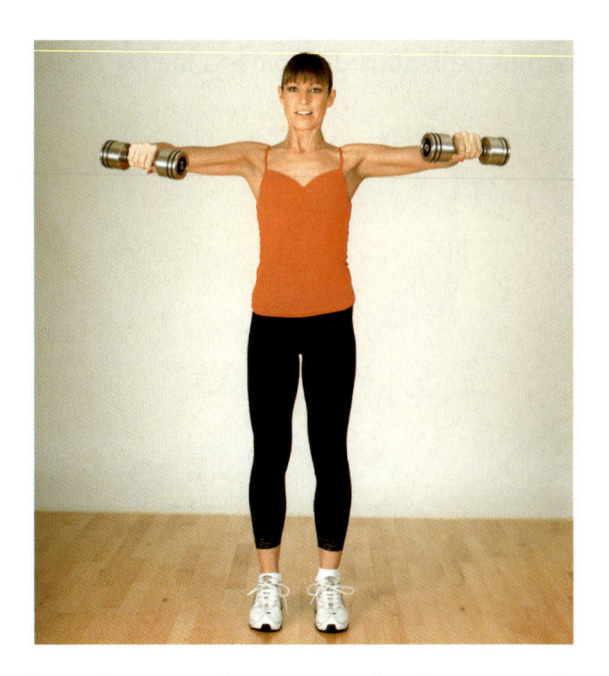

2. *Mantendo os cotovelos no mesmo ângulo, erga seus braços para os lados até seus braços, cotovelos, antebraços e pulsos estarem todos na linha de seus ombros. Pause durante um segundo, depois baixe devagar à posição inicial.*

Exercícios para os ombros: estabilidade

Levantamento unilateral com peso

Músculos utilizados: Deltoides – médio, anterior e posterior.

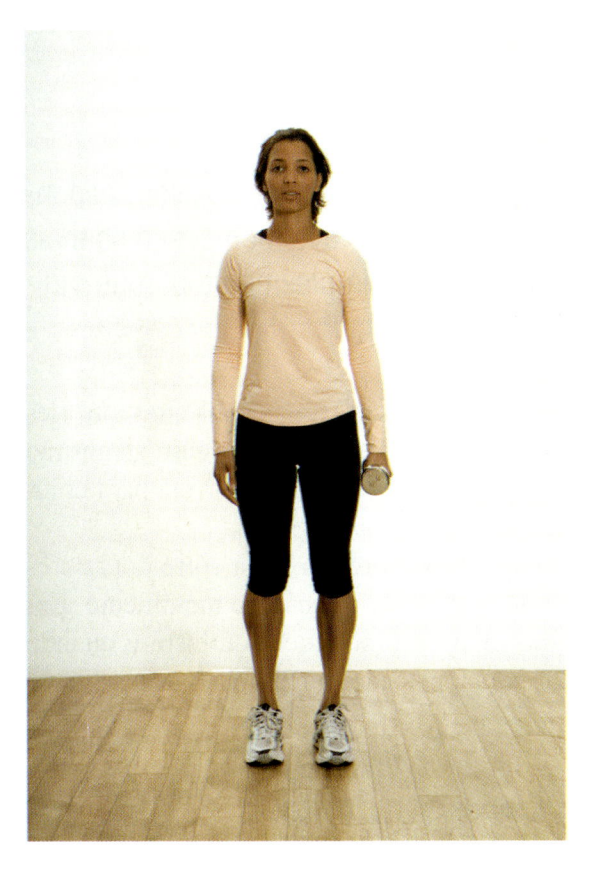

1. Fique em pé com os pés separados à distância da medida dos ombros; segure um peso em uma mão, ao lado do corpo. Deixe a outra mão estendida e relaxada ao lado do corpo, na linha dos quadris. Retese os músculos dorsais para impedir que se movimentem e para isolar o músculo deltoide.

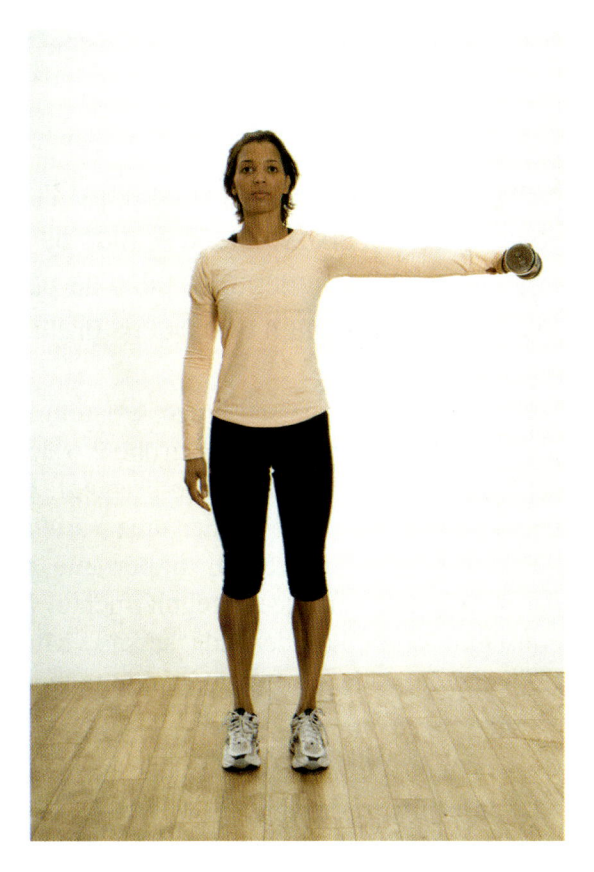

2. Erga seu braço para o lado, mantendo-o reto, até seu pulso, antebraço e cotovelo estarem na linha de seus ombros. Pause durante um segundo, depois baixe o peso devagar de volta à posição inicial. Repita com o outro braço.

Exercícios para os bíceps: braços poderosos

Seus bíceps compõem apenas entre 30% a 40% de seu braço – os tríceps são responsáveis pela maioria do braço –, mas os exercícios de bíceps, provavelmente, são os mais populares de treinamento de peso da parte superior do corpo, simplesmente porque muitas pessoas acreditam que bíceps grandes são bonitos.

Na parte da frente de seu braço, existem dois grupos de músculos. O maior grupo é o do bíceps braquial e o menor é o do braquial. Essa pequena área do corpo requer uma variedade de exercícios diferentes. É importante mudar a rotina de seu bíceps regularmente, para conseguir o melhor de cada sessão. Muitos frequentadores de academia usam uma técnica ruim para levantar as cargas mais altas que eles conseguem. Os exercícios a seguir garantirão que você se atenha à técnica correta para colocar a ênfase em seus bíceps.

Para cada exercício, faça entre dois e três segundos para cada direção do movimento. Expire no início do movimento e inspire quando voltar para a posição inicial.

Flexão de bíceps com haltere em pé, pegada aberta

Músculos utilizados: Bíceps braquial – cabeça longa e cabeça curta; braquial.

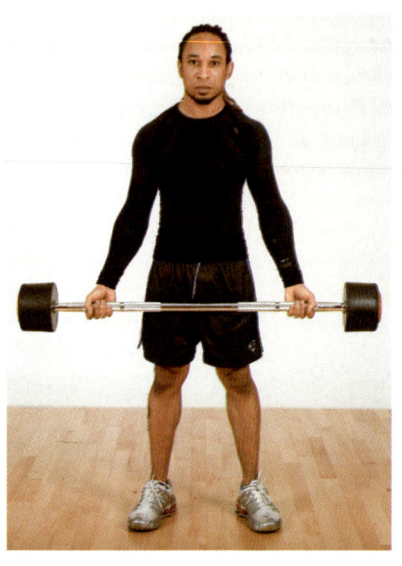

1. *Fique em pé com seus pés separados à distância da medida dos ombros, de modo que você se sinta bem equilibrado e estável. Segure o haltere próximo às coxas, com uma pegada supinada, de modo que suas palmas fiquem voltadas para fora, os braços retos e suas mãos separadas a pouco mais que a distância da medida dos ombros. Para evitar que outra parte de seu corpo além do bíceps trabalhe, mantenha a parte superior do torso parada retesando seus músculos dorsais.*

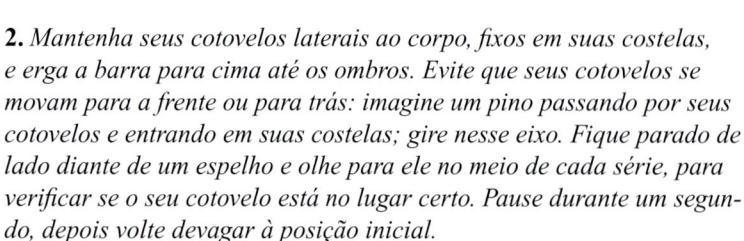

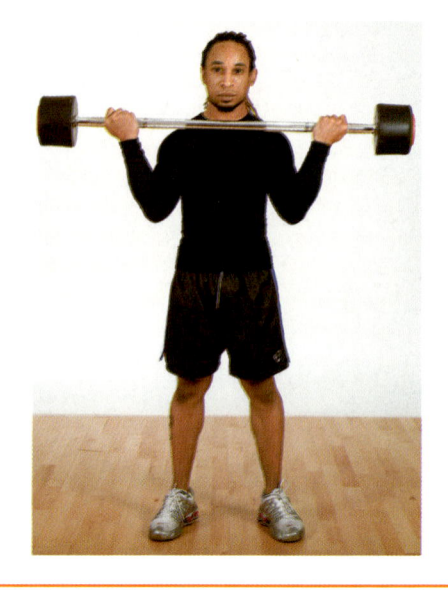

2. *Mantenha seus cotovelos laterais ao corpo, fixos em suas costelas, e erga a barra para cima até os ombros. Evite que seus cotovelos se movam para a frente ou para trás: imagine um pino passando por seus cotovelos e entrando em suas costelas; gire nesse eixo. Fique parado de lado diante de um espelho e olhe para ele no meio de cada série, para verificar se o seu cotovelo está no lugar certo. Pause durante um segundo, depois volte devagar à posição inicial.*

Exercícios para desenvolver bíceps grandes para iniciantes

Exercício	Séries e repetições	Comentários
Flexão de bíceps com haltere	3 × 12	Coloque esses exercícios em pares e faça superséries para trabalhar seus bíceps de verdade.
Flexão de bíceps com pesos	3 × 12	
Flexão concentrada	3 × 12	
Flexão martelo	3 × 12	

Flexão reversa de bíceps com pesos

Músculos utilizados: Braquiorradial; bíceps braquial – cabeça longa e cabeça curta; braquial; extensor do carpo; radial – longo e breve; extensor dos dedos; extensor do dedo mínimo; extensor ulnar do carpo.

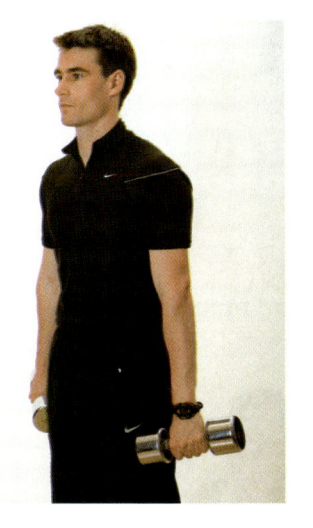

1. *Fique em pé com os pés separados à distância da medida dos ombros. Com uma pegada pronada, segure um peso em cada mão, perto de suas coxas.*

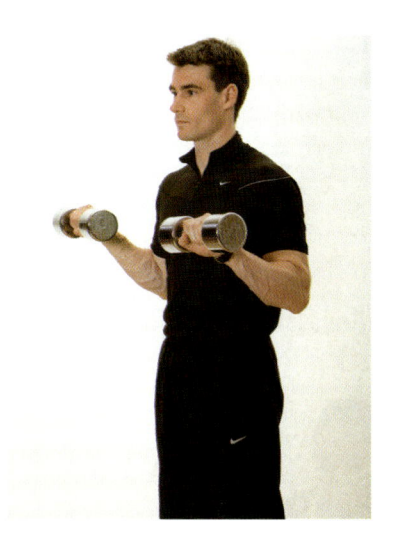

2. *Mantendo seus cotovelos fixos nas costelas, erga os pesos até seus ombros. Pause durante um segundo, depois volte devagar à posição inicial.*

Flexão de bíceps com pesos em pé

Músculos utilizados: Bíceps braquial – cabeça longa e cabeça curta; braquial.

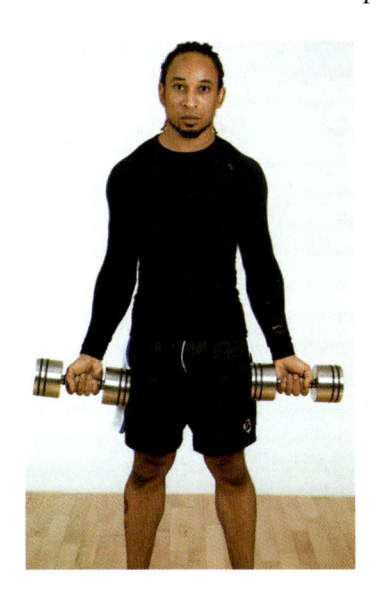

1. *Fique em pé, os pés separados à distância da medida dos ombros, um peso em cada mão, próximos às suas coxas, usando uma pegada supinada. Para evitar que seus antebraços sejam recrutados em excesso, não segure os pesos com muita força.*

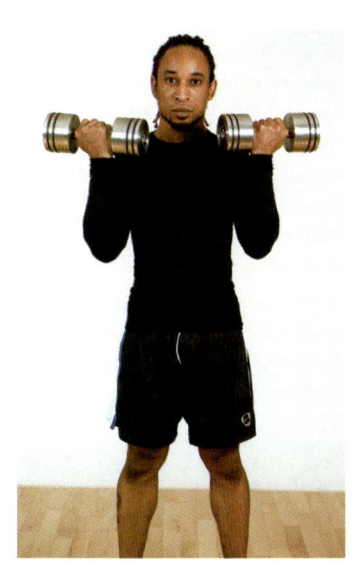

2. *Mantendo seus cotovelos comprimidos contra suas costelas, erga os pesos até seus ombros. Pause durante um segundo, depois volte devagar à posição inicial. Mantenha as palmas de suas mãos viradas na mesma direção. Não permita que a carga do peso vire-as, principalmente quando for voltar à posição inicial.*

Flexão martelo com pesos

Músculos utilizados: Braquiorradial; bíceps braquial – cabeça longa e cabeça curta; braquial.

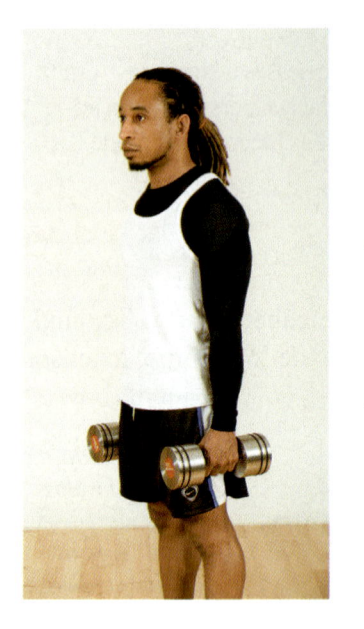

1. Fique em pé, com seus pés separados à distância da medida dos ombros, seus cotovelos fixos em suas costelas. Com uma pegada supinada, segure um peso em cada mão, próximos às suas coxas. Concentre-se nos braços fazendo o trabalho.

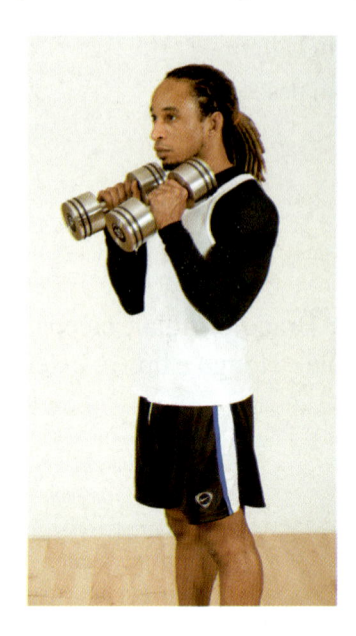

2. Mantenha os cotovelos próximos às costelas. Erga os pesos até os ombros, fazendo um ângulo de 90 graus em seus antebraços. Quando chegar aos ombros, empurre os cotovelos para trás, pause durante um segundo, depois volte à posição inicial.

Flexão concentrada

Músculos utilizados: Bíceps braquial – cabeça longa e cabeça curta; braquial.

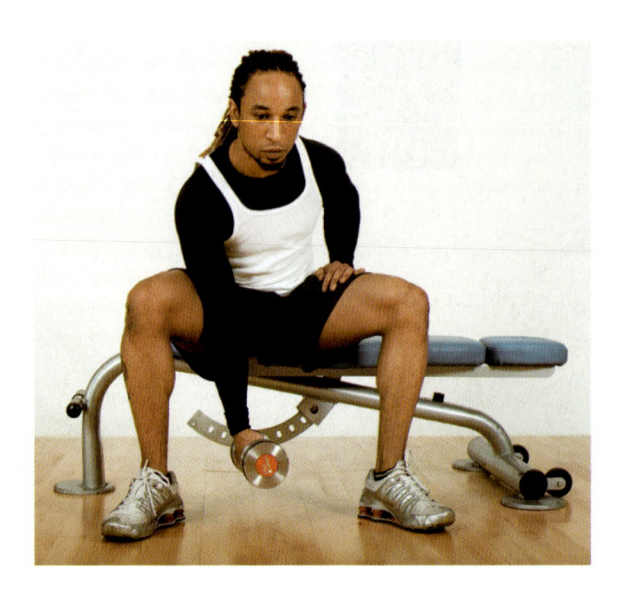

1. Sentado em um banco, segure o peso e pouse seu cotovelo contra a parte interna de sua coxa. A palma de sua mão deve estar virada para longe de você. Tente focar no isolamento de seu bíceps.

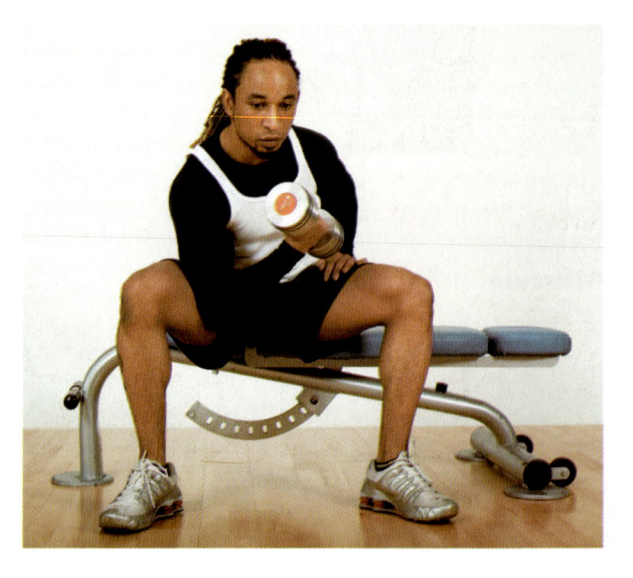

2. Mantendo o cotovelo firme contra a parte interna de sua coxa, levante o peso até seu ombro. Tenha controle para obter uma boa queima. Pause durante um segundo, depois abaixe o peso à posição inicial.

Exercícios para os bíceps: antebraços fortes

A maioria dos exercícios para a parte superior do corpo ajuda a trabalhar seus antebraços, mas você também deve usar regularmente exercícios específicos para essa região. Mudar o ângulo do pulso quando faz flexões de bíceps fará com que partes diferentes do bíceps trabalhem com maior eficácia.

Antebraços precisam ser fortes para dar-lhe sustentação para outros exercícios, especialmente quando você precisa segurar com força e erguer pesos para trabalhar os músculos das costas.

Existem três tipos de estruturas e funções musculares do antebraço: o supinador do antebraço, um músculo grande na parte de fora do antebraço, que pode ser treinado com flexões reversas e flexões martelo; o flexor do antebraço, um músculo pequeno na parte interna do antebraço usado para fechar seu punho, que pode ser treinado com flexões de pulso com halteres; e os extensores do antebraço, músculos pequenos do lado de fora do antebraço, que estendem os dedos depois que sua mão foi apertada, e levam seu pulso de volta em direção ao braço.

Não existe praticamente nenhum esporte que não exija antebraços fortes. Você pode adaptar seus exercícios de resistência para o esporte de sua escolha. Se você quer braços e pulsos mais fortes para praticar *mountain bike*, faça mais repetições e menos séries para uma maior resistência. Permanecer hora após hora com seus dedos nos breques e as mãos em volta dos guidões fará seu estrago se você não fizer o suficiente destes exercícios. Mesmo quando os antebraços e pulsos de um boxeador estiverem muito bem enfaixados, os músculos ainda podem ser capazes de se erguer para o impacto e manter a estabilidade para continuar a dar socos.

Expire quando você começar cada exercício, depois inspire quando voltar para a posição inicial.

Exercícios para tonificar e fortalecer os antebraços

Exercício	Séries e repetições
Flexão de bíceps com cabo	3 × 12
Flexão unilateral de bíceps com cabo	3 × 8
Flexão de bíceps com cabo deitado	3 × 12
Flexão de pulso	3 × 15-20
Flexão de pulso invertida	3 × 15-20
Flexão de pulso com martelo	3 × 15-20

Flexão de bíceps com cabo

Músculos utilizados: Bíceps braquial; braquial.

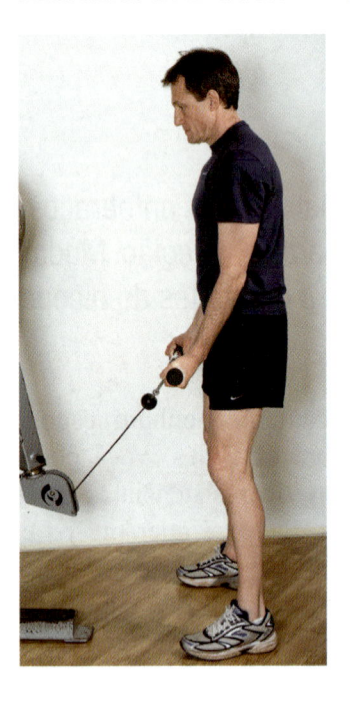

1. Fique em pé ereto, os braços retos para baixo à sua frente, os músculos dorsais retesados, os pés separados à distância da medida dos ombros, a 30 cm/1 pé do aparelho. Segure a barra usando uma pegada supinada, de modo que a barra fique pousada na parte de cima de suas pernas.

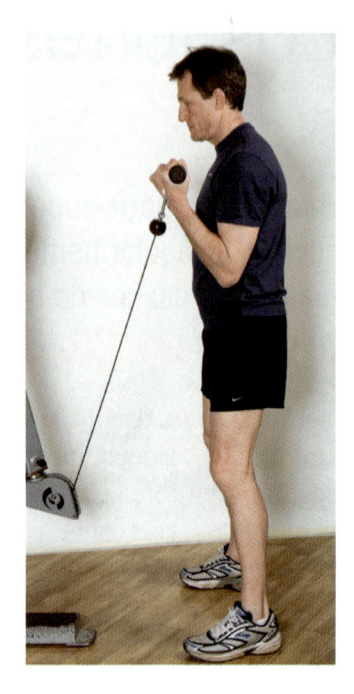

2. Erga a barra até os ombros, mantendo seus cotovelos fixos em suas costelas e seus pés separados à distância da medida dos ombros. Pause durante um segundo no topo e depois volte a barra devagar à posição inicial.

Flexão de bíceps com cabo deitado

Músculos utilizados: Bíceps braquial, braquial.

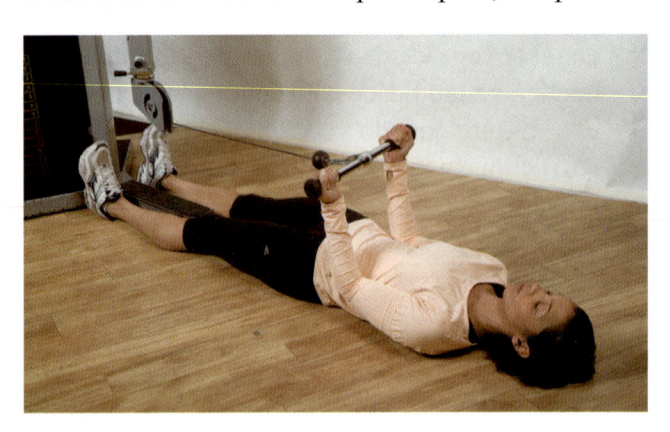

1. Deite-se de costas reto, com seus pés próximos ao aparelho de cabo. Segure a barra ligada ao cabo com uma pegada supinada, com suas mãos separadas à distância da medida do ombro.

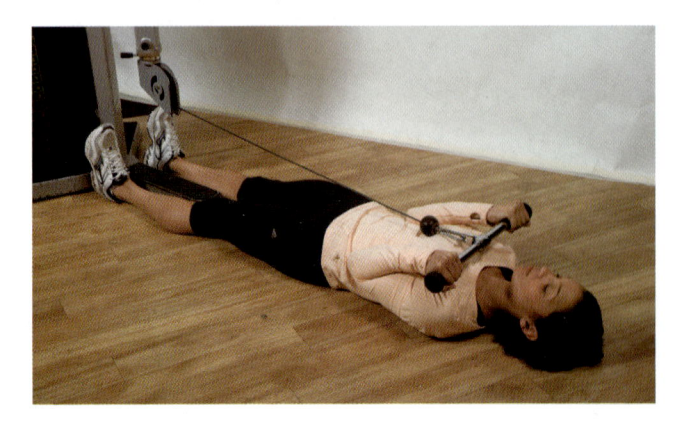

2. Coloque a barra para baixo diante de suas pernas e erga-a em direção a seus ombros, mantendo seus cotovelos apertados contra suas costelas. Pause durante um segundo, depois volte devagar para baixo.

Flexão unilateral de bíceps com cabo

Músculos utilizados: Bíceps braquial; braquial.

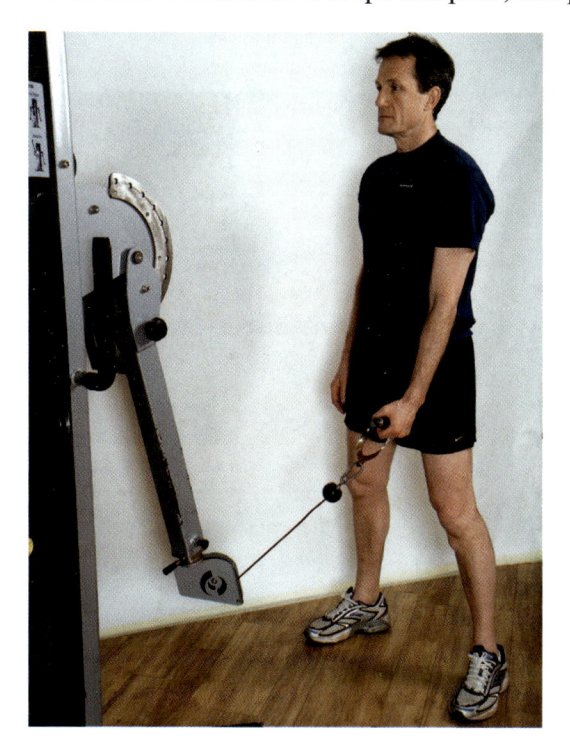

1. Fique em pé, com seus pés separados à distância da medida dos ombros, a 30 cm/1 pé do aparelho de cabo. Segure a barra com uma mão, usando uma pegada supinada, de modo que ela repouse na parte de cima de sua coxa. Mantenha sua outra mão perto da sua outra coxa. Fique ereto com seus músculos dorsais retesados. Tente manter o resto de seu torso o mais imóvel possível.

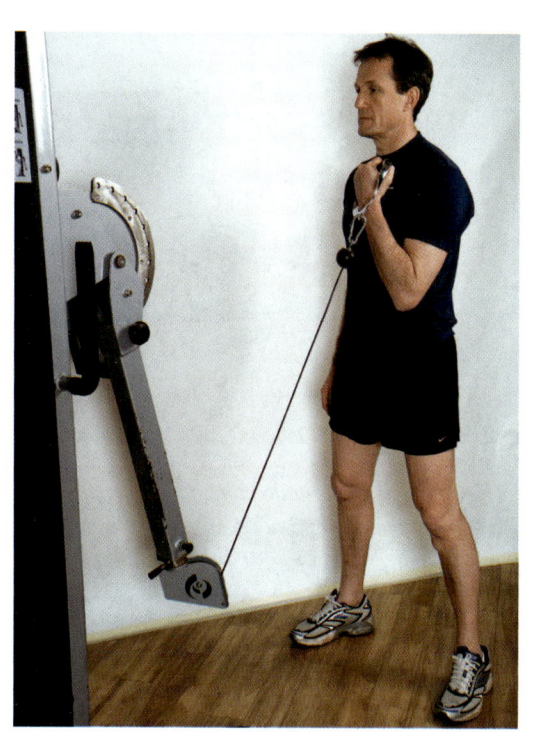

2. Erga a barra até os ombros, mantendo seus cotovelos comprimidos contra suas costelas. Foque em conseguir um movimento bem abrangente. Pause durante um segundo no topo, depois, mantendo os músculos dorsais retesados, volte devagar a barra para a posição inicial. Repita o mesmo movimento para o outro lado.

Flexão de pulso

Músculos utilizados: Flexores – ulnar do carpo, dos dedos, radial do carpo e palmar longo.

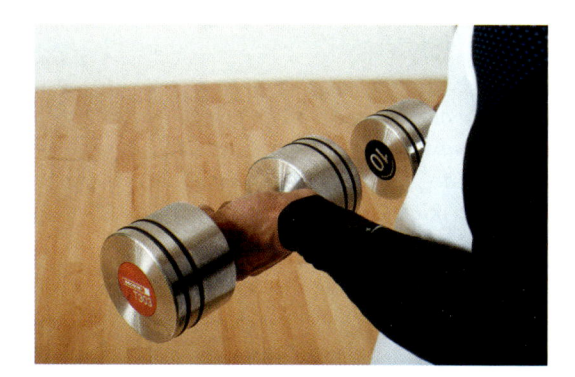

1. Fique em pé ou sentado com um peso em cada mão, usando uma pegada supinada, as mãos separadas à distância da medida dos ombros, cotovelos em um ângulo de 90 graus.

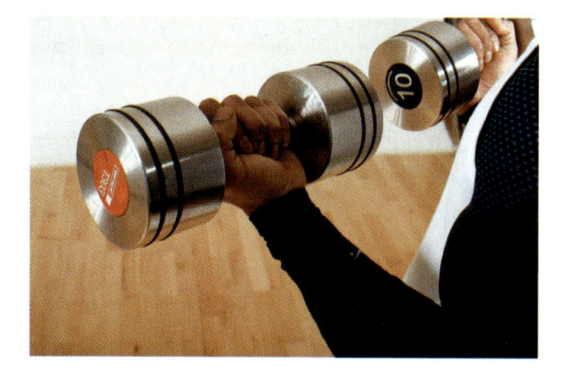

2. Com os antebraços à sua frente, isole os músculos dos antebraços e dos pulsos, erga o peso para cima o mais que puder. Pause durante dois segundos.

Flexão de pulso invertida

Músculos utilizados: Extensores – radial longo do carpo, radial breve do carpo, ulnar do carpo, do índex e dos dedos.

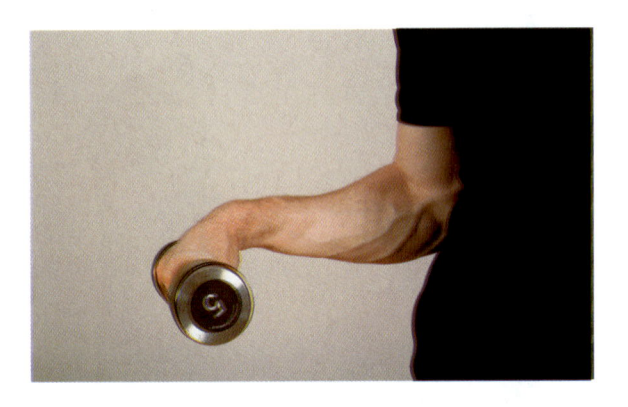

1. *Fique em pé ou sentado com um peso em uma mão, usando uma pegada pronada, os cotovelos dobrados em um ângulo de 90 graus para ajudar a isolar o antebraço e o pulso.*

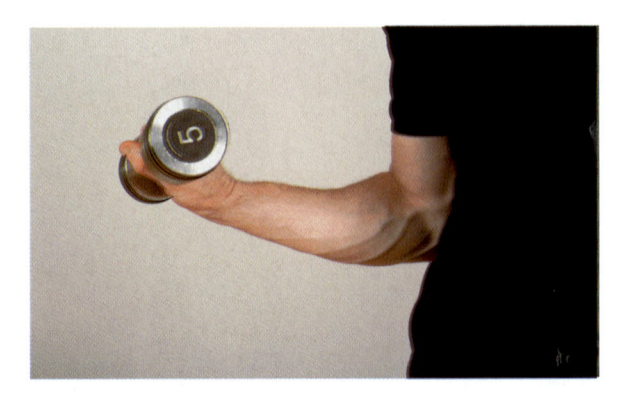

2. *Erga o peso o mais que puder, usando apenas os músculos do pulso e do antebraço, e pause durante dois segundos. Repita com o outro braço.*

Flexão de pulso com martelo

Músculos utilizados: Extensores – radial longo do carpo, radial breve do carpo, ulnar do carpo, dos dedos.

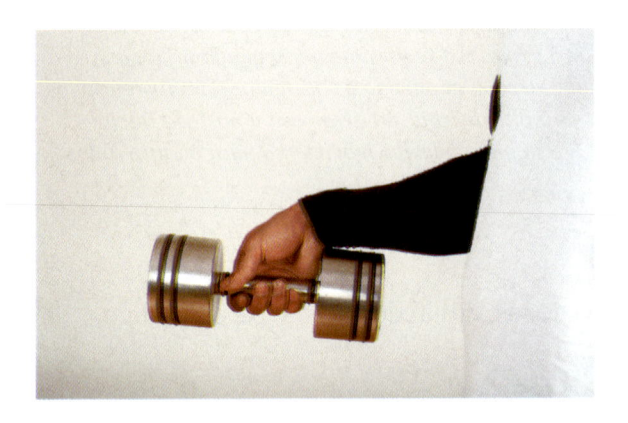

1. *Fique em pé ou sentado segurando o peso em uma posição de martelo, depois gradualmente permita que o peso balance seu pulso para longe de você.*

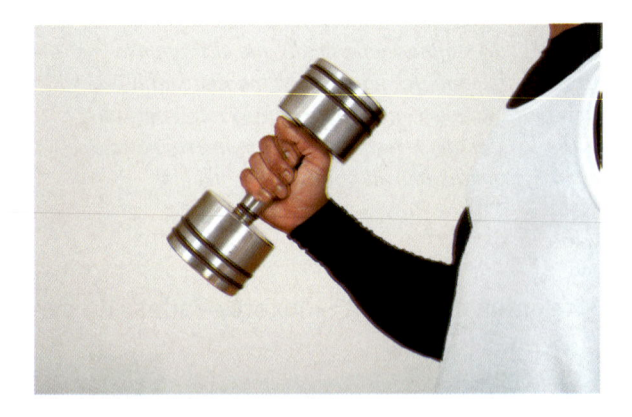

2. *Mantenha o antebraço e o braço parados e use os músculos no pulso para balançar o peso de volta em sua direção. Pause durante um segundo, depois baixe para a posição inicial.*

Exercícios para os tríceps

Todo treino de resistência da parte de cima do corpo que envolva movimentos de levantamento de peso também envolverá os tríceps. Se você quer desenvolver braços fortes ou levantar cargas mais pesadas, exercícios de tríceps precisam fazer parte de sua rotina regular.

Existem três partes do músculo do tríceps: cabeça medial, cabeça lateral e cabeça longa. Estes músculos estão posicionados na parte de trás de seu braço e são responsáveis por estendê-lo. Sempre faça seus exercícios de peito ou ombros primeiro, antes de treinar seu tríceps. Se você faz uma boa sessão de tríceps, e depois tenta levantar pesos para trabalhar seu peito ou ombros, não chegará muito longe. Seus tríceps estarão fatigados bem antes de seu peito ou ombros terem feito um bom treino. Comparados com os músculos do peito ou dos ombros, os tríceps são músculos pequenos, então seja rigoroso em sua técnica para garantir que você esteja trabalhando seus tríceps apenas, e não outros músculos maiores.

Você precisa trabalhar duro para conseguir tríceps salientes. Lembre-se de que por volta de 70% da massa de seu braço é constituída pelos tríceps. Quando você estiver forte o suficiente,

Exercícios para tríceps maiores

Exercício	Séries e repetições
Paralelas de tríceps	5 × máx.
Paralelas de tríceps no banco	5 × máx.
Extensão de tríceps com cabo	3 × 8-10
Extensão de tríceps invertida com cabo	3 × 10
Extensão de tríceps acima da cabeça com cabo	3 × 10

Paralelas de tríceps no banco

Músculos utilizados: Tríceps braquial – cabeça longa, cabeça lateral e cabeça medial; ancôneo.

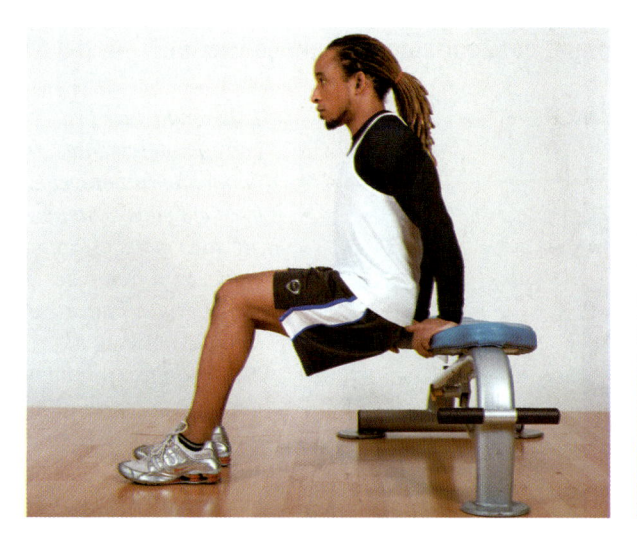

1. Segure a borda do banco, com a parte de trás de suas mãos viradas para a frente, lateralmente ao corpo, os braços totalmente estendidos para suspender o peso de seu corpo. Mantenha seus pés pousados no chão à sua frente.

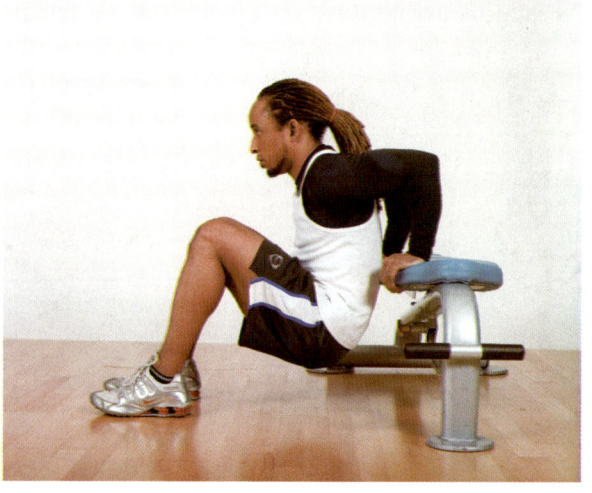

2. Baixe seu corpo em direção ao chão, dobrando seus cotovelos para trás de você, em um ângulo de 90 graus. Pause durante um segundo, depois volte para a posição inicial. Quando você ficar mais forte, afaste mais os pés de você.

tente incluir um ou dois exercícios de tríceps que envolvam o uso do peso de seu corpo, uma vez que em geral eles estão entre os mais eficazes, e podem ser de grande uso para você na vida diária e nos esportes.

Lembre-se da boa técnica; se sua técnica for fraca, você recrutará outros músculos, tais como os de seu peito e ombros, que não desenvolverão os tríceps. Para cada exercício, demore entre dois e três segundos para cada direção do movimento. Expire no início do movimento e inspire quando voltar para a posição inicial.

Paralelas de tríceps

Músculos utilizados: Tríceps braquial – cabeça longa, cabeça lateral e cabeça medial; ancôneo; peitoral maior.

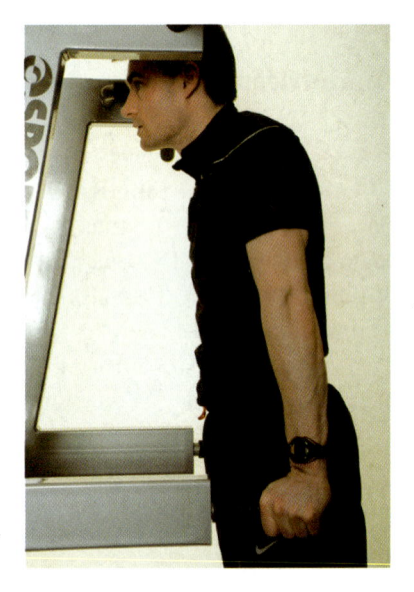

1. *Segure as barras do aparelho, com uma pegada pronada, suas pernas dependuradas abaixo de você. Mantenha seus cotovelos fixos para isolar seus tríceps. Estenda seus braços totalmente para suspender o peso de seu corpo a partir do aparelho.*

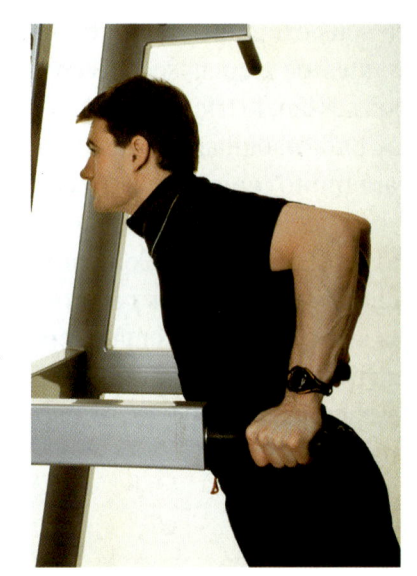

2. *Baixe seu corpo em direção ao chão, dobrando seus cotovelos para trás em um ângulo de 90 graus. Se seus cotovelos estiverem bem separados, você trabalhará os peitorais. Pause durante um segundo, depois volte para a posição inicial.*

Extensão de tríceps com cabo

Músculos utilizados: Tríceps braquial – cabeça longa, cabeça lateral e cabeça medial.

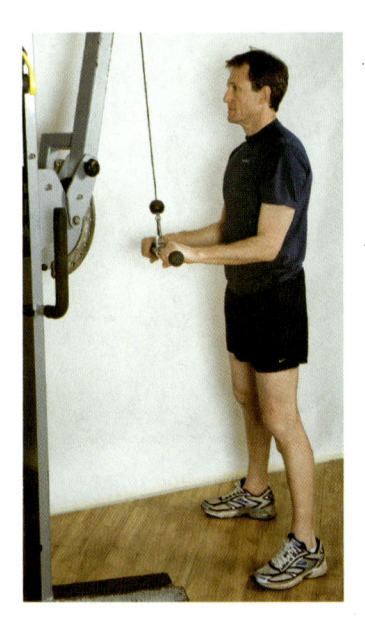

1. *Use uma carga menor do que você acredita precisar para isolar e trabalhar os tríceps. Segure a barra com uma pegada pronada, com as mãos separadas a um pouco menos que a distância da medida dos ombros, e os braços dobrados em 90 graus. Fixe seus cotovelos contra suas costelas. Não permita que seus ombros levantem.*

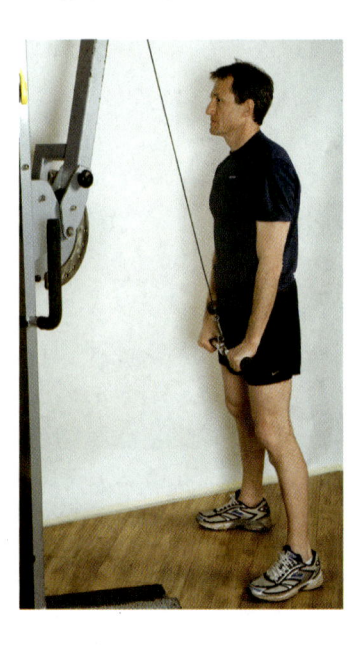

2. *Estenda seus braços completamente, mantendo os cotovelos fixos em suas costelas, até suas mãos estarem embaixo, à frente de suas pernas. Pause durante um segundo, depois dobre os braços devagar, permitindo que a barra suba. Abra sua pegada na parte de baixo do movimento, quando seus braços estiverem completamente estendidos, para trabalhar seus tríceps com mais intensidade.*

Exercícios para os tríceps

Extensão de tríceps invertida com cabo

Músculos utilizados: Tríceps braquial – cabeça longa, cabeça lateral e cabeça medial; ancôneo; extensores – radial breve do carpo, dos dedos, ulnar do carpo e radial longo do carpo.

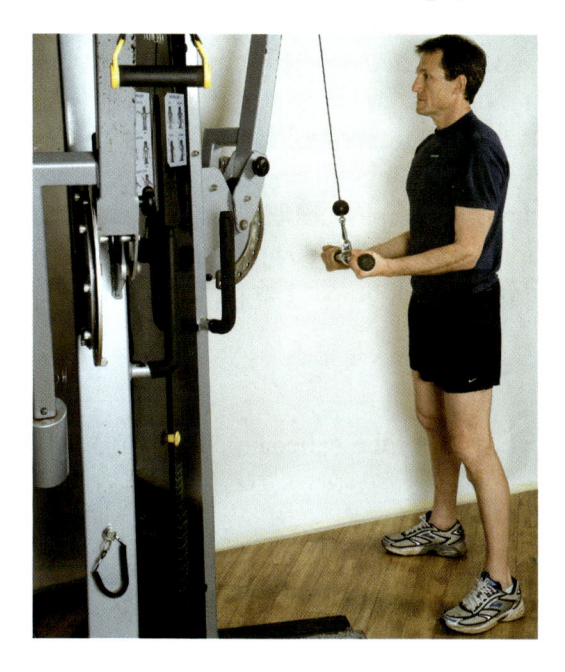

1. Segure a barra com uma pegada supinada, com suas mãos separadas só um pouco menos que a medida dos ombros, e os braços dobrados em 90 graus. Fixe seus cotovelos contra suas costelas durante todo o movimento.

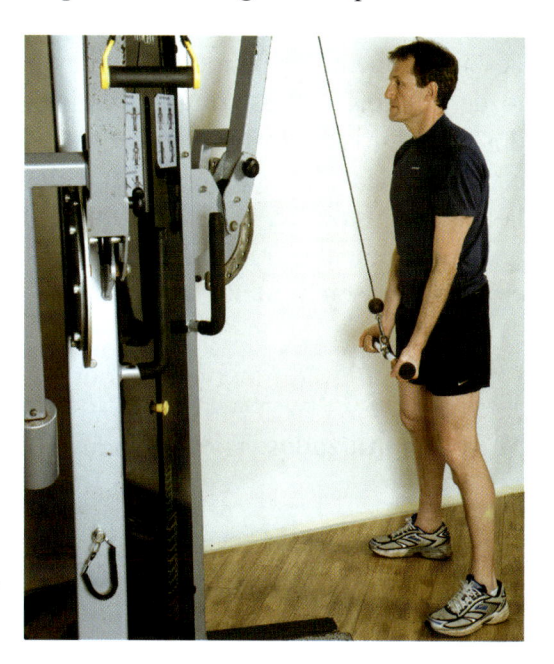

2. Estenda seus braços completamente até suas mãos estarem embaixo, à frente de suas pernas. Pause durante um segundo, depois dobre seus braços devagar, permitindo que a barra suba. Pause por mais tempo na extensão completa, para conseguir uma boa combustão nos tríceps.

Extensão de tríceps acima da cabeça com cabo

Músculos utilizados: Tríceps braquial – cabeça longa, cabeça lateral e cabeça medial.

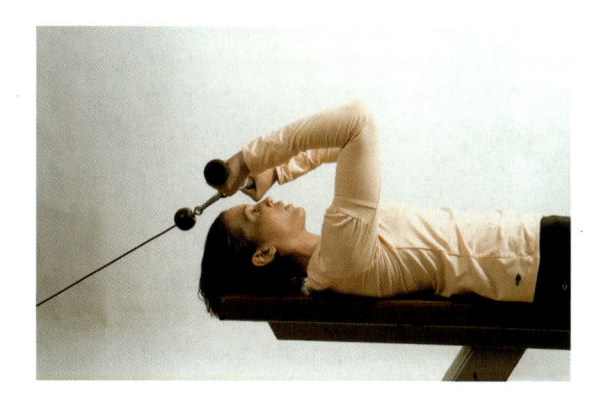

1. Deite-se no banco e pegue a barra detrás de sua cabeça com uma pegada pronada. Puxe-a para a frente até seus braços estarem dobrados em 90 graus e a barra ficar mais ou menos alinhada com a frente de sua cabeça. Seus cotovelos devem estar virados para a frente e em uma posição fixa.

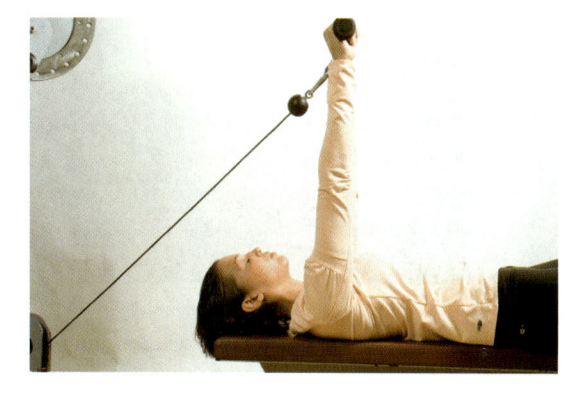

2. Leve a barra para a sua frente, estendendo seus braços completamente, mantendo seus cotovelos tão juntos quanto possível. Pause durante um segundo na extensão completa e depois dobre os cotovelos para permitir que a barra volte à posição inicial.

Exercícios específicos de tríceps

Muitos fisiculturistas no passado não utilizaram exercícios específicos de tríceps e conseguiram escapar deles porque os tríceps estão atuantes em tantos outros exercícios, em especial os de desenvolvimento de peitoral e desenvolvimento de ombros. Agora, contudo, a maior parte dos fisiculturistas faz exercícios com a função específica de isolar os tríceps e dar a eles aquela aparência saliente. O perigo é que os tríceps podem facilmente ser treinados em excesso, em especial por serem muito menores do que outros músculos em desenvolvimento como os do peito e ombros. Portanto, evite o equívoco de pensar que seus tríceps precisam ser treinados mais que seus bíceps, porque eles representam uma porcentagem maior do tamanho geral de seu braço, pois outros exercícios também trabalham o tríceps.

O tríceps é um complexo muscular de três cabeças que se inicia no ombro e se liga ao antebraço depois de passar pela parte de cima do cotovelo. A função dele é endireitar o seu braço de uma posição dobrada. Ele pode ser treinado

Extensão unilateral de tríceps com cabo

Músculos utilizados: Tríceps braquial – cabeça longa, cabeça lateral e cabeça medial; ancôneo.

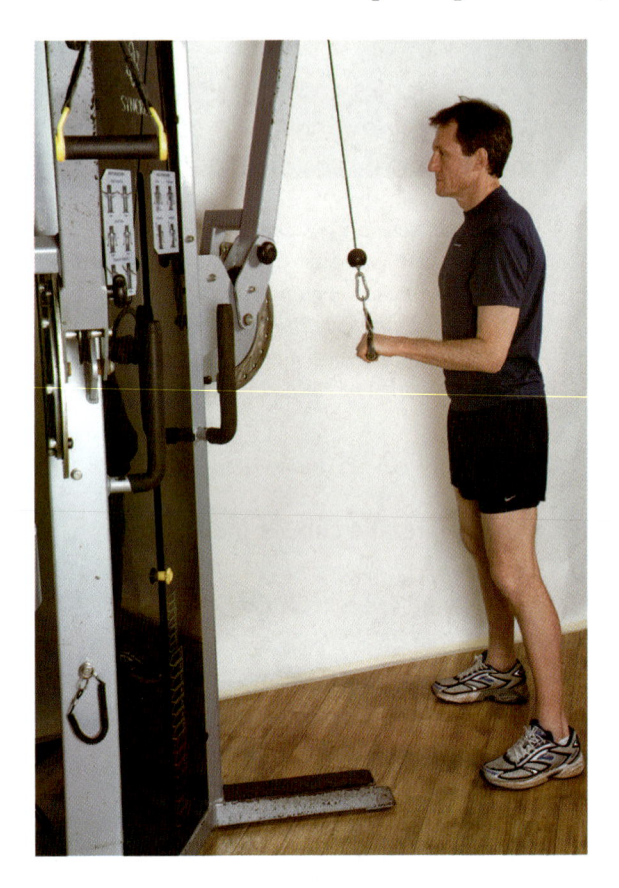

1. Segure a alça do cabo com um braço usando uma pegada pronada, com seu braço dobrado em 90 graus e antebraço à sua frente. Mantenha seus cotovelos próximos às suas costelas. Seu outro braço deve descansar lateralmente ao corpo. Não permita que seus ombros levantem durante o movimento – mantenha-os nivelados e não deixe seu corpo virar para ajudar no movimento.

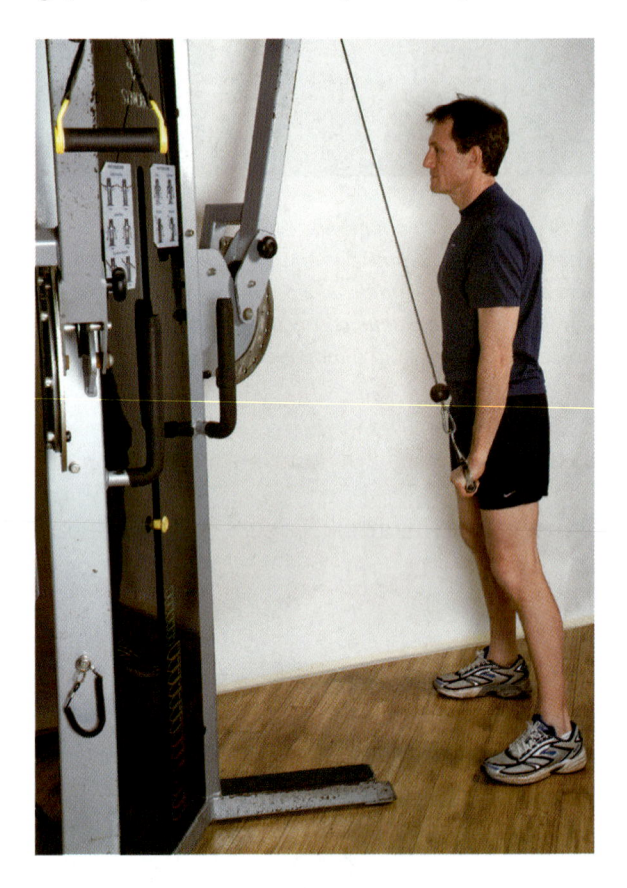

2. Estenda seu braço completamente em um movimento para baixo até seus braços estarem retos e a alça lateral ao seu corpo. Pause durante um segundo, depois permita que o braço dobre lentamente de novo à posição inicial em um ângulo de 90 graus. Segure toda a extensão por mais de um segundo se você quiser conseguir um recrutamento ainda maior de todos os músculos do tríceps.

movimentando seu braço em um arco à sua frente até ele estar reto do seu lado, e também funciona durante os movimentos de levantamento de peso acima do peito e dos ombros.

Para ter tríceps realmente salientes, foque em exercícios de isolamento e reserve um tempo para os cabos, que fornecem uma tensão contínua por todo o movimento. É importante sentir o músculo que você está isolando, embora muitas pessoas trapaceiem nos exercícios de tríceps, permitindo que seus cotovelos se movimentem para trás e para a frente, fazendo com que seus ombros e suas costas façam o trabalho em vez de seus tríceps. Talvez você necessite usar um peso mais leve do que acredita precisar para conseguir um isolamento apropriado do músculo.

Para cada exercício, demore entre dois e três segundos para cada direção do movimento. Expire no início do movimento e inspire quando voltar à posição inicial.

Exercícios para isolar o tríceps	
Exercício	Séries e repetições
Flexão de tríceps	5 × máx.
Extensão de tríceps acima da cabeça	3 × 8-10
Extensão de tríceps deitado	3 × 8-10
Extensão unilateral de tríceps com cabo	3 × 8-10

Flexão de tríceps

Músculos utilizados: Tríceps braquial – cabeça longa, cabeça lateral e cabeça medial; ancôneo.

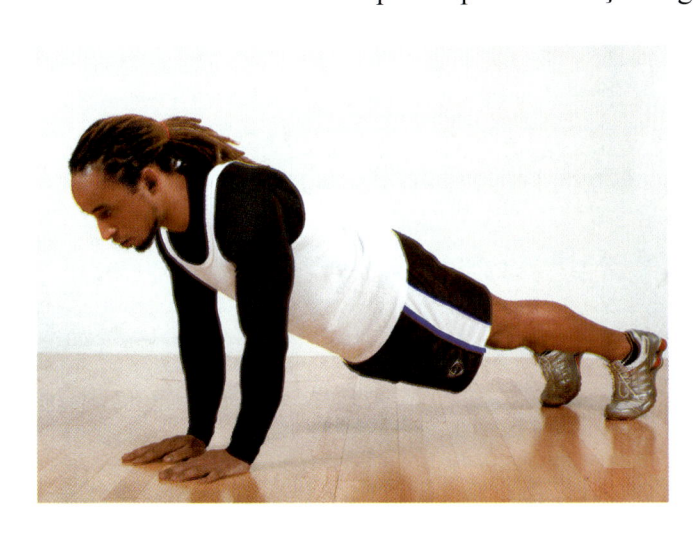

1. Assuma a posição padrão da flexão, com as mãos no chão, separadas a pouco menos que a medida dos ombros, e os dedos virados para a frente. Mantenha seu corpo elevado com os braços retos. Os dedos dos pés devem tocar o chão com os calcanhares para cima.

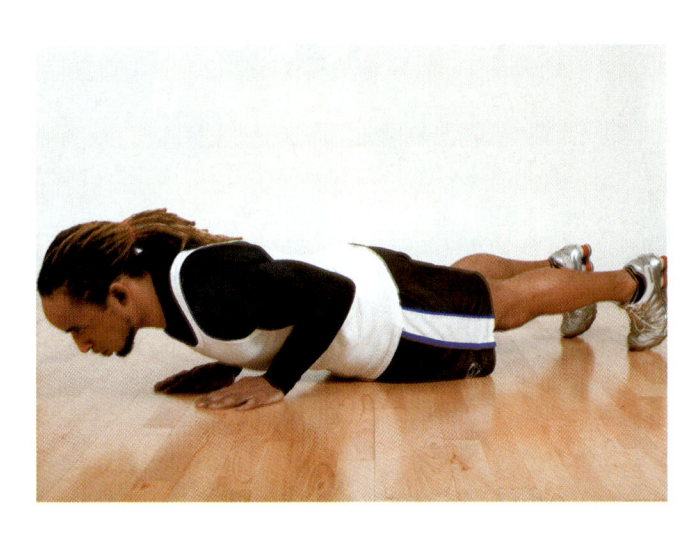

2. Dobre seus braços para abaixar seu corpo, mantendo seus cotovelos fixos bem próximos de suas costelas. Quando os cotovelos estiverem em 90 graus, pause durante um segundo, depois flexione de volta estendendo os braços. Isso isola os tríceps com o uso do peso de seu corpo.

Extensão de tríceps acima da cabeça

Músculos utilizados: Tríceps braquial – cabeça longa, cabeça lateral e cabeça medial.

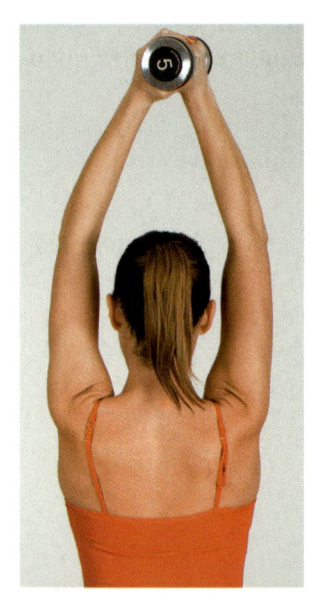

1. Segure um peso, com uma pegada entrelaçada. Leve o peso devagar por cima de sua cabeça, estendendo totalmente seus braços. Segure o peso nesta posição por alguns segundos e depois vá para o passo 2. Não se esqueça de coordenar sua respiração com o movimento e preste atenção para estar em uma posição confortável e bem equilibrada.

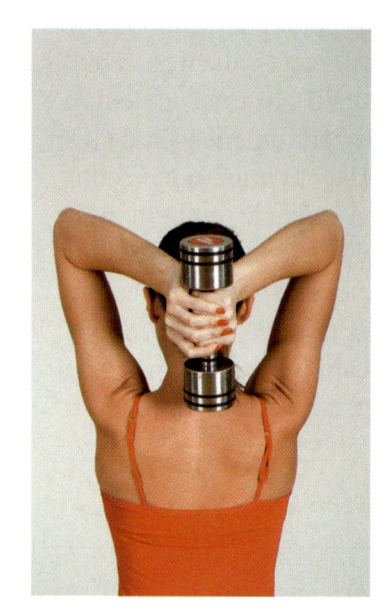

2. Baixe devagar o peso para trás de sua cabeça, até seus braços estarem dobrados em 90 graus. Mantenha seus cotovelos o mais próximos que conseguir. Quando seus cotovelos estiverem laterais ao corpo, você estará no ponto mais baixo que sua flexibilidade permitirá a você ir ou a carga do peso está muito alta. Pause durante um segundo, depois empurre o peso de volta por cima de sua cabeça até os braços estarem completamente estendidos.

Extensão de tríceps deitado

Músculos utilizados: Tríceps braquial – cabeça longa, cabeça lateral e cabeça medial; ancôneo.

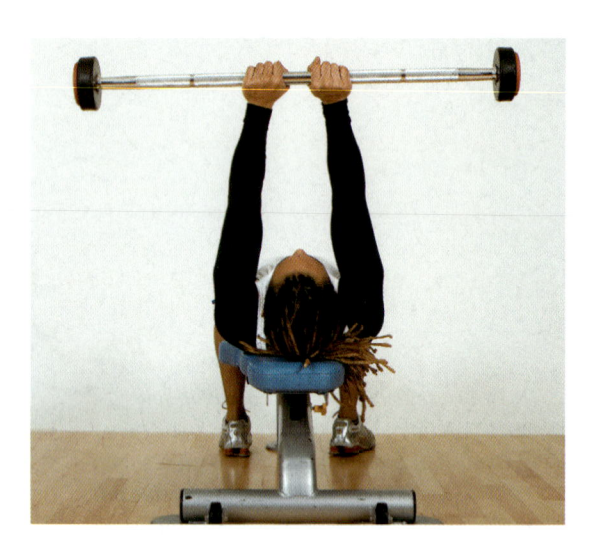

1. Deite-se de costas em um banco reto, de modo que suas costas, ombros, pescoço e cabeça estejam apoiados. Segure um haltere com uma pegada pronada, as mãos separadas a não mais que a medida dos ombros, acima de seus ombros, os braços retos, cotovelos virados para a frente.

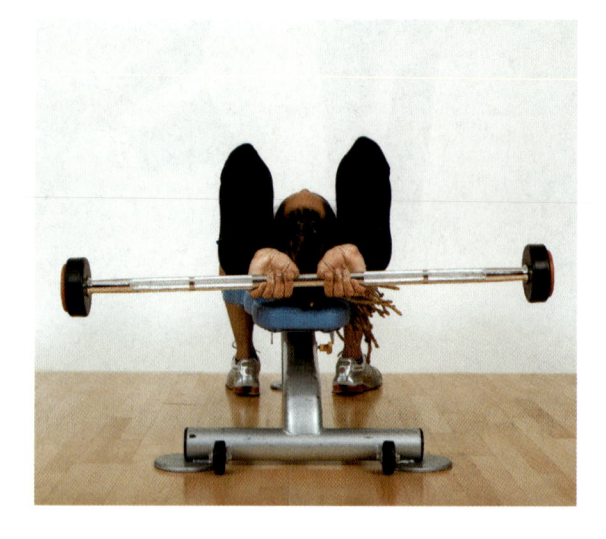

2. Mantendo suas costas retas e seus pés no chão, abaixe o haltere devagar em direção ao seu rosto, até seus braços estarem dobrados em 90 graus. Pause durante um segundo e depois estenda o braço de volta à posição inicial.

Exercícios abdominais: geral

Os abdominais, possivelmente, são os principais músculos a ser treinados em seu corpo. Os exercícios a seguir, junto com a utilização das técnicas corretas, fornecem um treino eficaz para toda a gama de músculos abdominais que você precisa exercitar.

Os abdominais, que cobrem uma extensa área da parte média de seu corpo, possibilitam a seu torso dobrar-se para a frente e para os lados, e girar. Antes de começar a levantar cargas altas, você precisa de um treinamento abdominal suficiente para prevenir lesões na lombar. Para se beneficiar integralmente de seu treinamento, mude os exercícios regularmente.

Estes exercícios trabalham principalmente o reto abdominal, um músculo reto e grande que cobre toda a frente do abdome entre a caixa torácica e os quadris. Ele se contrai para flexionar seu corpo na cintura e retesa quando você começa a levar seus ombros e a cabeça para a frente. Exercícios abdominais e de levantamento de pernas trabalham o reto abdominal durante todo o movimento.

Para cada exercício, demore entre dois e três segundos para cada direção do movimento. Expire no início do movimento e inspire quando voltar à posição inicial.

Técnicas de *sit-up*

• Mantenha seus pés no chão ou peça a seu parceiro de treinamento para segurá-los no chão. Ou coloque pesos em cima de seus pés.

• Se seu pescoço é frágil, fixe seu queixo no peito, de modo que ele não se mexa durante o exercício.

• Mantenha seus cotovelos lateralmente ao corpo para dificultar o exercício.

• Você não precisa chegar a ficar sentado – se seus abdominais estão funcionando, um pequeno movimento é o suficiente.

Exercícios para desenvolver abdominais para iniciantes

Exercício	Séries e repetições
Sit-up	3 × 10
Abdominal	3 × 10
Sit-up com giro russo	3 × 10
Abdominal reversa com pernas dobradas alternadas	3 × 20

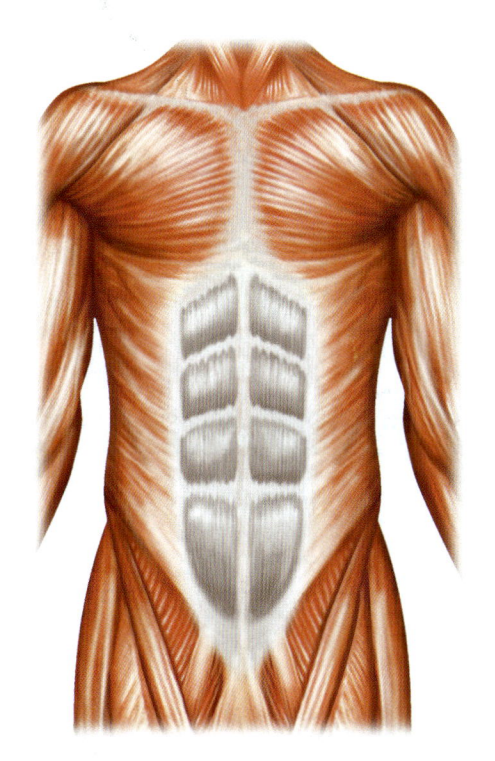

O reto abdominal, os oblíquos externo e interno e o transverso do abdome são os músculos abdominais que sustentam o tronco e mantêm os órgãos em seus lugares.

Sit-up

Músculos utilizados: Reto abdominal; oblíquos – externo e interno.

1. Deite-se de costas, dobre os joelhos em 90 graus e coloque seus pés pousados no chão. Coloque as mãos atrás de sua cabeça e os cotovelos para os lados.

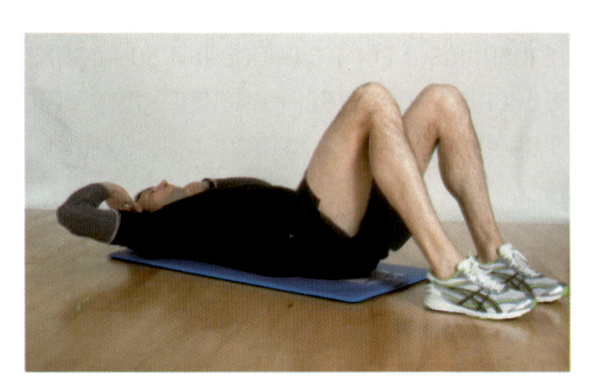

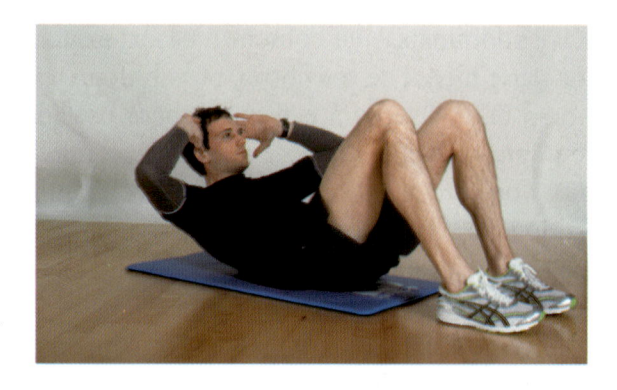

2. Retese seus abdominais e eleve do solo sua cabeça, seus ombros e a parte superior das costas. Pause durante um segundo, depois se abaixe de volta. Mantenha os abdominais retesados durante todo o exercício.

Sit-up com giro russo

Músculos utilizados: Reto abdominal; oblíquos – externo e interno.

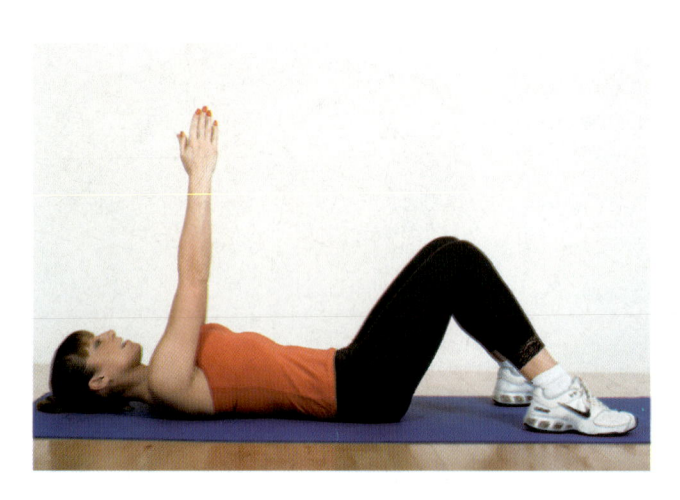

1. Deite-se de costas, dobre os joelhos em 90 graus e coloque seus pés pousados no chão, com os braços erguidos verticalmente à frente de seu peito.

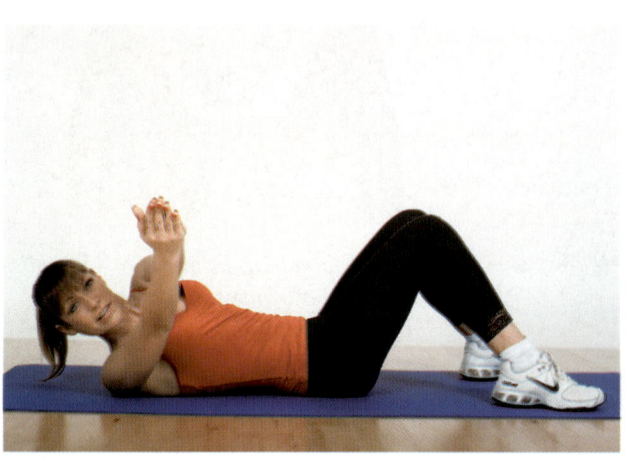

2. Retese seus abdominais e levante sua cabeça, seus ombros e a parte superior das costas do chão. Enquanto se flexiona, vire a parte superior de seu corpo para um lado, pause durante um segundo, depois vire de volta à posição reta antes de voltar devagar para a posição inicial. Mantenha seus cotovelos para os lados na volta, de modo que seus abdominais tenham que trabalhar mais duro durante o movimento.

Abdominal

Músculos utilizados: Reto abdominal; oblíquos – externo e interno.

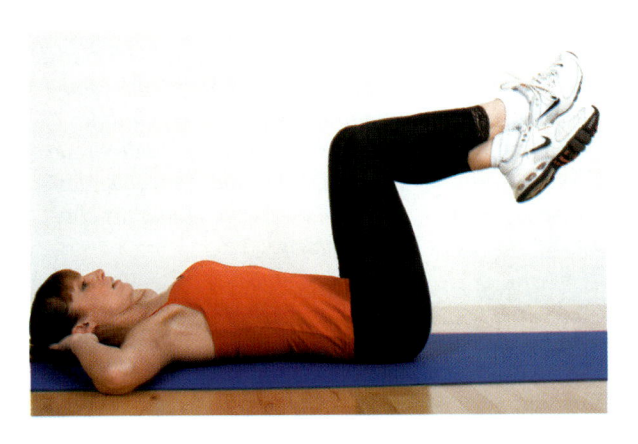

1. Deite-se de costas e dobre os joelhos em 90 graus, levantando os pés do chão. Coloque suas mãos atrás da cabeça e seus cotovelos para os lados. Retese seus abdominais.

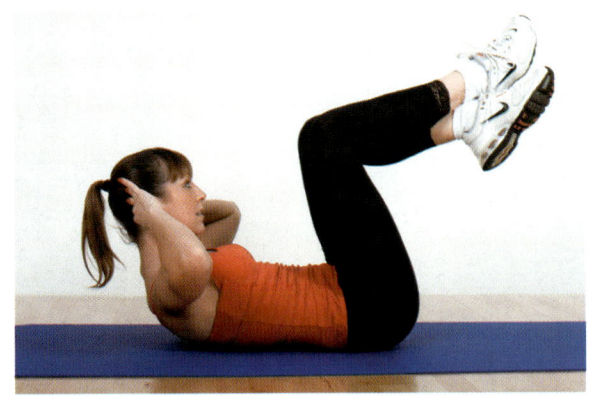

2. Encolha seus joelhos e levante a cabeça, os ombros e a parte superior das costas do chão. No topo da abdominal, pause durante dois segundos e depois volte à posição inicial, os abdominais ainda tensos.

Abdominal reversa com pernas dobradas

Músculos utilizados: Reto abdominal; oblíquo externo; tensor da fáscia lata.

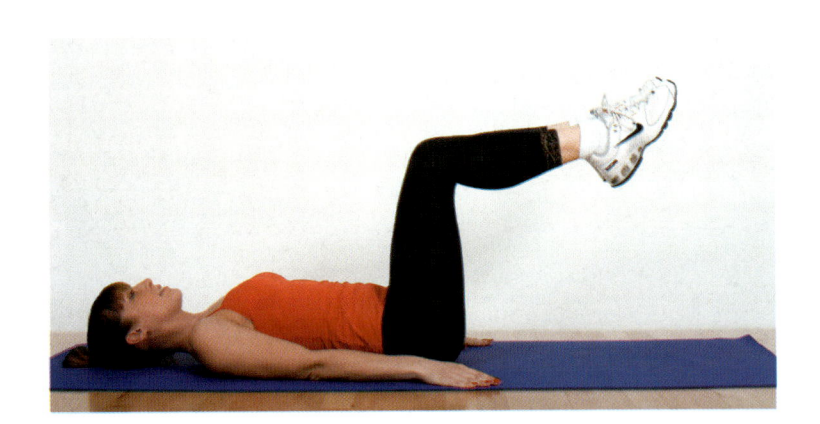

1. Deite-se de costas. Mantendo seus abdominais retesados, levante suas pernas em direção ao seu abdome até estarem dobradas em 90 graus.

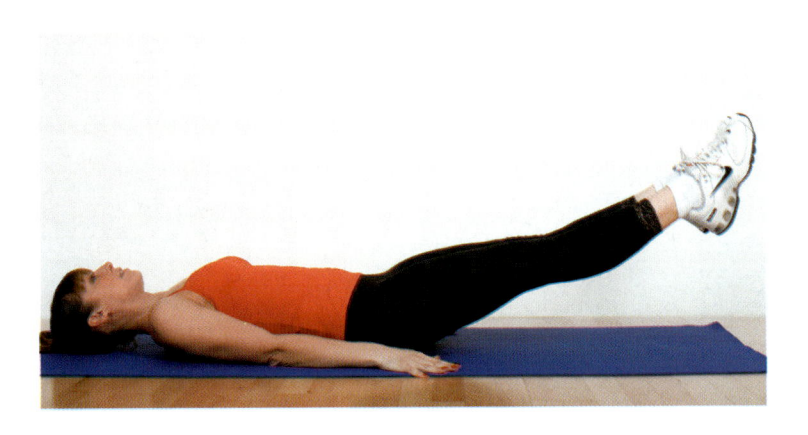

2. Baixe suas pernas até estarem quase paralelas ao chão, pause durante um segundo e depois volte para a posição inicial.

Abdominal reversa com pernas dobradas alternadas

Músculos utilizados: Reto abdominal; oblíquo externo; tensor da fáscia lata.

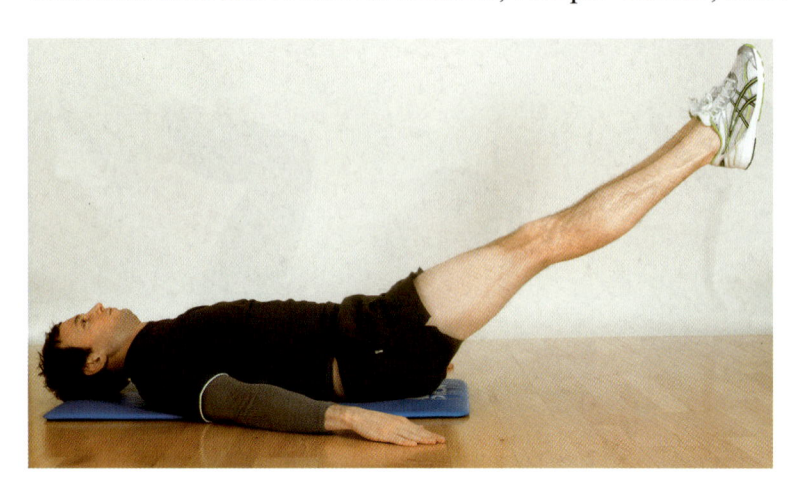

1. *Para a posição inicial, deite-se de costas e levante suas pernas, mantendo seus abdominais retesados. Coloque suas mãos, palmas viradas para baixo, pousadas no chão, lateralmente ao corpo, alinhadas com seus quadris.*

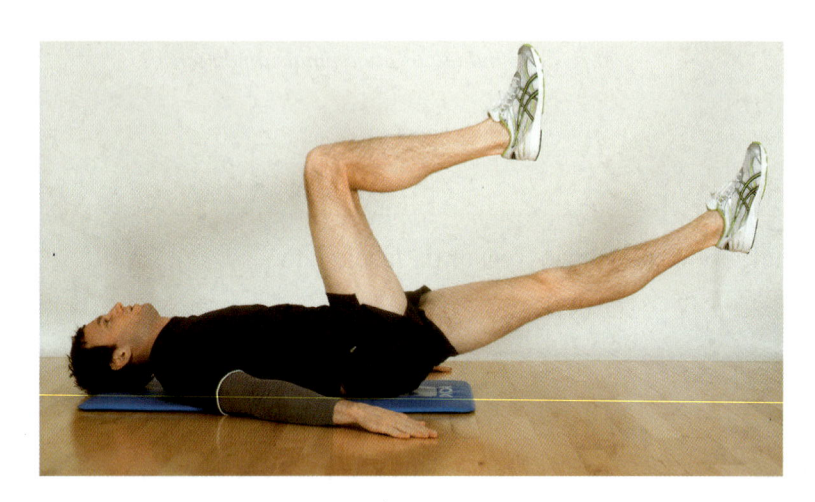

2. *Puxe uma perna em direção ao seu abdome, até que a panturrilha esteja quase paralela ao chão. Pause durante um segundo, depois volte para o início. Repita com a outra perna. Assim, os dois lados de seus abdominais estarão trabalhando igualmente.*

Exercícios abdominais: fisiculturismo

Para os fisiculturistas, os abdominais são, provavelmente, a parte mais importante de seu físico. Em competições de fisiculturistas, os juízes prestam maior atenção aos abdominais dos concorrentes, olhando para ver se eles são firmes, bem musculosos e claramente definidos.

Abdominais em ótima forma é um sinal de bom preparo e dedicação regular e apropriada ao treinamento. Em geral, as pessoas veem os abdominais como uma chave indicadora de quão em forma alguém está. Porém, o mais importante, os abdominais têm um papel crucial no apoio do trabalho de outros músculos do corpo e fornecem a sustentação central para as costas. Muitas lesões da lombar podem ser prevenidas se os abdominais forem fortes o suficiente para retirarem o estresse das costas. Se você tem uma lesão nas costas, pode reduzir a dor por meio de exercícios abdominais. Recrutar os músculos abdominais para sustentar suas costas também reduz massivamente o trabalho que suas costas têm de fazer.

Para cada exercício, demore entre dois e três segundos para cada direção do movimento. Expire no início do movimento e inspire quando voltar à posição inicial.

Levantamento de perna dependurada com giro

Músculos utilizados: Reto abdominal e reto femoral; tensor da fáscia lata; iliopsoas – psoas menor, psoas maior e ilíaco; oblíquos – externo e interno.

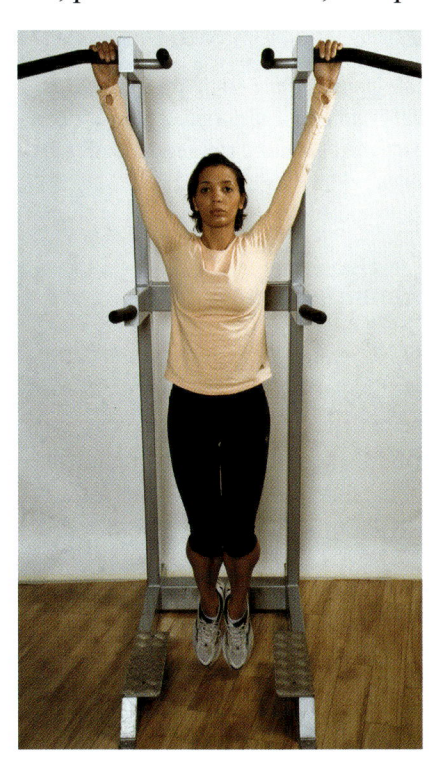

1. Segure a barra de flexão. Dependure-se na barra, com os braços e as pernas retos para trabalhar os abdominais. Retese seus abdominais.

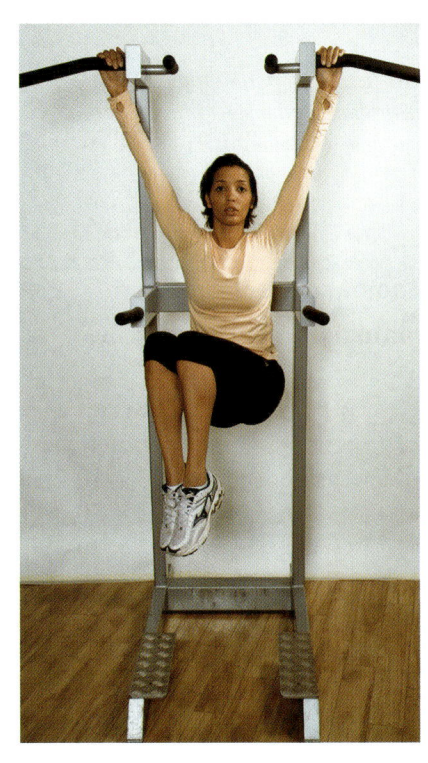

2. Puxe suas pernas em direção ao seu peito, girando-as para um lado para trabalhar os abdominais. Pause e depois as abaixe.

Levantamento de perna dependurada

Músculos utilizados: Reto abdominal e reto femoral; tensor da fáscia lata; iliopsoas – psoas menor, psoas maior e ilíaco.

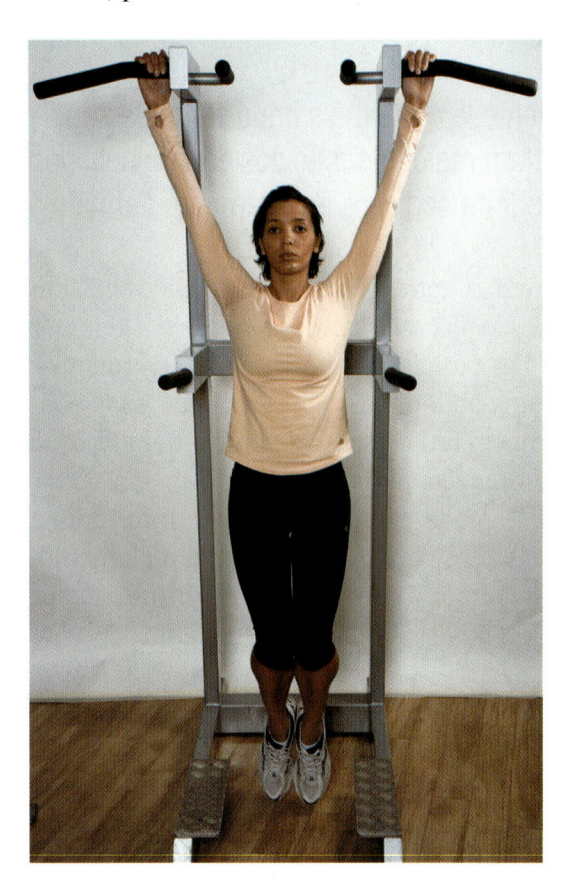

1. *Segure a barra de flexão (com qualquer pegada). Dependure-se na barra com seus braços e pernas retos. Retese seus abdominais.*

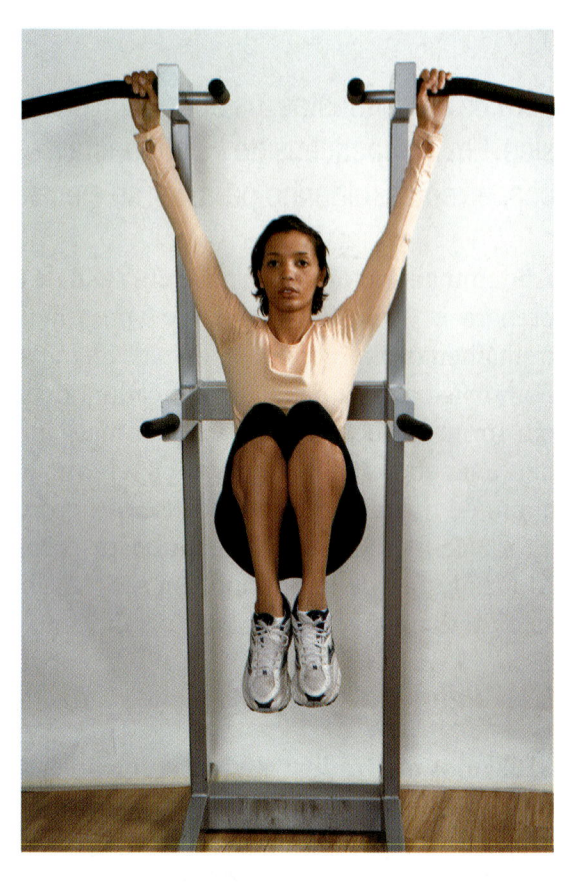

2. *Encolha suas pernas para cima até suas coxas ficarem paralelas ao chão. Mantenha seus abdominais retesados. Pause durante um segundo, depois baixe suas pernas de volta.*

Sessão para desenvolver abdominais proeminentes

Exercício	Séries e repetições
Levantamento de perna dependurada	3 × 10-20
Abdominal	3 × 20-30
Abdominal reversa	3 × 20-30
Abdominal com corda com giro	3 × 20-30
Abdominal em V	3 × 20-30

Abdominais retesados

Durante ambos os exercícios de levantamento de perna com giro, preste atenção em como o corpo se mexe. Ele não deve balançar em nenhum ponto do exercício. Se ele balançar, significa que seus abdominais não estão retesados o suficiente para fazer seu trabalho direito.

Abdominal com corda

Músculos utilizados: Reto abdominal; oblíquo externo.

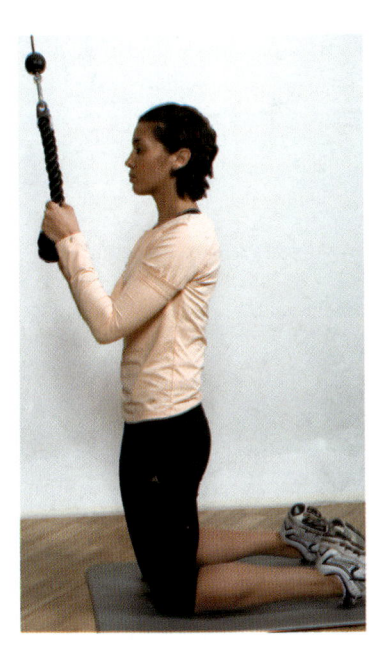

1. Ajoelhe-se de frente para o aparelho de cabo. Segure a corda e puxe-a para baixo até ela estar à sua frente, à altura dos olhos. Prenda seus braços nessa posição. Mantenha o ritmo do movimento lento para não perder a potência.

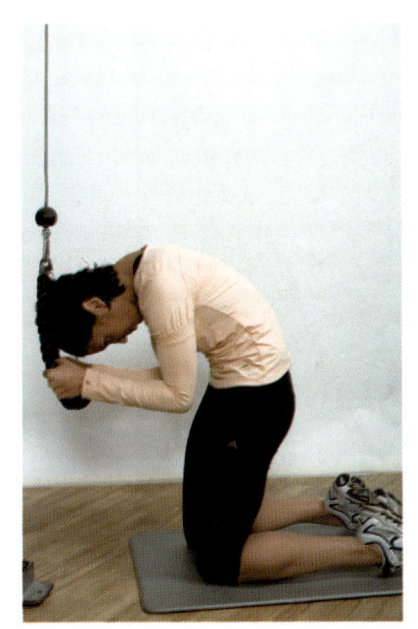

2. Retese seus abdominais para manter suas costas retas e traga a corda para baixo, à sua frente, o máximo que seus abdominais permitirem. Tente não deixar nenhuma parte de seu corpo se movimentar para ajudar a corda a descer. Faça com que seus abdominais realizem todo o trabalho. Pause durante um segundo, depois, mantendo seus abdominais retesados, volte devagar à posição inicial.

Abdominal com corda com giro

Músculos utilizados: Reto abdominal; oblíquos – externo e interno.

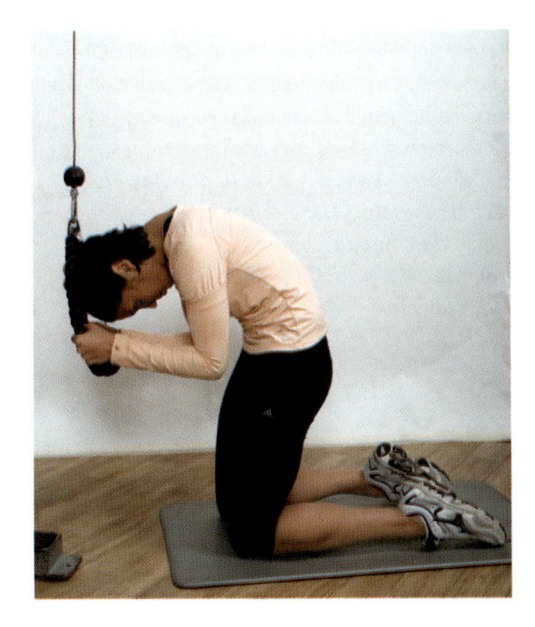

1. Ajoelhe-se de frente para o aparelho de cabo. Segure a corda e puxe-a para baixo até que ela esteja na altura da sua cabeça. Prenda seus braços dessa posição. Retese seus abdominais para manter suas costas retas.

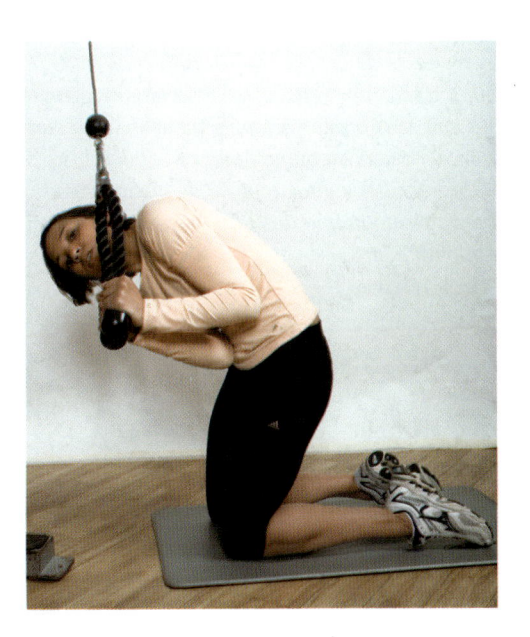

2. Puxe a corda para baixo, à sua frente, até a altura que seus abdominais permitirem, girando para um lado para fazer seus músculos oblíquos trabalharem. Pause por um segundo, depois, lentamente, volte para a posição inicial do exercício com os abdominais ainda tensos.

Abdominal em V

Músculos utilizados: Reto abdominal; tensor da fáscia lata; oblíquo externo.

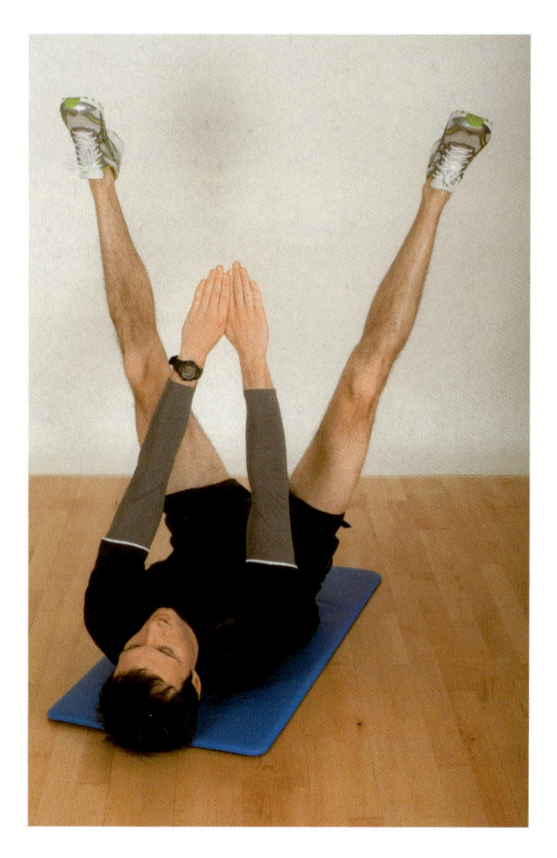

1. *Deite-se de costas com suas pernas retas para cima e seus pés separados, criando um grande V. Com seus braços retos, junte as mãos à sua frente, os dedos completamente estendidos. Você não precisa levantar a parte de cima de seu corpo muito acima do chão para trabalhar seus abdominais.*

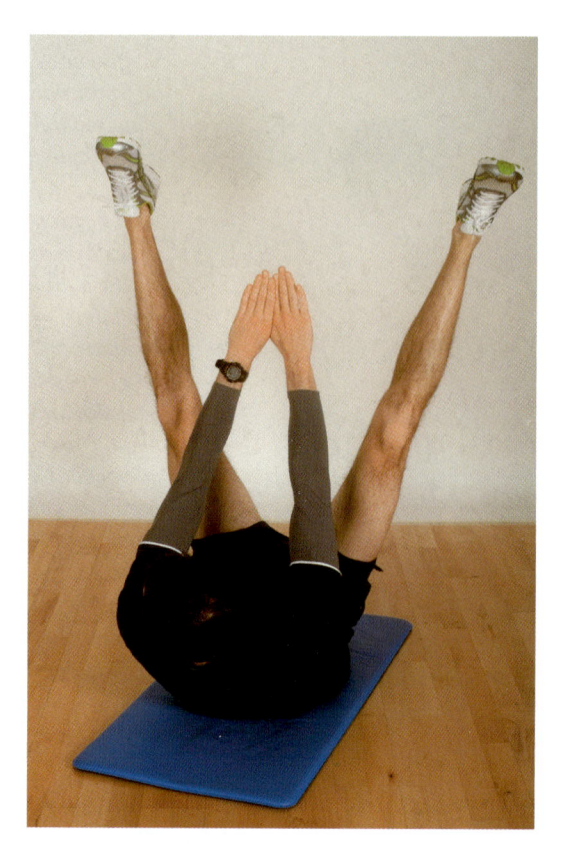

2. *Retese seus abdominais para tirar do chão sua cabeça, seus ombros e a parte superior das costas, empurrando suas mãos para o espaço entre as pernas. Faça o encolhimento devagar – não use seus músculos da lombar para conseguir ímpeto. Pause durante um segundo na parte de cima da abdominal, depois volte devagar para a posição inicial, os abdominais ainda retesados.*

Exercícios abdominais: laterais

Os exercícios a seguir farão você utilizar as laterais de seus abdominais. Para virar para os lados e rotar seu torso em relação a seus quadris, você usa seus músculos oblíquos, que são compostos pelos músculos oblíquos internos, oblíquos transversais e oblíquos externos.

Quando você está executando esses exercícios, fique focado em seus abdominais e tenha cuidado para evitar qualquer movimento lateral nos quadris, porque isso tira a ênfase dos músculos abdominais.

Se você considerar difícil evitar os movimentos dos quadris, tente sentar-se com suas pernas de cada lado de um banco. Isso evitará que seus quadris se movimentem. Ou você pode sentar-se em uma bola de ginástica e tentar mantê-la o mais parada possível quando se vira para os lados.

Para cada um desses exercícios, demore entre dois e três segundos para cada direção do movimento. Expire no início do movimento e inspire quando voltar à posição inicial.

Exercícios para aumentar os abdominais laterais	
Exercício	Séries e repetições
Abdominal lateral	3 × 20-30
Abdominal oblíqua	3 × 20-30
Inclinação lateral com peso	3 × 20-30
Inclinação lateral com cabo alto	3 × 20-30

Abdominal com uma perna cruzada

Músculos utilizados: Reto abdominal; oblíquo externo.

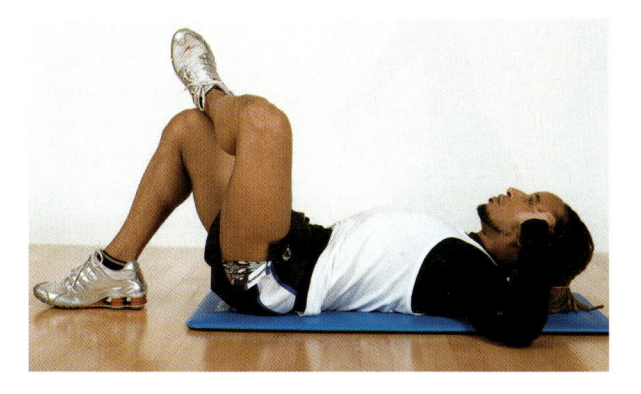

1. *Deite-se de costas, com seus braços para o lado de fora, seus dedos tocando os lados de sua cabeça. Cruze sua perna esquerda sobre a direita, de modo que seu tornozelo esquerdo fique pousado em seu joelho direito. Mantenha o movimento lento e foque nos abdominais.*

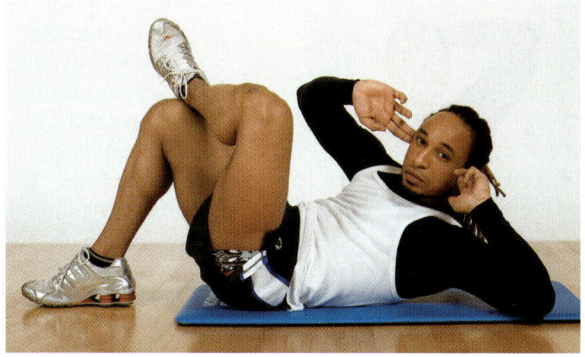

2. *Retese seus abdominais e pressione para cima em direção a seus joelhos. Quando tiver chegado ao máximo do movimento, vire para o lado, de modo que você fique de frente para seu joelho esquerdo. Pause durante um segundo, depois baixe devagar à posição inicial. Repita o movimento com a perna esquerda cruzada sobre a direita. Para colocar a ênfase nos oblíquos, mantenha os cotovelos para trás e as mãos relaxadas. Olhe para o lado em que está, virando para ajudar na rotação.*

Abdominal lateral

Músculos utilizados: Reto abdominal; oblíquos – externo e interno.

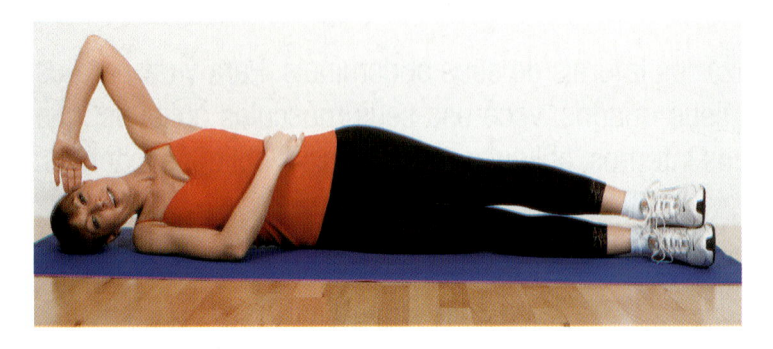

1. *Deite-se de seu lado direito, com suas pernas levemente dobradas, sua mão esquerda atrás da cabeça e seu braço direito preso, cruzado em seu corpo. Fique o mais de lado possível para tornar a abdominal mais eficaz.*

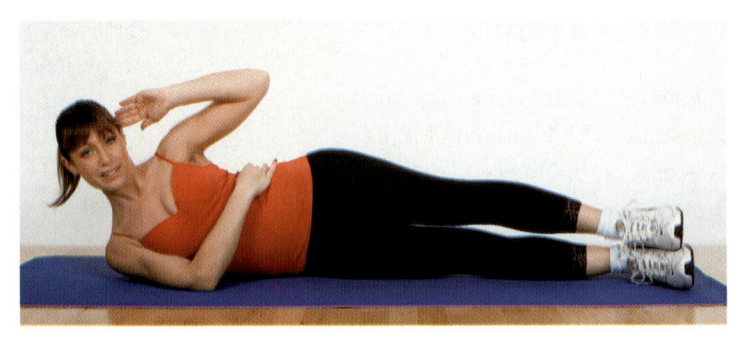

2. *Retese seus abdominais, mantenha seus pés firmemente juntos e faça a abdominal de lado, indo o mais para cima que puder. Mantenha sua mão esquerda um pouco para trás de sua cabeça e seu braço direito preso, cruzado em seu corpo por todo o movimento. Volte e repita o movimento com o lado oposto. Desde que os oblíquos estejam trabalhando, a amplitude do movimento pode ser pequena para começar.*

Inclinação lateral com peso

Músculos utilizados: Reto abdominal; oblíquos – externo e interno.

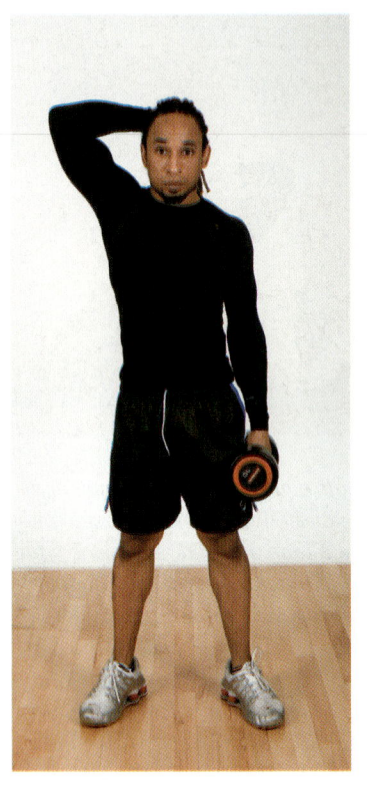

1. *Fique em pé com suas pernas separadas à distância da medida dos ombros e sua mão direita atrás de sua cabeça. Segure um peso em sua mão esquerda, esticada lateralmente ao corpo.*

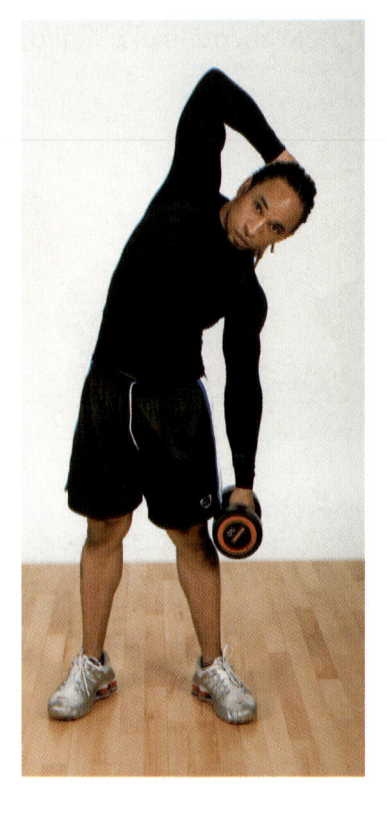

2. *Mantendo seus abdominais retesados e ficando em pé de lado, incline-se nos quadris para baixar o lado que segura o peso. Quando o peso estiver alinhado com seu joelho, pause durante um segundo, depois levante seu corpo devagar de volta à posição inicial. Repita com o outro lado. No momento em que se estende para baixo, você estará alongando seus abdominais, e quando estiver voltando para cima, você estará contraindo-os para fazê-los trabalharem mais duro.*

Exercícios abdominais: laterais

Inclinação lateral com cabo alto

Músculos utilizados: Reto abdominal; oblíquos – externo e interno.

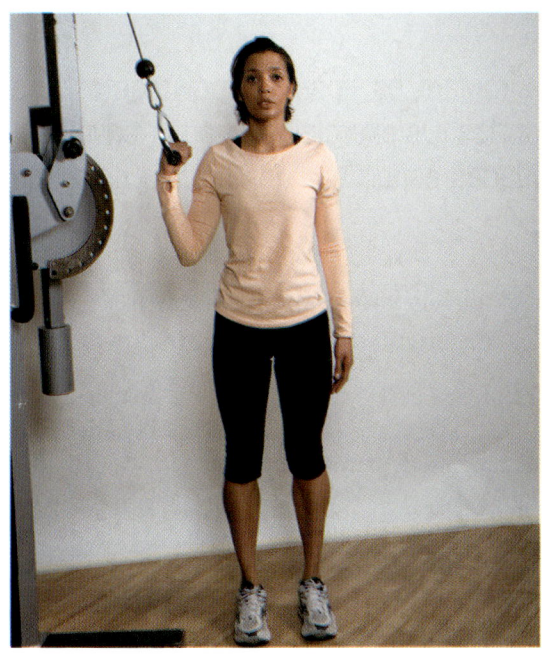

1. *Fique em pé ao lado do aparelho de cabo, os pés separados à distância da medida dos ombros. Segure a polia com uma mão e à altura dos ombros, com seu braço dobrado. Deixe sua outra mão lateral ao corpo. Mantenha o braço que segura o cabo tão parado quanto possível, para garantir que sejam apenas os abdominais a fazerem o trabalho.*

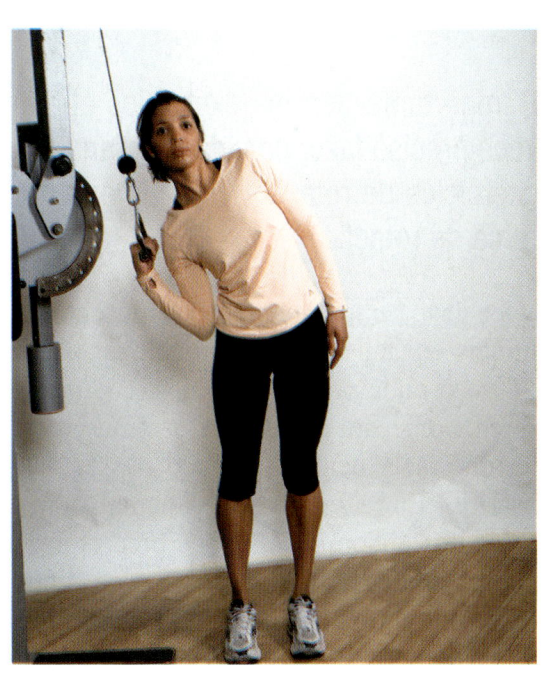

2. *Retese seus abdominais e entorte-se para o lado. Tente segurar a posição na parte mais baixa da inclinação por mais tempo, para isolar de fato os músculos corretos. Pause embaixo durante um segundo, depois volte devagar para a posição inicial. Repita o movimento para o outro lado.*

Abdominal oblíqua

Músculos utilizados: Reto abdominal; oblíquos – externo e interno.

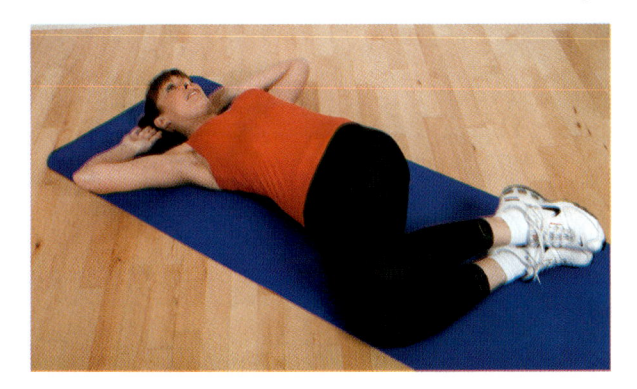

1. *Deite-se de costas com suas pernas dobradas do lado direito, seus pés colocados firmemente juntos. Tente manter seus ombros no chão e suas pernas tão viradas para o lado quanto possível. Coloque suas mãos atrás da cabeça com seus cotovelos virados para os lados, com seus dedos totalmente estendidos tocando os lados de sua cabeça.*

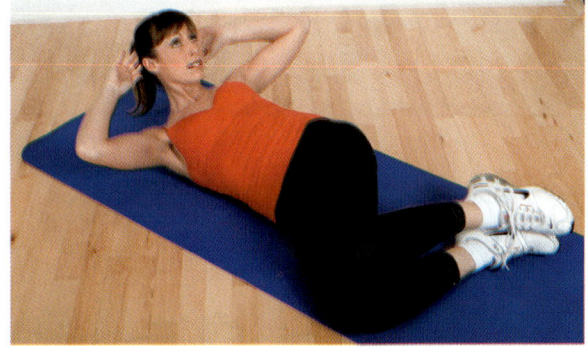

2. *Retese seus abdominais e faça o movimento abdominal para cima, mantendo a parte superior de seu corpo o mais perpendicular possível. Pause durante um segundo no topo da flexão e depois, mantendo seus abdominais retesados, volte devagar à posição inicial. Para fazer os abdominais trabalharem mais duro, retese-os na volta tanto quanto no movimento de subida. Repita para o outro lado.*

Exercícios abdominais: rotação

É importante usar os exercícios abdominais que simulam os tipos de movimentos que você precisa fazer na vida cotidiana e nos seus esportes. Os exercícios a seguir envolvem exercícios de rotação. Praticamente todas as atividades esportivas demandam uma boa força de rotação.

Você deve sempre manter seus músculos abdominais em tensão durante qualquer exercício. Se você pode praticar isso em seus treinos de força, começará a utilizar esses músculos sem ter que fazer nenhum esforço consciente para usá-los. Entre em contato mental com seus músculos abdominais – você precisa aprender como recrutá-los e como isolar os diferentes músculos abdominais com vários exercícios.

Quando você treina seus abdominais, deve sentir uma queima, e quanto mais duro é o treino, a queima deve se intensificar. À medida que seus músculos abdominais se fortalecem, você sentirá ainda mais a queima, já que eles trabalham mais duro. Seus abdominais devem parecer inflados depois de um treino, como

Exercícios para tonificar e desenvolver força de rotação

Exercício	Séries e repetições
Levantamento de perna dependurada com giro	3 × 10-20
Giro com cabo de vassoura	3 × 30-40
Rotação com cabo ajoelhado	3 × 30-40
Contração alternada de pernas	3 × 20-30

Contração alternada de pernas

Músculos utilizados: Reto abdominal; oblíquos – externo e interno; tensor da fáscia lata; quadríceps.

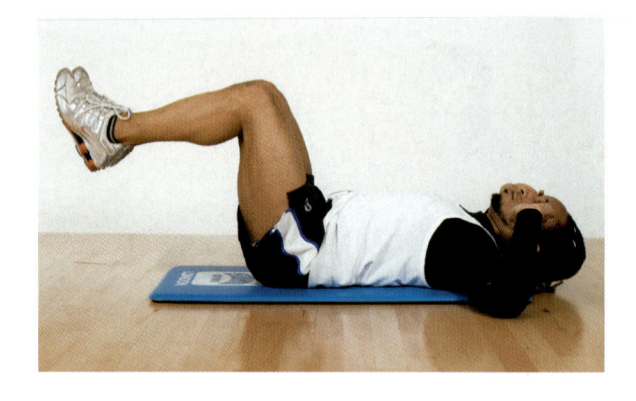

1. *Deite-se de costas, com seus braços para os lados, seus dedos tocando os lados de sua cabeça. Erga ambas as pernas em um ângulo de 90 graus, de modo que suas panturrilhas fiquem paralelas ao chão. Mantenha seus pés bem juntos. Cuide para que o movimento seja lento e sob controle, para forçar seus abdominais a fazerem todo o trabalho.*

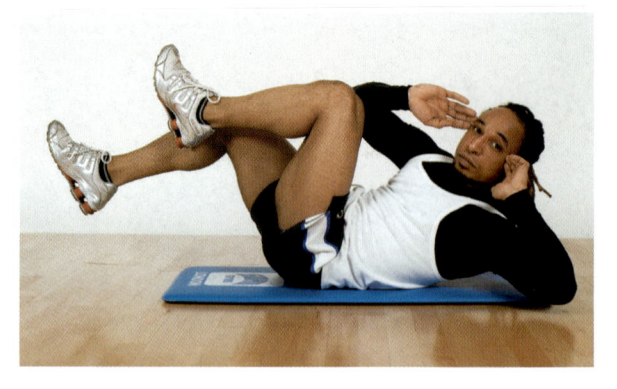

2. *Estique sua perna direita e contraia-se para cima com um giro, trazendo seu cotovelo direito em direção ao seu joelho esquerdo. Quando seu cotovelo tocar seu joelho, pause durante dois segundos, depois volte à posição inicial. Repita com o outro lado. Para tornar o exercício mais difícil, tente executá-lo em uma inclinação leve.*

qualquer outra parte do corpo que você andou treinando.

Seja cuidadoso para não tentar fazer excesso de repetições. Se os seus músculos abdominais ficarem cansados, você começará a usar sua lombar, o que pode levar a lesões nas costas e desenvolvimento excessivo dos músculos da lombar. Para evitar usar sua lombar, sempre mantenha seus abdominais retesados quando voltar à posição inicial em qualquer exercício abdominal. A fase negativa do movimento pode fazer uma diferença massiva em seu desenvolvimento abdominal.

Para cada um dos exercícios, demore entre dois e três segundos para cada direção do movimento. Expire no início do movimento e inspire quando você voltar para a posição inicial.

Cruzamento de pernas

Músculos utilizados: Reto abdominal; oblíquos – externo e interno; tensor da fáscia lata; quadríceps.

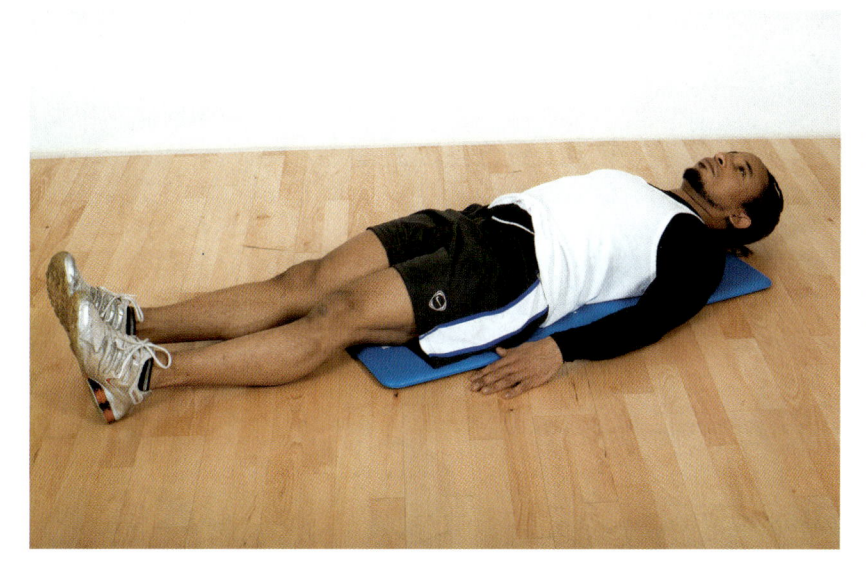

1. Deite-se de costas com suas pernas no chão, esticadas à sua frente. Coloque suas mãos laterais ao corpo, com as palmas pousadas no chão, para aumentar a estabilidade. Pressione suas costas retas contra o chão durante todo o movimento.

2. Erga suas pernas no ar e entrecruze-as, alternando a direita sobre a esquerda e a esquerda sobre a direita. Mantenha suas mãos laterais ao corpo. Para verificar se seus abdominais inferiores estão trabalhando, coloque seus dedos embaixo de sua lombar. Você sentirá a lombar empurrando seus dedos.

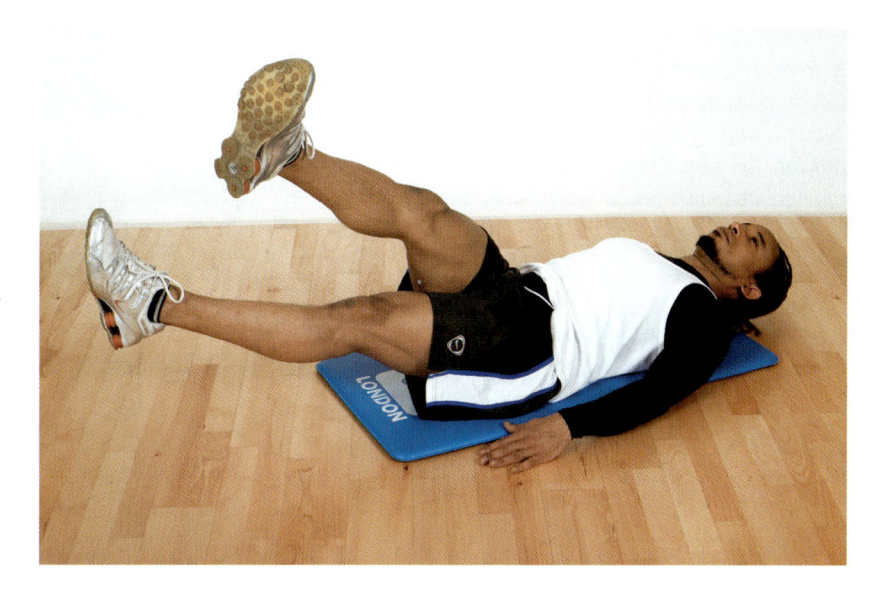

Rotação com cabo ajoelhado

Músculos utilizados: Reto abdominal; oblíquos – externo e interno.

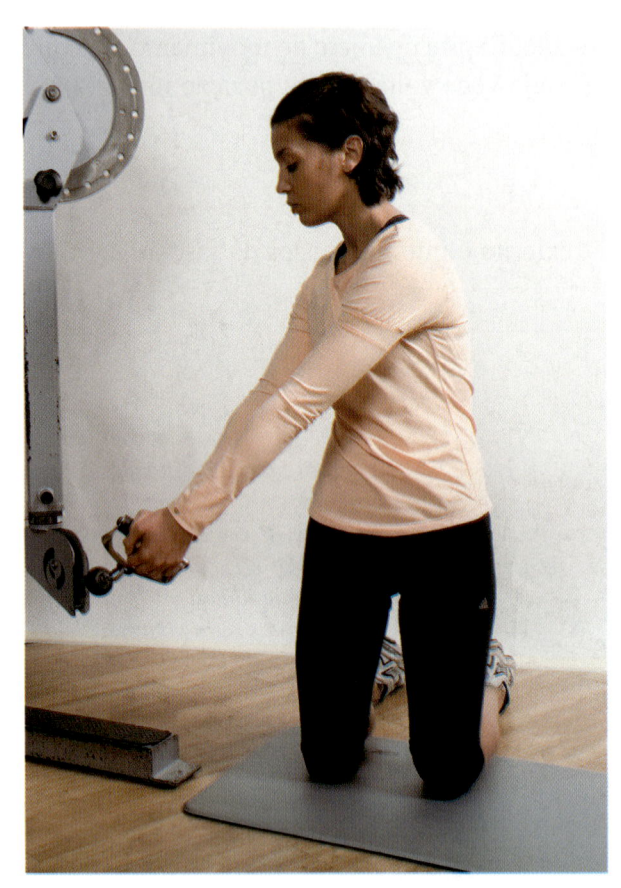

1. *Ajoelhe no chão, ao lado do aparelho de cabo. Mantendo seus braços esticados e juntos em forma de V e a parte de baixo de seu corpo reta do abdome para baixo, segure a alça firme com as duas mãos.*

2. *Retese seus abdominais e gire na cintura, levando seus braços de um lado para o outro em um movimento semicircular. Quando tiver rotado em 180 graus, pause durante um segundo e depois volte – de novo em um movimento semicircular – à posição inicial.*

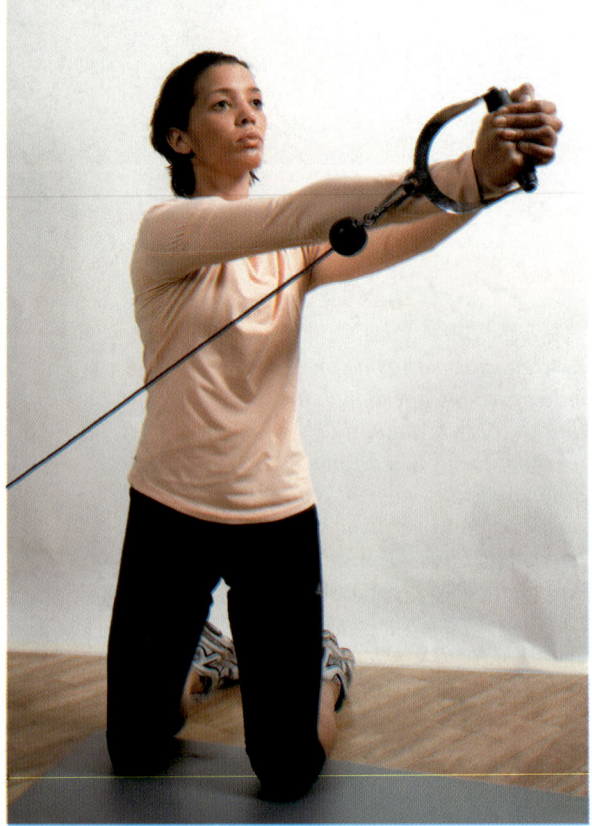

Exercícios abdominais: rotação

Rotação em aparelho de tronco

Músculos utilizados: Reto abdominal; oblíquos – externo e interno.

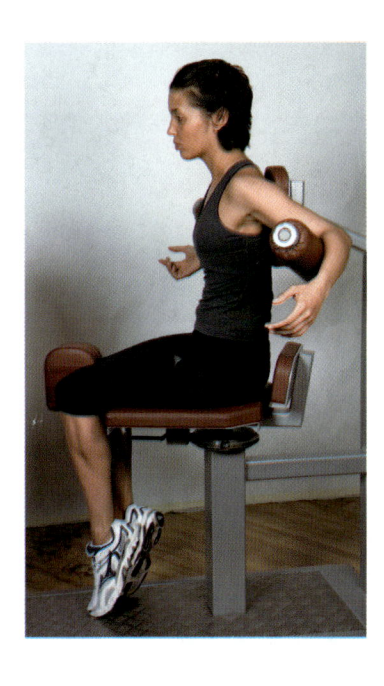

1. *Sente-se no aparelho e enrole seus braços nos apoios para manter-se olhando para a frente. Enfatize os abdominais durante todo o movimento.*

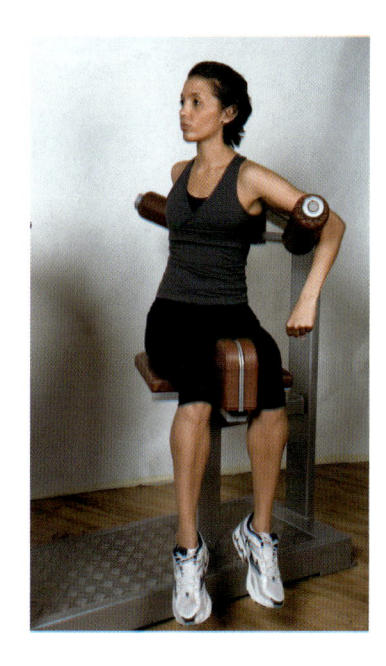

2. *Retese seus músculos dorsais e faça uma rotação de um lado para o outro, mantendo o movimento suave. Tente não mexer demais os quadris e ombros.*

Giro com cabo de vassoura

Músculos utilizados: Reto abdominal; oblíquos – externo e interno.

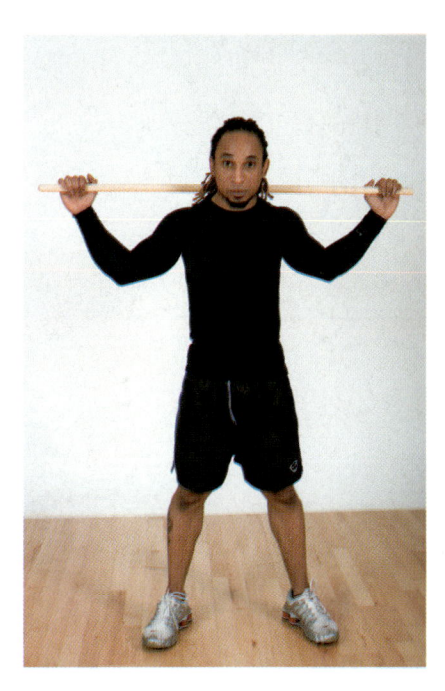

1. *Fique em pé com os pés separados à distância da medida dos ombros, de modo que se sinta bem equilibrado. Segure um cabo de vassoura ou uma vara leve semelhante por trás de sua cabeça, cruzando a parte de trás de seus ombros.*

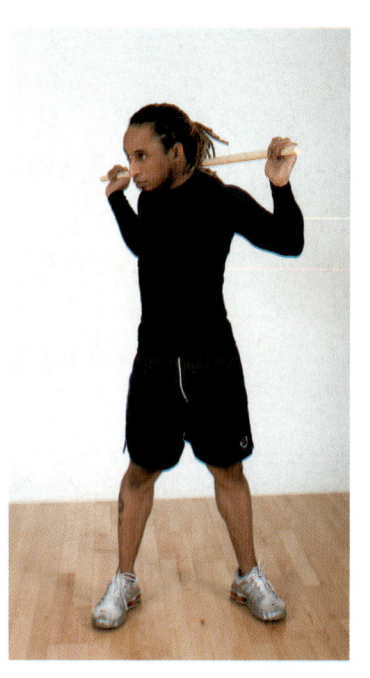

2. *Mantendo seus pés firmes, separados à distância da medida do ombro, gire a parte de cima de seu corpo de um lado para o outro, mantendo seus quadris o mais parados possível, de modo que você possa colocar mais ênfase nos oblíquos.*

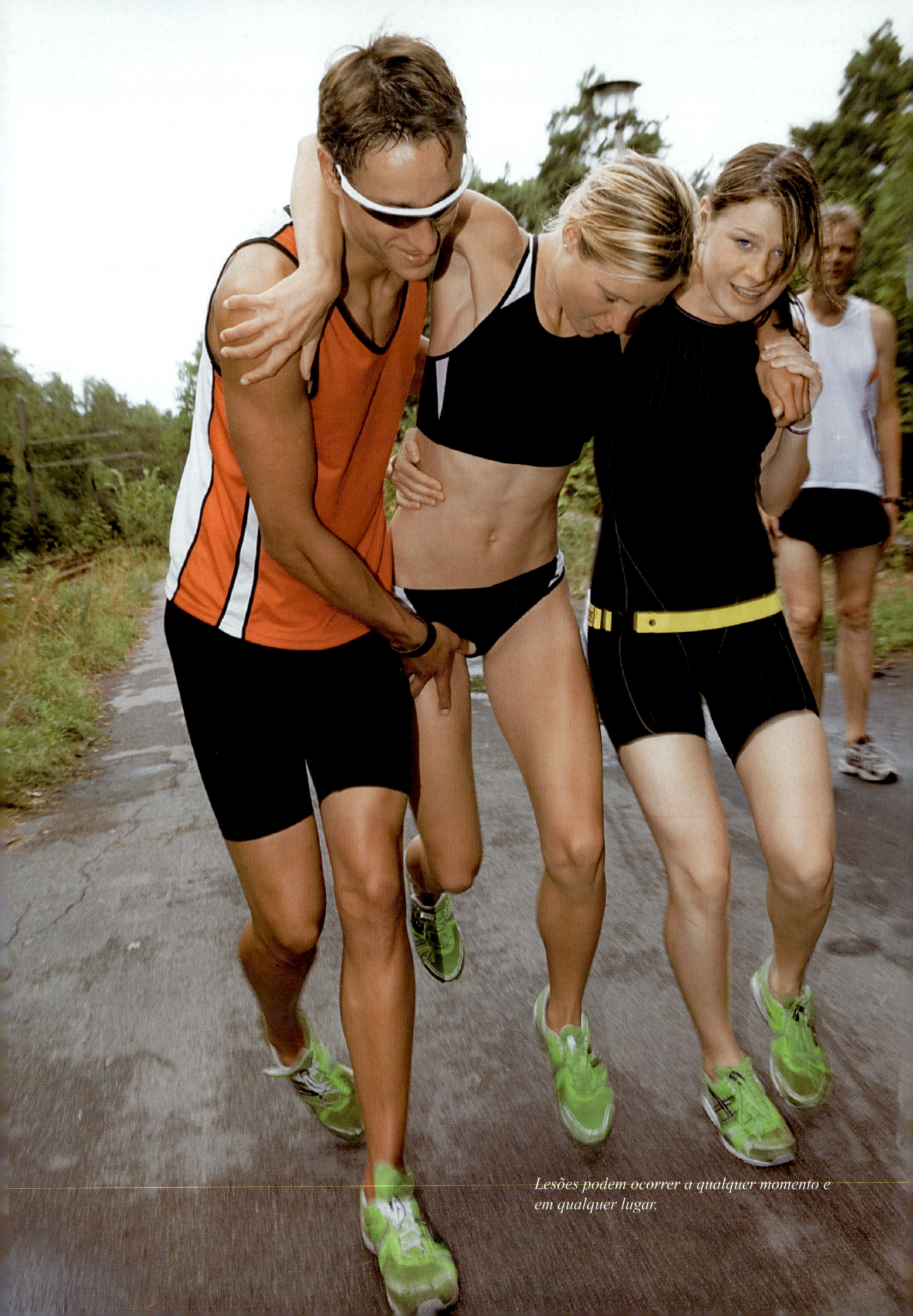

Lesões podem ocorrer a qualquer momento e em qualquer lugar.

Flexibilidade e Lesões

Alongamentos antes e depois dos treinos são essenciais para evitar lesões relacionadas a exercícios, para manter seus músculos longos e relaxados depois do treinamento, e para permitir que eles se recuperem para sua sessão de treinamento seguinte. Este capítulo combina exercícios de flexibilidade para todas as partes do corpo com um guia de autoajuda para lesões comuns em treinamento. Ele não é, contudo, um substituto para conselhos médicos. Quando tiver uma lesão, sempre consulte um especialista. Inclua uma variedade de exercícios de flexibilidade em sua rotina para alongar seus músculos a partir de ângulos diferentes.

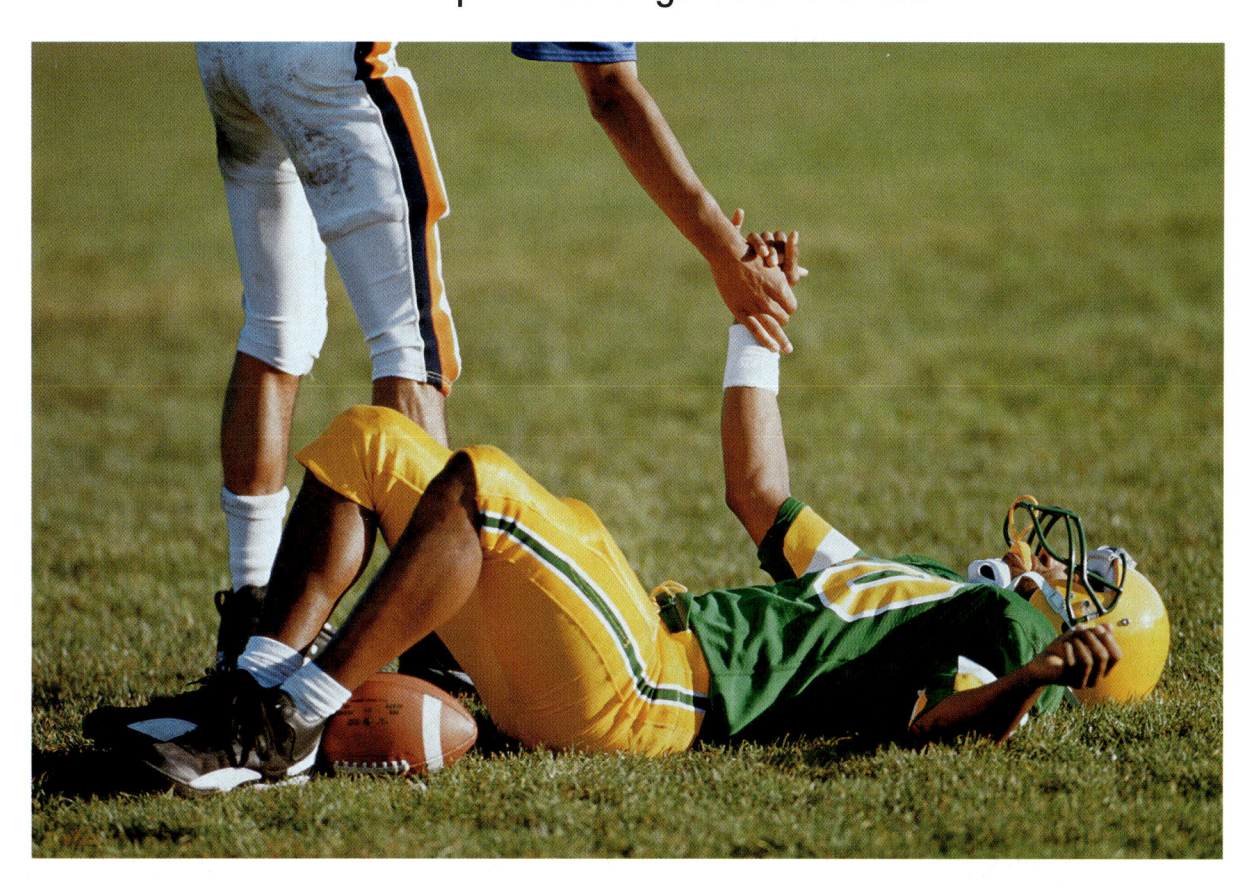

Mesmo com o máximo de proteção corporal, alguns esportes são responsáveis por causar mais lesões.

A importância da flexibilidade

Treinamento de flexibilidade é uma das áreas ignoradas com mais frequência e menos compreendidas da maior parte das rotinas de *fitness*. Porém, você deve tratá-la com toda a seriedade e compromisso que concede a qualquer outra parte de sua rotina de treinamento.

Existe uma série de razões para a flexibilidade ser essencial. Se, para dar um exemplo, seus músculos da panturrilha estão compactos antes

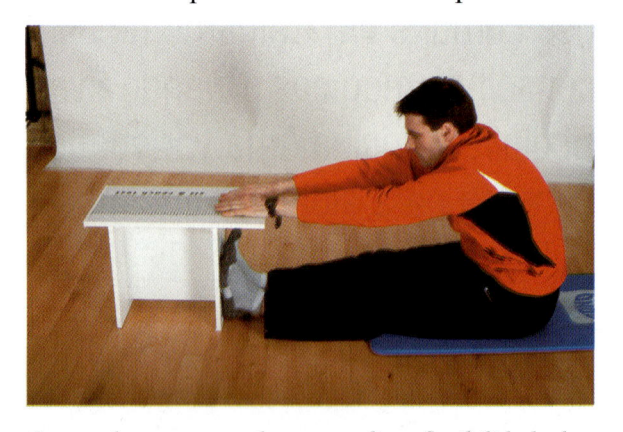

O teste do sente-se e alcance avalia a flexibilidade das costas e dos isquiotibiais, na parte de trás da coxa.

de você começar uma corrida ou sessão de treinamento de 10 km/6,2 milhas, você estará bem mais sujeito a ter cãibras e estiramentos de músculo. Se você participa de esportes de contato, tais como futebol americano ou rúgbi, e parte com força para uma obstrução, seu pescoço pode ficar vulnerável se você não tiver uma boa variação de movimentos – um pescoço rígido colocará os músculos e tendões sob pressão significativa.

Se você é um nadador com mobilidade limitada em volta da articulação do ombro, o resultado será uma técnica deficiente, uma *performance* fraca e propensão a lesões.

Alongar-se para manter-se flexível não é um conceito novo para o seu corpo. Todo mundo nasce com uma grande flexibilidade, mas, quando ficamos mais velhos, nós nos tornamos cada vez menos flexíveis, por falta de atividade, por ficarmos sentados por longos períodos, por lesões da vida diária e dos esportes. Todos precisam ser flexíveis.

O que é flexibilidade?

Você pode ouvir com frequência a palavra "flexibilidade" usada em relação a treino de capacidade física, mas o que é flexibilidade? É a amplitude de mobilidade em torno de uma articulação e os músculos que estão em volta dela. O treinamento de flexibilidade deve reduzir o risco de lesões; criar uma boa amplitude de movimentos (especialmente quando um músculo chega a seu limite máximo de movimento); melhorar o movimento em torno de uma articulação; reduzir a dor muscular; aumentar a coordenação; aumentar o fluxo sanguíneo; eliminar tecidos de cicatrizes de lesões gerais e por excesso de recrutamento; e equipar o corpo para lidar com as demandas de um tipo específico de treinamento ou esporte.

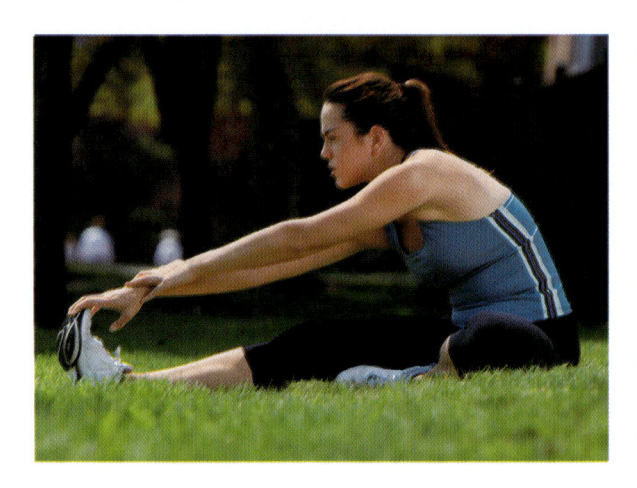

Para manter a flexibilidade dos músculos durante seu treinamento, pare de vez em quando e faça alguns alongamentos.

A importância da flexibilidade

Teste do sente-se e alcance

Este teste simples é uma medida confiável da flexibilidade dos isquiotibiais e da lombar.

	Homens	Mulheres
Muito fraco	−20 cm	−15 cm
Fraco	−19 a 9 cm	−14 a 8 cm
Razoável	−8 a 1 cm	−7 a 0 cm
Padrão	0 a 5 cm	1 a 10 cm
Bom	6 a 16 cm	11 a 20 cm
Excelente	17 a 27 cm	21 a 30 cm
Superior	27 cm +	30 cm +

Teste de flexibilidade

Antes de fazer um programa de alongamento em seu aquecimento e resfriamento, você deve testar sua flexibilidade, de modo a perceber as áreas de maior fragilidade.

Sente-se e alcance

O teste mais comum usado para avaliar a flexibilidade é o teste do sente-se e alcance. Graças à ampla quantidade de pesquisas conduzidas sobre o tema, é muito fácil comparar-se com outras pessoas. Como teste, ele ilustra o nível de flexibilidade em seus isquiotibiais e sua lombar. Estudos mostram que existe uma correlação direta entre a flexibilidade nos isquiotibiais e na

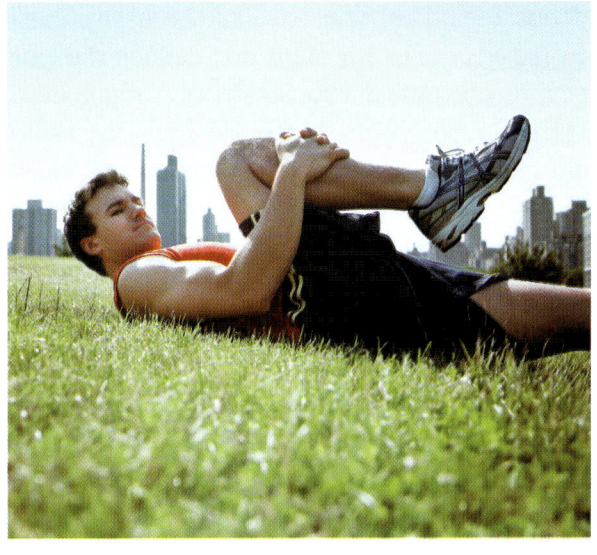

Quando você começa qualquer treinamento importante, sempre inclua alongamentos em seu aquecimento.

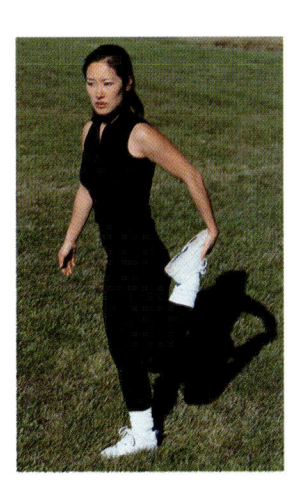

Depois de ter completado seu programa de treinamento, faça alguns alongamentos para ajudar na recuperação.

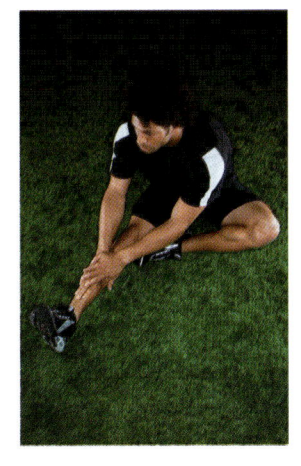

Alongar-se é benéfico para todos, qualquer que seja seu nível de capacidade física ou sua idade.

Eduque-se para evitar lesões

A maioria das lesões musculares é causada por falta de flexibilidade e estabilidade dorsal fraca. Quando você sofrer uma lesão, procure ajuda profissional e aprenda o máximo que puder sobre ela, para assegurar-se de que não irá acontecer de novo. Siga o princípio básico de tratamento de lesões para todas as suas lesões esportivas, a fim de ajudá-lo a voltar à forma física completa o mais rápido possível:

- descanso
- gelo
- compressão
- elevação
- estabilização

lombar com dores musculares na lombar, limitações no modo de andar e o risco de quedas em adultos mais velhos (American College of Sports Medicine, 1998).

Use uma caixa para o teste do sente-se e alcance ou simplesmente faça a sua, usando uma caixa e uma régua sólida. Coloque as solas de seus pés para cima contra a caixa e depois, com seus braços à sua frente e suas pernas esticadas, tente avançar para a frente ao longo da régua. Depois de três tentativas de alongar para a frente, você deve estar em sua marca mais longa. O ponto onde seus dedos tocam a régua ou caixa é a sua marca (se você não vai além dos dedões de seus pés, recebe uma marca negativa). A régua deve marcar zero onde as solas de seus pés estão em contato com a caixa. Compare sua marca com os dados na tabela para ver o quanto você é flexível. Tenha ciência de que o aquecimento fará uma diferença massiva para a sua flexibilidade, então use sempre o mesmo aquecimento antes de fazer o teste. Por volta de cinco minutos de exercício cardiovascular seria apropriado.

Quando fazer alongamentos

Você deve fazer alongamentos antes e depois de cada sessão de treinamento ou competição. Antes de iniciar qualquer atividade, aqueça-se primeiro com algum exercício cardiovascular para promover o fluxo de sangue e aquecer os músculos. Por exemplo, se você pretende participar de uma corrida de 10 km/6,2 milhas, faça cinco minutos de caminhada rápida. Em seguida, faça cinco minutos de alongamentos, prestando atenção especial aos isquiotibiais, quadríceps e músculos da panturrilha. Depois da corrida, faça alongamentos estáticos em seu resfriamento. Se você pretende levantar cargas altas, faça cinco minutos de aquecimento leve no aparelho de remo antes de fazer alongamento dinâmico ou alongamento por facilitação neuromuscular proprioceptiva (FNP), prestando atenção em especial para as regiões de músculos que você deva usar. Por exemplo, antes de uma sessão de supino, alongue os peitorais, os tríceps e a lombar. Depois da sessão de levantamento de pesos, faça alongamentos estáticos para ajudar a alongar os músculos de volta para o movimento integral e diminuir o risco de lesões.

Tipos de flexibilidade

Os tipos diferentes de alongamento que devem ser incluídos em seu programa de treinamento são: alongamento estático ativo, alongamento estático passivo, alongamento balístico, alongamento isométrico e facilitação neuromuscular proprioceptiva.

Todos querem conseguir a maior flexibilidade no menor tempo possível, com o mínimo de dor e risco, de modo que possam continuar com seu programa de treinamento de capacidade física. A boa notícia é que você pode conseguir isso – e não precisa fazer contorções bizarras como se estivesse se candidatando para o circo como contorcionista.

Existe uma série de tipos de alongamentos diferentes que são adequados para a inclusão em seu programa de treinamento. Primeiro, entretanto, você precisa compreender como os tipos de alongamento a seguir podem ajudá-lo, quando é adequado fazê-los e o que significam, exatamente, termos como "alongamento estático ativo", "alongamento estático passivo", "alongamento dinâmico", "alongamento balístico", "alongamento isométrico" e "alongamento por facilitação neuromuscular proprioceptiva" (alongamento FNP).

Quando for decidir que técnica usar, pense na gama de movimentos que está tentando alcançar, e sempre use uma variedade de alongamentos para melhorar sua flexibilidade. É importante lembrar-se de que o alongamento não deve ser doloroso. Simplesmente ficar na posição de alongamento correta e começar a sentir a tensão nos músculos certos já é suficiente. Alguns tipos de alongamento são mais agressivos do que outros, por exemplo, o alongamento dinâmico ou o alongamento balístico. Antes de fazer qualquer um desses tipos de alongamento, aqueça-se por pelo menos entre dez e 15 minutos para conseguir um fluxo de sangue adequado e aquecer os músculos.

> **Aumentar a flexibilidade**
>
> Para conseguir o melhor dos exercícios, é importante ter uma compreensão de quais alongamentos e tipos de flexibilidade serão bons para você.
>
> A flexibilidade é tão necessária quanto qualquer tipo de outro treinamento. Sem um bom programa de exercícios de flexibilidade, você ficará mais sujeito a lesões. Lesões significam menos treinamento, ou até ficar sem treinamento como resultado. Portanto, sem desculpas – torne a flexibilidade uma parte vital de seu programa de treinamento de capacidade física.

Quando não alongar?

Em algumas situações pode ser melhor não fazer nenhum alongamento. Se você sente qualquer desconforto no músculo por uma lesão, deixe a lesão por pelo menos 48 horas e consulte um médico para determinar se é seguro começar a alongar o músculo. Evite alongar áreas que estão sofrendo de distensão nos músculos ou ligamentos ou áreas de fraturas recentes. Se você estiver inseguro, peça conselhos a um especialista.

Alongamento estático passivo

Este alongamento aumentará a amplitude de movimento de um músculo. Diferentemente do alongamento estático ativo, você precisará usar uma força externa para alongar o músculo. O alongamento estático passivo é mais bem usado após o treinamento ou competição para realinhar as fibras musculares. Em geral, ele é usado para a reabilitação de músculos rompidos.

Alongamento estático ativo

Este é um método de alongar os músculos com um movimento mínimo. Um exemplo seria colocar uma perna em um degrau e segurá-la lá durante 30 segundos. Essa é a melhor forma de alongar para um resfriamento depois de seu treinamento para ajudar a realinhar os músculos e promover um bom fluxo sanguíneo. Este tipo de alongamento usa os músculos opostos para manter o alongamento.

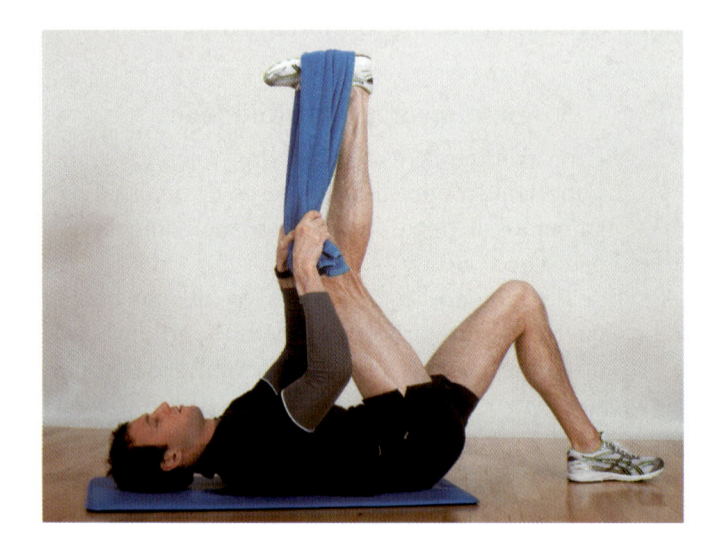

Segure uma toalha em volta de seu pé para puxá-lo para cima com o alongamento de seus isquiotibiais. Segure o alongamento por entre 20 e 30 segundos.

Alongamento dinâmico

Este é um bom modo de aquecer-se – mas não depois de uma lesão, já que pode causar mais danos ainda. Ele usa movimentos de treinamento, tais como afundo e agachamento, para aquecer e alongar os músculos que você usará na atividade. O movimento e a força cinética de seu corpo criam o alongamento. Garanta que seu batimento cardíaco tenha sido elevado por pelo menos dez minutos para suficiente fluxo sanguíneo e aquecimento dos músculos.

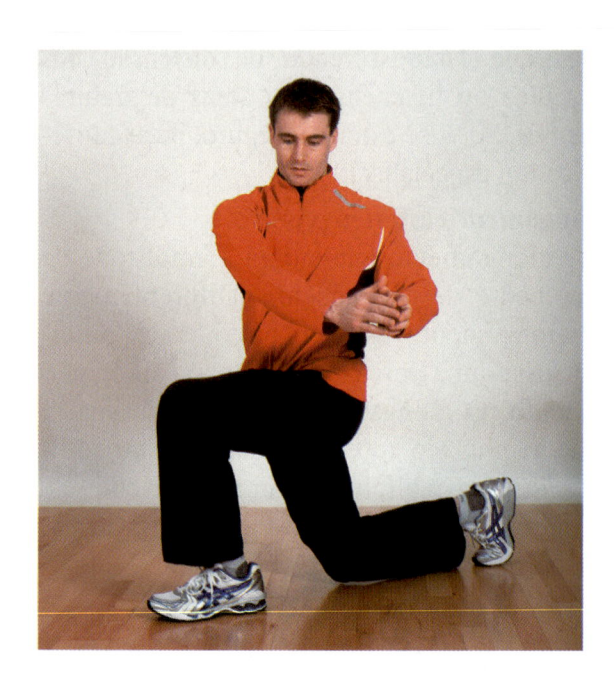

Este afundo com rotação tem alguma força cinética para proporcionar um bom alongamento dinâmico. Manter seu equilíbrio enquanto se alonga é importante.

Alongamento por facilitação neuromuscular proprioceptiva (FNP)

Este alongamento é comumente usado em esportes que requeiram uma amplitude maior de movimentos, tais como balé e ginástica. Ele envolve um músculo sendo alongado por um parceiro. Talvez ele seja uma das formas mais avançadas de alongamento, e muitas vezes promove os melhores resultados. Quando contrair os músculos que estão sendo alongados, contraia-os por apenas entre cinco e seis segundos, depois alongue de novo por dez segundos.

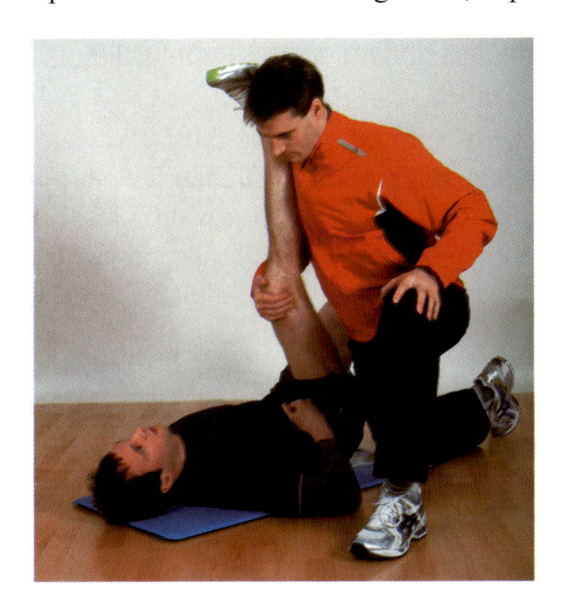

Peça a seu parceiro de treinamento para alongar seus isquiotibiais até eles chegarem ao ponto do alongamento. Resista contraindo seus isquiotibiais para tentar forçar o braço de seu parceiro para trás.

Alongamento isométrico

Este alongamento usa a contração do músculo para estender as fibras musculares que não estão sendo distendidas em um alongamento passivo normal. Seguindo o alongamento, permita que os quadríceps contraiam durante três a cinco segundos para acordar quaisquer fibras que não estejam sendo alongadas. Isso cria uma reação de alongamento maior nas fibras musculares. Quando um músculo é contraído durante o exercício, nem todas as fibras estão contraindo; algumas estão em repouso. Quando um músculo está sendo alongado, algumas fibras musculares são alongadas e algumas não. Durante uma contração isométrica, as fibras musculares serão puxadas por ambos os lados pela contração dos músculos, de modo que as fibras em repouso são alongadas.

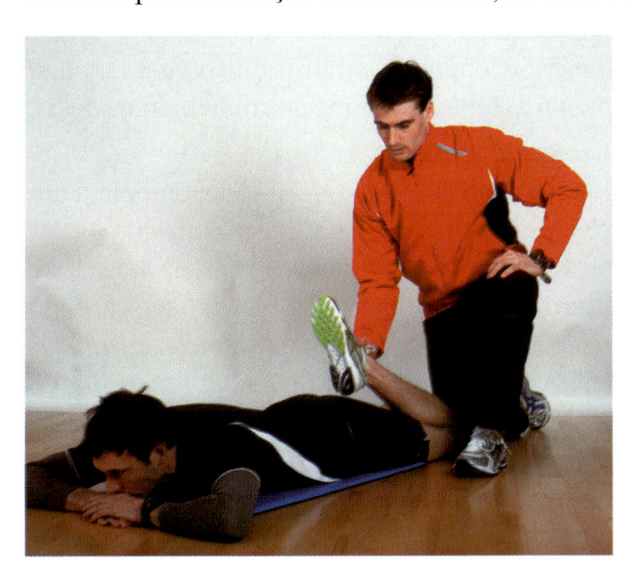

Deite-se de barriga para baixo e peça a seu parceiro de treinamento que dobre a perna por trás de você para alongar seus músculos quadríceps.

Ombros

A articulação do ombro tem muitas partes que se movimentam, com músculos puxando de todas as direções, tornando-a suscetível a lesões. Por ela ter uma grande amplitude de movimentos, e tender a ser instável, estiramentos e inflamações podem ocorrer com facilidade.

A articulação do ombro é sustentada por ligamentos, tendões e músculos. Se esses tecidos são usados abaixo da média, utilizados em excesso ou lesionados durante atividades esportivas, é provável que toda a amplitude do movimento seja afetada. A posição do ombro deve parecer diferente da normal. Existem muitos tipos de lesão no ombro; as comuns são a lesão do manguito rotador, a síndrome de colisão do ombro, a síndrome do ombro congelado e a escápula alada.

Lesão do manguito rotador
Existem dois tipos diferentes de lesão do manguito rotador. Uma é um rompimento súbito e agudo e a outra é um rompimento crônico que acontece após um período maior de tempo. O rompimento súbito pode vir de lançar uma bola de beisebol ou um soco rápido. O rompimento crônico começará com uma dor leve que piora gradualmente. A dor pode começar no ombro e progressivamente descer pelo braço, talvez impedindo que você movimente seu braço para o lado ou acima de sua cabeça.

Síndrome de colisão do ombro
Este tipo de lesão no ombro é conhecido comumente como ombro de nadador ou ombro de lançador, porque em geral é desencadeado pelo uso excessivo do ombro em nado *crawl* frontal ou atividades em que se lança acima da cabeça. Os tendões do manguito rotador se tornam inflamados e não têm espaço suficiente para o movimento adequado, já que eles atravessam um espaço estreito chamado espaço subacromial. A estabilização fraca do ombro é a causa da síndrome de colisão do ombro, e a melhor forma de reabilitação envolve exercícios para estabilizar o ombro. Usar uma faixa elástica é um bom jeito de começar a reabilitar um ombro machucado desse jeito. Para essas duas lesões, você deve alongar os seus ombros pelo menos cinco vezes por dia para ajudar a manter toda a amplitude de movimentos deles.

Síndrome do ombro congelado
Apesar de anos de pesquisa médica, ainda não existe explicação específica para a síndrome dolorosa do ombro congelado. Internamente, o preenchimento da cápsula do ombro pode engrossar e causar a formação de uma cicatriz, que então restringirá o movimento da parte de cima do osso do braço. Ela é mais comum em homens depois dos 40 anos e em mulheres em geral. Postura ruim e arredondamento dos ombros podem ser fatores que contribuirem. No fim, a dor no ombro restringirá movimentos dos braços para os lados e quaisquer movimentos acima da cabeça, por isso o termo "ombro congelado".

A reabilitação envolverá descongelar o ombro para recuperar uma amplitude total de movimentos, o que pode demorar mais de 12 meses. Alongue os ombros cinco vezes ao dia, para manter a amplitude dos movimentos deles.

Escápula alada
Esta é uma lesão visível – sua omoplata irá se ressaltar nas costas e fazer com que a parte de cima de seus ombros seja elevada. Este tipo de lesão é mais possível de ser causado por movimentos agressivos súbitos ou acidentes. A escápula se torna alada porque o nervo torácico longo, que supre o músculo serrátil anterior, é lesionado e não consegue mais manter o músculo na posição correta. Essa pode ser uma condição dolorosa, por exemplo, se existir

Lesões comuns nos ombros

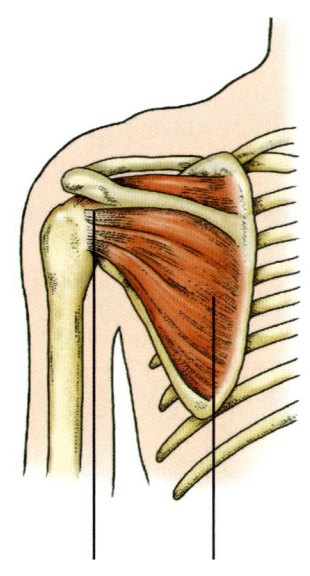

manguito rotador

inflamação dos tendões na síndrome de colisão do ombro

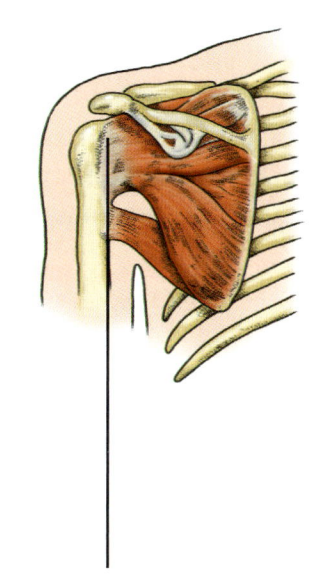

engrossamento e inflamação da cápsula causando dor e falta de movimento

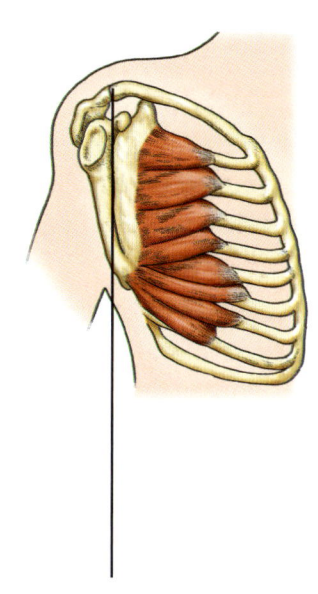

ombro levantado em decorrência da protusão da omoplata

Síndrome de colisão do ombro
Local do manguito rotador e da síndrome de colisão do ombro. O manguito rotador é vital para a estabilidade do ombro. A síndrome de colisão do ombro é uma inflamação do tendão, em geral causada por uso excessivo dos ombros, como lançar uma bola ou nadar. Exercícios usando uma faixa elástica podem ajudar na lesão.

Ombro congelado
Na condição do ombro congelado, a cápsula do ombro engrossa e, por fim, fica difícil fazer qualquer movimento. Ombros congelados podem ser extremamente dolorosos, e o movimento do ombro fica restrito. Alongamento regular algumas vezes por dia pode aumentar a amplitude do movimento.

Escápula alada
Na condição conhecida como escápula alada, a omoplata vai para fora nas costas, fazendo com que a parte de cima do ombro seja elevada. A causa, em geral, é um acidente que machuca um nervo que mantém o ombro estável. Treinamento de força e exercícios com faixa elástica ajudarão a remediar o problema.

pressão do encosto de uma cadeira na escápula. Também pode existir uma elevação limitada. Na maioria dos casos, quando o nervo volta para o lugar, é necessário treinamento de força, com exercícios para as costas, para estabilizar a escápula, tais como remada unilateral com cabo, remada unilateral com peso e remada curvada. Use uma faixa elástica inicialmente, treinando para usar cabos e pesos.

Alongamento e flexibilidade
Os músculos de seus ombros carregam o peso de seus braços o dia todo e, portanto, estão sujeitos a fadiga e tensão. Além de ter que levantar seu braço, a articulação do ombro deve ser capaz de rotar 360 graus, portanto, a flexibilidade nos músculos que envolvem a articulação do ombro é essencial. Seus ombros devem ficar para trás, para uma postura correta e para prevenir problemas com o manguito rotador no interior do músculo. Além disso, empurrar seus ombros para trás promove uma respiração mais profunda. Ficar o dia inteiro sentado, com músculos para a estabilidade dorsal fracos e as mãos mantidas para a frente em teclados de computador, arrasta seus ombros para cima e para a frente, portanto, faça alongamentos regulares nos ombros durante todo o dia para prevenir isso.

A maior parte dos frequentadores de academia quer trabalhar seus músculos do peito, o que normalmente envolve alguns exercícios de levantamento de peso acima do peito. Esse movimento também contrai os músculos da frente dos ombros e empurra-os para a frente. Sempre alongue os músculos dos ombros após esse tipo de movimento, para contrabalançar o encurtamento do músculo e mantê-lo com um comprimento ideal.

Alongamento cruzando o corpo

Este exercício alonga a parte de fora do ombro e braço. Repita três ou quatro vezes a intervalos regulares. Se você sentir dor, pare de fazer o exercício e tente de novo em uma data posterior.

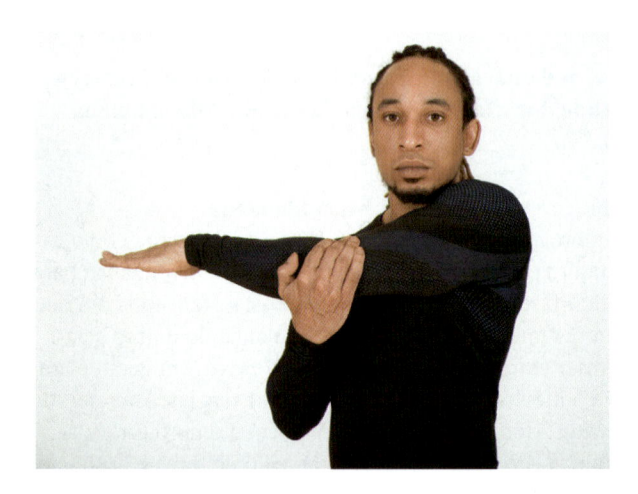

Coloque o braço esquerdo reto cruzando seu peito e, com sua mão direita no cotovelo, puxe-o cruzando seu corpo. Segure a posição durante dez segundos. Repita com seu braço direito.

Teste para flexibilidade

Para testar a flexibilidade de seus ombros, fique em pé com os braços para baixo, lateralmente ao corpo, depois erga um braço devagar, mantendo-o reto e com a palma da mão virada para dentro, até ele estar do lado de sua cabeça. Você deve ser capaz de levar sua mão por 180 graus para uma boa flexibilidade de ombro.

Alongamento de ombro acima da cabeça

Repita este alongamento entre três a cinco vezes para conseguir um bom alongamento em volta dos ombros e da parte superior das costas.

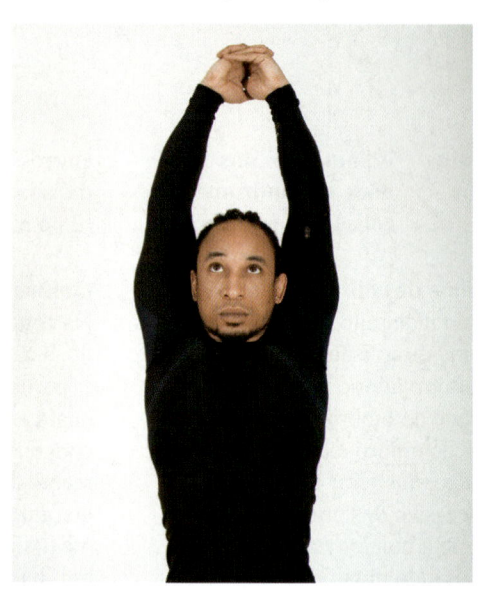

Segure suas mãos unidas com seus braços esticados acima de sua cabeça, empurrando para cima e para trás. Quando seus braços estiverem em seu maior alongamento, mantenha a posição durante dez segundos, depois traga seus braços de volta devagar à sua frente.

Alongamento do ombro do nadador

Este alongamento é um teste de flexibilidade do ombro. Repita entre três a cinco vezes para um bom alongamento. Você também pode fazê-lo contra uma parede.

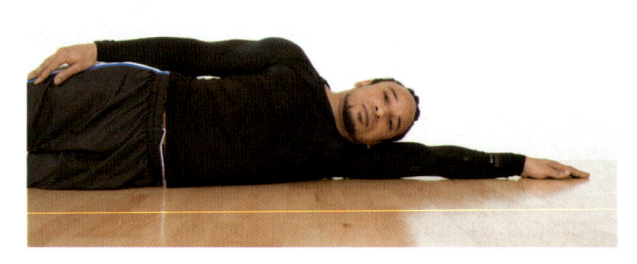

Alongue seu braço e coloque a palma de sua mão pousada no chão, reta. Pressione o mais próximo que conseguir do chão – sua axila deve quase tocar o chão. Mantenha durante dez segundos, depois relaxe.

Pescoço

Músculos tensos na parte de trás de seu pescoço podem fazer seu queixo ser empurrado para a frente, enquanto músculos tensos na frente do pescoço e na parte de cima do peito arrastam sua cabeça para a frente e para baixo. Flexibilidade é importante para ajudar a evitar lesões por uso excessivo e lesões esportivas.

Estilos de vida sedentários – tais como os que envolvem ficar olhando para telas de computador o dia todo e usando em excesso seus músculos do pescoço para manter sua cabeça em uma posição por períodos prolongados – lhe darão músculos do pescoço fortes, mas podem colocar sua cabeça na posição errada. Os músculos do pescoço, então, se tornam mais fortes do que eles deveriam ser. Quando você levanta objetos pesados, o cérebro diz ao corpo para recrutar os músculos do pescoço primeiro, antes dos outros músculos. Se isso acontece, tente fazer mais exercícios e alongamentos regulares do pescoço para evitar que ele enrijeça sob tensão muscular, e tente mantê-lo em um comprimento ideal.

Use estes exercícios de flexibilidade para alongar os músculos de seu pescoço e posicionar sua cabeça de modo que ela fique alinhada com a sua pélvis para lhe dar uma postura correta. No trabalho, mude sua posição regularmente e trate de arranjar um tempo para fazer estes exercícios de flexibilidade do pescoço.

Para verificar a flexibilidade do pescoço, fique em pé, mantendo seus braços abaixados lateralmente ao corpo, com os ombros para trás e para baixo. Vire sua cabeça para olhar pelos de seus ombros o mais longe possível antes de começar a ficar desconfortável.

Alongamento com as mãos para cima

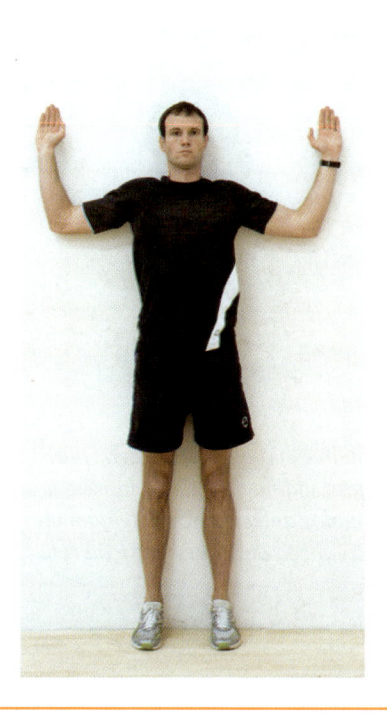

1. Fique em pé, com seus pés separados à medida do quadril e suas costas eretas encostadas na parede. Posicione seus braços para cima em um ângulo de 90 graus, em uma posição de levantamento de peso, com a parte de trás de seus braços e mãos encostada na parede e reta.

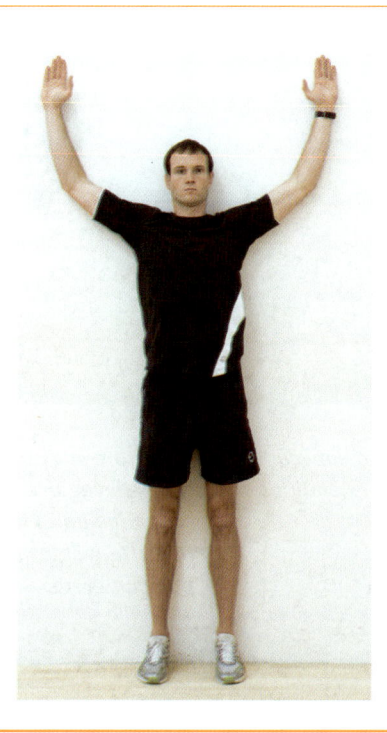

2. Tente empurrar seus braços para cima, mantendo-os encostados na parede o tempo todo. Não retese o seu pescoço. No ponto máximo de alongamento, mantenha a posição durante dez segundos, depois solte devagar.

Alongamento com faixa elástica

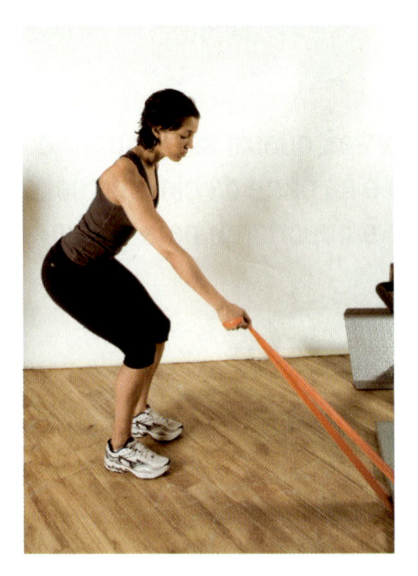

1. *Faixas elásticas ajudam você a seguir um programa usando um nível de resistência apropriado. Enrole a faixa em volta de sua mão.*

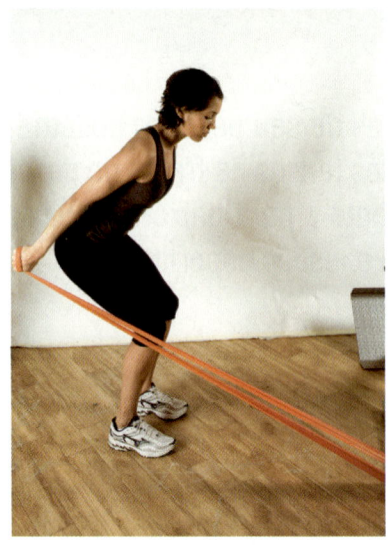

2. *Puxe-a em sua direção e para trás de você com suavidade. Depois de uma lesão no ombro, use uma faixa elástica para fortalecer os músculos.*

Alongamento de pescoço para a frente

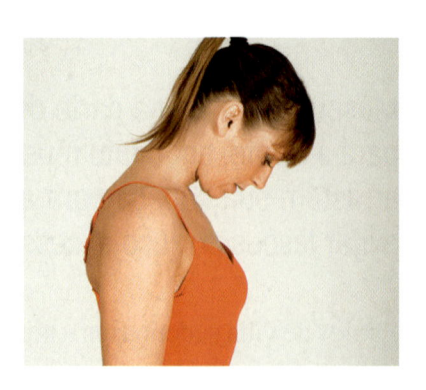

Mantendo suas costas retas, baixe seu queixo devagar em direção a seu peito e mantenha a posição durante dez segundos; depois, devagar, erga sua cabeça de novo.

Alongamento lateral de pescoço

Demore entre quatro e cinco segundos para cada direção do movimento, e repita de cinco a dez vezes. Para um alongamento melhor, incline a cabeça para um lado, depois erga o ombro oposto para cima, depois para baixo devagar.

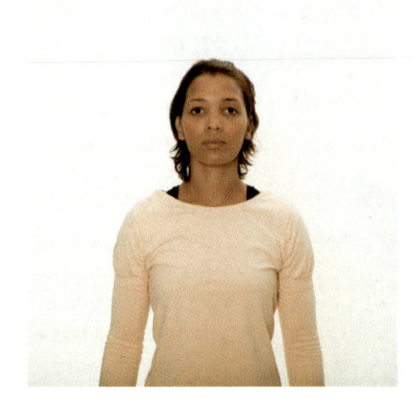

1. *Fique em pé, ereto, a cabeça erguida e seus braços estendidos lateralmente ao corpo.*

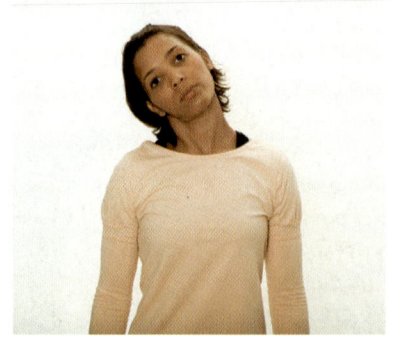

2. *Incline sua cabeça sobre um dos lados devagar e segure por dez segundos antes de trazer a cabeça de volta, vagarosamente, para a posição ereta.*

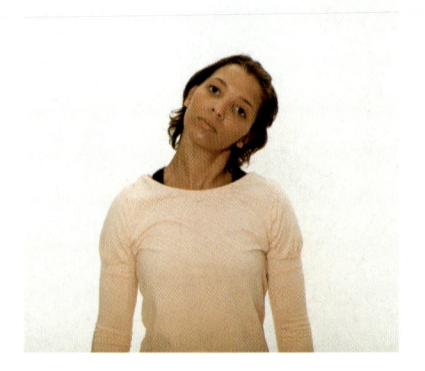

3. *Incline sua cabeça devagar para o outro lado e mantenha durante dez segundos antes de trazer, lentamente, a cabeça de volta à posição reta.*

Pescoço

Rotação do pescoço

Se possível, peça a seu parceiro de treinamento para massagear o seu pescoço enquanto você está fazendo essa rotação. Isso deve criar um alongamento melhor, já que seus músculos ficarão bem mais relaxados.

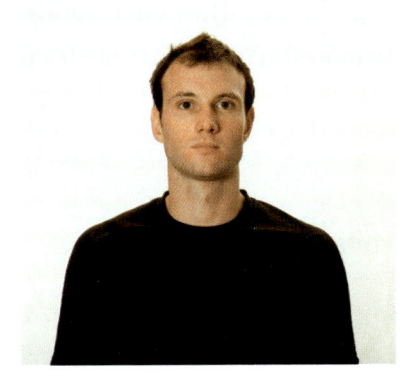

1. Fique em pé, ereto, a cabeça reta e seus braços estendidos lateralmente ao corpo.

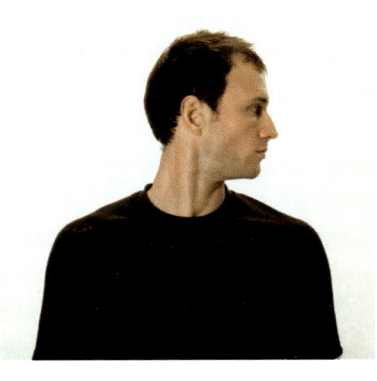

2. Gire sua cabeça muito devagar, de modo que você fique olhando por cima de seu ombro esquerdo; mantenha durante cinco segundos. Mantenha o movimento suave, sem dar trancos na cabeça.

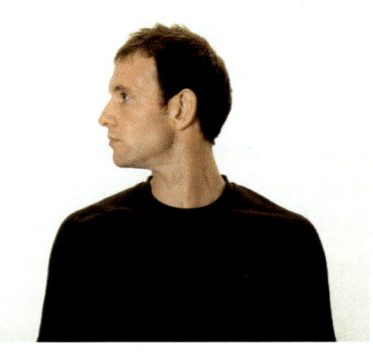

3. Gire sua cabeça devagar da posição inicial para o outro lado, e mantenha de novo durante cinco segundos. Repita entre cinco e dez vezes para cada lado.

Alongamento de pescoço e ombros

Com este exercício, você pode pedir a seu parceiro de treinamento para segurar seus braços para trás para conseguir um alongamento melhor. Você também pode adotar os princípios do alongamento FNP para este alongamento.

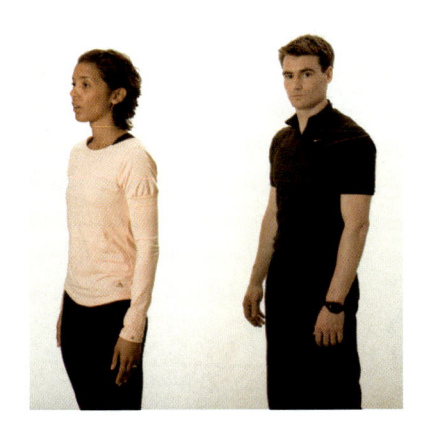

1. Mantenha seus braços retos ao longo do corpo, com seu parceiro de treinamento atrás de você.

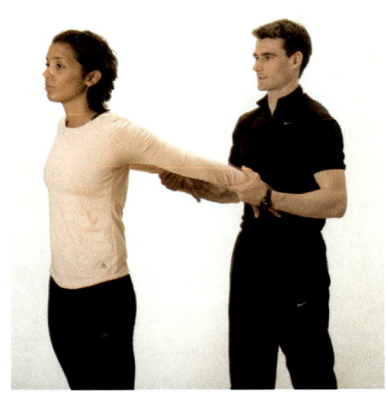

2. Deixe seu parceiro levar seus braços para trás de você e segurá-los com delicadeza até você sentir a parte da frente de seus ombros sendo alongada.

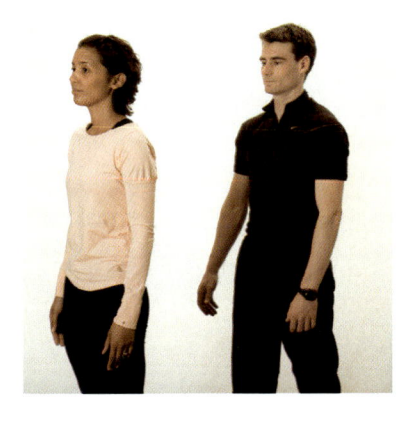

3. Depois de dez segundos, seu parceiro deve soltar os seus braços, permitindo a eles que voltem à posição inicial. Repita entre cinco e dez vezes.

Costas

Os músculos de suas costas estão entre os mais fortes de seu corpo, mas você ainda precisa cuidar deles. Os exercícios a seguir o ajudarão a mantê-los flexíveis, permitir-lhes que se recuperem dos exercícios regulares e evitar lesões.

Alongamento com pegada cruzada

Este é um dos alongamentos mais relaxantes que você pode fazer. Repita entre três e cinco vezes.

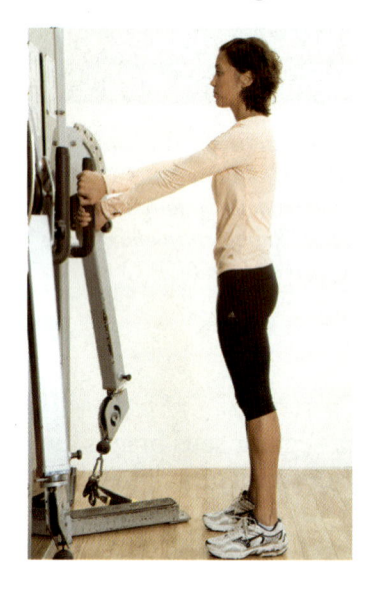

1. Mantendo seus braços esticados e seus pés firmes no chão, separados à medida do quadril, segure a barra de um aparelho de peso com a pegada cruzada.

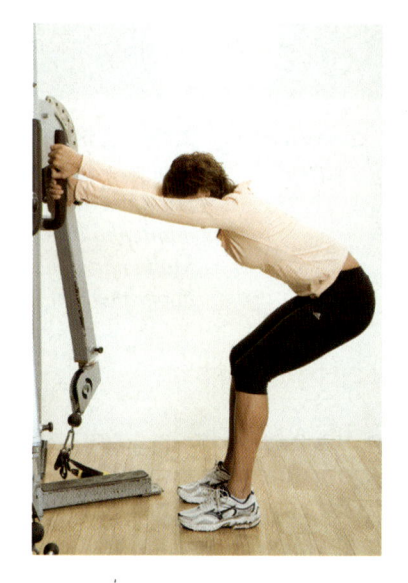

2. Empurre seus quadris para trás até sentir o alongamento em seus músculos da parte de cima das costas. Mantenha durante dez segundos antes de trazer-se de volta devagar para a barra.

Alongamento frontal

Repita entre três e cinco vezes.

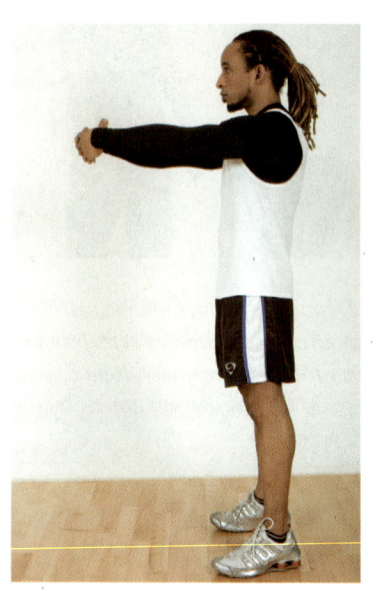

Segure suas mãos juntas, depois estique seus braços à sua frente, à altura do peito, arredondando a parte superior de suas costas. Mantenha a posição durante dez segundos.

Inclinação para a frente

Repita entre três e cinco vezes.

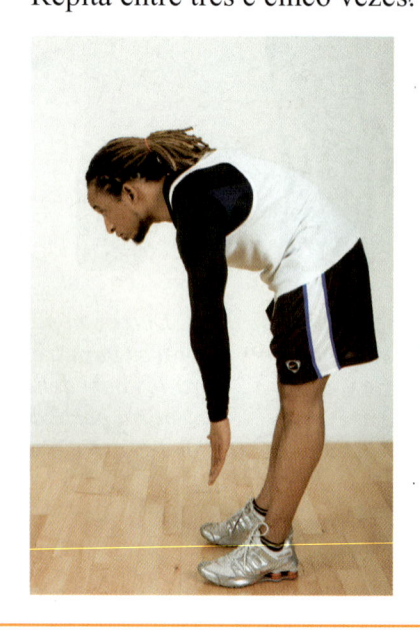

Incline-se a partir dos quadris em direção ao chão até sentir o alongamento em sua lombar e seus isquiotibiais. Mantenha durante dez segundos. Repita.

Costas

Alongamento unilateral das costas

Este alongamento isola os músculos de um braço e um lado das costas. Repita entre três e cinco vezes.

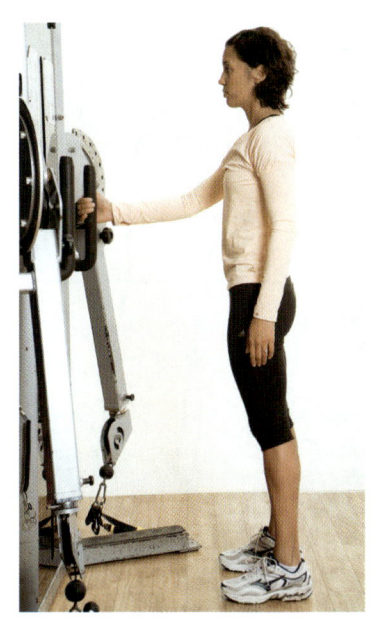

1. Segurando todo seu peso com um braço, e seus pés separados à medida do quadril, segure a barra de um aparelho de peso.

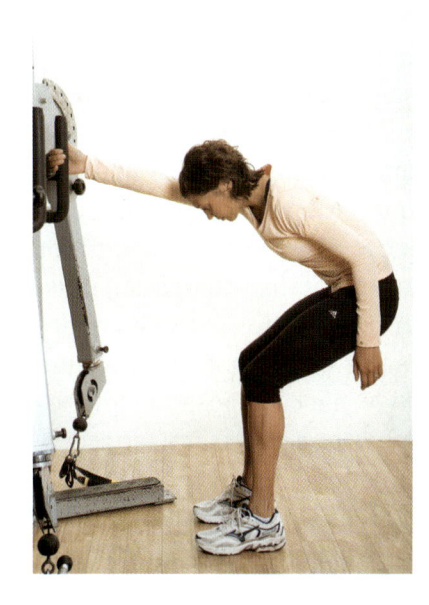

2. Incline-se para trás. Quando sentir o alongamento na parte de cima de suas costas, mantenha a posição durante dez segundos, depois se endireite devagar.

Alongamento dependurado

O alongamento esticará não só sua lombar, mas também seus braços e abdominais. Repita entre três e cinco vezes de cada lado.

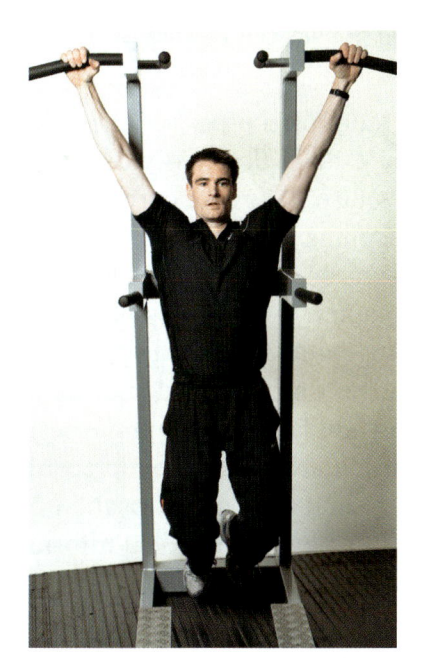

1. Dependure-se em uma barra de flexão, segurando com ambas as mãos. Mantenha a posição durante mais ou menos dez segundos, depois relaxe.

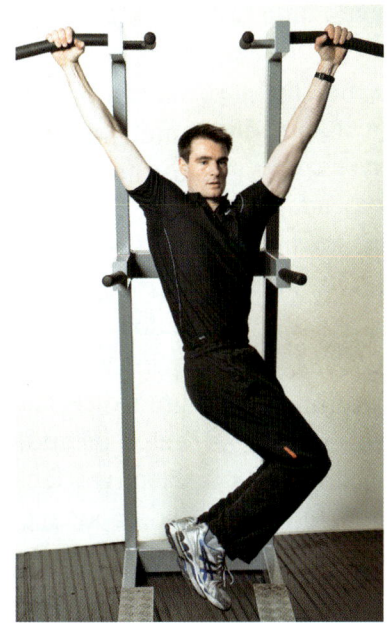

2. Gire com suavidade, torcendo-se para a esquerda, segurando o alongamento entre cinco e dez segundos. Relaxe durante alguns segundos e depois repita.

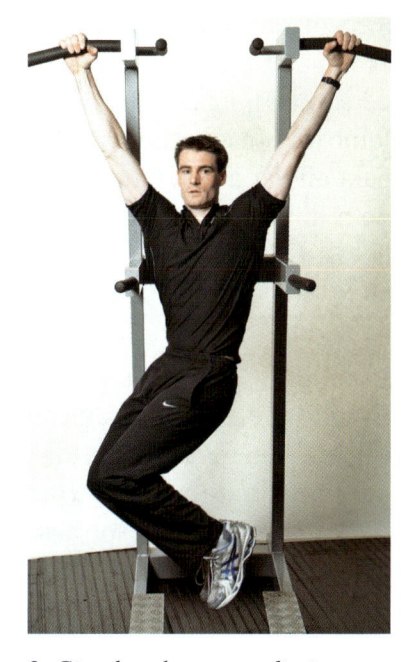

3. Gire de volta para a direita, segurando o alongamento por entre cinco e dez segundos. Relaxe durante alguns segundos, depois repita.

Problemas comuns nas costas

As costas estão sujeitas a enfermidades dolorosas como resultado do uso excessivo ou de desequilíbrios musculares em outras áreas do músculo.

Dor muscular na lombar

Esta dor pode ser resultado do recrutamento excessivo, como remar duas vezes mais longe que o normal ou um aumento massivo nos exercícios que envolvem suportar peso. De vez em quando, movimentos repentinos podem causar dor na lombar quando os músculos na lombar não estão aquecidos, por exemplo, inclinar-se para dar banho em um bebê. O bebê pode não ser pesado, mas os músculos na lombar que precisam ser recrutados não estão ligados.

Suas costas são muito fortes, mas, ocasionalmente, se você as fizer trabalhar muito duro, e não tiver o fortalecimento abdominal e dorsal necessário, suas costas reagirão produzindo espasmos. Esses espasmos também podem ser resultado de postura ou técnica ruim – se uma articulação espinhal é lesada, os músculos que a envolvem entram em espasmo, como uma reação natural para impedir a articulação lesada de se movimentar. Quando você sentir dor na lombar, consulte um médico para tratamento para aliviar a dor. Quando a dor tiver começado a diminuir, faça alongamentos a cada duas horas. Quando a dor tiver passado, faça exercícios abdominais para prevenir a recorrência da lesão.

Escoliose

Escoliose é um encurvamento da espinha dorsal, que, em geral, é causado por uso excessivo de um lado do corpo. A participação em esportes como remo, esportes de raquete ou de lançamento é a principal causa. Por exemplo, se você bate em uma bola o dia inteiro com uma raquete de tênis em sua mão direita, os músculos desse lado do corpo se tornarão muito mais fortes e mais desenvolvidos que os músculos do outro lado do corpo. Isso fará com que a espinha dorsal fique em forma de "S" e causará dores nos músculos das costas. Faça alongamentos regulares nos dois lados do corpo para evitar que os músculos fiquem rígidos e puxem a espinha dorsal para uma direção. Para ajudar a prevenir lesões, antes de tudo, ou evitar que elas aconteçam de novo, faça a atividade esportiva usando o lado oposto do corpo, para manter o equilíbrio muscular. Por exemplo, jogue beisebol com seu braço que não é o de lançar, ou reme do lado esquerdo do bote em vez do direito.

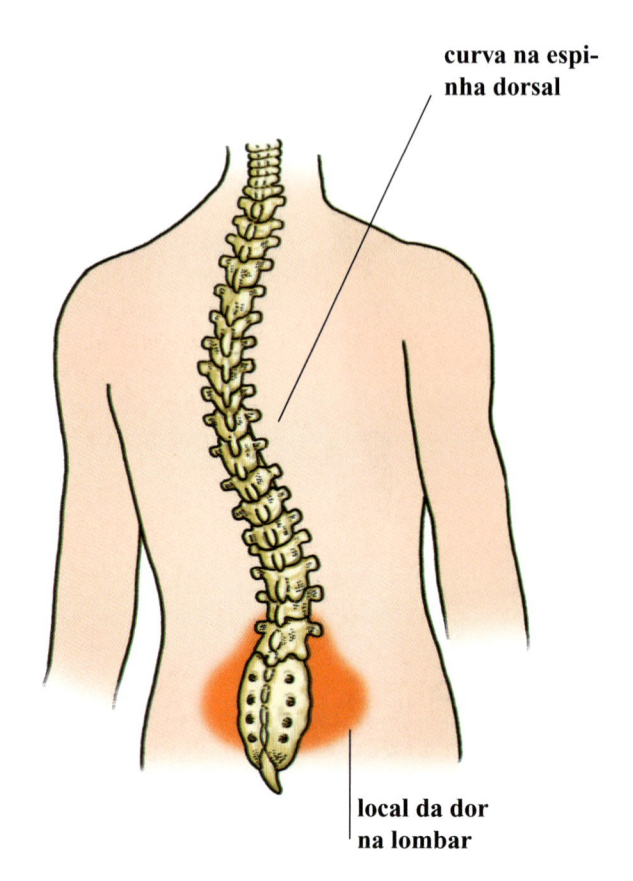

O uso excessivo de um lado do corpo causa escoliose, uma curvatura na espinha dorsal. Os músculos em espasmo causam a dor nas costas.

Pêndulo deitado

Este é um jeito ótimo de ajudar a espinha dorsal a relaxar e liberar a tensão muscular nas vértebras. Repita entre três e cinco vezes.

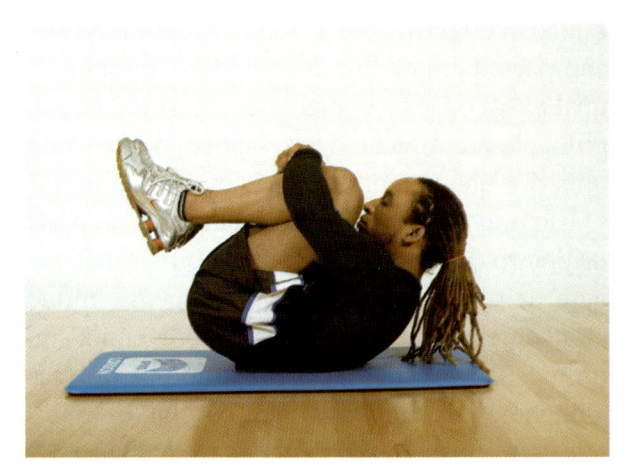

Deite-se de costas no chão, segure seus joelhos com os dois braços e puxe-os para o seu peito. Com suavidade, balance para a frente e para trás dez vezes, mantendo seus abdominais retesados o tempo todo.

Dobradura para trás

Estique suas pernas e leve-as por cima da cabeça para criar um alongamento forte. Repita entre três e cinco vezes.

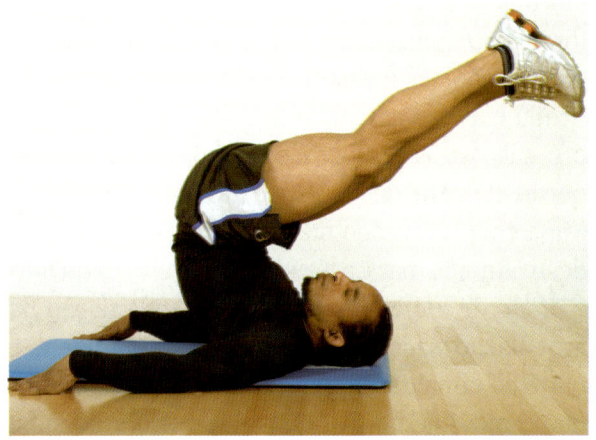

Deite-se de costas com seus braços esticados no chão, as palmas das mãos para baixo, e levante suas pernas acima de sua cabeça até sentir o alongamento em sua lombar. Mantenha a posição durante dez segundos, depois baixe suavemente suas pernas para o chão.

Lesões comuns nas costas

Se você sofre de lesões nas costas, elas podem refletir em dor em outras áreas musculares, tais como a parte de trás das pernas ou a pélvis, afetando o alinhamento pélvico.

Ciática

A dor refletida da lombar para as pernas é chamada de "ciática". Em geral, a dor percorre a parte de trás da coxa. Se a lesão na lombar cruza todas as costas, a dor pode ser em ambas as pernas, mas, em casos severos, ela pode ir até o fim da parte de trás da perna. O formigamento e a queimação são causados pela pressão em um nervo na lombar. Continue a alongar a parte de trás da perna e a lombar para manter o máximo de movimento possível. Quando a dor tiver passado, comece uma rotina de treinamento do dorso para evitar a recorrência da lesão.

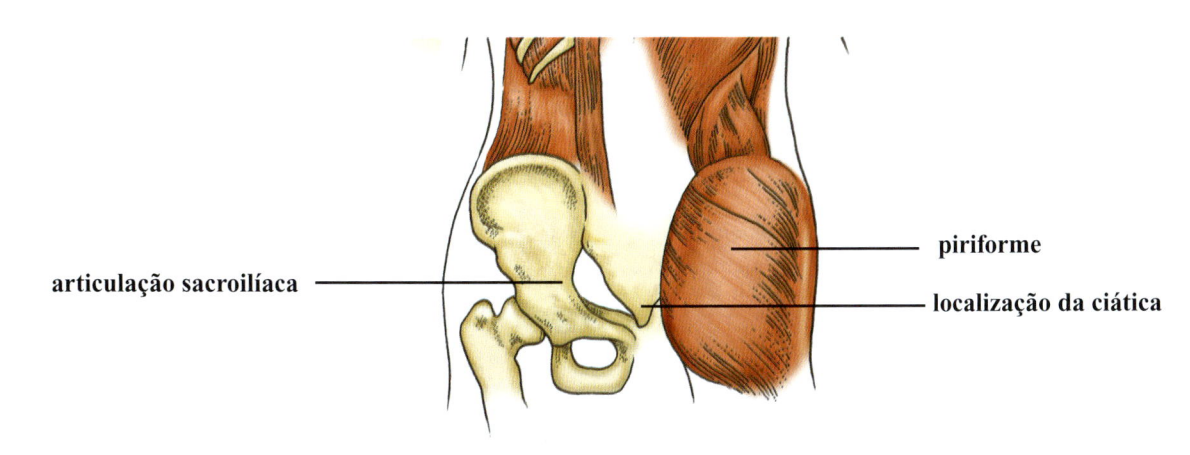

articulação sacroilíaca

piriforme

localização da ciática

Inflamação da articulação sacroilíaca
Essas articulações estão fixadas na parte de baixo de ambos os lados das costas. Se você as machucar, pode sentir uma dor aguda ou persistente que restringirá seus movimentos em um dos lados, em virtude de a pélvis ter ficado torcida. Os músculos dorsais em volta da pélvis podem não ser fortes o suficiente ou podem ter ficado excessivamente relaxados; em geral, este é o caso após partos. Com frequência, em esportes de resistência, especialmente corridas, o impacto e o cansaço nos músculos causarão um deslizamento para a frente da pélvis, enquanto o efeito de torcedura pode causar inflamação na articulação sacroilíaca. Alongue a lombar e a parte de cima das pernas para manter a amplitude de movimento. A pélvis pode voltar sozinha para o lugar, ou você pode precisar de um especialista para resolver o problema. Faça muito trabalho de fortalecimento do dorso para prevenir que este problema recorra.

Síndrome do piriforme
Esta síndrome é mais conhecida como dor nos glúteos. O piriforme é uma massa muscular compacta bem dentro dos glúteos, ao longo da qual passa o nervo ciático. Se o músculo fica rígido, ele pressiona o nervo ciático, o que causa uma dor que percorre a parte de trás da perna. O uso abusivo dos músculos adutores na parte de dentro da coxa faz com que o piriforme exagere na reação e engrosse. Massagem e muito alongamento são essenciais para prevenir a síndrome. Para recuperar a força completa, faça alongamentos regulares para os glúteos e fortaleça os músculos dos glúteos e os adutores.

Alongamento sentado nos calcanhares

Muitos atletas sofrem de dor na lombar, o que poderia ser prevenido por alongamentos regulares para evitar um crescimento da tensão nos músculos. Repita entre três e cinco vezes.

Alongamento com inclinação para os lados

Este é um jeito ótimo de alongar a lombar e os glúteos e avaliar a diferença de flexibilidade entre um lado e o outro. Repita entre três e cinco vezes.

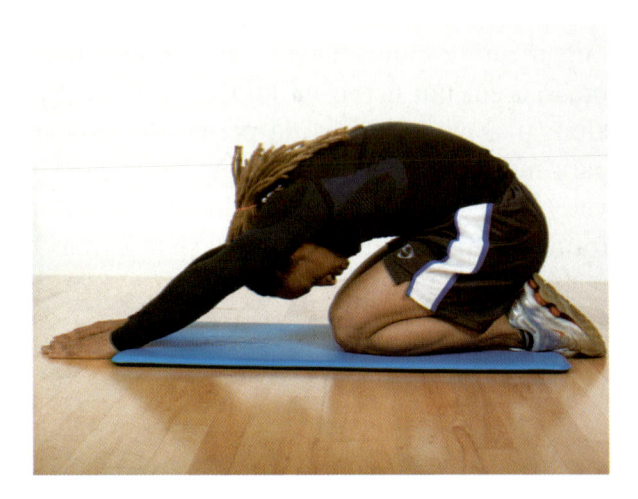

Ajoelhe-se no chão, depois baixe gradualmente seu peso para trás até estar sentado em seus calcanhares e poder sentir o alongamento. Mantenha seus braços esticados e deixe-os o mais baixo possível, como se eles estivessem sendo puxados para o chão pelas suas axilas. Mantenha durante dez segundos e depois relaxe.

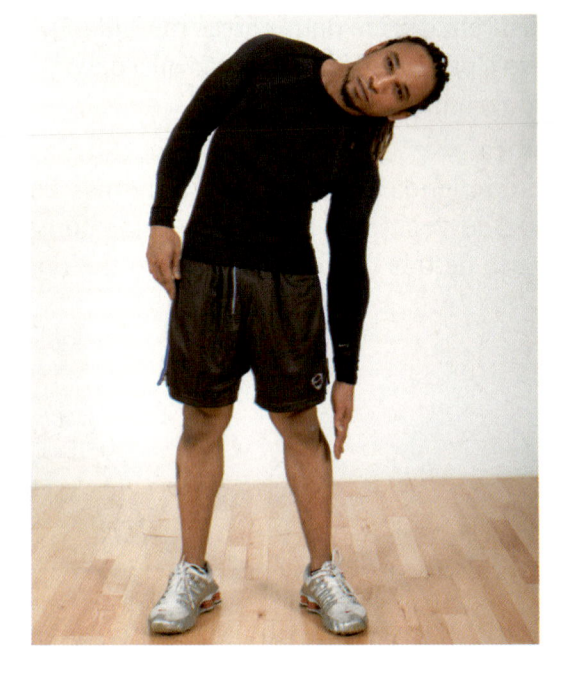

Fique em pé ereto, com seus braços esticados lateralmente ao corpo, e incline-se para um lado o mais que puder. Mantenha durante dez segundos.

Alongamento em crucifixo com uma perna deitado

Este exercício alonga a área sacroilíaca e os oblíquos. Repita entre três e cinco vezes.

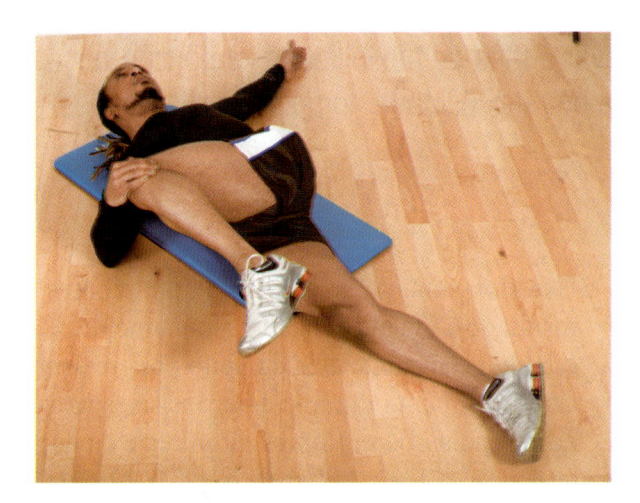

Dobre uma perna e empurre o joelho em direção ao peito usando a mão oposta. Quando ele estiver puxado, empurre cruzando o corpo em direção ao ombro oposto, permitindo que sua lombar torça ligeiramente. Mantenha a posição durante dez segundos antes de repetir.

Rotação do tronco

Este alongamento é ideal para esportes como golfe e tênis. Repita entre três e cinco vezes.

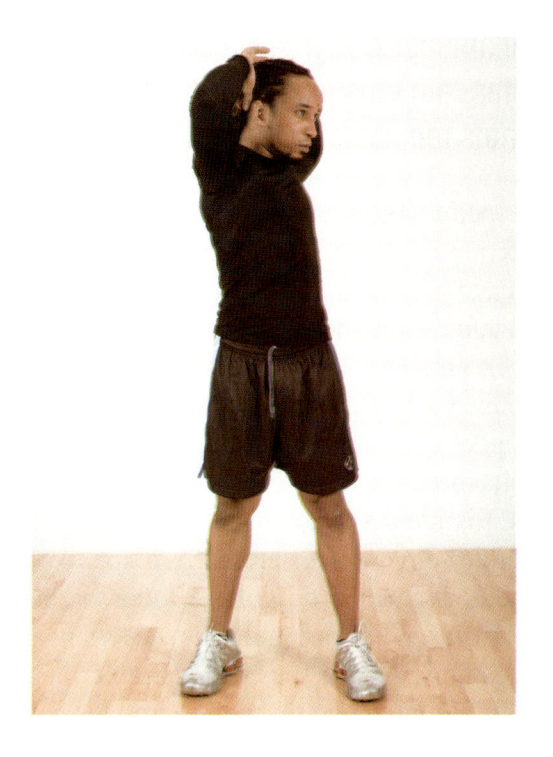

Fique em pé e gire para o lado o mais que puder, sem movimentar os seus quadris. Mantenha durante dez segundos.

Peito

Treinamento de força da parte de cima do corpo, muitos esportes e simplesmente se sentar com uma postura ruim, todos podem levar à falta de flexibilidade no peito. Alongamentos regulares ajudarão você a manter uma boa flexibilidade no peito e evitar lesões.

Um peito compactado colocará seus braços mais juntos, dando a impressão de um peito côncavo, e arrastará seus ombros para a frente. Isso tem o efeito de produzir uma postura ruim.

A maioria dos movimentos de braços acontece à frente do corpo, portanto, não surpreende que os músculos no peito fiquem enrijecidos. Esportes como golfe exigem que você mantenha suas mãos fechadas juntas, fazendo com que seus músculos do peito se encurtem. Jogadores de golfe e todos os outros esportistas, homens e mulheres, deveriam alongar os músculos de seus peitos regularmente e passar algum tempo fazendo exercícios para as costas, para contrabalançar o efeito de encurtamento dos músculos do peito. As pessoas que querem aumentar os músculos na academia, em geral, passam muito tempo fazendo exercícios para o peito, porque é uma área muscular grande em que é fácil ver os melhoramentos em tamanho e definição. Se o treinamento do peitoral é uma parte importante de sua rotina, então não se esqueça de fazer exercícios de flexibilidade para o seu peito entre as séries de exercícios.

Para testar a flexibilidade de seu peito, fique em pé de costas para uma parede com a distância de 60 cm/2 pés entre a parte de trás de seus calcanhares e a parede. Mantenha seus pés onde estão e incline-se para trás de modo que seus ombros e costas encostem na parede. Depois, dobre seus braços em 90 graus, contra a parede, com seus cotovelos à altura dos ombros e as palmas das mãos viradas para fora. Se a flexibilidade em seu peito for boa, você

Alongamento com o braço dobrado assistido

Use alongamento isométrico para melhores resultados. Quando sentir o alongamento, contraia seus músculos do peito para resistir ao alongamento durante quatro a seis segundos, depois libere. Repita entre três e cinco vezes.

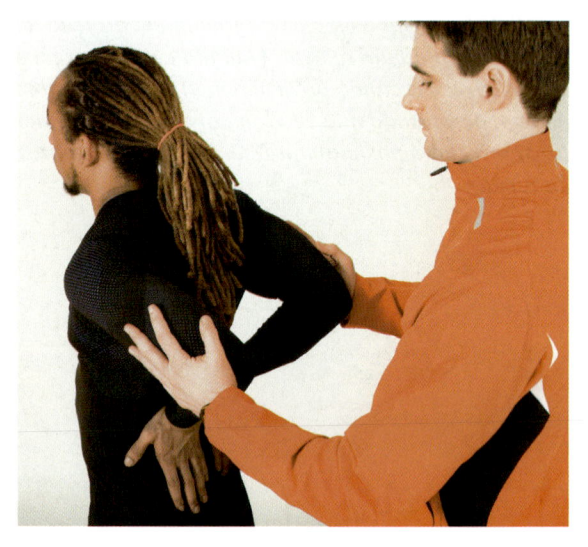

Peça a seu parceiro de treinamento para segurar seus cotovelos e empurrá-los devagar para trás de suas costas. Mantenha durante dez segundos.

deve ser capaz de tocar a parede com seus antebraços, com a parte de cima das costas e com a cabeça, todos ao mesmo tempo, sem sentir nenhum desconforto.

Faça alongamentos de peito regularmente para melhorar e manter a flexibilidade de seus músculos peitorais.

Ruptura do peitoral

Essa lesão é suscetível de acontecer por treinamento de peso com cargas altas, usando exercícios como levantamento de peso ou crucifixo. Em geral, ela ocorre após um aumento repentino nas cargas que estão sendo utilizadas. Sempre fique atento para que sua técnica de treinamento com peso seja correta, e consiga um parceiro de treinamento para ajudá-lo em caso de uma lesão repentina. Atividades que envolvam lançamento, tais como dardo e disco, também são causas comuns, já que elas exigem um poder muito explosivo cruzando o músculo do peito. A dor, em geral, é sentida na inserção do peitoral maior com o úmero (parte de cima do braço), mas terá efeito em toda a parte superior de seu peito. Você perceberá uma perda imediata de potência quando tentar deslizar seu braço cruzando seu corpo, seu peito e braço doerão para se movimentarem ou mesmo se forem tocados, e podem ficar inchados e arroxeados. Descanse durante quatro a seis semanas e depois faça muitos exercícios de alongamento. Comece a reabilitação usando uma faixa elástica: coloque-a cruzando seu corpo, depois resista à tensão para voltar. Quando você puder fazer esses exercícios sem sentir dor, pode voltar a treinar levantamento de peso, começando com cargas leves.

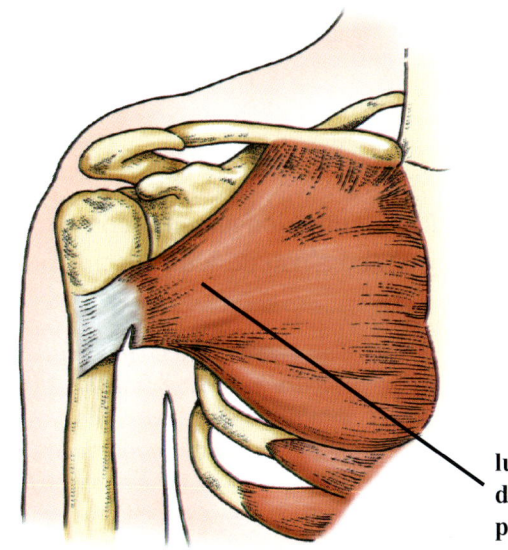

lugar comum da ruptura do peitoral

À esquerda: Esta ilustração mostra a área (pintada de vermelho) afetada por uma ruptura no músculo do peito (peitoral). A ruptura geralmente ocorre na junção do peitoral e da parte de cima do braço. A lesão causa perda de força, e a reabilitação pode demorar muitas semanas.

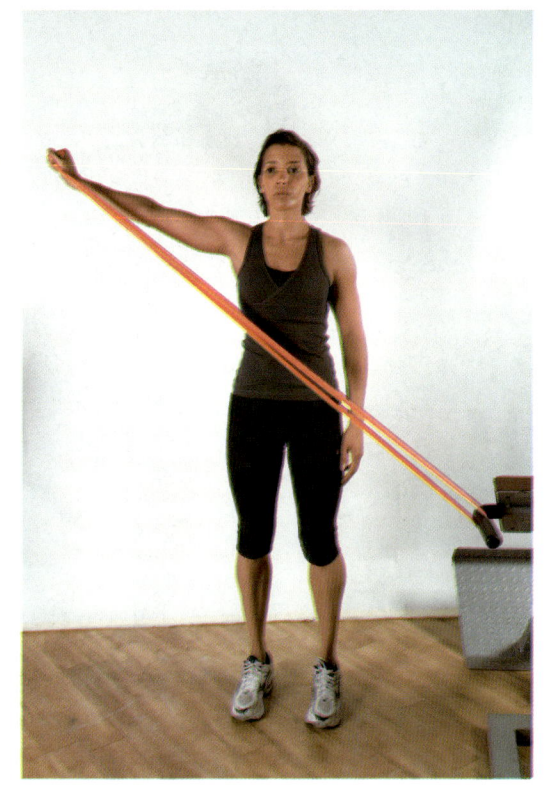

À direita: Quando você estiver completamente livre de qualquer dor depois de uma lesão, use uma faixa elástica com uma resistência adequada para desenvolver os músculos peitorais.

Alongamento de peito com bola de ginástica

Para ter um alongamento de peito efetivo, você não pode simplesmente abaixar para a frente. Você precisará ou de um aparato ou de um parceiro de treinamento. Repita entre três e cinco vezes.

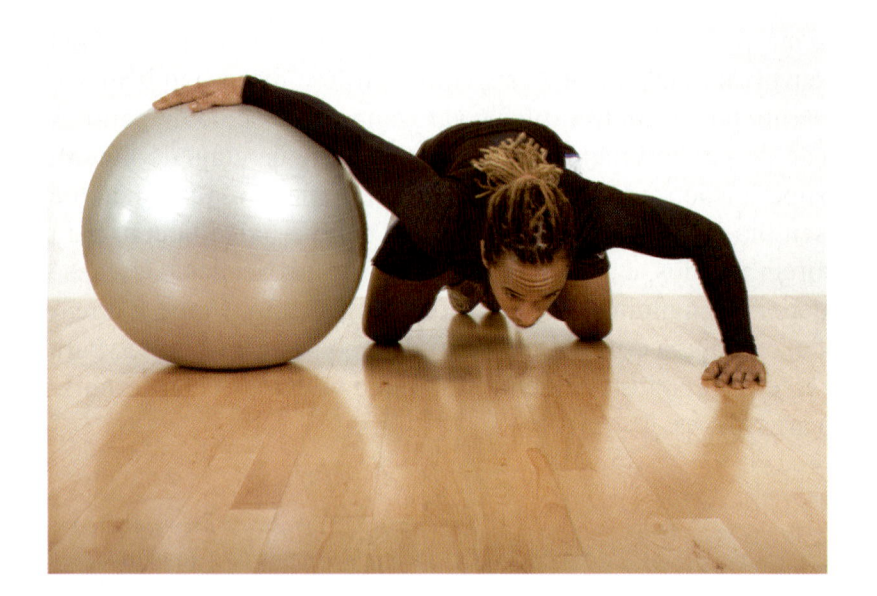

Fique de quatro. Coloque um braço para o lado e pouse-o em cima de uma bola de ginástica. Baixe seu corpo até sentir o alongamento em um lado de seu peito. Mantenha a posição durante dez segundos antes de repetir.

Alongamento de peito em crucifixo inclinado

Se você não tem ninguém por perto ou um aparato para ajudá-lo, um alongamento como este pode ser feito em conjunto com exercícios de dorso para fazer um bom uso de seu aquecimento.

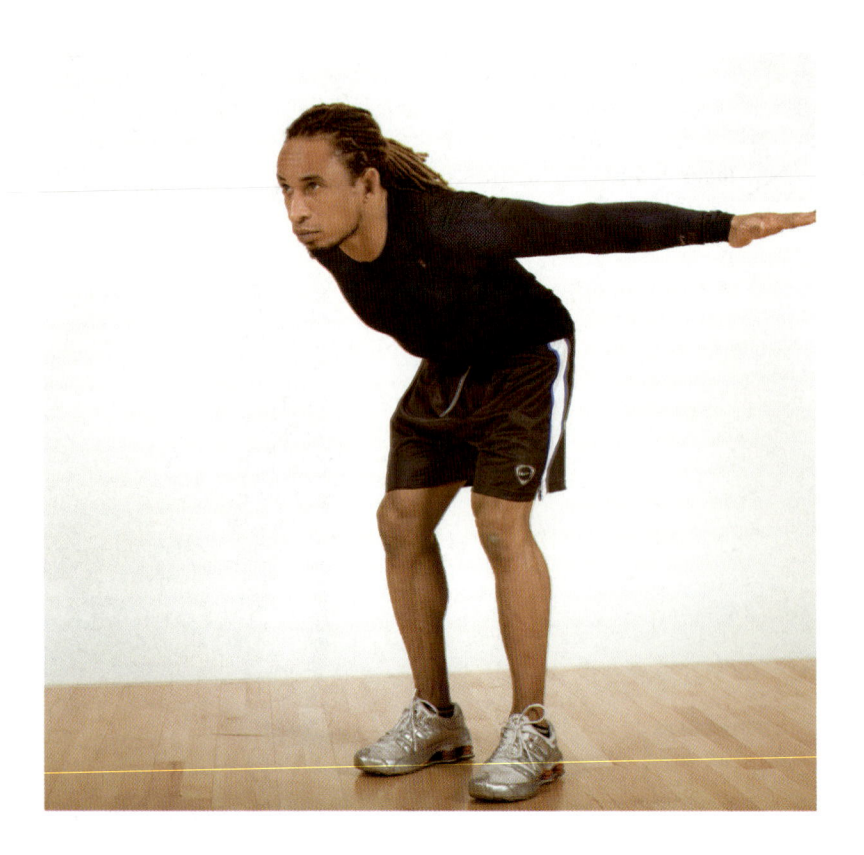

Curve-se à altura do quadril e empurre seu peito para baixo, em direção ao chão, mantendo os braços esticados para os lados. Mantenha a posição durante dez segundos antes de repetir.

Alongamento deitado assistido

Use alongamento isométrico para um alongamento mais prolongado. Quando sentir o alongamento, contraia os músculos de seu peito para resistir durante quatro a seis segundos antes de liberar. Repita entre três e cinco vezes.

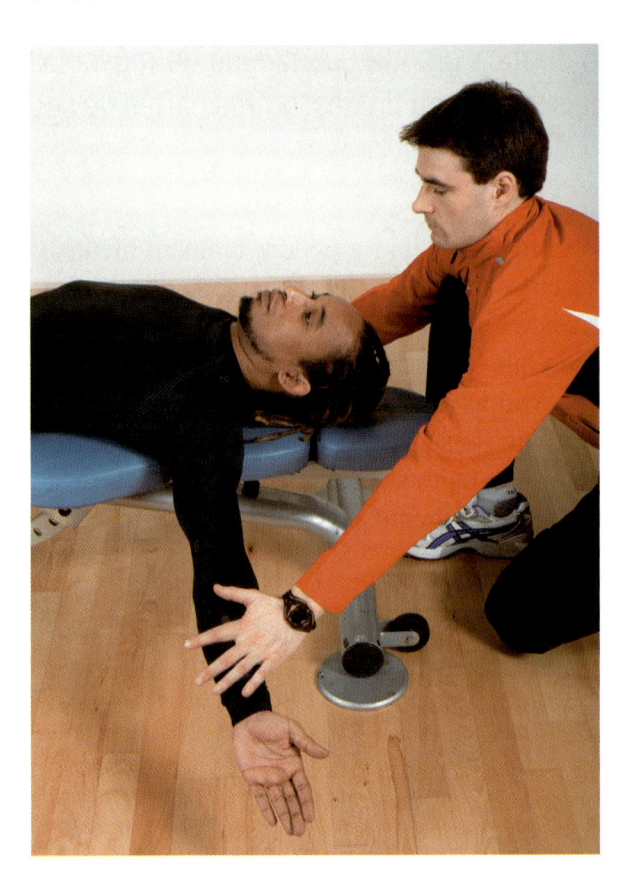

Peça a seu parceiro de treinamento para ficar atrás de você, para segurar seus antebraços e empurrar os seus braços em direção ao chão. Mantenha durante dez segundos antes de repetir.

Alongamento no batente da porta

Este é um dos poucos exercícios em que você pode usar o peso de seu corpo para se inclinar em um alongamento. Mantenha seu corpo esticado da cabeça aos pés para promover um melhor desempenho. Repita entre três e cinco vezes.

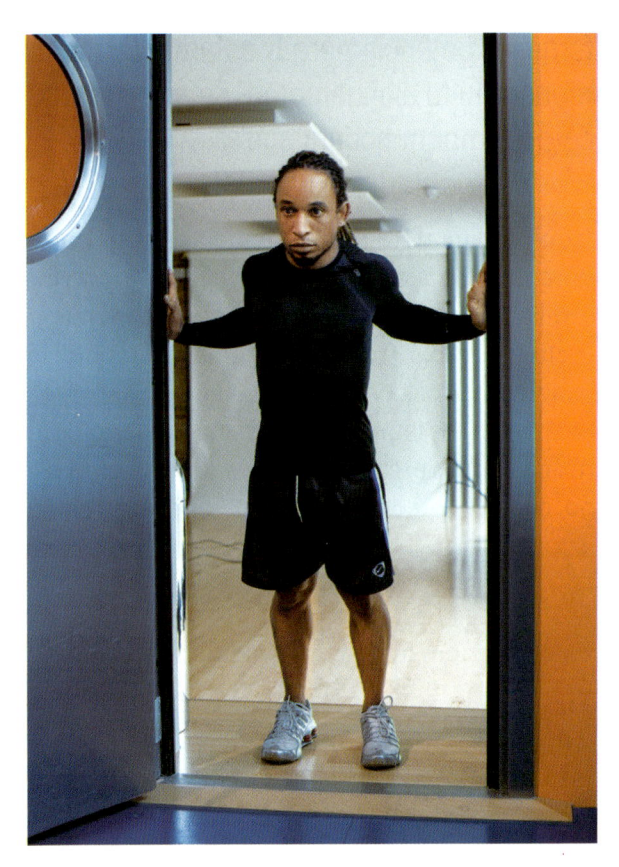

Coloque suas mãos nos dois lados do batente. Incline-se para a frente apoiado no batente da porta até sentir o alongamento em seu peito. Mantenha a posição durante dez segundos antes de repetir.

Coxa: alongamentos dos isquiotibiais

As partes de trás das pernas são usadas para controlar os movimentos do dia a dia e fornecer potência para ir adiante. O uso intenso de uma grande quantidade de músculos requer muito alongamento. Se os seus isquiotibiais se tornam rígidos, outras partes de seu corpo também podem sofrer.

Isquiotibiais rígidos podem afetar outras partes do corpo e causar problemas com sua pélvis e lombar. Eles irão fazer com que sua pélvis se incline e puxe sua lombar, possivelmente levando a dor nas costas e até ciática.

Sua pélvis precisa permanecer ereta e alinhada com os arcos de seus pés. Bem lá embaixo no corpo, isquiotibiais rígidos podem produzir dor atrás do joelho e podem também afetar os músculos da panturrilha na parte de trás da tíbia, fazendo com que fiquem tensos, e com isso evitando que eles funcionem normalmente.

Muitas pessoas focam em exercitar a parte da frente de suas coxas no treinamento porque é fácil ver os músculos funcionando e apreciar o desenvolvimento em tamanho e força. Isso,

Alongamento dos isquiotibiais em pé

Este exercício alongará os isquiotibiais inferiores na parte de trás dos joelhos.

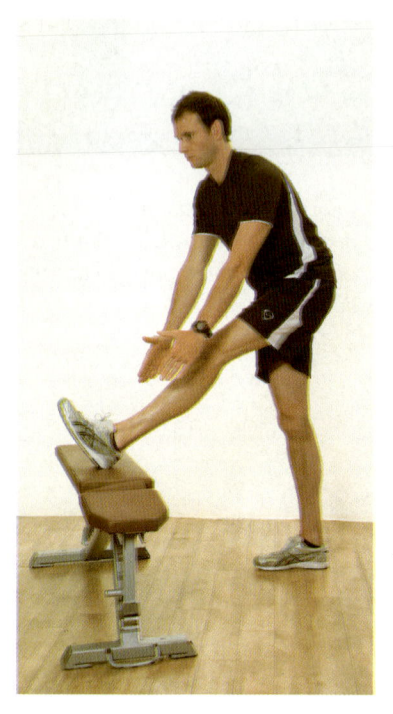

1. Fique em pé em uma perna e coloque a outra em um banco, mantendo-a reta. Incline-se para a frente até sentir o alongamento nos isquiotibiais. Mantenha durante dez segundos antes de repetir, alongando um pouco mais.

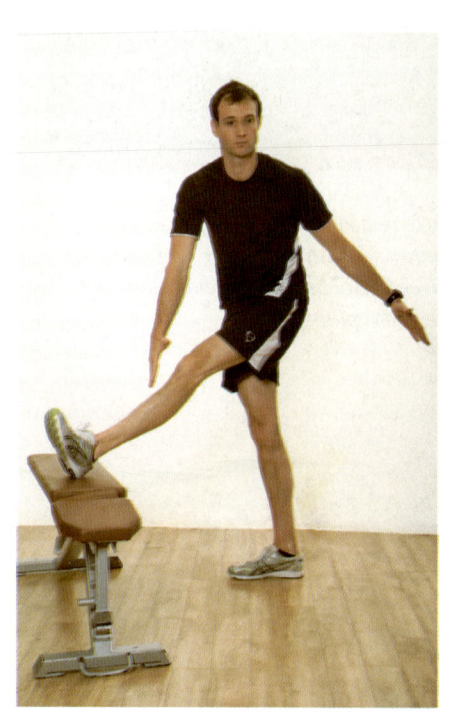

2. Para um melhor efeito, torça a parte de cima de seu corpo suavemente, cruzando a perna que está alongando, apontando o pé devagar em sua direção.

contudo, pode levar a um equilíbrio fraco entre os músculos, enrijecimento dos isquiotibiais e possível lesão. Mantenha seus isquiotibiais fortes com bons exercícios de treinamento e alongue-os para manter seu comprimento ideal.

Tenha cuidado para não estirar seus isquiotibiais – só chegue ao ponto em que você sinta o alongamento. Torná-lo doloroso apenas ativará os tendões em cada extremidade dos músculos isquiotibiais, o que irá evitar o alongamento. Não tente forçar o alongamento para fazê-lo ir mais longe, já que isso pode fazer os isquiotibiais entrarem em espasmo e causar danos. Para isolar o alongamento aos isquiotibiais, retese seus músculos dorsais para evitar que sua lombar se movimente.

Para testar a flexibilidade dos isquiotibiais, deite de costas e empurre uma das pernas para o chão. Mantenha-a lá enquanto levanta a outra perna, mantendo-a reta. Para uma boa flexibilidade dos isquiotibiais, você deve ser capaz de levar a perna que está levantando a um ângulo de 90 graus.

Lesão nos isquiotibiais

Esta é uma lesão comum para os que participam de qualquer forma de esporte explosivo; ela também pode ocorrer em seguida a uma corrida, ciclismo ou outra atividade cardiovascular excessiva. Porém, é improvável você vivenciar uma lesão nos isquiotibiais em uma academia, porque você está em um ambiente controlado e não se exercitará com velocidade excessiva. Distensão nos isquiotibiais significa que um dos três músculos isquiotibiais foi machucado (semitendíneo, semimembranoso e bíceps femoral), o que lhe dará dor, e possivelmente inchaço, na parte de trás da coxa. É comum para os músculos da frente da perna (quadríceps) criar uma contração mais vigorosa do que os isquiotibiais na parte de trás da perna, o que causa um desequilíbrio muscular, levando a uma lesão nos isquiotibiais. Alongue os isquiotibiais lesionados logo que a dor tenha passado, para garantir que os músculos não encurtem.

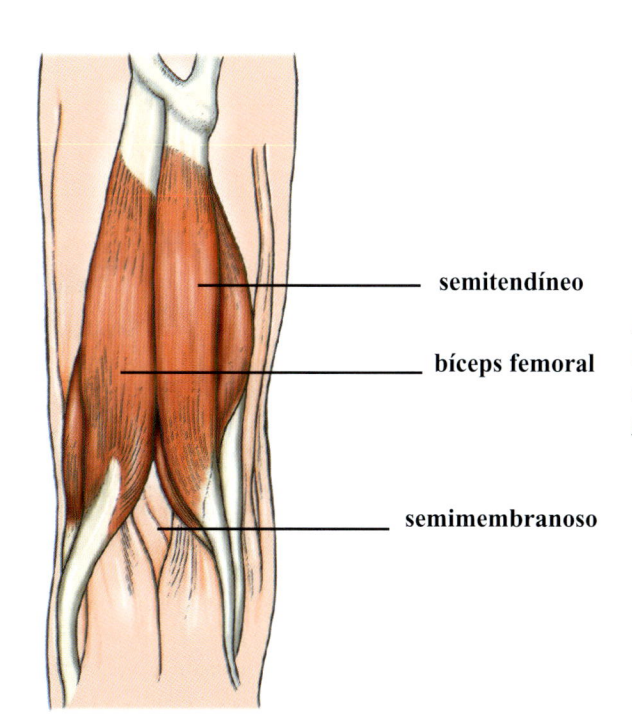

- semitendíneo
- bíceps femoral
- semimembranoso

Esta ilustração mostra o grupo dos três isquiotibiais na parte de trás da área da coxa que podem ser afetados por lesões.

Alongamento dos isquiotibiais com inclinação para a frente

Este é um alongamento simples, que pode ser feito em qualquer lugar. Repita entre três e cinco vezes.

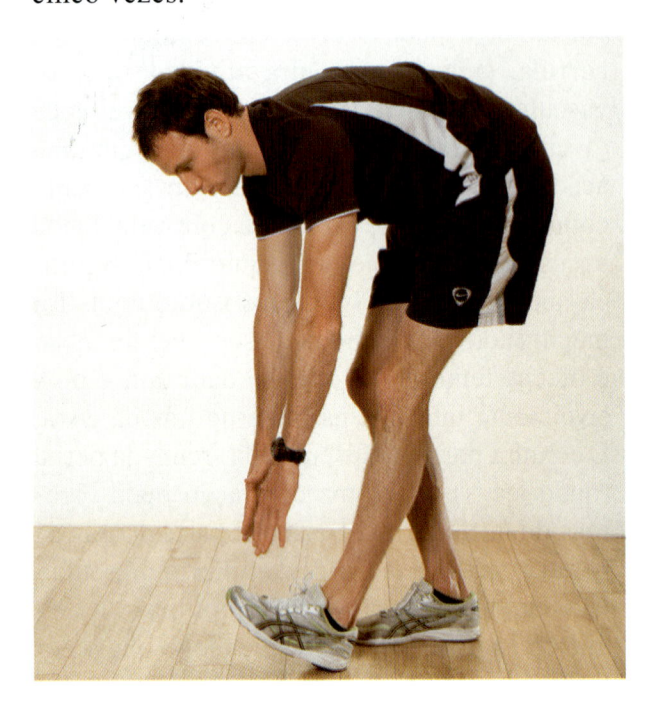

Coloque seu peso na perna de trás e curve-a ao mesmo tempo que se inclina para a frente, por cima de sua perna da frente. Puxe o pé de sua perna da frente para cima, em sua direção, até sentir o alongamento em seus isquiotibiais. Mantenha a posição durante dez segundos antes de repetir.

Alongamento dos isquiotibiais sentado

Com alongamentos como este, é fácil exceder-se no alongamento. Chegue apenas ao ponto em que sentir tensão. Repita entre três e cinco vezes.

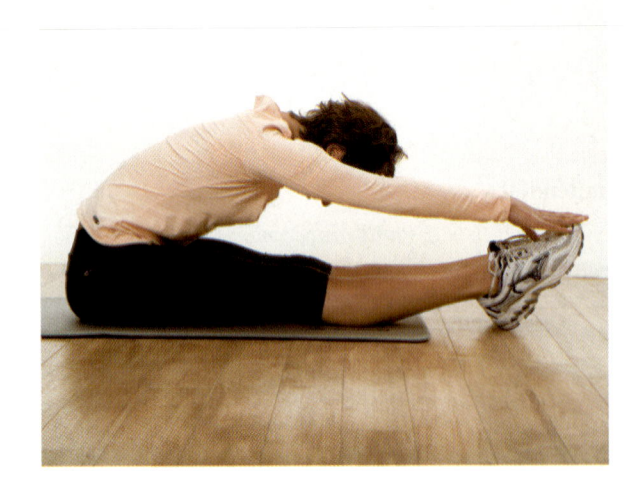

1. *Sente-se no chão, empurrando a parte de trás de seus joelhos em direção ao solo, e incline-se para a frente para tocar os dedos dos pés com as duas mãos até sentir o alongamento nos isquiotibiais. Mantenha a posição durante dez segundos antes de repetir.*

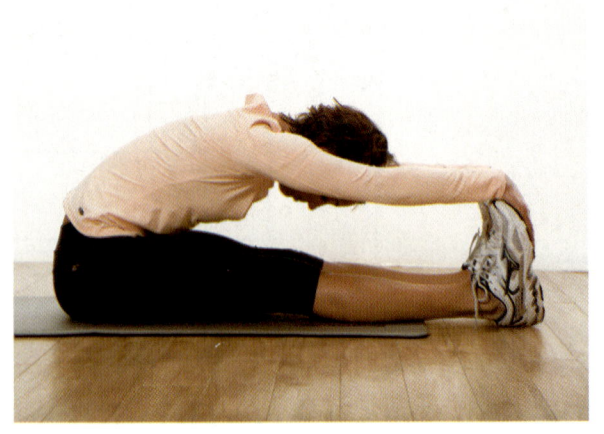

2. *Para tornar o alongamento mais eficiente, repita o exercício como no passo 1, mas desta vez, quando se alongar para alcançar os dedos dos pés, mexa os pés para trás, em sua direção. Isso irá alongar os isquiotibiais inferiores em direção à parte de trás dos joelhos.*

Coxa: alongamentos dos isquiotibiais

Alongamento dos isquiotibiais assistido

Esta é uma boa oportunidade para tentar um pouco de alongamento isométrico. Com um treinador experiente para ajudar, você conseguirá um alongamento total. Repita entre três e cinco vezes, com ambas as pernas.

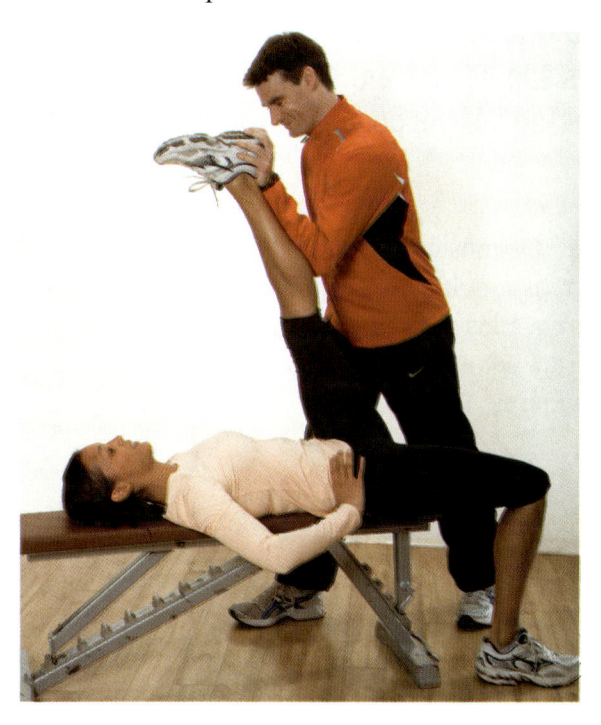

1. Peça a seu parceiro de treinamento para levantar uma de suas pernas e empurrá-la para trás em direção a você, até você sentir o alongamento. (Seu parceiro deve saber quando você sente o alongamento completo, porque sua outra perna irá começar a subir do banco automaticamente.) Mantenha a posição durante dez segundos antes de repetir.

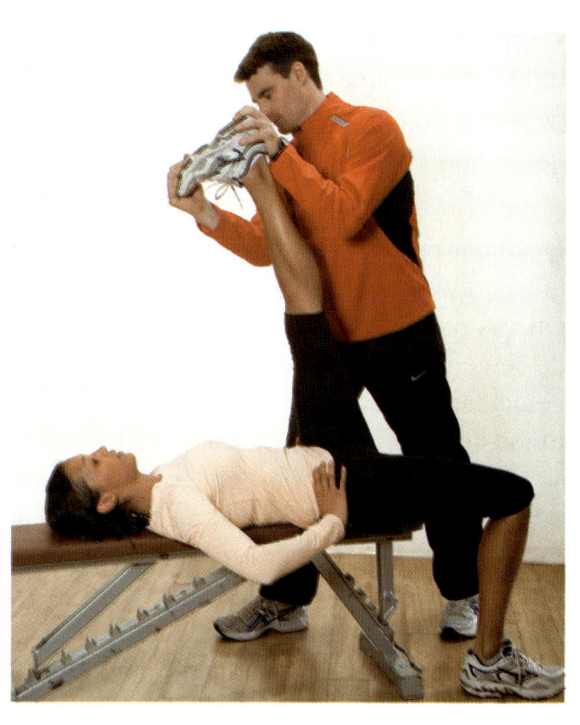

2. Para levar o alongamento para baixo, para a parte de trás de sua perna, assuma a mesma posição do passo 1, mas peça a seu parceiro para colocar pressão em seus dedos dos pés quando você estiver alongando. Quanto sentir o alongamento, contraia seus músculos isquiotibiais durante quatro a seis segundos, depois relaxe antes de repetir.

Alongamento com faixa elástica ou toalha

Você pode fazer este alongamento sem um parceiro. Repita entre três e cinco vezes, com as duas pernas.

Deite-se de costas em um colchonete no chão, coloque a faixa elástica ou toalha em volta de um pé e erga a sua perna esticada, mantendo seu outro pé pousado no solo, até você sentir o alongamento nos isquiotibiais. Mantenha durante dez segundos antes de repetir. Depois repita com o outro pé.

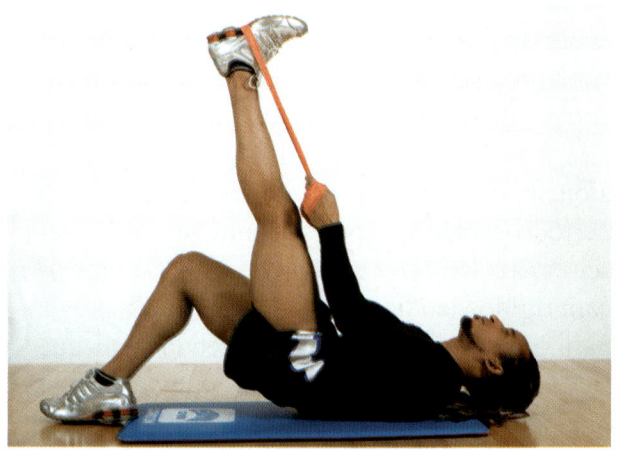

Coxa: alongamentos

Os músculos adutores na virilha, os flexores do quadril e os músculos dos glúteos são todos suscetíveis a distensões e rupturas se eles são usados em excesso repetidamente, ou estão sujeitos a movimentos vigorosos. Manter-se flexível pode ajudá-lo a se recuperar de lesões.

Qualquer esporte ou treinamento sério produz um estresse significativo sobre as regiões musculares que controlam o movimento no centro de seu corpo. À medida que a intensidade e a velocidade aumentam, também se eleva o estresse dos músculos em volta da área.

Seus músculos dos glúteos, flexores do quadril e músculos internos da coxa têm que fornecer potência e também manter a estabilidade com que os músculos de seus outros membros contam. Esses alongamentos devem ser prioridade e se tornar parte de sua rotina regular de treino.

Se os músculos dos glúteos ficam compactados, eles podem fazer com que seus isquiotibiais e sua lombar se compactem também. Os músculos dos glúteos são tão grandes que, em geral, eles são difíceis de alongar, pois já são compactos demais. O jeito de evitar que isso aconteça é manter-se flexível.

Seus flexores do quadril são suscetíveis de se tornar muito rígidos se você tem uma vida sedentária. Eles não devem ficar em uma posição sentada por muito tempo, ou eles se encurtarão naturalmente. No momento em que você precisar desses músculos para caminhar, correr ou fazer qualquer atividade esportiva, eles estarão curtos demais. Certifique-se de alongar esses músculos depois de um longo período sentado, especialmente se você quer ser capaz de correr sem uma lesão. Se eles ficam rígidos, no fim eles empurrarão sua pélvis para baixo e para a frente, fazendo com que sua lombar se arqueie mais do que deveria, o que pode levar a dor na lombar.

Os músculos internos de sua coxa controlam os movimentos rápidos e vigorosos de sua perna. Eles irão enrijecer após exercícios e encurtar. Mantenha-os longos com alongamentos regulares.

Lesões comuns na coxa

As lesões a seguir tendem a acontecer em função da falta de força e flexibilidade, ou uma mudança na velocidade ou força na passada.

Rompimentos do adutor
Estes são mais conhecidos como distensões na virilha. Em geral, eles ocorrem durante movimentos agressivos explosivos, tais como corrida de velocidade, corrida de obstáculos e mudanças de direção em esportes de bola. Uma laceração ou rompimento de qualquer um dos músculos adutores (breve, longo, magno, pectíneo e grácil) causará uma dor súbita na área da

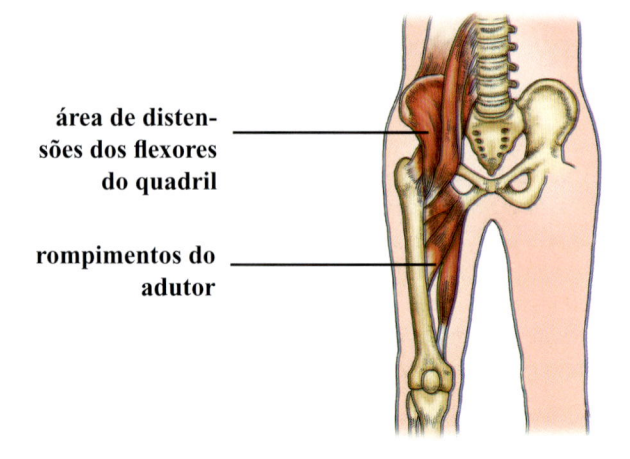

As localizações de rompimentos do músculo adutor e distensões dos flexores do quadril são mostradas em vermelho.

virilha e a perda de força e controle dos movimentos internos da coxa. Você pode esperar ver certo inchaço na região se for um rompimento. Muitas vezes a parte de cima da perna precisará ser enfaixada até a cintura para restringir os movimentos da perna para fora. Massageie regularmente para impedir que os músculos na área circundante se contraiam e causem mais tensão aos músculos adutores. Quando o inchaço tiver reduzido e a dor passado, você pode começar uma rotina regular de alongamentos com um alongamento da virilha antes (quando você já estiver aquecido) e depois de qualquer atividade esportiva. Acrescente exercícios para o adutor e abdutor, tais como apertar bolas de ginástica com as coxas.

Distensões dos flexores do quadril

O uso excessivo dos flexores do quadril, causado por ciclismo ou corridas em excesso (principalmente se você estiver fazendo intervalos de terrenos íngremes ou sessões de velocidade), irá torná-lo sujeito a esse tipo de lesão. Você sentirá dor nos flexores do quadril e pode sentir dificuldade para andar, já que terá perdido força e a habilidade para levar sua perna para a frente. Você também sentirá dor quando estica sua perna para trás de você. Comece a alongar os flexores do quadril logo que a dor tiver passado, mas não comece a correr até tê-los fortalecido. Nadar e praticar ciclismo são boas maneiras de readquirir capacidade física, já que essas formas de exercício envolvem um padrão rítmico menor e nenhum impacto.

Alongamento para barreira

Este exercício também alonga os flexores do quadril da perna dobrada. Repita três vezes.

Sente-se no chão, com uma perna dobrada para trás de você, alongando para a frente, em direção à sua perna esticada, até sentir um alongamento nos isquiotibiais da perna esticada e na área da virilha da perna dobrada. Mantenha durante dez segundos e depois repita com o outro lado.

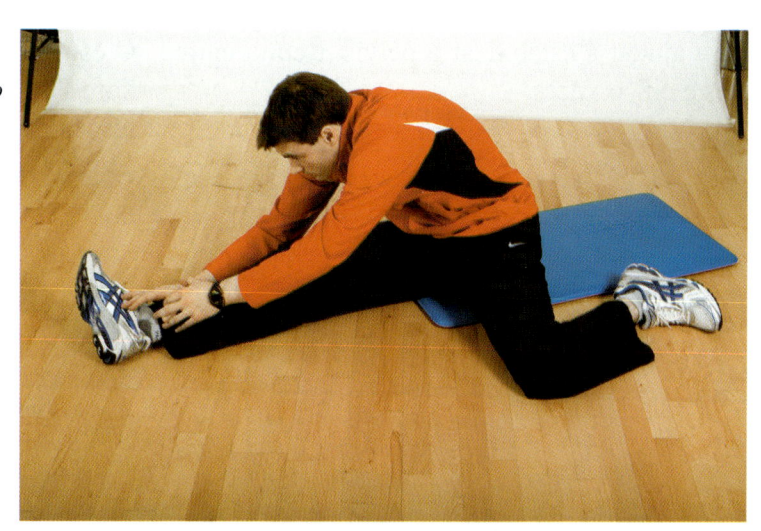

Alongamento produtivo

Para qualquer alongamento na parte inferior do corpo, faça os movimentos de um jeito lento e controlado. Se um músculo já está tenso, o peso da parte superior do corpo forçando o alongamento da parte inferior do corpo pode causar lesões se feito rápido. Depois de manter o alongamento, os mesmos músculos não sairão desse estado. Use seus braços para liberar o alongamento. Usar os mesmos músculos que já foram estendidos inutilizará o propósito do alongamento.

Alongamento da parte interna da coxa

Treinamentos que exigem velocidade e mudança de direção tornam os músculos internos da coxa sujeitos à tensão. Repita entre três e cinco vezes.

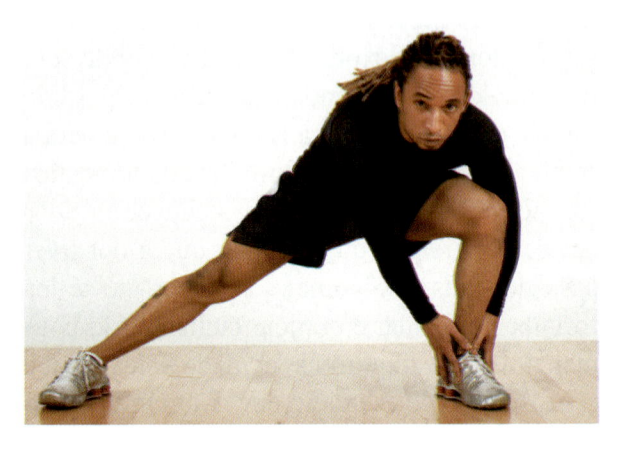

A partir de uma posição em pé, dobre uma perna, levando o peso de seu corpo para um lado, até sentir o alongamento na parte interna da coxa da perna oposta. Mantenha a posição durante dez segundos antes de repetir.

Alongamento da virilha

A virilha sempre está sujeita a muita pressão para ajudar a estabilizar a pélvis. Repita entre três e cinco vezes.

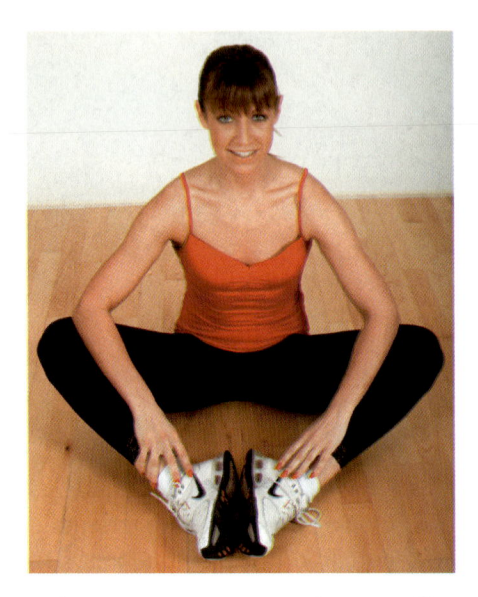

Empurre devagar a parte externa de seus joelhos em direção ao chão até sentir o alongamento na virilha e na parte interna das coxas. Mantenha a posição durante dez segundos antes de repetir.

Alongamento de quatro com pés separados para o glúteo

Os músculos dos glúteos estão em tensão constante, portanto, eles precisam de uma boa flexibilidade. Repita entre três e cinco vezes.

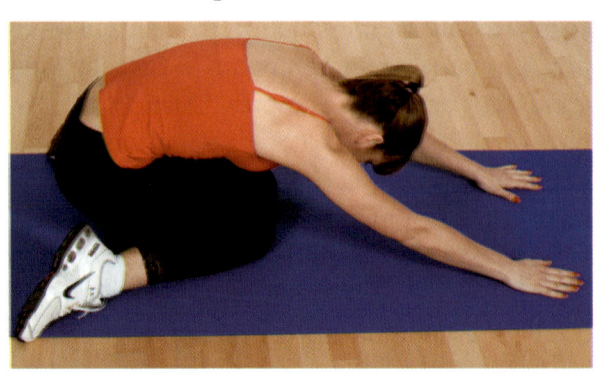

Fique de quatro com os joelhos juntos. Force seus pés a se separarem e mantenha essa posição enquanto empurra seus quadris para trás, em direção a seus pés. Quando sentir o alongamento nos isquiotibiais e nos glúteos, mantenha a posição durante dez segundos antes de repetir.

Alongamento ajoelhado dos flexores do quadril

O estilo de vida sedentário faz com que os flexores do quadril encurtem, causando dores e lesões nas costas e na pélvis. Repita entre três e cinco vezes.

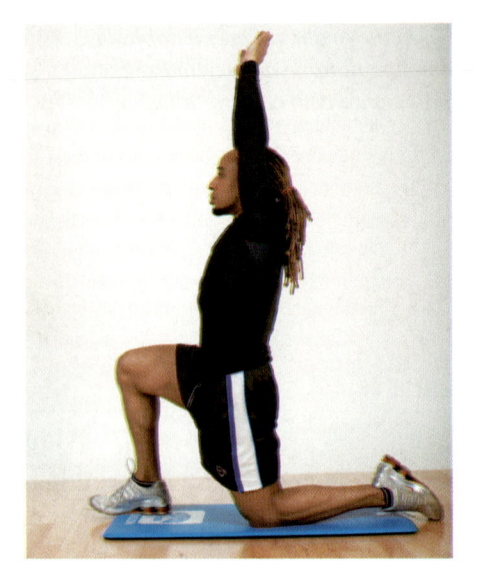

Ajoelhe-se em um joelho, mantenha o peso de seu corpo centralizado e puxe a sua pélvis para a frente até sentir o alongamento em seus flexores do quadril. Mantenha a posição durante dez segundos antes de repetir.

Joelho

Os músculos presos ao joelho na parte da frente da coxa contraem com bastante força e, portanto, enrijecem fácil. Para obter o máximo desses músculos, é aconselhável alongá-los regularmente usando a variedade de exercícios dados aqui.

Uma vez que existem muitos músculos grandes ligados ao joelho, ele tem que lidar com muito estresse, o que, de vez em quando, pode levar a lesões. Em geral, as lesões no joelho são causadas por desequilíbrios musculares em outro lugar de seu corpo. Por exemplo, se seu glúteo esquerdo é fraco, os músculos do lado de fora da perna esquerda ficarão tensos. Com o tempo, eles puxarão os joelhos para compensar pelo glúteo frágil. Consulte um ortopedista para ajudá-lo a entender onde se origina a dor nos joelhos.

A força exercida pelos músculos acima e abaixo dos joelhos pode causar lesões aos tecidos em volta do joelho pelo uso excessivo ou movimentos súbitos e agressivos. A articulação do joelho conta com os músculos tanto do lado interno quanto do externo da coxa para mantê-lo no lugar certo. Os músculos localizados na parte externa da parte de cima da coxa são usados em quase todos os movimentos da perna. Esses músculos consistem em uma massa grande que, infelizmente, é difícil de alongar.

Essa parte da perna fornece muito vigor e pode causar problemas frequentes com a articulação do joelho e até lesões se não for mantida flexível. Porém, o músculo da parte externa da coxa é maior e mais poderoso do que os do lado de dentro do joelho, o que pode fazer com que o joelho seja arrastado para o lado de fora, se os músculos de sua área interna estreitam pelo excesso de uso. Exercícios constantes e repetitivos farão com que inevitavelmente isso aconteça, portanto, faça alguns desses alongamentos regularmente para evitar lesões e uma *performance* ruim.

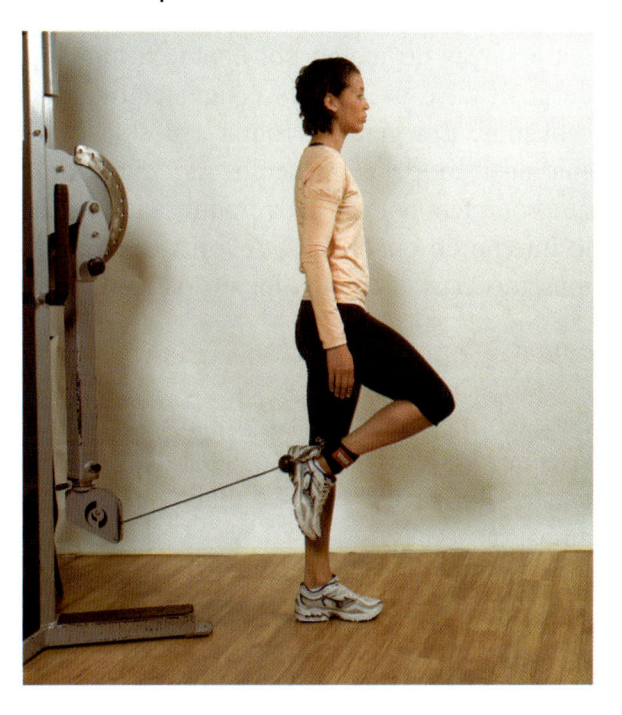

Extensões de perna com cabo são um bom exercício para fortalecer os músculos acima do joelho.

Lesões comuns nos joelhos

As lesões a seguir podem ocorrer como resultado de movimentos repetitivos, acidentes e movimentos repentinos de torção.

Joelho de doméstica
Conhecido também como bursite pré-patelar, em geral ele é causado pelo impacto direto do joelho ou por se ajoelhar demais. Você pode não sentir dor na parte da frente do joelho a não ser que a bursa, uma bolsa cheia de líquidos na parte da frente do joelho, aumente e restrinja os movimentos. Alongue os músculos do quadríceps para evitar que eles se enrijeçam e puxem o joelho.

Deslocamento da rótula

Este pode ser um problema recorrente. Ele pode acontecer a qualquer hora, porém, mais comumente ocorre com movimentos súbitos para mudança de direção. Você sentirá dor no mesmo instante na parte da frente do joelho e, na maioria dos casos, a rótula ficará fora de sua posição normal. Você ainda pode ter dores em outras áreas do joelho por conta da mudança de posição, e os tendões e ligamentos sendo esticados. Em geral, a rótula é deslocada de sua posição pelos músculos do quadríceps, que contraem por causa da fraqueza no músculo interno do quadríceps. A força desigual no músculo causará o movimento da rótula para os lados. Quando a rótula voltar para o lugar, mantenha o alongamento dos músculos do quadríceps e faça massagens esportivas regulares para equilibrar esses músculos.

Dor na cartilagem

Se o tecido cartilaginoso – o absorsor de choque do joelho – é rompido, imediatamente ocorrerá dor e inchaço e a sensação pode ser como se o joelho tivesse sido trancado. Você não conseguirá grande amplitude de movimento do joelho em razão do inchaço e a dor pode continuar a ficar pior. Quando você estiver se recuperado, reassuma os exercícios com alongamentos leves nos músculos da parte superior

Alongamento de quadríceps em pé

Para um movimento mais produtivo, empurre seus quadris para a frente quando estiver alongando. Repita entre três e cinco vezes, com ambas as pernas.

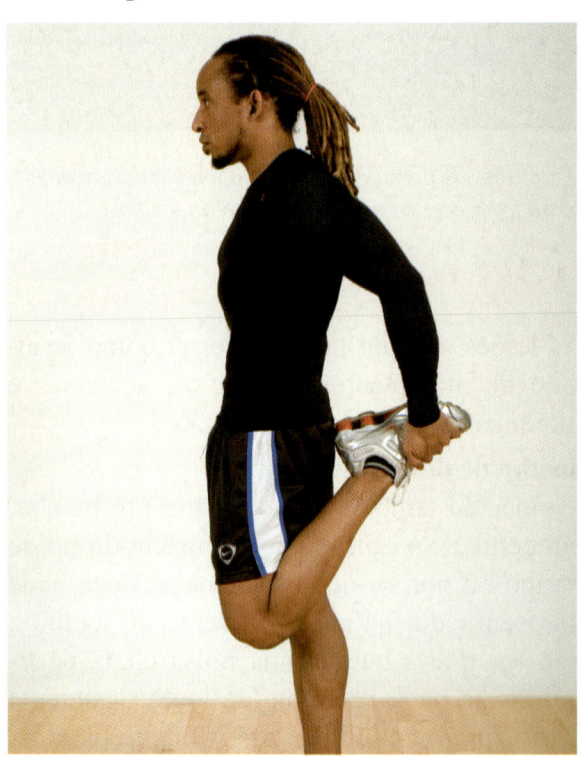

Fique em pé, incline-se para a frente e segure a panturrilha de sua perna esquerda com sua mão esquerda. Erga a perna para trás de você, até sentir o alongamento na parte da frente de sua coxa. Mantenha a posição durante dez segundos antes de repetir.

Alongamento de quadríceps no banco

Se você sofre de lesões nas costas, use este exercício para alongar seus quadríceps. Repita entre três e cinco vezes, com ambas as pernas.

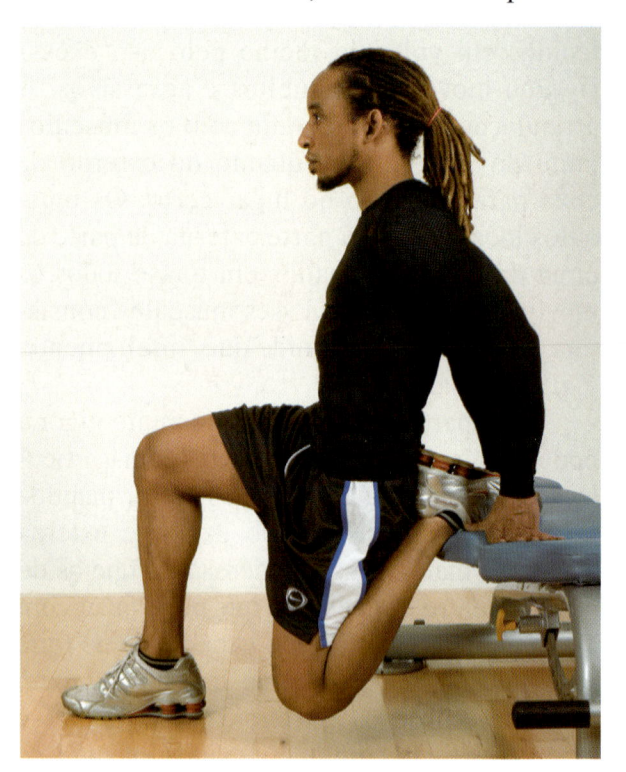

Ajoelhe-se em frente ao banco com uma perna, um pé pousado no chão e o outro virado para cima atrás de você sobre o banco. Incline-se com suavidade para trás para colocar mais peso na perna de trás e forçar o alongamento do quadríceps. Mantenha durante dez segundos antes de repetir.

da perna e atividades tais como agachamentos parciais e extensões de perna usando cabos antes de mudar para pesos livres e aparelhos de peso.

Tendinite da patela

Esta lesão é comum em esportes que exigem movimentos repetitivos, tais como correr e praticar ciclismo. Ela é causada pelo uso excessivo ou sobrecarga do tendão quando se dobra o joelho. Você sentirá dor abaixo ou acima da parte frontal do joelho, e a dor piorará quando você agachar. Em geral, é mais doloroso pela manhã, mas melhora com o decorrer do dia.

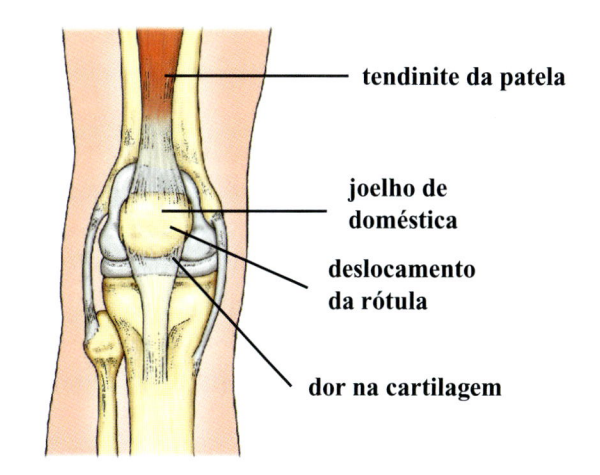

Muitas enfermidades podem afetar o joelho, causando dor e desconforto.

Alongamento de quadríceps sentado

Este alongamento ajuda a alongar seus músculos abdominais e flexores do quadril. Repita entre três e cinco vezes.

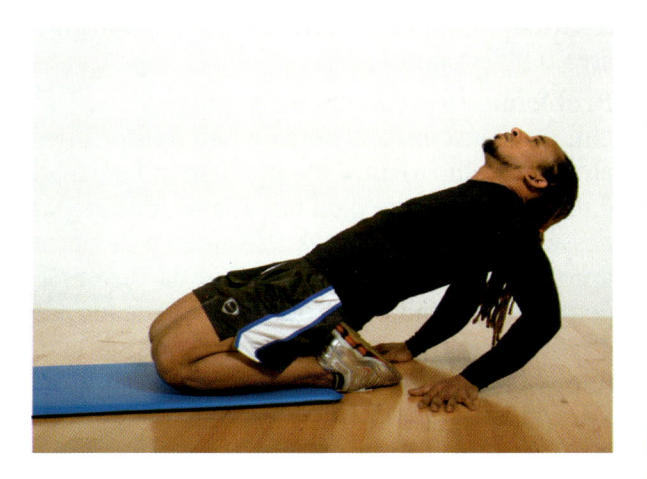

Ajoelhado no chão, baixe o peso de seu corpo devagar para trás de seus calcanhares, inclinando a parte de cima de seu corpo para trás o máximo que conseguir. Quando sentir o alongamento na parte da frente de suas coxas, mantenha a posição durante dez segundos antes de repetir.

Alongamento de quadríceps assistido

Para um alongamento mais efetivo, use alongamento isométrico. Repita entre três e cinco vezes, com ambas as pernas.

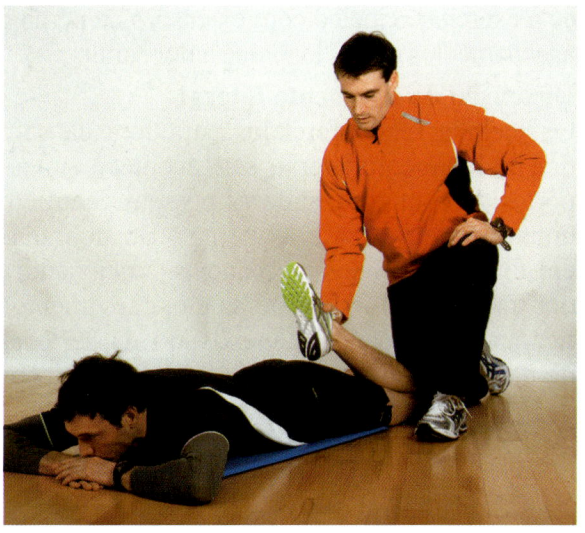

Deite no chão com o rosto para baixo e peça a seu parceiro de treinamento para dobrar uma perna para cima atrás de você, até você sentir o alongamento na parte da frente de sua coxa. Contraia seus quadríceps durante quatro a seis segundos para resistir ao alongamento antes de soltar e repetir.

Lesões esportivas no joelho

Distensão do ligamento medial
O ligamento medial suporta a parte de dentro do joelho. Esportes de contato e natação, em particular nado de peito, em que os joelhos viram cada vez que você chuta, podem causar dano a esse ligamento. Se a lesão for provocada por uma virada brusca, os sintomas serão dor aguda e um joelho inchado – o jeito do corpo de prevenir outros movimentos e lesões no joelho. Uma lesão por excesso de uso causará pouca dor no início, mas gradualmente aumentará quanto mais você usar o joelho. A rótula também pode ficar um pouco deslocada de seu alinhamento normal.

Para impedir que o ligamento medial distenda, alongue os músculos isquiotibiais e quadríceps para evitar que eles encurtem e puxem o joelho. Se você lesionou esse ligamento, comece a exercitar o joelho com extensões de perna e agachamentos curtos logo que a dor sumir.

Distensão do ligamento lateral
Os joelhos sendo forçados para fora causam dor no ligamento lateral. Isso acontece em esportes de contato quando as pessoas caem em cima uma da outra e as pernas são dobradas em direções difíceis de manejar. Você sentirá dor no lado de fora do joelho e os movimentos ficarão prejudicados, dependendo da seriedade da lesão. Continue a alongar os quadríceps e use uma joelheira para prevenir excesso de movimento lateral. Quando a dor tiver passado, fortaleça o ligamento com exercícios de fortalecimento do quadríceps e do abdutor.

Síndrome da banda iliotibial
A grande faixa de músculo que recobre o lado de fora da perna para ligar os glúteos com o lado de fora do joelho é o trato iliotibial. Ele pode ser machucado pelo excesso de uso e por mudanças de técnica. Se ele fica tenso, causará dor ou no lado de dentro do músculo ou mais abaixo em direção ao joelho. No início pode ser apenas uma dor incômoda, mas pode piorar. É mais provável que você sinta a dor quando fizer a atividade que a causou inicialmente. Ela pode impedir que você ande a passos largos quando caminhar e limitará seus movimentos normais, por exemplo, quando se agachar. Descanse a perna e faça massagens esportivas para liberar a tensão no trato iliotibial. Comece a alongar a área o mais rápido possível.

Problemas musculares do poplíteo
Um dos músculos menores e não muito fortes atrás do joelho, o músculo poplíteo, no entanto, é muito importante para um atleta. As funções desse músculo são triplas: ele ajuda a começar a dobrar o joelho, destravando-o da distensão completa; quando o joelho está esticado ou estendido ao máximo, ele faz a coxa girar lateralmente sobre a panturrilha se o pé está firme

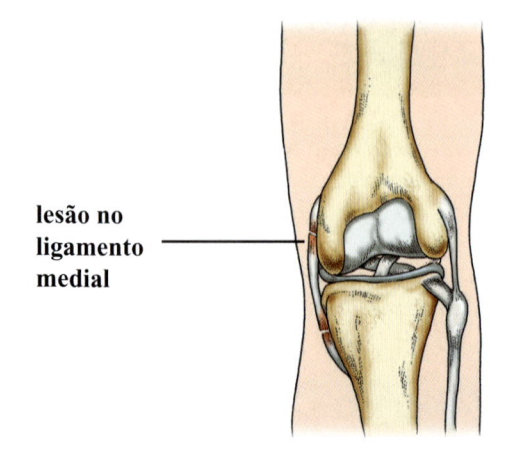

As partes sombreadas em vermelho indicam as áreas de lesões desse tipo no lado de dentro do joelho.

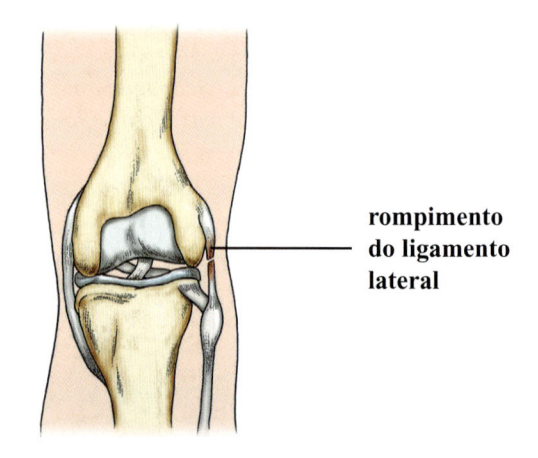

O ligamento do lado de fora do joelho (em vermelho) pode ser forçado para fora, causando dor.

no chão; e, por fim, ele gira a panturrilha em relação ao ponto médio sob a coxa. Isso acontece durante a corrida, quando o pé daquela perna está levantado, pronto para o passo seguinte. Se o músculo poplíteo está tenso ou encurtado, o pé não se plantará bem no chão.

Causa da lesão e tratamento

Em geral, a lesão do músculo poplíteo é causada por excesso de uso, torção ou distensão severa do joelho. O músculo também pode ser estressado em demasia, por corridas com tênis velhos e desgastados, de forma que exista muita rotação na panturrilha. Usar tênis desgastados estressa o músculo poplíteo e seu corpo em geral. Se o músculo está tenso, o pé descerá em seu lado interno (excesso de pronação).

O tratamento é terapia manual suave no ponto sensível e ultrassom. Pelo fato de a cavidade do poplíteo conter muitos nervos e vasos sanguíneos, para ser eficiente, a pressão manual deve ser suave. Depois do tratamento, o músculo pode ser fortalecido com o uso de exercícios de rotação do pé e da panturrilha de baixa resistência em alta repetição.

Alongamento da parte externa da coxa

A articulação do joelho é mantida em posição pelos músculos do lado de dentro e de fora da coxa. Você pode usar esses alongamentos para evitar que os músculos do lado externo de sua coxa fiquem rígidos e causem lesões, em especial aquelas por excesso de uso e desequilíbrios musculares. Massagem ajuda a manter os músculos maleáveis. Repita entre três e cinco vezes, com ambas as pernas.

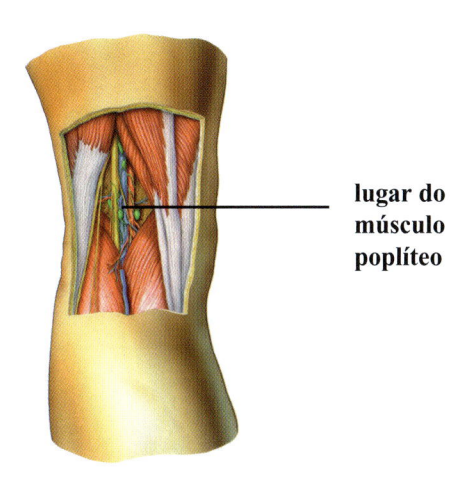

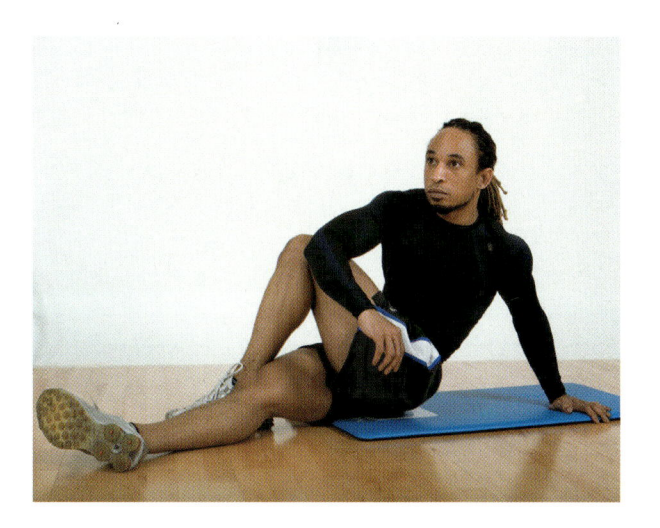

A fossa poplítea é o buraco na parte de trás do joelho que abriga o músculo poplíteo.

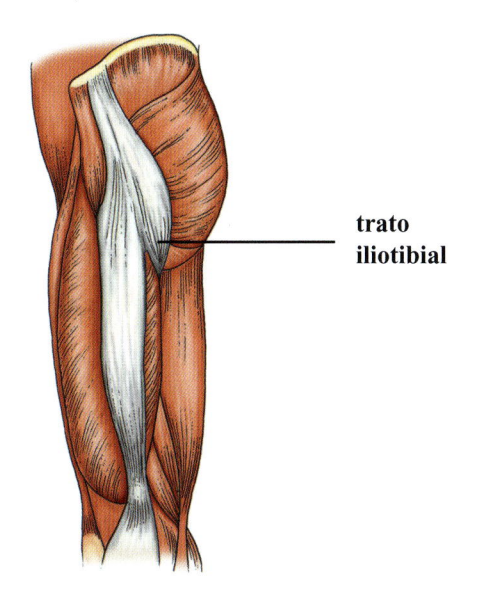

A ilustração mostra o músculo na perna que em geral é responsável pela dor em volta do joelho.

Cruze sua perna esquerda sobre a direita e use seu braço direito para empurrar sua perna esquerda transversal ao corpo, enquanto gira a parte de cima de seu corpo para a esquerda. Quando sentir o alongamento na sua lombar e descendo para fora de sua perna, mantenha a posição durante dez segundos antes de repetir.

Alongamento da parte externa da coxa em pé

Este alongamento ajudará a relaxar os músculos laterais da coxa e também seus oblíquos. Repita entre três e cinco vezes, com ambas as pernas.

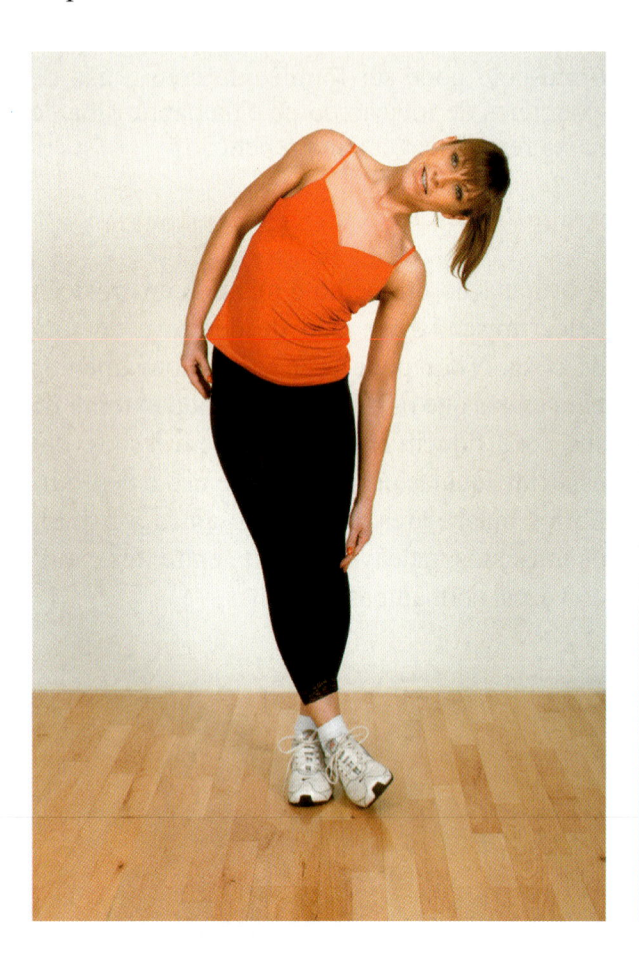

Force a lateral direita de seu quadril inclinando a parte de cima de seu corpo para o seu lado esquerdo até sentir o alongamento no lado de fora da coxa de sua perna direita. Mantenha a posição durante dez segundos antes de repetir.

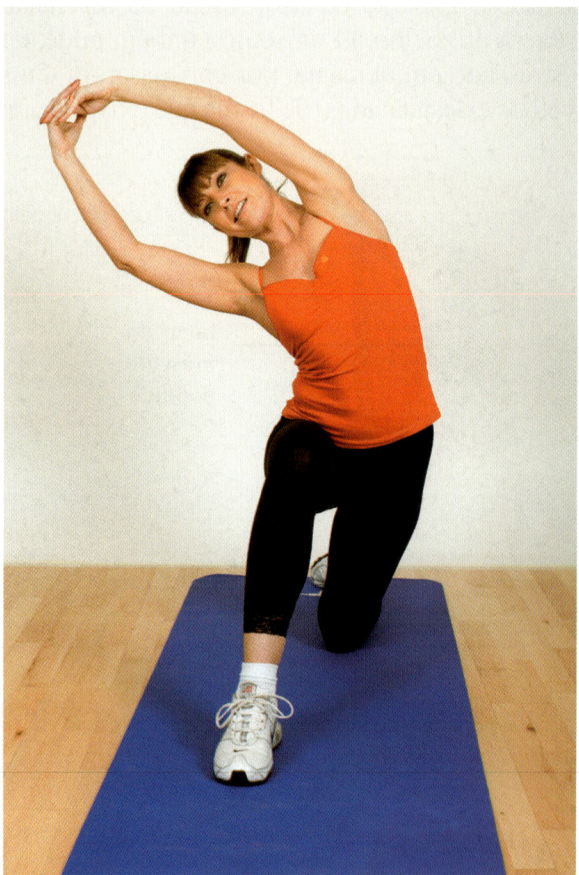

Alongamento ajoelhado da parte externa da coxa

O lado de fora das coxas está ligado à parte frontal de seu quadril pelos flexores do quadril. Este exercício alonga ambas as áreas.

Ajoelhe-se em um joelho, mantenha o peso do seu corpo centralizado entre suas pernas e incline-se para o outro lado. Quando sentir o alongamento ao longo do lado de fora da coxa e das costelas, mantenha a posição durante dez segundos antes de repetir.

Tornozelo

Qualquer que seja o treinamento ou prática esportiva, você precisa ter uma boa flexibilidade nos tornozelos, pés e músculos em volta. Músculos tensos puxarão os tendões nos tornozelos, causando falta de flexibilidade e enrijecimento nas solas de seus pés.

Existem mais de 26 ossos em seu pé, e a sola de seu pé tem quatro camadas de músculos e tendões. Tratar os pés com reflexologia nos ensinou que pés e tornozelos rígidos podem ter um efeito em todo o corpo. O alongamento regular liberará a tensão muscular por todo seu corpo e melhorará a função de seus órgãos internos.

Bem acima na perna, outros músculos terão que trabalhar duro para compensar a pouca flexibilidade dos tornozelos. Por exemplo, se seu pé não flexiona o suficiente no impacto enquanto você corre, os músculos da parte da frente e de trás da panturrilha serão usados em excesso, o que irá, por sua vez, causar lesão. Pelo fluxo sanguíneo deficiente na parte de baixo da perna, a recuperação de lesões abaixo dos joelhos pode ser mais demorada, portanto, sempre arranje tempo para manter a flexibilidade de seus pés e tornozelos. Também é importante garantir que os músculos no restante de seu corpo, em especial a área da pélvis e da lombar, estejam relaxados para evitar que eles pressionem seu pé e tornozelo.

Lesões comuns dos pés, tornozelos e tíbias

Lesões nos pés, tornozelos e nas tíbias, em geral, são causadas por excesso de uso ou mudanças súbitas de direção e equilíbrio. As que vêm a seguir estão entre as lesões mais comuns.

Fascite plantar
Este tendão corre desde o calcanhar até a parte frontal do pé. Ele pode romper ou inflamar, em geral, em decorrência do uso excessivo ou de uma mudança de calçado com a parte do arco do pé mais alta ou baixa que o normal. Os sintomas são dor no calcanhar que chega até a parte da frente do pé. O arco do pé tende a se virar para dentro e entra em contração. Para aliviar os sintomas, um médico pode enfaixar o tendão para restringir seus movimentos. Você pode precisar de uma palmilha em seu sapato para subir o arco do pé e evitar que ele entre em colapso. Quando você estiver livre da dor, comece a alongar a parte de baixo de seu pé e a panturrilha.

Tenossinovite
Ela ocorre quando os tendões na parte de cima do pé se tornam doloridos como resultado de inflamação da bainha que os circunda. Além da dor, pode ocorrer inchaço e dificuldade de movimentos da articulação inflamada. A tenossinovite é causada por um sapato novo, usar sapatos apertados demais, laços esfregando a parte de cima dos seus pés, descer correndo um terreno íngreme, correr em terreno irregular ou ficar demais nas pontas dos pés. Não faça nenhuma atividade de alongamento até a dor ter passado, depois faça alongamentos com levantamento suave dos dedos dos pés e alongamentos nos dedos dos pés.

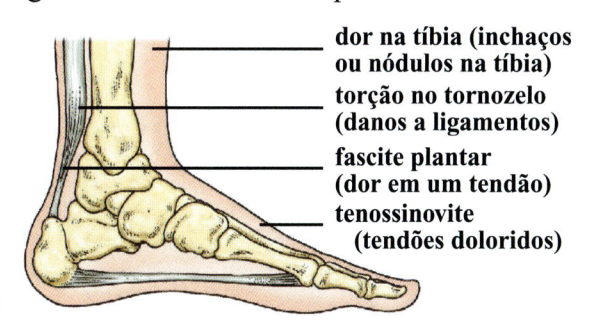

- dor na tíbia (inchaços ou nódulos na tíbia)
- torção no tornozelo (danos a ligamentos)
- fascite plantar (dor em um tendão)
- tenossinovite (tendões doloridos)

Esta ilustração mostra as áreas da panturrilha e do pé que podem ser afetadas por lesões.

Dor na tíbia

O nome dado a uma série de fatores que causam dor na tíbia é "canelite". Sintomas dessa má condição podem incluir inchaço na parte da frente da tíbia, dor quando flexiona o seu pé e nódulos na parte da frente do osso da tíbia. Na maioria dos casos, a dor é causada pela inflamação no periósteo, uma membrana que envolve o osso.

Para evitar canelite, verifique seus calçados para ver se você tem apoio e amortecimento para absorção de choque, principalmente se você está correndo em superfícies duras ou irregulares.

Também verifique se sua técnica para correr está correta. Excesso de rotação nos quadris pode exacerbar o problema. Se você corre muito, pode valer a pena consultar um profissional que possa avaliar seu estilo e auxiliá-lo com a biomecânica de sua corrida.

Repouse e coloque gelo na tíbia e nos músculos em volta para tentar diminuir a inflamação. Alongue seus músculos na parte da frente e de trás da panturrilha.

Torções no tornozelo

Esta lesão comum, em geral, acontece quando o tornozelo vira para dentro e os ligamentos e tecidos frágeis do lado de fora do tornozelo são machucados. Existem vários níveis de severidade, dependendo da quantidade de inchaço e da amplitude de movimento que você ainda possui. Quando o inchaço tiver reduzido e a dor passado, comece a fazer alongamentos do tornozelo. Mantenha seu tornozelo protegido com uma tornozeleira o tempo todo para restringir qualquer movimento amplo ou súbito. Comece a aumentar a força no tornozelo equilibrando-se em uma perna, e depois se equilibre em um disco de equilíbrio ou em um Bosu para treino de equilíbrio.

Alongamento do tornozelo

Os tecidos em volta do tornozelo estão sujeitos à tensão durante qualquer exercício em razão do impacto e da mudança de direção. Os tornozelos podem sofrer mais enrijecimento se você já tem uma estabilidade dorsal ruim. Quando os músculos dorsais no centro do corpo são fracos, os tornozelos têm que compensar lá embaixo para manter a estabilidade. Repita entre três e cinco vezes para cada tornozelo.

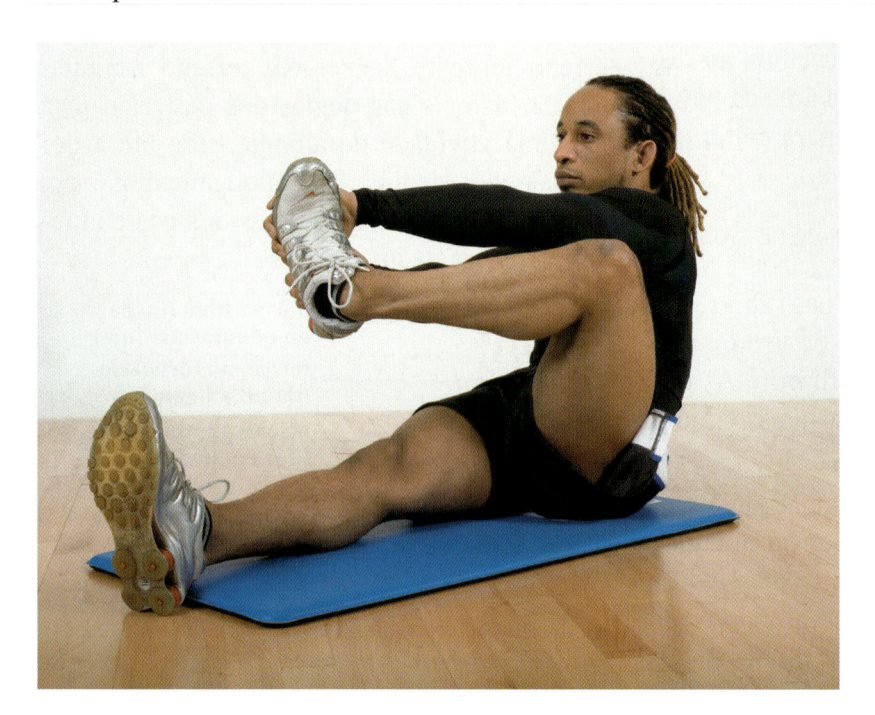

Sentado em um colchonete, com sua perna direita esticada à sua frente, agarre o meio de seu pé esquerdo e vire-o para a direita até o tornozelo ficar alongado. Mantenha a posição durante dez segundos antes de repetir.

Rotação de tornozelo

Este alongamento irá movimentar seu tornozelo em todas as direções antes do exercício. Repita entre três e cinco vezes para cada tornozelo.

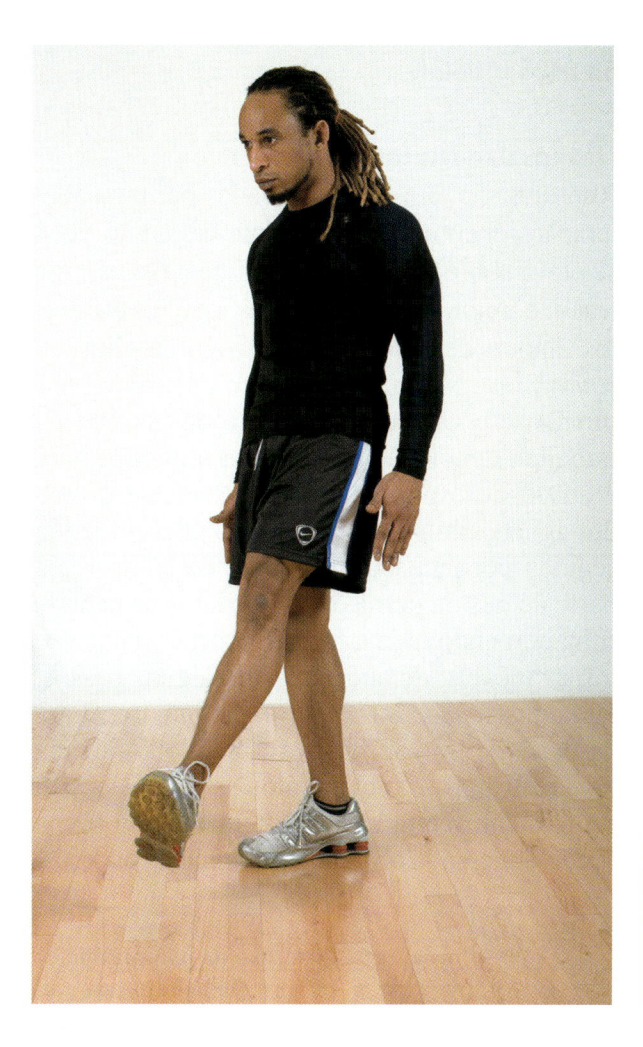

Alongamento do pé

Rigidez em torno do tornozelo pode causar lesões, portanto, encontre tempo para fazer este alongamento. Repita entre três e cinco vezes para cada pé.

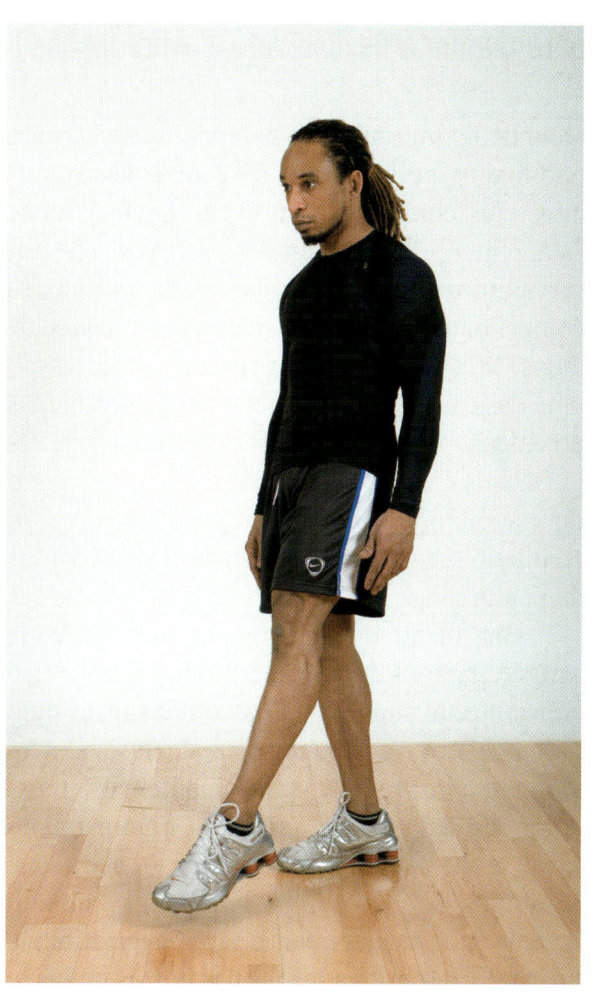

Fique em pé, com seus pés separados à medida do quadril e os braços estendidos lateralmente ao corpo. Levante um pé do chão e gire-o devagar em círculos. Faça dez círculos no sentido horário e dez no sentido anti-horário.

Fique em pé, levante um pé do chão e aponte seus dedos para baixo até sentir o alongamento na parte do peito do pé. Tenha cuidado para não deixar seus músculos da panturrilha terem cãibra. Mantenha a posição durante dez segundos antes de repetir.

Panturrilha

Os músculos de sua panturrilha precisam trabalhar duro durante todo o dia só para mantê-lo em pé quando está parado ou fazendo exercícios. Os exercícios a seguir são adequados para manter a flexibilidade e evitar lesões nessa área crucial.

Quando os músculos da panturrilha se cansam por longos períodos em pé e fazendo exercícios, eles começam a enrijecer. Quando você está sentado, eles encurtam. Se você não reserva um tempo para alongá-los de volta a seu comprimento ideal, eles permanecerão encurtados. Músculos da panturrilha enrijecidos são uma das causas mais conhecidas dos problemas no calcâneo. Se os músculos da panturrilha estão tensos e você vai fazer exercícios, o estresse do exercício será colocado no calcâneo como resultado da pouca elasticidade dos músculos da panturrilha.

Em razão do suprimento deficiente de sangue na área do calcâneo, junto com o uso constante de suas pernas, demora muito para os calcâneos se recuperarem de lesões. Um alongamento regular para manter os músculos da panturrilha em seu comprimento ideal, antes de tudo, evitará que isso aconteça. Músculos da panturrilha enrijecidos também levarão ao enrijecimento dos isquiotibiais, tornando-o sujeito a lesões nas costas e tensão em seus pés.

Já que os músculos da panturrilha são feitos de uma parte abaixo do joelho e outra acima, use uma variedade de alongamentos para manter a flexibilidade em toda a panturrilha.

Lesões comuns na panturrilha

Distensões são causadas por puxar ou torcer um tendão ou um músculo. Elas ocorrem como resultado de um excesso de uso ou treinamento excessivo.

Distensão e ruptura do calcâneo

Rupturas são, em geral, causadas por uma aceleração repentina para a frente enquanto você se eleva sobre seus dedões dos pés. Esta é uma lesão comum entre mulheres que usam saltos altos e depois jogam um jogo de tênis ou *squash* ou correm. O salto alto encurta a panturrilha e o calcâneo durante todo período de trabalho, depois ele tem que ser alongado para a atividade esportiva. Sintomas incluem uma dor aguda súbita na parte de trás da panturrilha seguida por inchaço; total falta de controle da parte de trás da perna, e os músculos da panturrilha perdendo toda a força e coordenação; e se tornar incapaz de andar mesmo alguns passos. Uma distensão, ou ruptura parcial, resultará na parte de trás de sua perna sendo enfaixada para restringir os movimentos do calcâneo. Um rompimento completo resultará em sua perna sendo engessada durante seis semanas ou mais.

distensão da panturrilha (o músculo pode entrar em espasmo para se proteger)

distensão e ruptura do calcâneo (dor aguda e inchaço na parte de baixo da perna)

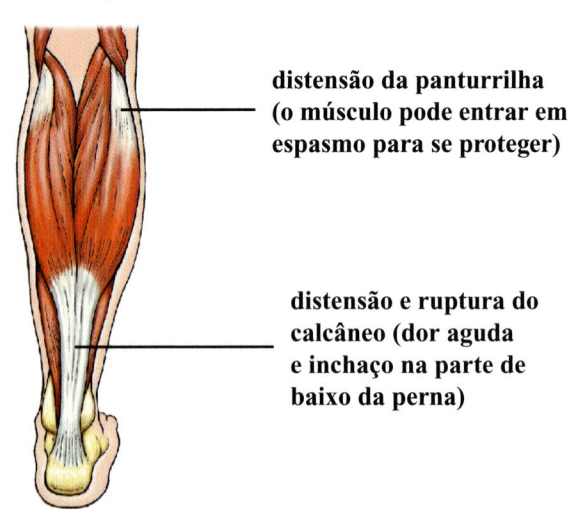

As áreas que estão em branco compreendem os músculos da panturrilha e o calcâneo, ambos propensos a lesões.

Quando a lesão estiver começando a sarar, faça alongamentos leves na panturrilha para conseguir toda a amplitude de movimentos de volta no calcâneo e nos músculos da panturrilha. Enrole uma faixa elástica em volta de seu pé e puxe-o para cima em sua direção para alongar o calcâneo e a panturrilha, depois progrida para alongamentos da panturrilha em pé. Quando a flexibilidade e a força melhorarem, e você já conseguir caminhar, inclua alguns levantamentos de panturrilha. Você pode colocar uma palmilha para erguer seu calcanhar em seu tênis para aliviar a pressão sobre o tendão.

Distensões na panturrilha

É comum corredores experimentarem distensões na panturrilha, em geral por excesso de uso ou aumento repentino na carga de treinamento. Sintomas incluem dor nos músculos da panturrilha, que podem sumir quando os músculos são aquecidos, ou piorar, dependendo se o músculo entra ou não em espasmo. Se entrar em espasmo, o suprimento de sangue para os músculos é restringido e os nutrientes não chegam até eles, fazendo com que se enrijeçam. Faça massagem esportiva regularmente para desprender os músculos da panturrilha. Inicie exercícios de alongamento logo depois da lesão para aumentar o comprimento do músculo da panturrilha e impedir enrijecimentos futuros. Para evitar distensões na panturrilha, inclua exercícios, tais como levantamentos de panturrilha em seu plano de treinamento.

Alongamento de panturrilha em pé

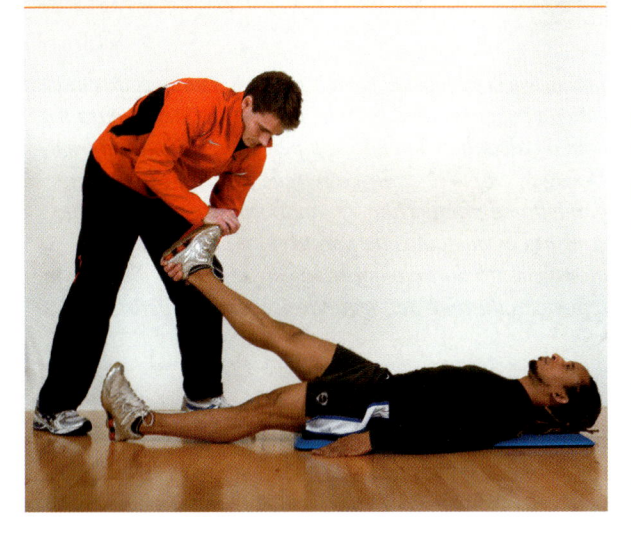

É possível alongar os músculos de sua panturrilha enquanto você está em pé. Repita o alongamento de três a cinco vezes para cada panturrilha.

Alongamento de panturrilha assistido

Embora você possa alongar seus músculos da panturrilha usando o peso de seu corpo e criando um ângulo para conseguir o alongamento, pode ser mais produtivo pedir a um

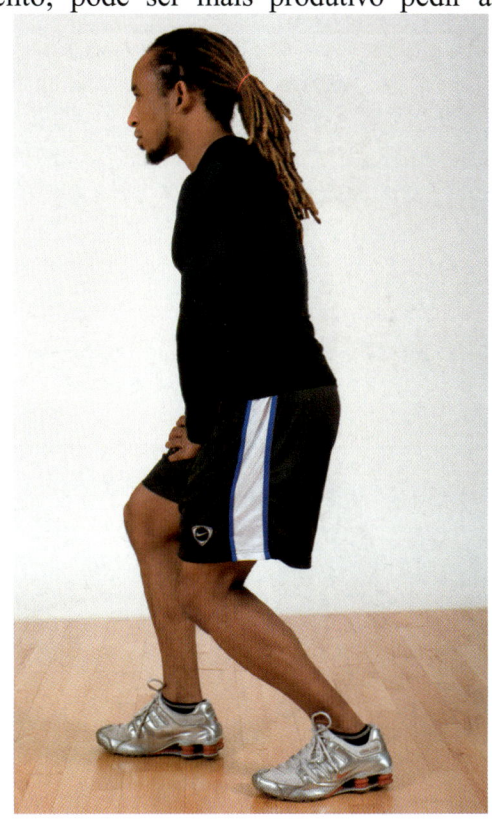

Fique parado em pé, dobre a perna de trás devagar e empurre o joelho de trás para a frente até sentir o alongamento na parte de baixo dos músculos da panturrilha. Mantenha durante dez segundos antes de repetir.

parceiro para alongar sua panturrilha. Em casos de lesões e possível ruptura dos músculos da panturrilha ou do calcâneo, são recomendados alongamentos assistidos quando está deitado

Deite-se de costas em um colchonete de exercícios e peça a seu parceiro de treinamento para alongar sua panturrilha, segurando seu calcanhar e empurrando seus pés para cima em direção a você. Quando você puder sentir o alongamento na panturrilha, mantenha a posição por volta de dez segundos antes de repetir.

no chão. Repita entre três e cinco vezes para cada panturrilha.

Alongamento de panturrilha em degrau

Este alongamento pode ser realizado com maior eficácia se for feito em uma perna. Repita entre três e cinco vezes para cada panturrilha.

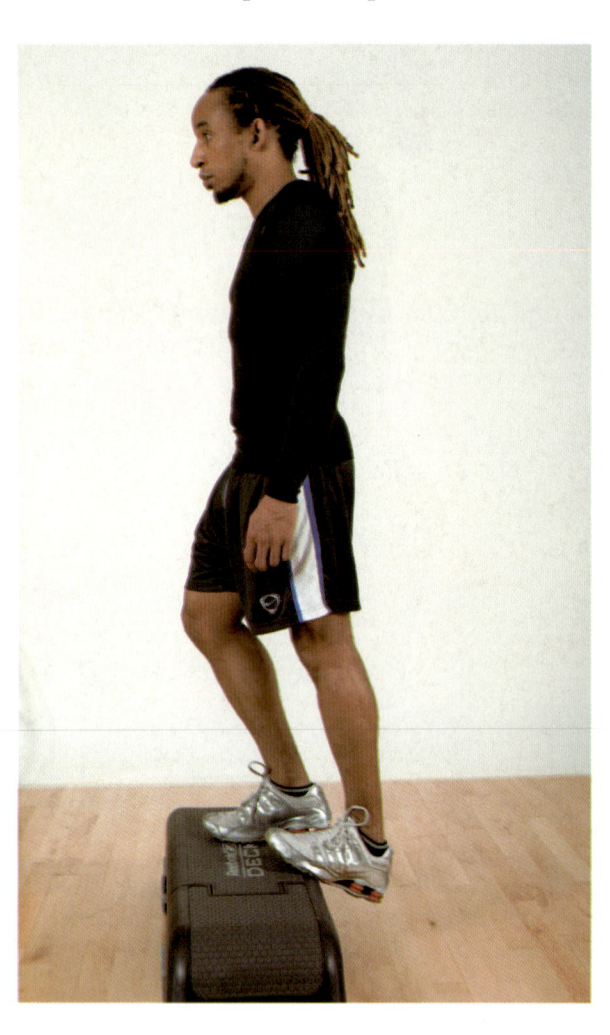

Alongamento de panturrilha contra a parede

Para um alongamento mais conclusivo, faça alongamento isométrico. Repita entre três e cinco vezes para cada panturrilha.

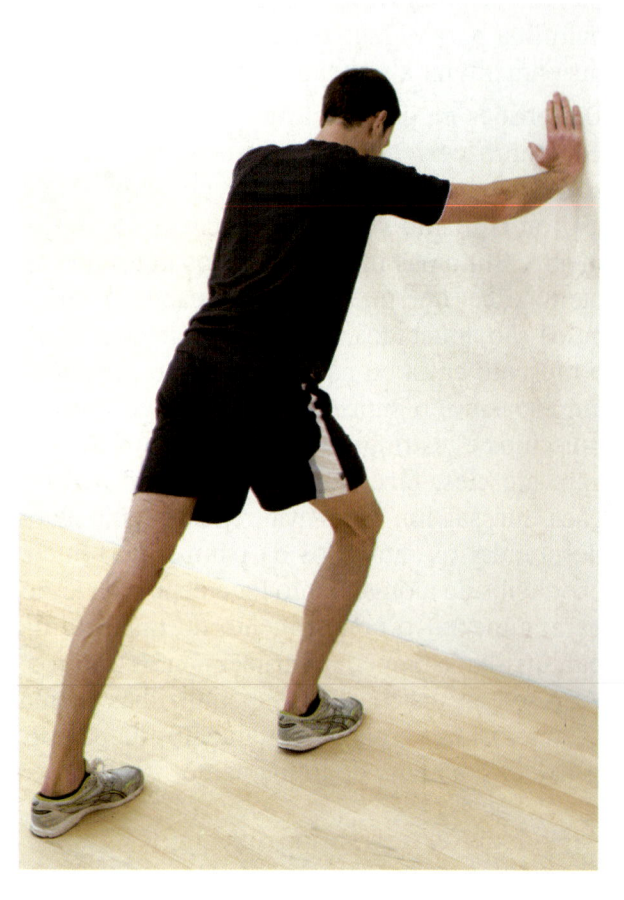

Fique em pé em um banco, com seus calcanhares na beirada e seus braços estendidos lateralmente ao corpo. Baixe o calcanhar de um pé em direção ao chão até sentir o alongamento na panturrilha. Mantenha a posição durante dez segundos e repita entre três e cinco vezes.

Incline-se com o rosto para a frente, as palmas das mãos esticadas contra uma parede, a perna esquerda para trás com o calcanhar no chão, e a perna direita para a frente. Devagar, empurre contra a parede para forçar o alongamento na panturrilha. Quando sentir o alongamento, contraia os músculos da panturrilha para resistir ao alongamento durante quatro a seis segundos. Mantenha a posição durante dez segundos antes de repetir.

Braço

O treinamento com peso no braço – principalmente o do bíceps – é um exercício de treinamento popular. Para manter uma boa flexibilidade em seu braço, use os alongamentos seguintes como uma parte regular de sua rotina de treinamento.

Você utiliza os seus braços em praticamente todas as atividades esportivas e na vida cotidiana. A maioria de nós usa nossos braços para pequenos movimentos de motricidade fina, tais como teclar nossos textos, e esses músculos menores no braço podem ser usados em excesso. Não fomos projetados para fazer pequenos movimentos constantemente, e os músculos maiores nos braços podem sofrer perda de tônus e força. No campo dos esportes, esperamos que nossos braços forneçam força para bater em uma bola, jogar um objeto, dar socos ou levar o peso de nosso corpo. Isso pode causar desequilíbrios nos músculos e suscetibilidade a lesões. É importante manter o equilíbrio. Por exemplo, treinar os bíceps (na parte da frente do braço) fará com que os braços pareçam mais grossos, mas isso pode criar problemas com os tríceps (na parte de trás do braço). Braços fracos podem forçar outras áreas do corpo a trabalharem duro demais para fazer frente às demandas da atividade. Um exemplo seria usar os músculos do pescoço para levantar um peso, em vez de usar os braços.

Lesões comuns nos braços

Os braços são usados em praticamente todos os exercícios de treinamento, em especial no treinamento de resistência da parte superior do corpo. Eles são suscetíveis a muitas lesões diferentes. As lesões seguintes são apenas alguns exemplos dos tipos mais comuns.

Distensão de bíceps e tríceps

As causas comuns de lesão da parte da frente e de trás do braço são excesso de alongamento, um aumento na carga de trabalho e excesso de uso. Você pode sentir desde uma dor incômoda até uma dor aguda, dependendo da severidade da lesão. Comece a alongar o músculo afetado logo que possível. Quando a dor tiver passado, comece com exercícios de fortalecimento com pesos leves. Evite movimentos súbitos e com carga, tais como bater em uma bola de tênis ou lançar um dardo, até o músculo ficar forte de novo.

Cotovelo de tenista – lado de fora do cotovelo

Em geral, a causa do cotovelo de tenista é a fraqueza no bíceps e no antebraço, uma técnica fraca ou jogar com uma bola úmida e pesada. A dor pode estar em qualquer lugar do cotovelo, dependendo de sua causa. Se você fica com dor quando dá uma tacada com a palma da mão

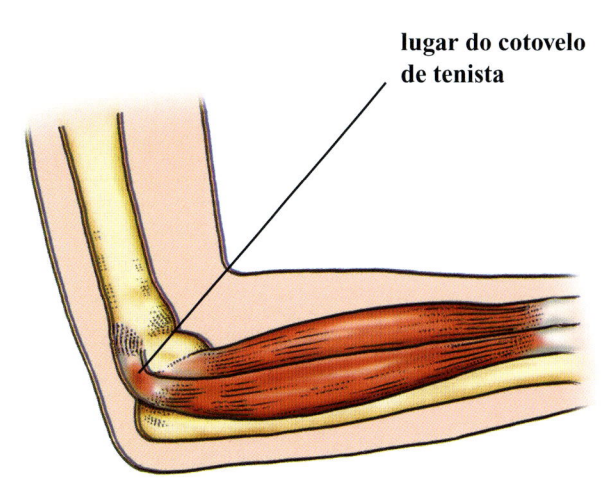

lugar do cotovelo de tenista

A parte do cotovelo colorida de vermelho representa a área de dor intensa quando se sofre de cotovelo de tenista.

para a frente, é um cotovelo medial de tenista, enquanto a dor na tacada com as mãos para trás é um cotovelo lateral de tenista. Evite jogar tão agressivamente quanto jogava antes até estar livre de dor. Peça a um treinador de tênis para verificar sua técnica – é mais provável que você tenha cotovelo de tenista se você jogar com seus antebraços e pulsos tão opostos a ponto de colocar seu ombro e corpo na tacada. Use exercícios simples de antebraço para fortalecer os antebraços e os cotovelos: finque seu cotovelo do lado do corpo, com seu cotovelo dobrado em 90 graus e seu antebraço estendido à sua frente. Segure um peso leve e gire-o, começando com sua palma virada para cima e girando até sua palma ficar virada para o chão. Depois, usando a mesma posição do braço, comece com a palma virada para dentro e puxe seu dedão para cima em direção a seu antebraço. Faça três séries de dez repetições para cada braço, aumentando gradualmente o número de repetições.

Cotovelo de golfista – lado de dentro do cotovelo

Esta lesão é semelhante ao cotovelo de tenista, embora seja mais provável sentir a dor no lado de dentro do cotovelo do braço dominante. Ela pode ser um sintoma de técnica ruim e pouca força em certas áreas, tais como o pulso e o antebraço. Esse tipo de lesão também é comum em outros esportes, tais como beisebol, em que o braço dominante recebe muito do impacto quando o taco entra em contato com a bola. Use exercícios de antebraço tais como esse para fortalecer seu braço: finque seu cotovelo próximo às suas costelas. Com o cotovelo dobrado em 90 graus e seu antebraço à sua frente, segure um peso ou taco de golfe em sua mão e gire o pulso com a palma da mão para cima até ela ficar para baixo. Com a palma da mão virada para dentro e o taco segurado verticalmente, coloque a parte de cima de sua mão ou dedão de volta para sua direção. Faça três séries de dez repetições para cada braço, seguidas de exercícios de alongamento para recuperar toda a amplitude de seus movimentos.

Tenossinovite no antebraço

Esta lesão envolve a bainha do tendão, na qual o antebraço se liga com o pulso, ficando inflamada e restringindo os movimentos do tendão no interior dela. Ela pode ser causada por excesso de uso dos músculos do antebraço, por exemplo, quando se segura com muita força uma raquete ou um taco. Você sentirá dor sempre que o tendão for alongado. Quando a dor tiver sumido, faça alongamentos regulares no antebraço e no bíceps. Para prevenir a volta da tenossinovite no antebraço, tenha certeza de que o equipamento que você está usando seja o correto para você, e fortaleça seus antebraços com exercícios de bíceps, tríceps e punho.

Braço

Alongamento manual de bíceps

Para evitar que os músculos de seus bíceps encurtem, alongue entre cada série de exercícios. Repita entre três e cinco vezes, com ambos os braços.

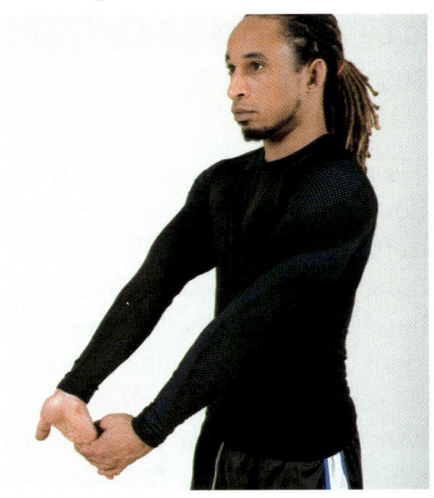

Em pé, segure um braço esticado à sua frente, a palma da mão para fora. Use a outra mão para segurar seus dedos e puxá-los em direção ao chão. Quando sentir o alongamento nos bíceps, mantenha a posição durante dez segundos antes de repetir.

Alongamento de bíceps assistido

Para um alongamento mais eficiente, use alongamento isométrico. Repita o alongamento entre três e cinco vezes.

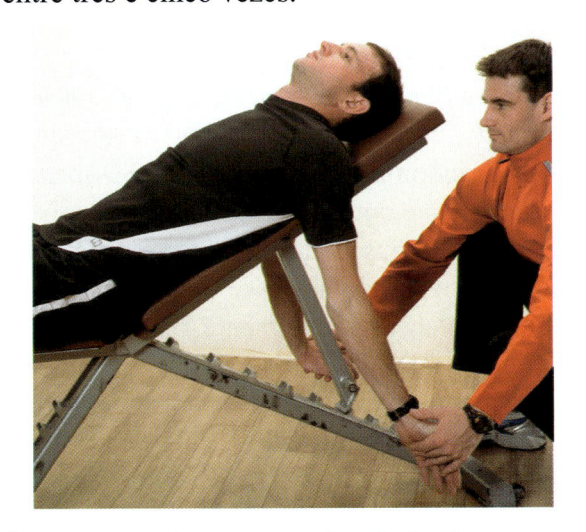

Sente-se em um banco, em um ângulo de 60 graus, e peça a seu parceiro de treinamento para agarrar suas mãos por trás, forçando-as para trás até você sentir o alongamento em seus bíceps. Mantenha a posição durante quatro a seis segundos antes de repetir.

Alongamento de bíceps na parede

Quando seus braços estão cansados do treinamento, use uma parede para ajudar com um alongamento de bíceps. Repita entre três e cinco vezes.

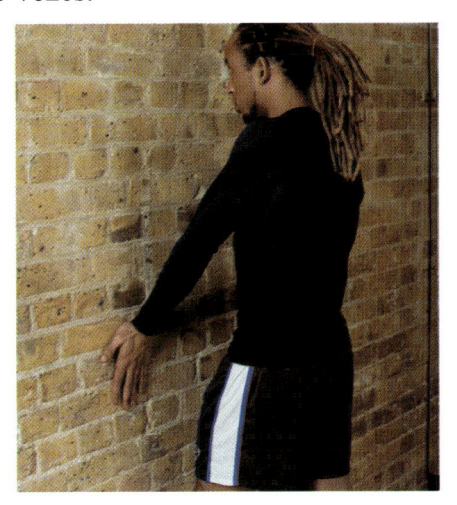

Em pé, com o rosto virado para a parede, coloque a palma de sua mão, dedos apontando para baixo, contra a parede. Depois, puxe sua mão para cima até sentir o alongamento. Mantenha a posição durante dez segundos antes de repetir.

Alongamento de tríceps elevado

Quando estiver treinando o peito e os braços, alongue entre os exercícios para manter-se flexível. Repita entre três e cinco vezes para os dois braços.

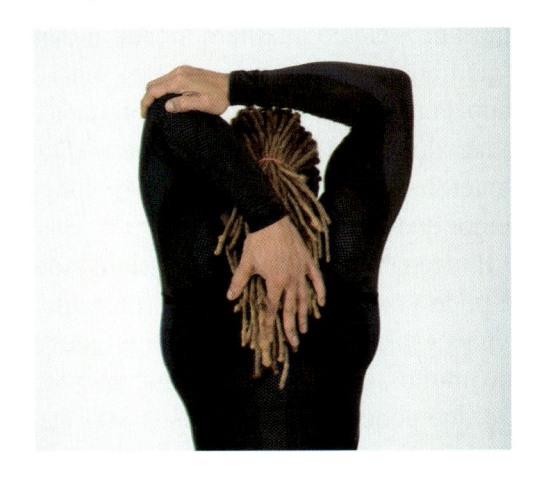

Passe um braço por sua cabeça e dobre-o no cotovelo para chegar à parte de trás de seu pescoço e costas. Empurre para baixo a partir dos cotovelos com sua outra mão, forçando a mão mais para baixo de suas costas. Mantenha durante dez segundos antes de repetir.

Abdominais

Seus abdominais estão em uso constante, não apenas durante exercício intensivo, mas também para tarefas cotidianas como ir ao banheiro ou até simplesmente respirar. Para tirar o máximo deles, mantenha-os flexíveis com esses alongamentos.

Quando você respira fundo, você pode ajudar a abrir mais o espaço de seu peito retesando seus músculos abdominais e puxando-os para dentro. Quando você expira, você contrai seus músculos abdominais para liberar todo o ar e abrir espaço para uma inspiração maior de ar. Para que isso aconteça, você precisa que seus músculos abdominais permaneçam com um comprimento ideal, de modo que eles sejam totalmente funcionais.

Seus abdominais trabalham duro; eles estão sujeitos à tensão constante, para ajudar você a se movimentar em qualquer direção, e possibilitar à sua pélvis que balance e gire em qualquer direção. Seus abdominais agem como um corselete para manter seu corpo junto e fornecer uma base sólida e forte com que outros membros possam contar. Sem uma boa força e flexibilidade em seus abdominais, sua espinha dorsal e sua pélvis ficariam sem sustentação, tornando-os muito mais sujeitos a lesões. Seus abdominais nunca descansam – eles o auxiliam a cada movimento e até trabalham quando você está sentado ou deitado. Portanto, os músculos abdominais deveriam ser alongados regularmente para ajudá-los a manterem seu comprimento ideal e funcionar o melhor que puderem.

Existem vários testes de flexibilidade que você pode fazer para ver se seus músculos abdominais estão com o comprimento adequado. Como muitos deles envolvem inclinar-se para trás, o que pode ser ruim para sua espinha dorsal, use simplesmente rotações de torso. Sente-se em uma cadeira com suas costas retas e seus pés pousados completamente no chão à sua frente. Cruze seus braços, com suas mãos em ombros opostos, e depois gire a parte de cima de seu corpo o mais que puder antes de começar a se sentir desconfortável. Você deve ser capaz de girar uns 40 graus para uma boa flexibilidade.

Alongue seus músculos abdominais regularmente, em especial depois de fazer exercícios abdominais que retesam ainda mais os músculos. E sempre alongue antes de atividades esportivas que requeiram muita rotação, tais como tênis ou golfe.

Lesões comuns nos abdominais

Quando um músculo é alongado além de seu limite, o tecido pode romper, causando uma distensão. Este tipo de lesão muitas vezes é sofrido durante exercícios de estômago.

O resultado pode ser uma hérnia quando os músculos da parede do estômago estão enfraquecidos e permitem que parte dos intestinos projete-se por meio deles, produzindo uma bolsa sob a pele.

Distensão abdominal

Esta é a inflamação ou ruptura dos músculos do estômago que, em geral, afeta os músculos do reto abdominal no estômago. Sessões de lançamentos e outras atividades que envolvam movimentos musculares grandes e agressivos podem ser causadoras desse tipo de lesão, que pode acontecer gradualmente ou de repente. Exercícios abdominais repetidos, tais como contrações e serviço de bolas para tênis, podem forçar demais os músculos e causar uma dor gradual depois da atividade. Se você tem uma dor súbita em seus abdominais, é provável ser uma ruptura do músculo. É mais provável que ela aconteça durante a atividade em si. O tanto de dor dependerá da severidade do dano às

Abdominais

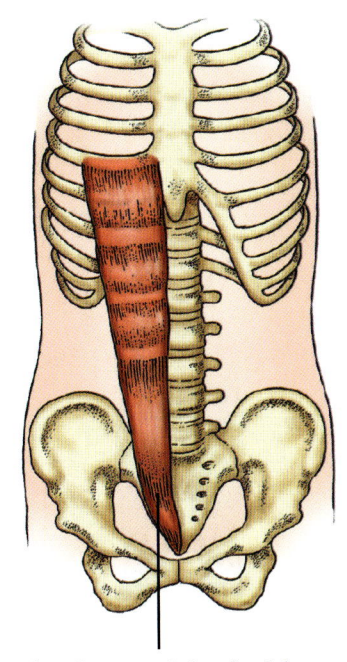

músculo reto abdominal (em geral o lugar da inflamação ou ruptura)

O lugar da distensão ou ruptura abdominal depois de atividade pesada é a área em vermelho mostrada aqui.

fibras musculares. Em casos severos, o rompimento pode causar algum sangramento interno. Você deve, imediatamente, inclinar-se para a frente depois da lesão, para evitar que os músculos de seu estômago fiquem excessivamente alongados.

Depois de dois dias, se o seu médico aconselhar, alongue o músculo fazendo alongamentos abdominais para evitar que as fibras musculares encurtem e causem maiores problemas. Quando a dor tiver passado, comece a acrescentar mais exercícios de fortalecimento abdominal em sua rotina. Sempre aqueça antes de atividades esportivas e resfrie depois.

Hérnia

Um aumento repentino de pressão abdominal pode fazer com que parte de um órgão ou outro tecido interno atravessem uma área enfraquecida da parede abdominal, causando uma hérnia. Embora as hérnias comumente não sejam causadas por atividades esportivas (ainda que levantar cargas muito pesadas possa causar hérnias), exercícios que forcem uma grande contração nos músculos abdominais podem tornar pior uma hérnia existente. Tossir e fazer esforço abusivo também podem causar hérnias.

Evite fazer qualquer exercício até ter consultado seu médico, e apenas reassuma exercícios ou treinamentos leves quando a abertura da hérnia tiver sido reduzida. Aumente devagar seus exercícios abdominais, fazendo metade das repetições que você fazia antes da lesão, até readquirir toda a força. Faça alongamentos abdominais todos os dias para garantir que os abdominais se mantenham relaxados e para prevenir qualquer aumento massivo na pressão.

Alongamento abdominal

Este alongamento também é um jeito muito bom de alongar seus flexores do quadril e quadríceps. Repita entre três e cinco vezes.

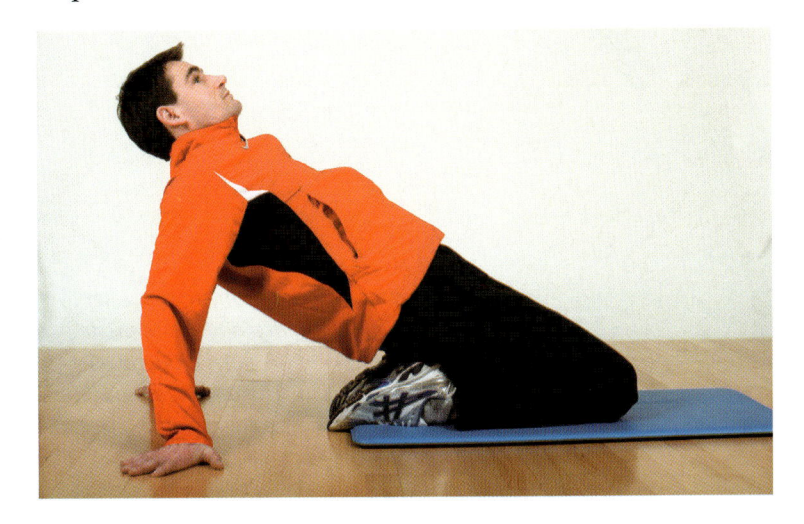

Ajoelhe-se com ambos os joelhos no colchonete de exercícios e incline-se para trás, de modo que seus glúteos repousem sobre seus calcanhares, com suas mãos para trás, pousadas no chão para apoio, levando a parte de cima de seu corpo o mais para trás possível. Quando sentir o alongamento nos abdominais e flexores do quadril, mantenha a posição durante dez segundos antes de repetir.

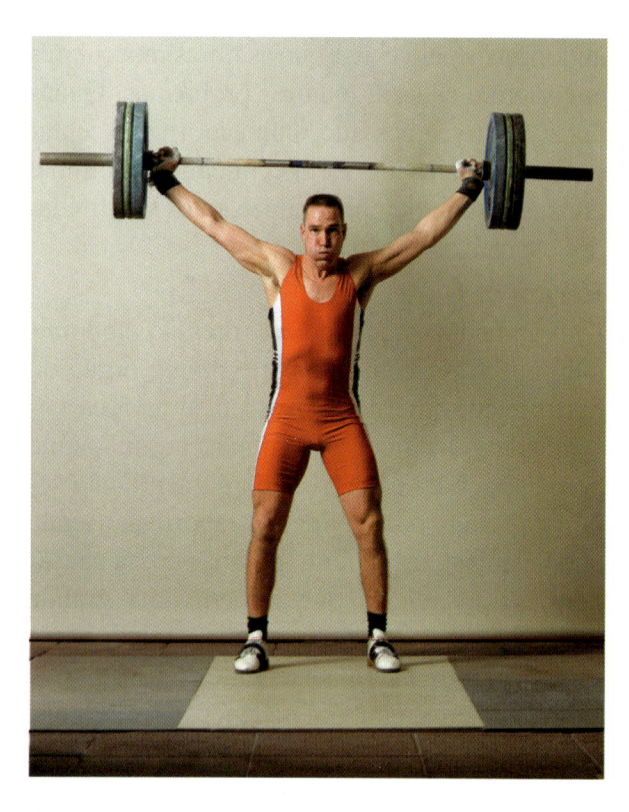

Sempre que você levanta uma carga pesada, os músculos abdominais entrarão em ação em uma tentativa de proteger sua espinha dorsal de lesões.

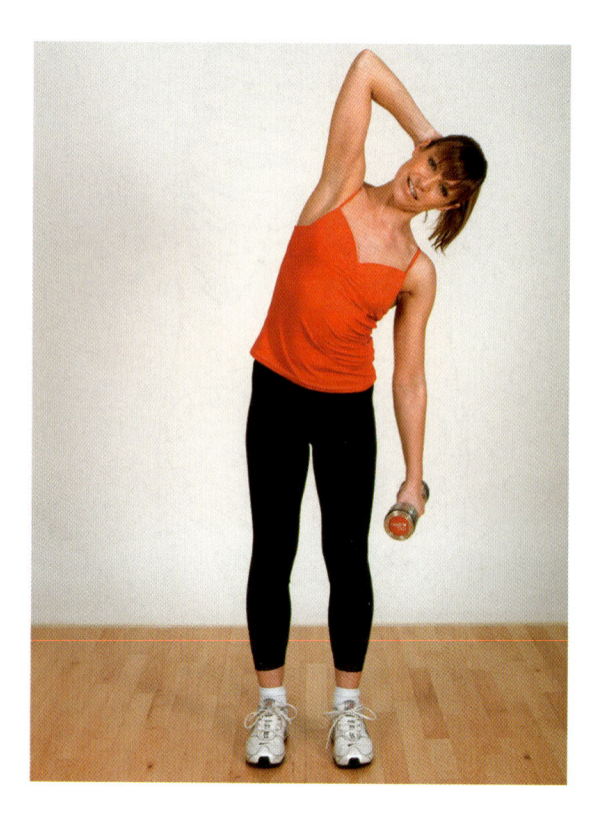

Quando você alonga de lado usando um peso, seus músculos abdominais ficarão mais compridos. Quando subir, os músculos contraem para fazê-los trabalhar mais duro.

Alongamento lateral

Seus músculos abdominais não trabalham só para trás e para a frente nos movimentos abdominais, eles controlam os movimentos laterais também. Repita entre três e cinco vezes nos dois lados.

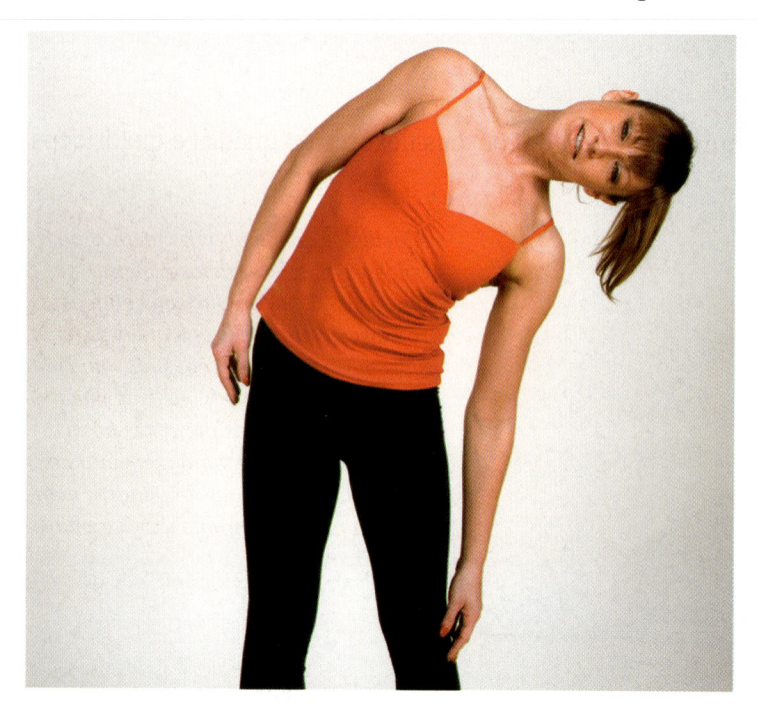

Fique em pé ereto, com seus pés separados à medida dos ombros, e incline-se para um dos lados para alongar os oblíquos. Mantenha a posição durante dez segundos antes de repetir.

Lesões comuns nos músculos

Apesar dos cuidados quando se exercita e durante atividades esportivas, ajudados por alongamentos regulares, as lesões musculares acontecem, e elas podem ser dolorosas e muito debilitantes. Aqui nós examinamos alguns dos tipos mais comuns de lesões nos músculos e suas causas.

Contrações musculares vigorosas e repetidas podem causar danos nas células musculares, permitindo que o cálcio inunde as células, levando à morte delas, que chega ao pico 48 horas depois do exercício. A reação inflamatória do corpo estimula as terminações nervosas do tecido danificado, causando uma sensibilidade que pode durar alguns dias. Esta é conhecida como síndrome da dor muscular tardia (SDMT).

Um aumento significativo no volume de treinamento, a participação em uma nova atividade ou um treinamento com cargas pesadas, todos podem causar dor muscular. Manter seus músculos hidratados ajudará a diminuir a dor; o desconforto não deve durar mais que oito dias.

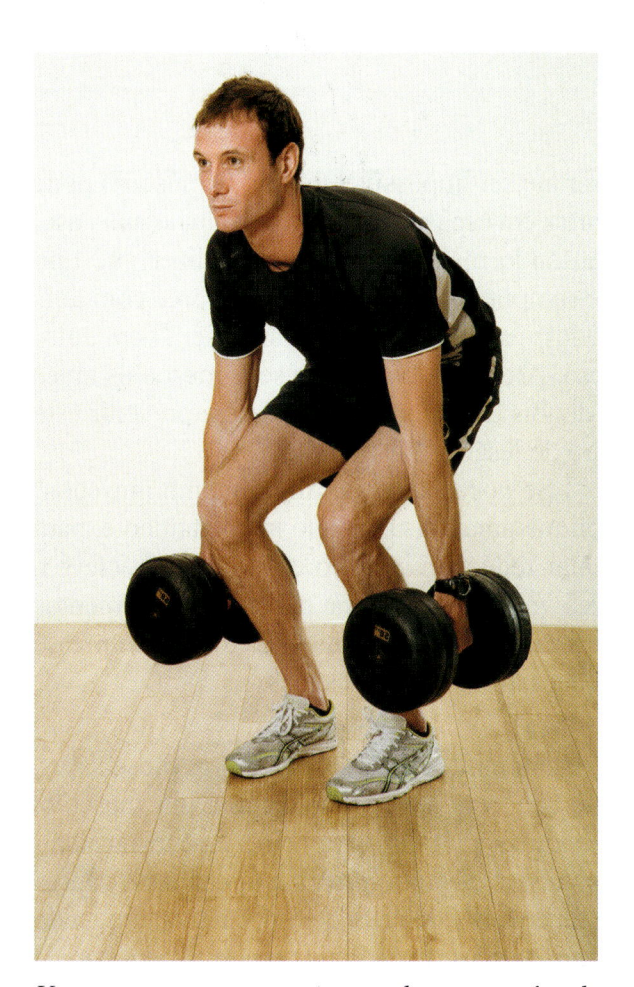

Usar pesos com cargas muito pesadas para você pode causar lesões musculares.

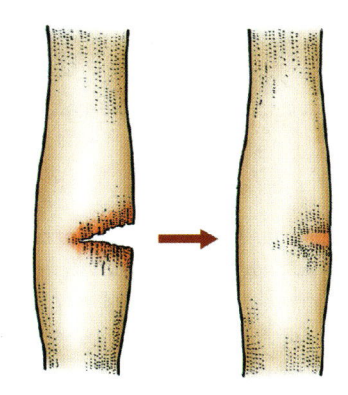

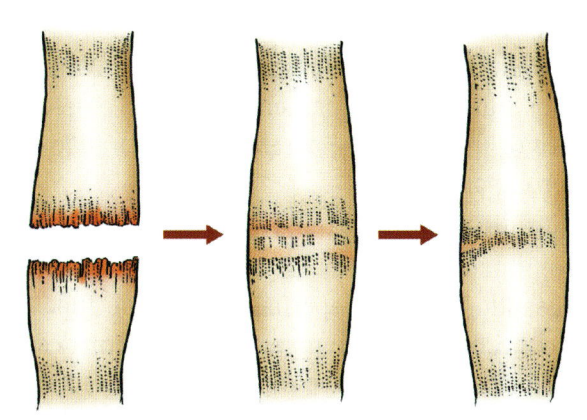

Rompimentos musculares podem ser parciais ou completos. Qualquer que seja o tipo, uma interrupção total dos exercícios é necessária para permitir que eles cicatrizem.

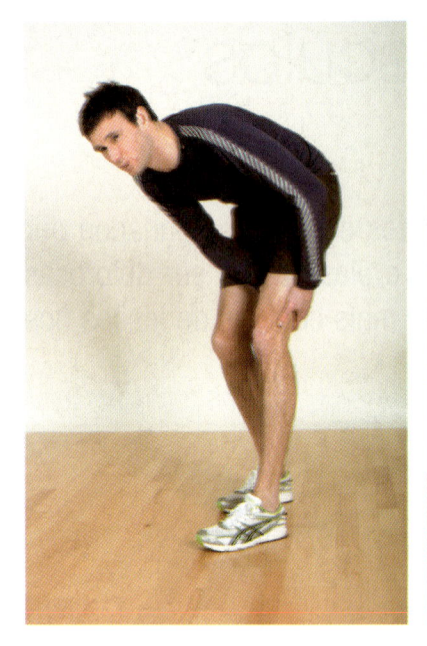

Cãibras musculares acabarão com seu treinamento, portanto, coma com sensibilidade para combater o problema.

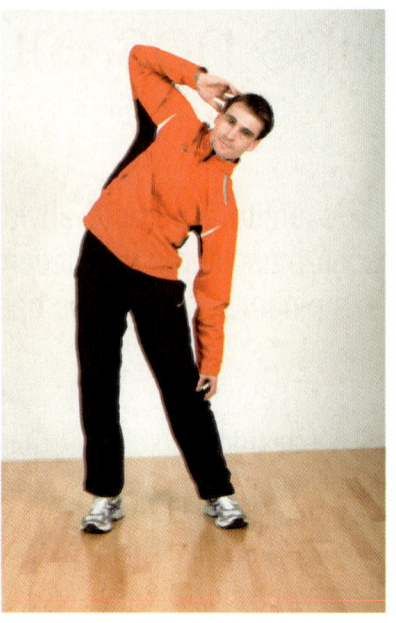

Fazer um bom aquecimento antes de começar a se exercitar pode relaxar seus músculos e ajudá-lo a evitar cãibras.

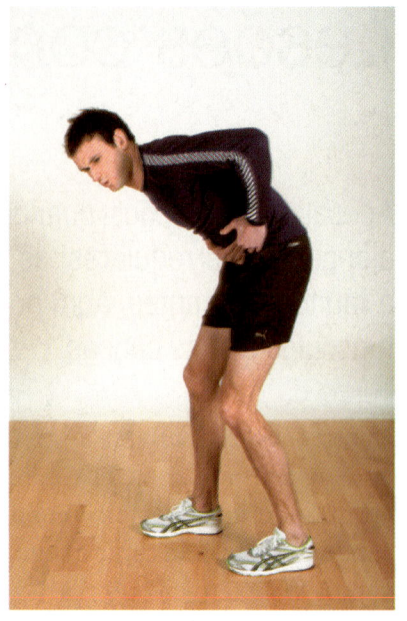

Compreender por que você tem pontadas pode ajudá-lo a prevenir seu aparecimento de novo.

Lesões

Quando estiver trabalhando duro com os músculos durante o treinamento, sempre existe o risco de machucá-los, por exemplo, estirando-os ou rompendo-os.

Rompimentos musculares agudos: estes rompimentos podem acontecer de repente, causando muita dor, perda imediata de função e inchaço. Eles podem ser causados por desequilíbrios entre músculos opostos (tais como quadríceps e isquiotibiais), falta de flexibilidade, aquecimento inadequado e fadiga muscular. O melhor tratamento para rompimentos musculares agudos é o seguinte método: descanso, gelo, compressão, elevação e estabilização. Verifique se o rompimento está totalmente curado antes de tentar exercícios extenuantes.

Rompimentos musculares crônicos: estes tipos de lesões são comuns entre os atletas de resistência. O primeiro aviso é uma dor que cresce gradualmente depois do exercício. Pode ser possível iniciar outra sessão de treinamento no dia seguinte, mas a dor continuará a ficar pior até ser impossível treinar. O músculo pode entrar em espasmo para protegê-lo de mais uso, causando mais dor. Você pode dizer que tipo de rompimento é pressionando a área com dois dedos – se for uma dor crônica, será bem doloroso. Alongar e fortalecer seus músculos antes e depois dos exercícios ajudará a prevenir este tipo de lesão.

Se você sofrer um rompimento muscular, aplique uma bolsa de gelo imediatamente, para tentar reduzir o inchaço e, se possível, eleve a área machucada. Para prevenir rompimentos de músculos durante os exercícios, sempre se aqueça antes e todos os dias.

Cãibras

Existem muitas razões para cãibras musculares, que são contrações involuntárias do músculo. Desidratação, falta de minerais essenciais e baixos níveis de carboidratos estão entre as causas mais comuns de cãibras, especialmente quando alguém está se exercitando ou treinando duro.

Desidratação é uma causa comum de cãibras, especialmente em climas quentes. Tente beber entre 350 a 450 mililitros de água a cada hora para evitar desidratação. Em situações de muito calor, você precisará de pelo menos 450 mililitros de água por hora. Os músculos trabalharão mais duro no calor porque seu batimento cardíaco se eleva por volta de cinco batimentos a cada aumento de 1°C na temperatura do corpo, portanto, os músculos estarão trabalhando muito mais próximos de seu máximo de potência e desidratarão mais rápido, tornando-se sujeitos a cãibras.

Minerais essenciais como potássio e sódio são necessários para os músculos funcionarem adequadamente. Baixos níveis resultarão em cãibras. Bebidas esportivas que contenham uma alta dose de potássio e sódio repõem a perda de minerais pelo suor, principalmente em condições quentes e úmidas.

Baixos níveis de carboidratos podem fazer com que seus músculos se fadiguem mais rápido. Isso, por sua vez, pode levar a cãibras. Verifique se sua nutrição antes, durante e depois do treinamento é adequada para fazer frente às demandas que está impondo ao seu corpo. Descanse por tempo suficiente depois de comer antes de se exercitar, para permitir que o sangue volte dos intestinos – onde ele está ajudando a digerir o alimento – para os músculos. Você deve experimentar isso – algumas pessoas podem se exercitar apenas 30 minutos depois de comer, enquanto outras precisam esperar algumas horas. Tente não comer algo muito pesado se você sabe que irá treinar logo em seguida.

Alongamento

Um aquecimento que inclua uma variedade de alongamentos deveria representar um papel significativo em seu plano semanal de treinamento. Embora o alongamento não evite lesões, se você tiver uma mobilidade limitada, terá mais propensão a adquiri-las. Se seus músculos já estão tensos antes de começar a se exercitar, então eles terão maior possibilidade de cãibras. Não existe substituto ao trabalho duro – quanto mais treinamento você fizer, mais seus músculos serão capazes de enfrentar.

Pontadas

Existem dois tipos comuns de dor que você pode sentir no torso, conhecidas comumente como pontadas. Se você comer pouco tempo antes de se exercitar, seu corpo terá que transferir sangue para os músculos trabalhados, e não para os órgãos digestivos, deixando seu estômago cheio de comida sem digerir. Ao esperar pelo menos 90 minutos depois da refeição antes de se exercitar, você reduzirá a chance de ter pontadas. Se você pretende comer durante um treinamento de longa distância, use bebidas energéticas e barras que foram feitas especificamente para ajudar na digestão e liberar energia rápido.

Se, contudo, a dor em seu estômago não for causada pelo alimento, é provável ser uma pontada lateral. Esse tipo de pontada ocorre quando você está se exercitando com alta intensidade. Os músculos do diafragma contraem para uma posição encurtada e não são capazes de esticar totalmente. Se você expirar completamente, os músculos do diafragma serão capazes de estender-se e as pontadas começarão a diminuir em intensidade. Para se recuperar inteiramente, você deve forçar a expiração ao máximo e tentar esvaziar seus pulmões integralmente antes de inspirar de novo.

Fadiga e doença

De vez em quando, você pode não conseguir treinar. Para atletas de elite, descansar é tão importante quanto o treinamento e tem um papel fundamental para evitar lesões. Aqui estão alguns sinais essenciais que você pode usar para decidir se está ou não em boa forma para treinar.

Quando o assunto é treinamento e, em específico, evitar o treinamento abusivo, a regra simples a seguir é ouvir seu corpo. É difícil dizer a si mesmo para descansar quando você deseja entrar de cabeça na próxima sessão de treinamento. Os sintomas de exagero no treinamento que você deve observar são: uma queda no entusiasmo para treinar; pernas pesadas; perda de fôlego durante exercícios de baixa intensidade; perda de peso progressiva; apetite reduzido; e um batimento cardíaco em repouso que seja entre cinco e dez batimentos além do normal de manhã e durante exercícios sem variações. Aumento de ingestão de líquidos e desejo de alimentos adocicados podem ser outro sinal, bem como sono reduzido e mau humor. Se você tem quaisquer desses sintomas, busque conselhos de seu médico.

Estabeleça suas metas

Para evitar a síndrome do treinamento abusivo, use um treinador para ajudá-lo a estabelecer metas realistas a curto e longo prazo. Fique em

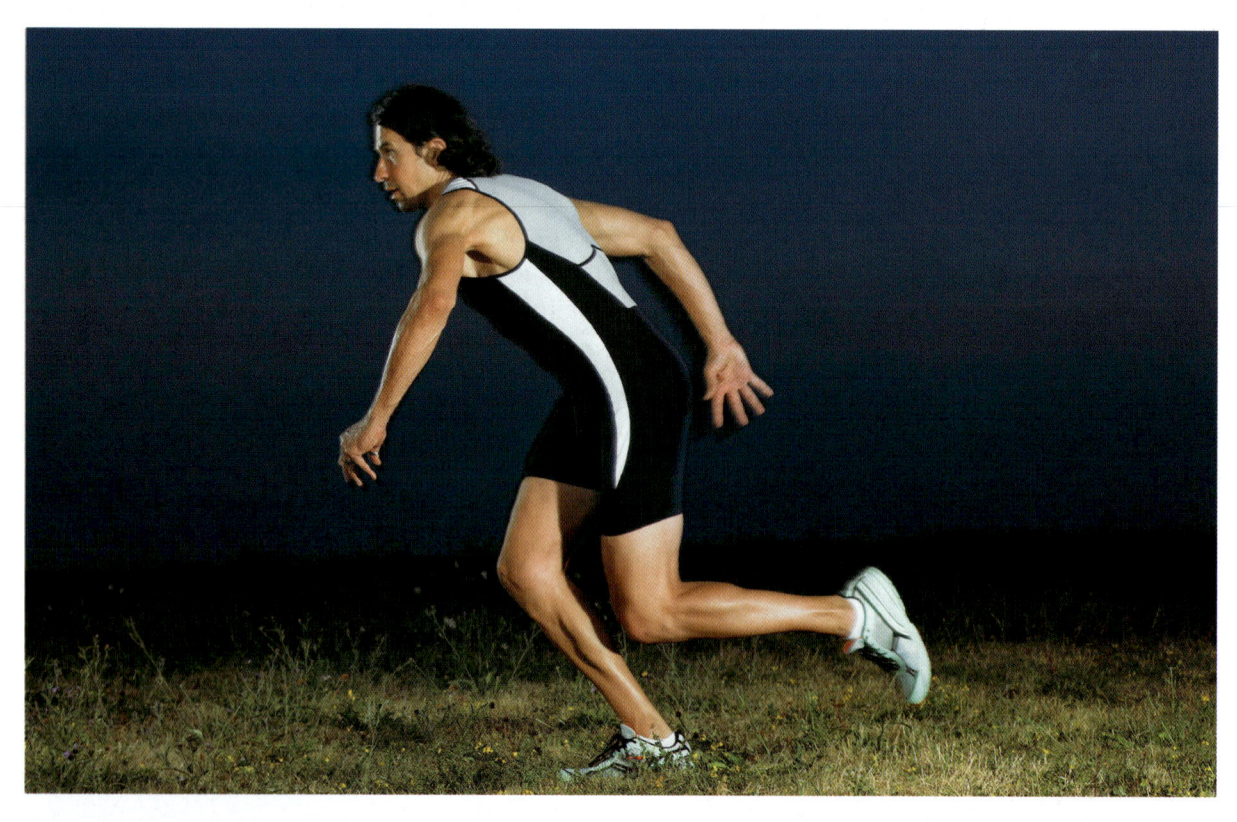

Independentemente de quão em boa forma você possa se sentir, você não é invencível e não deve treinar o dia todo. Seja realista e descanse.

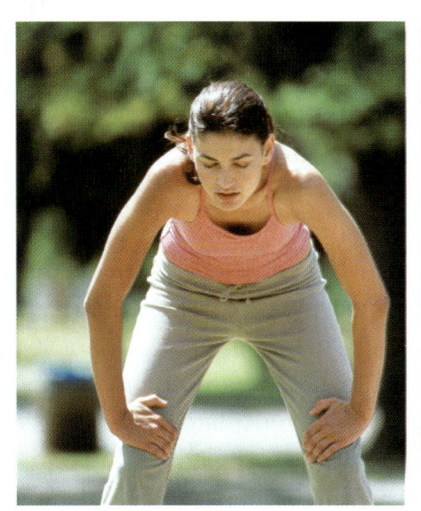

Ouça seu corpo e não treine em excesso; isso pode causar sintomas desagradáveis e até doenças.

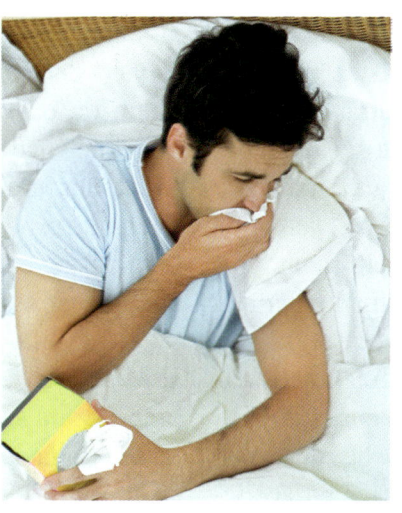

Se você está doente demais para sair da cama, treinar só fará com que se sinta pior.

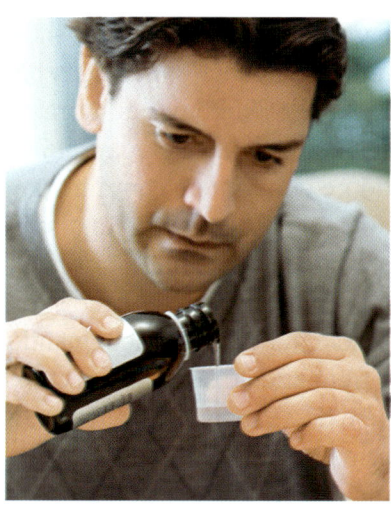

Tome os medicamentos corretos para se recuperar mais rápido de doenças e também faça um repouso adequado.

contato com seu treinador e mantenha um diário de treinamento, de modo que você possa monitorar seus exercícios e reconhecer sinais de excesso de treinamento. Quando seu entusiasmo está alto, em geral é difícil parar e avaliar como você se sente e o que fez para que seu corpo se sentisse cansado. É mais provável você continuar sem considerar os problemas possíveis e sem perceber os sinais de fadiga. Você pode simplesmente assumir que está se sentindo cansado por não estar suficientemente em boa forma e, então, lutar contra a fadiga sem perceber o que está acontecendo de verdade. Esse é um equívoco de grande proporção. Seu treinador deve ser capaz de analisar sua *performance* usando medidas como o batimento cardíaco e de lhe dizer quando você precisa fazer um intervalo. Um bom treinador, tendo uma visão geral do panorama, será capaz de impedir que você treine em excesso antes de isso realmente ficar claro.

Treinar quando indisposto

Se você está com um resfriado, com o nariz escorrendo e um pouco de tosse, as chances são de que seu sistema imunológico não esteja muito danificado. Você pode continuar a fazer um treinamento leve, desde que pare antes de chegar à sua máxima intensidade ou falha. Se você está treinando com pesos, reduza a carga que usa normalmente em 25%, para evitar quedas maiores em seu sistema imunológico. Se você está fazendo um treinamento cardiovascular, pode experimentar uma diminuição no batimento cardíaco durante treinamentos intervalados. Seu corpo não irá querer chegar a seus níveis normais de intensidade e seu mecanismo de defesa natural irá evitar que seu batimento cardíaco vá além de 90% de seu máximo normal. Seu corpo necessita ser capaz de combater a infecção em vez de usar sua energia

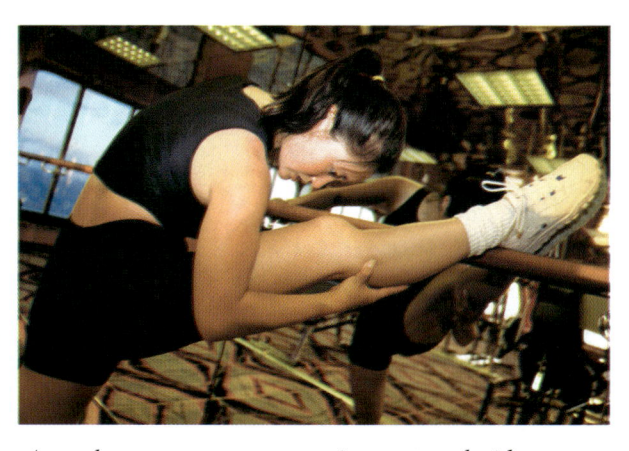

Aprenda com seus erros no treinamento e decida reservar um tempo para trabalhar suas fragilidades.

para reparar e reconstruir músculos depois de um treinamento com cargas pesadas.

Se os sintomas atingiram outras partes de seu corpo, fazendo com que você se sinta abatido e com dores, com uma garganta irritada e dores de cabeça, pare totalmente os exercícios até se sentir melhor. Para ficar bem mais rápido, coma alimentos saudáveis, mantenha seu peso e durma bastante. Quando você reassumir o treinamento, exercite-se com baixa intensidade e dê-se mais dias de descanso nas primeiras semanas, e também intervalos de descanso maiores entre os exercícios e séries na academia. Não espere reassumir seu ritmo normal para exercício cardiovascular por pelo menos duas semanas.

Indo em frente
Pergunte-se a razão de você estar sofrendo de excesso de treinamento ou enfermidades. Use seu diário de treinamento para olhar em retrospecto para o que você andou fazendo, evitando cometer os mesmos equívocos. Você pode ter aumentado demais seu treinamento em um espaço de tempo curto, ou o estresse do trabalho ou da vida familiar pode estar fazendo com que você se sinta particularmente cansado. Mantenha um registro de seu padrão de sono, anotando a hora em que você vai dormir, quão bem dorme e por quanto tempo. Você pode, então, checar esse registro para irregularidades.

Consulte seu diário de alimentação para ver se você está tendo realmente a nutrição de que precisa para seu corpo fazer frente às demandas de seu treinamento. Não tenha medo de ser crítico consigo ou de pedir conselhos de um parceiro de treinamento, treinador ou nutricionista.

Quando reassumir os exercícios, reserve um tempo para pensar em como se sente a cada dia e ouça seu corpo. Mude apenas uma coisa de cada vez. Por exemplo, alterar sua dieta ao mesmo tempo que inclui mais intervalos em seu treinamento pode ser demais para seu corpo de uma vez, e não o ajudará a determinar o que o deixou tão indisposto inicialmente.

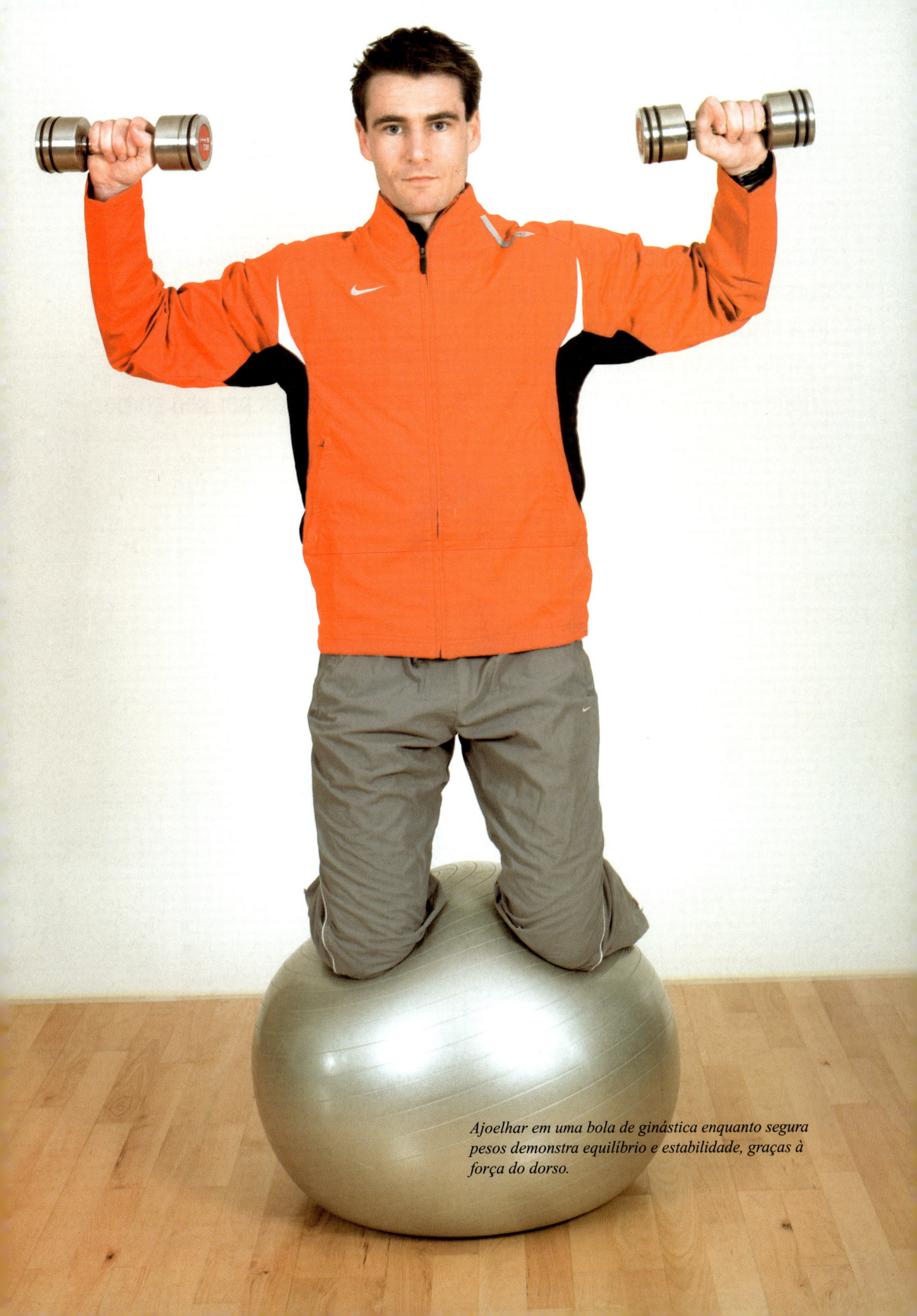

Ajoelhar em uma bola de ginástica enquanto segura pesos demonstra equilíbrio e estabilidade, graças à força do dorso.

Estabilidade Dorsal

A estabilidade dorsal é a força dos músculos que mantêm a espinha dorsal e a pélvis no lugar. Sem estabilidade dorsal, você estará sujeito a lesões e *performance* ruim. E quanto mais capaz corporalmente, mais rápido e mais poderoso você fica, mais força no dorso você necessita para fazer frente às demandas colocadas por seu corpo.

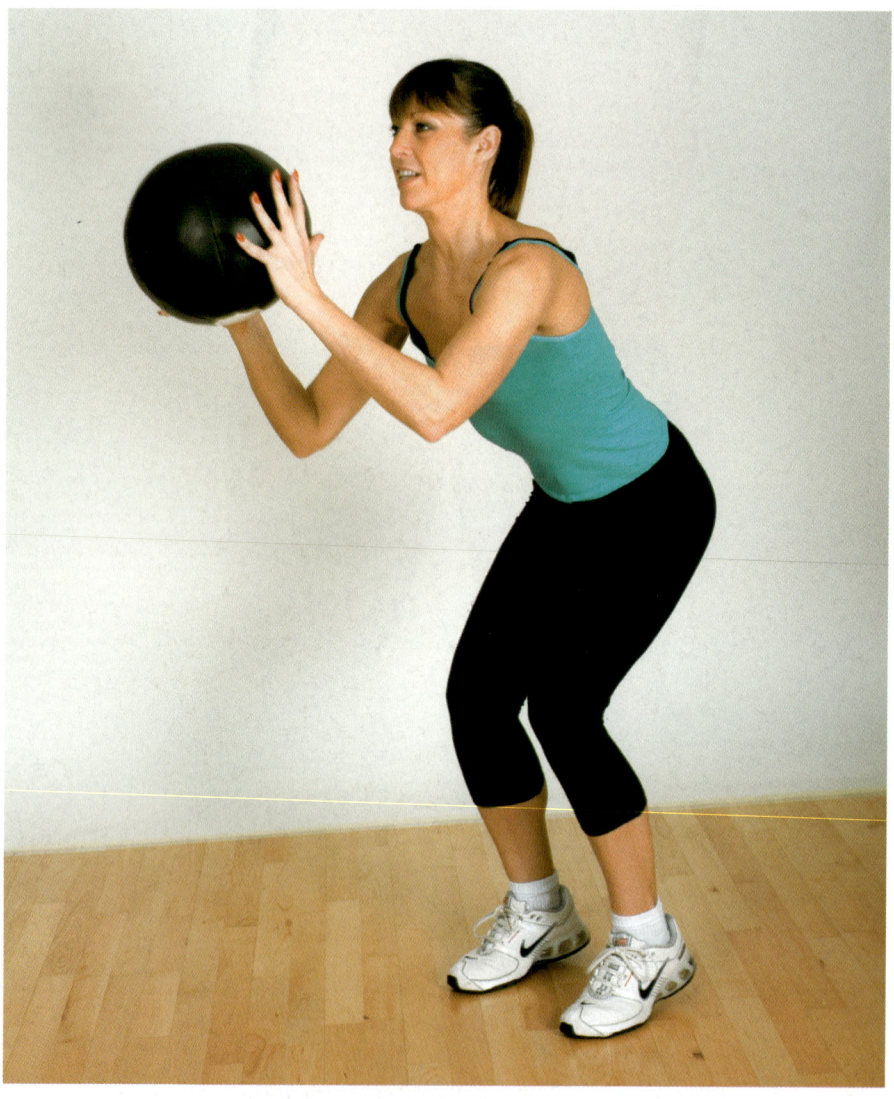

Manter uma posição firme para pegar uma bola tonificadora requer uma boa força no dorso.

A importância da estabilidade dorsal

O termo "estabilidade dorsal" é usado para descrever os músculos do tronco que mantêm e controlam a posição e o movimento da espinha lombar e da pélvis. Por esses músculos serem raramente usados na vida cotidiana, eles exigem atenção especial.

Há milhares de anos as pessoas tinham que ser fisicamente ativas para sobreviverem; nossos ancestrais eram caçadores e coletores que se movimentavam constantemente, erguendo materiais para construir abrigos, seguindo animais para alimento e derrubando árvores para fazer fogo. Hoje, nós perdemos todas essas atividades cotidianas. No passado, teríamos usado regularmente todos os músculos que controlam a posição e os movimentos dinâmicos da espinha lombar e da pélvis. Hoje, muitas pessoas têm um estilo de vida sedentário e contam com pouca ou nenhuma estabilidade dorsal.

Você precisa de seus músculos dorsais para ser forte e ativo o tempo todo para os movimentos diários. Por exemplo, se você for erguer uma coisa pesada do chão, seus músculos dorsais terão de se retesar antes que o restante de seu corpo faça o esforço para levantar o item, para criar uma posição como de uma braçadeira para segurar sua espinha dorsal e sua pélvis no lugar, a fim de ajudar o movimento de erguer. Caso seus músculos dorsais não estejam retesados, sua espinha dorsal e sua pélvis não terão força para manter sua posição correta, tornando-o sujeito a lesões. Problemas comuns relativos à estabilidade dorsal fraca incluem dores na lombar, ombros e costas arredondados e má postura. Com exercícios apropriados de estabilidade dorsal, você será capaz de recrutar os músculos dorsais corretos para sustentar seu corpo com eficácia; a pressão em suas costas irá ser reduzida dramaticamente e sua postura irá melhorar.

A estabilidade dorsal é também importante para uma ótima execução em muitos esportes. Você pode ter pernas e ombros fortes, mas se sua estabilidade dorsal for fraca, o meio de seu corpo pode girar sob pressão em uma disputa de bola ou obstrução no rúgbi, por exemplo. Do mesmo jeito, se seus músculos do torso são fracos, seu giro no golfe sofrerá: você não será capaz de transferir tanta potência de seu corpo para a bola, e sua falta de controle no giro de suas costas e na finalização da jogada deixará você sem equilíbrio e com risco de lesões.

> **Trabalhando junto**
>
> Não se trata apenas de fazer seus músculos dorsais trabalharem; eles precisam trabalhar em conjunto com seus outros músculos e ser recrutados na ordem correta para ajudar todos os seus músculos a serem eficientes na fixação da estabilidade dorsal em seu corpo.

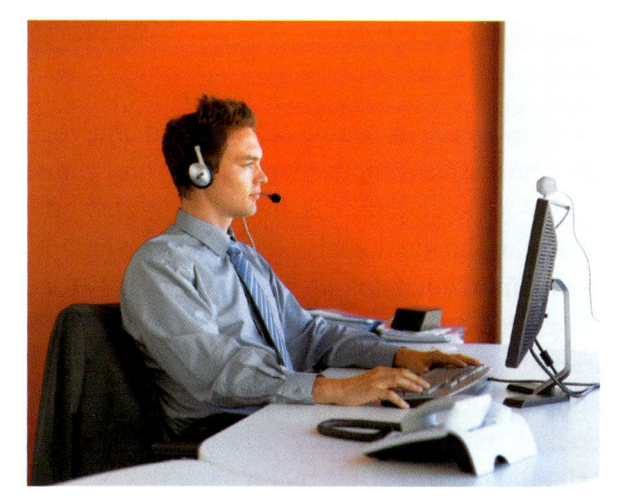

Sentar em uma mesa de trabalho o dia todo pode resultar em fragilidade maior ainda de seus músculos dorsais.

Os músculos da estabilidade dorsal

Os músculos principais no tronco que lhe proporcionam uma boa estabilidade dorsal são:

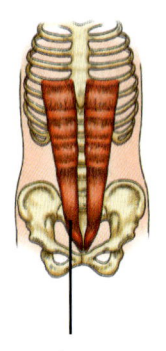

reto abdominal
Este músculo ajuda-o a se sentar.

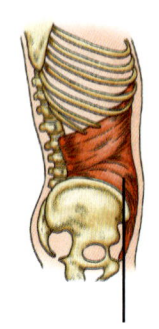

transverso do abdome
Este músculo puxa-o para cima e ajuda-o a expirar.

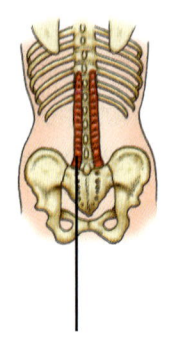

multífido
Controla os movimentos da espinha dorsal em qualquer direção.

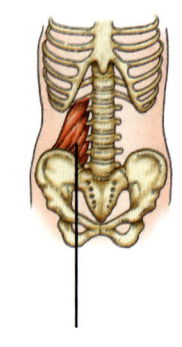

quadrado lombar
Controla os movimentos laterais da espinha dorsal.

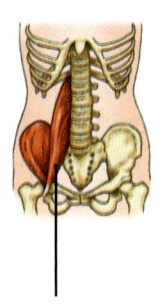

iliopsoas
Flexiona a parte de cima das pernas e quadris.

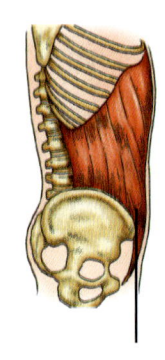

oblíquo externo
Controla os movimentos laterais e de rotação.

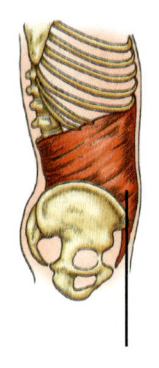

oblíquo interno
Este músculo controla os movimentos laterais do tronco.

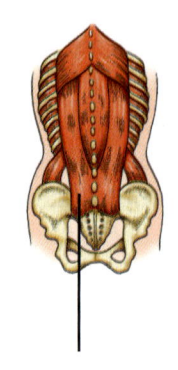

eretor da espinha
Este músculo sustenta sua curvatura para a frente.

Em geral, as pessoas cometem o equívoco de pensar que simplesmente fazer um monte de *sit-ups* e abdominais fornecerá a elas uma boa estabilidade dorsal – e isso não é verdade. Não importa quantos *sit-ups* e abdominais você faça, eles apenas o ajudarão a firmar os seus músculos para fazer parecer que você tem um abdome tonificado e reto. Esses exercícios são, de fato, muito pouco úteis para lhe dar uma boa estabilidade dorsal, e a maior parte das pessoas utiliza uma técnica fraca quando fazem *sit-ups* e abdominais.

A analogia da tenda

O papel principal desses músculos é fornecer estabilidade, mais que movimento. Por exemplo, você precisa de cordas de sustentação para manter uma tenda em pé, para evitar que ela caia. A estabilidade dorsal é o equivalente corporal das cordas de sustentação, mantendo tudo estável e em equilíbrio.

A importância da estabilidade dorsal

Evitando lesões

Se você está buscando aumentar a força nas partes superior e inferior de seu corpo utilizando pesos, é importante ter uma forte estabilidade dorsal para evitar lesões. Acrescentar exercícios para o dorso duas vezes por semana ao seu programa de treinamento dará a você maior estabilidade e potência, e o ajudará a evitar lesões. Uma vez que seus músculos dorsais sejam acordados e recrutados apropriadamente, você os sentirá funcionando. Quando você faz um supino, retese também os músculos dorsais. Os músculos que são o seu alvo nas pernas ou nos braços trabalham mais duro e se sentem mais isolados. Usar os músculos dorsais durante outros exercícios os tornará mais fortes e mais eficientes.

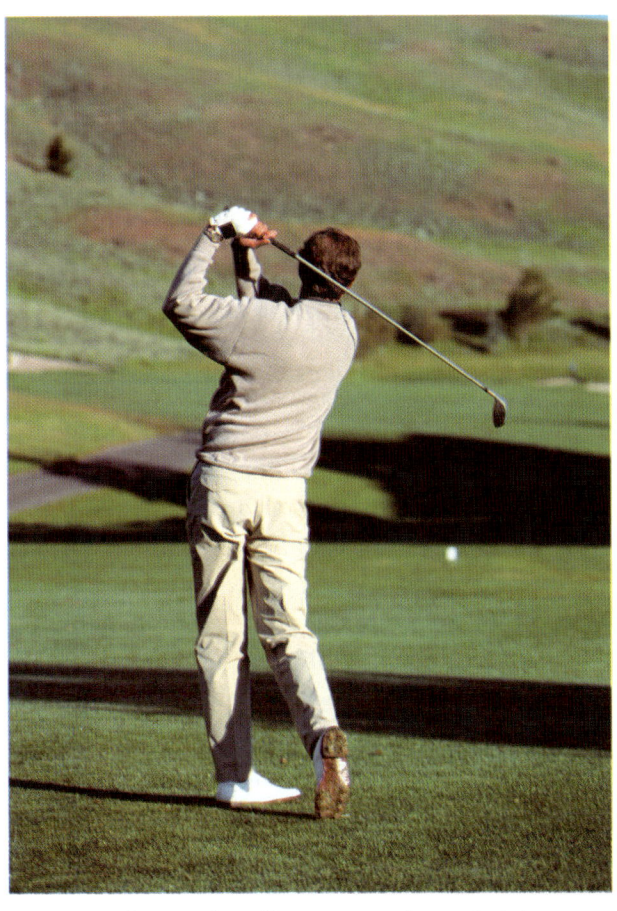

Um giro eficiente de golfe requer um bom nível de estabilidade dorsal para controlar o movimento.

Em esportes de combate como o rúgbi, músculos dorsais fortes são essenciais para evitar sofrer lesões.

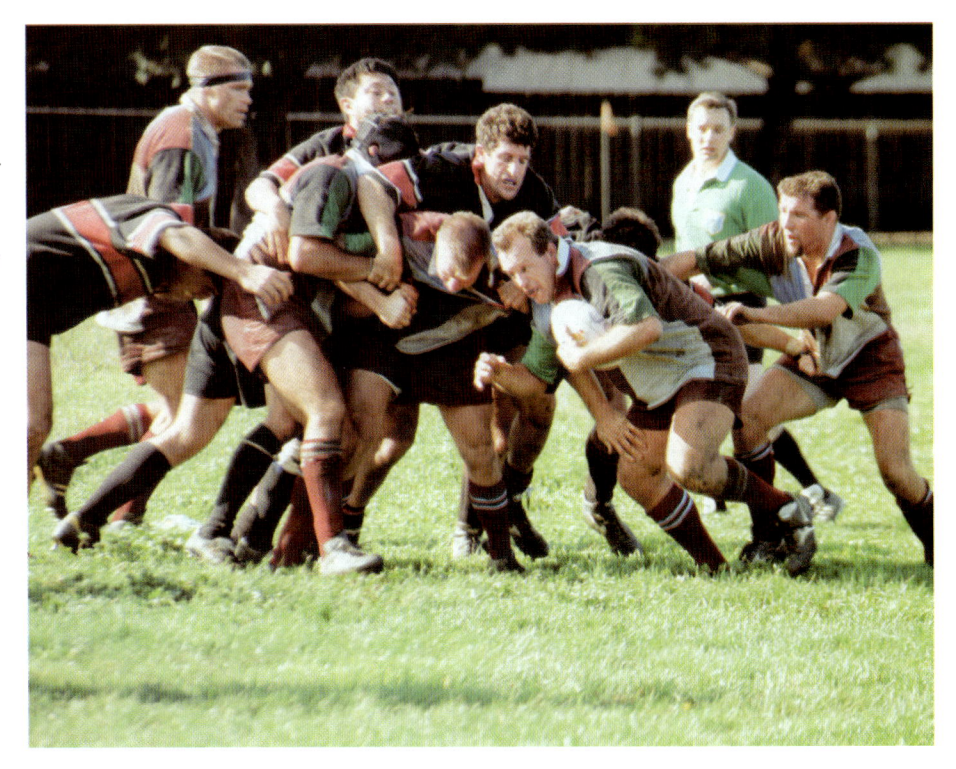

Medindo a estabilidade dorsal

É difícil medir a estabilidade dorsal e o recrutamento de músculos fora de um ambiente de laboratório. Contudo, existem alguns testes básicos que revelarão se a sua estabilidade dorsal está funcionando com eficiência suficiente para sustentá-lo.

Ignorar o perigo

Muitas pessoas, inclusive atletas de elite, não se importam com exercícios de estabilidade dorsal, já que é difícil mensurar os resultados. Mas a estabilidade dorsal e o recrutamento muscular correto terão relação direta com todas as atividades esportivas e de exercícios, portanto, meça-os, treine-os e monitore-os.

A força do dorso é tão importante que se os resultados dos testes a seguir mostrarem existir qualquer fragilidade em sua estabilidade dorsal, você deve reservar um tempo para trabalhar todos os aspectos dela. Os testes não revelam apenas quanta força você tem em seus músculos, mas também o padrão de recrutamento dos músculos ligados ao dorso. Se seu dorso é fraco, esses músculos podem não estar sendo recrutados de modo eficiente na ordem correta.

É importante considerar que músculos do dorso são mais importantes para o seu esporte, e em alguns casos isso significa elaborar um teste que seja relevante para você. Um bom fisioterapeuta ou especialista em biomecânica deve ser capaz de mostrar a você quais partes de seu corpo são as mais importantes e quais movimentos exigem ajuda de seus músculos de estabilidade dorsal. Por exemplo, em seu giro de golfe, você precisa de músculos dorsais fortes para evitar movimento lateral nos quadris. Faça um agachamento ou afundo em uma perna e observe o movimento lateral no quadril mais de perto, isso o ajudará a ver quão forte é o seu dorso na manutenção da posição sólida requerida.

Filme-se de todos os ângulos fazendo os testes, de modo que você possa ver por si onde está a fragilidade de sua estabilidade dorsal. Repita esses testes a cada seis semanas para monitorar o seu progresso.

Ficar em pé em uma perna

Verifique sua estabilidade dorsal com este teste simples: fique em pé parado por pelo menos 30 segundos, sem estender seus braços para se equilibrar. Se você não conseguir fazer isso, seus músculos dorsais não estão trabalhando bem. Neste exercício, todos os músculos dorsais são usados.

Força dorsal fraca

Você pode descobrir que tem cãibras em seus pés durante esses exercícios – este é um sinal de força dorsal fraca, já que seu corpo tem que compensar usando outros músculos para manter o seu equilíbrio. Se isso acontece com você, pare por alguns minutos e tente relaxar seus outros músculos.

Medindo a estabilidade dorsal

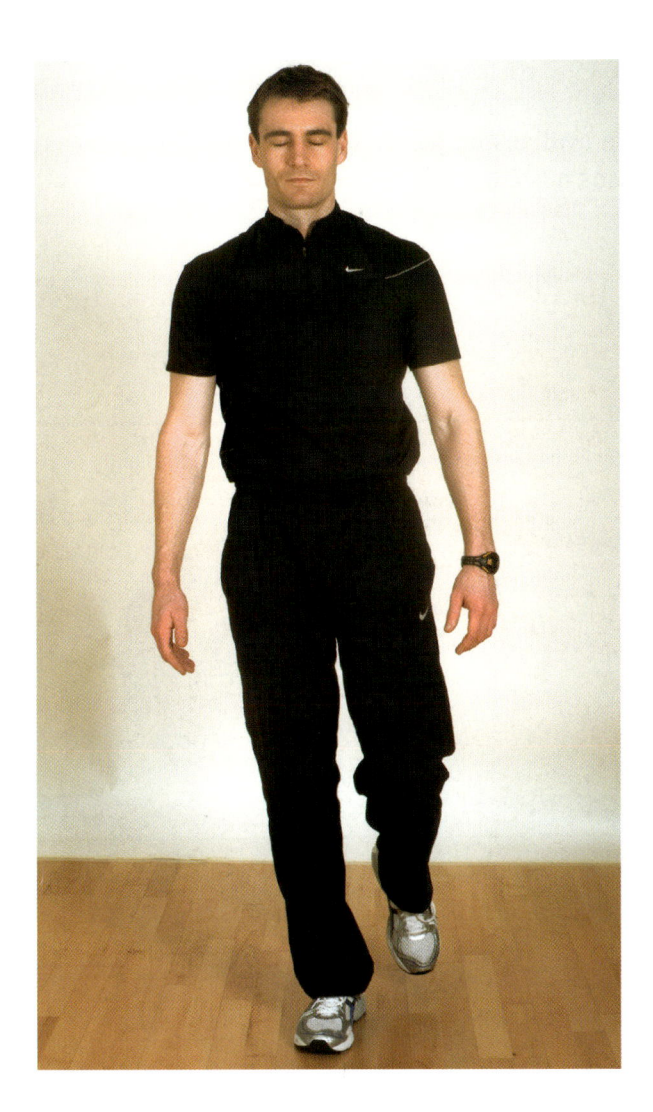

Fique em pé sobre uma perna com seus braços lateralmente ao corpo. Feche os olhos e fique parado por mais tempo possível. Quando você fecha os olhos, deve sentir os músculos dorsais se contraindo – eles ajudam a mantê-lo parado, do mesmo jeito que as cordas de sustentação de uma tenda. Mantenha seu pé o mais relaxado possível para colocar mais ênfase nos músculos de estabilidade dorsal, mantendo-os trabalhando mais duro com isso. Restrinja os movimentos dos quadris quando mudar de uma perna para a outra.

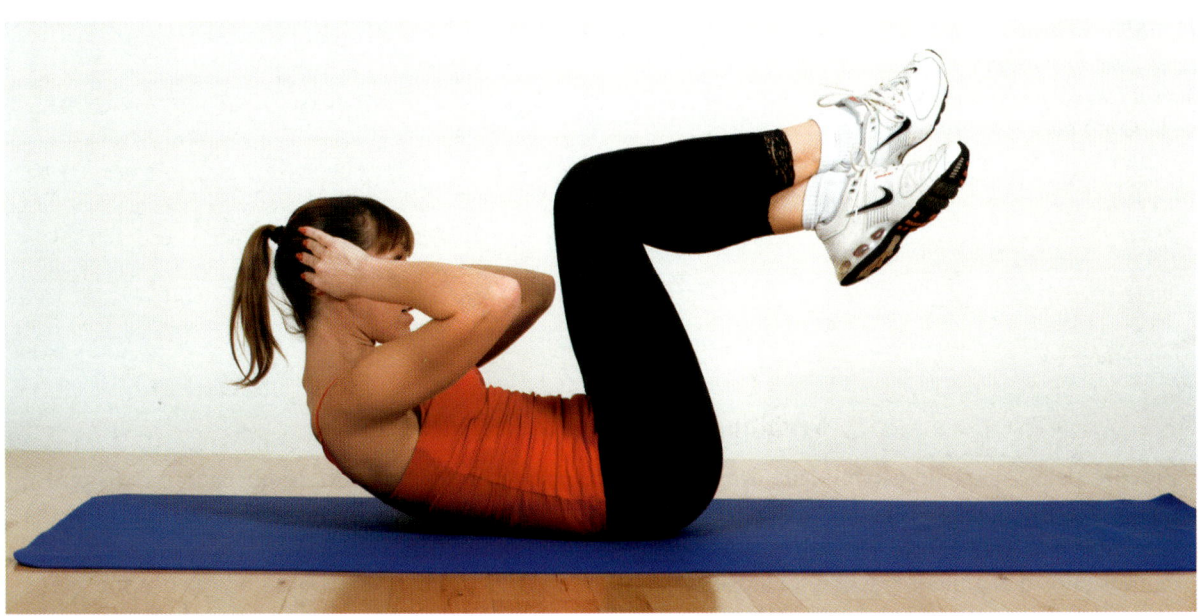

Você estará mais sujeito a lesões se não mantiver a estabilidade dorsal enquanto treina. Um dorso forte é vital para exercícios produtivos.

Agachamento com uma perna

Faça este exercício de frente para um espelho para avaliar que partes de seu corpo estão fracas. Todos os músculos de estabilidade dorsal são usados neste exercício.

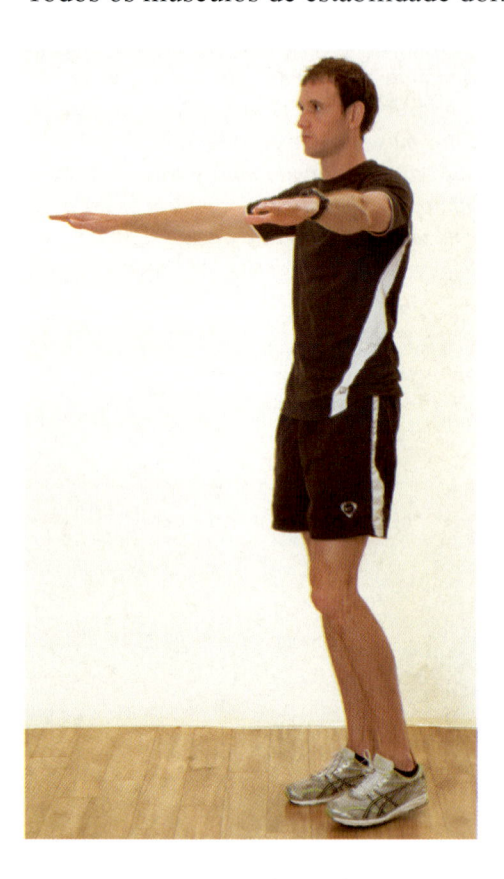

1. *Fique em pé ereto sobre ambas as pernas com seus braços para a frente. Equilibre-se bem, de modo que sua cabeça fique parada (um sinal de estabilidade dorsal fraca é a cabeça movimentando-se de um lado para o outro).*

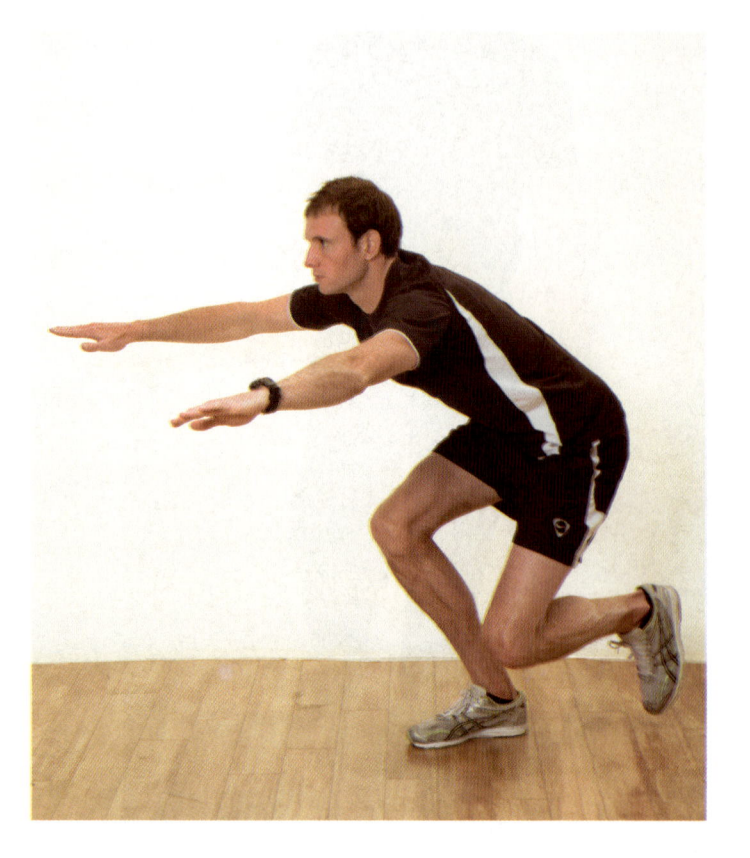

2. *Agache até a coxa da perna abaixada estar quase paralela ao chão. Pause durante dois segundos, depois fique em pé devagar.*

Verifique a sua estabilidade dorsal

Procure pelos sinais de estabilidade dorsal fraca: cabeça se movimentando de um lado para o outro; quadris caindo e não se mantendo nivelados (também indicativo de músculos dos glúteos fracos); perna cruzando para trás de sua perna do agachamento durante o movimento de agachar (também indicativo de músculos dos glúteos fracos); joelhos oscilando (indicativo de fragilidade mais acima nos músculos dorsais); e tronco se mexendo constantemente.

Afundo

Neste exercício, os sinais de um dorso frágil são os mesmos do agachamento com uma perna. Inclua afundos com inclinação e afundos com rotação em seu plano de exercícios para tornar seus músculos dorsais fortes o suficiente para sustentar seu corpo na atividade esportiva de sua escolha. O afundo usa todos os músculos de estabilidade dorsal.

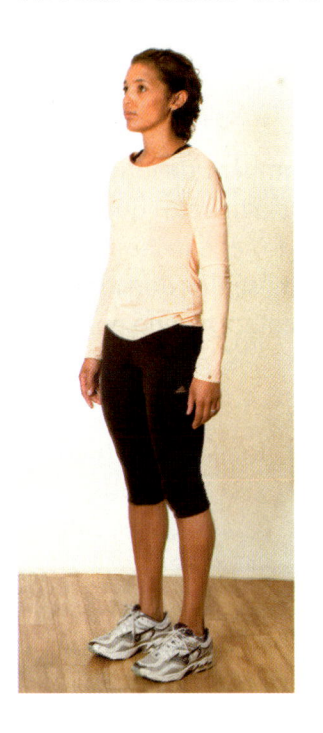

1. *Fique em pé, ereto, sobre ambas as pernas, com seus pés separados à distância da medida dos quadris e seus braços estendidos lateralmente ao corpo. Tente manter a cabeça e o pescoço totalmente relaxados antes de iniciar o afundo.*

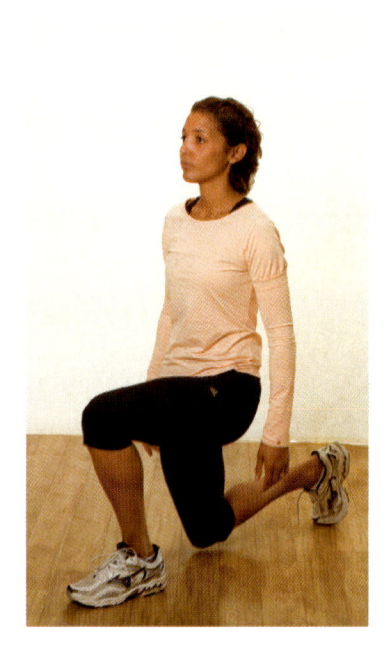

2. *Dê um passo para a frente e baixe o peso de seu corpo dobrando ambas as pernas, mantendo suas costas o mais eretas possível. Tente evitar qualquer movimento lateral para a frente ou para trás durante o afundo.*

Mudança de mão de apoio

Mantenha seus músculos dorsais contraídos durante todo este exercício. Aqui, todos os músculos dorsais são recrutados.

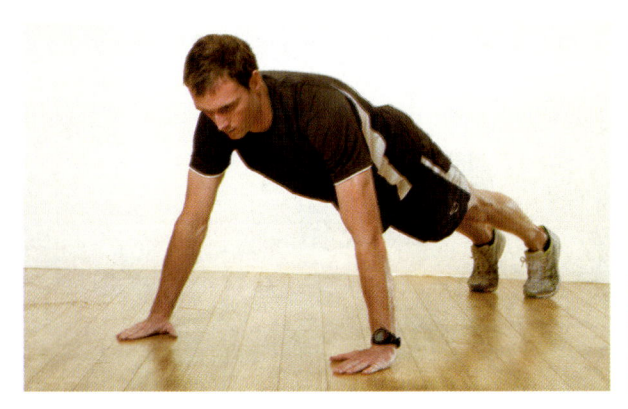

1. *Adote a posição padrão de flexão, com as pernas separadas e as mãos com as palmas abertas no chão, de modo que você possa manter seus quadris parados e progressivamente movimentar seus pés para mais perto um do outro para avaliar o quanto está melhorando sua estabilidade dorsal. Foque nos quadris e não os movimente para os lados ou gire.*

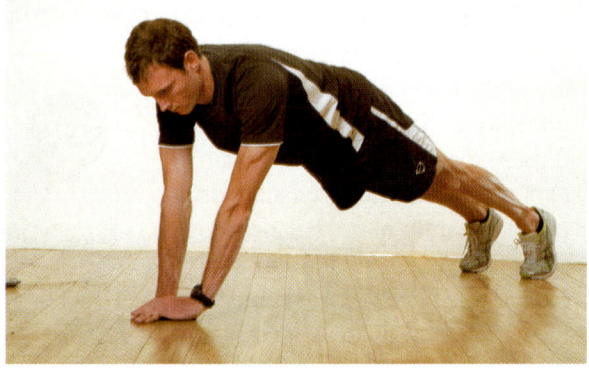

2. *Erga uma mão lentamente e coloque-a em cima da outra. Sinta e observe qualquer levantamento lateral, para cima e para baixo dos quadris. Seu dorso está funcionando bem quando existe pouco movimento no tronco durante este exercício. Movimento lateral e/ou rotação no centro do corpo o tornarão sujeito a lesões.*

Exercícios básicos para o dorso

É vital iniciar com estes exercícios básicos de dorso para recrutar corretamente seus músculos dorsais. Se você pula para exercícios mais avançados, seus músculos dorsais não se beneficiarão e você ficará sujeito a lesões.

Além de começar com estes exercícios de modo que consiga recrutar seus músculos corretamente, você também deve voltar a eles regularmente para verificar se está fazendo os exercícios básicos de forma adequada.

Se possível, você também deve trabalhar com um parceiro de treinamento que possa observá-lo se exercitando e dar-lhe alguma orientação sobre se seus músculos dorsais estão funcionando adequadamente. Quando possível,

Pense antes de se retesar

É fácil fazer exercícios de estabilidade dorsal sem saber quais músculos você está tentando engajar. Pare um pouco para pensar claramente sobre quais partes do corpo estão lhe dando a estabilidade para cada exercício, e seja paciente, focando intencionalmente naquela parte do corpo. Se você está em uma posição que requer que você mantenha os músculos dorsais retesados, então, mantenha seu corpo tão parado quanto possível.

Muitas pessoas pensam que chegaram à maestria em um exercício e rapidamente mudam para um trabalho mais avançado de dorso quando, de fato, elas apenas mantêm seu equilíbrio oscilando de um lado para o outro, balançando os braços ou segurando em uma parede. Se você está realmente lutando para sentir seus músculos dorsais, em especial seus músculos abdominais, então, tente senti-los quando você está tossindo. A tensão que você sente em volta de sua área abdominal quando está tossindo é causada pelo retesamento dos músculos dorsais.

Prancha (ponte de bruços)

Músculos utilizados: Reto abdominal; transverso do abdome; oblíquos internos.

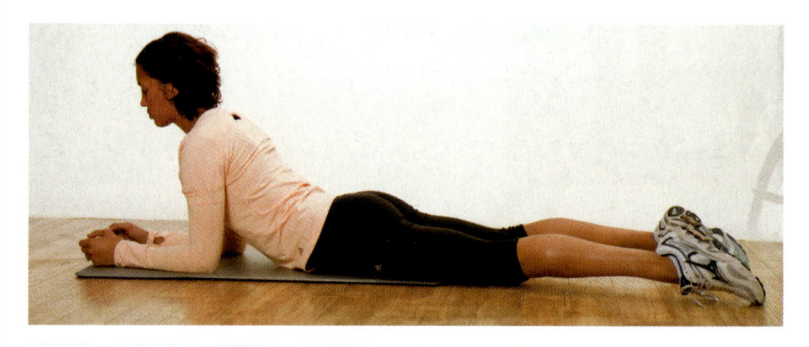

1. Deite-se de bruços com suas pernas retas para trás e as mãos entrelaçadas à sua frente, com seus antebraços pousados no chão. Mantenha sua espinha dorsal neutra o tempo todo e não deixe suas costas arquearem.

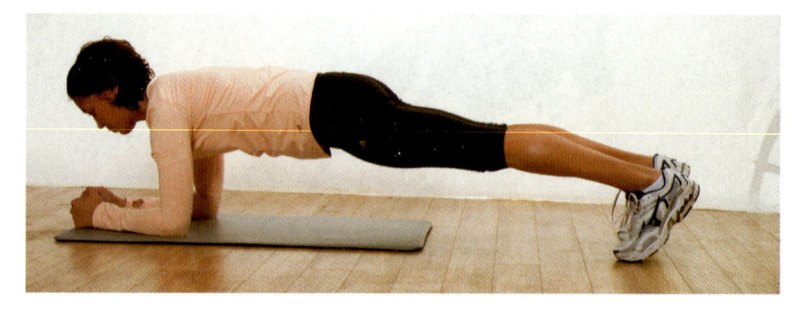

2. Levante seus quadris de modo que apenas seus antebraços e dedos dos pés fiquem no chão. Mantenha esta posição o máximo de tempo possível, retesando seus músculos dorsais. Empurre seu peito para fora e mantenha os ombros para trás para tornar o exercício mais difícil. Seu objetivo deve ser manter a prancha pelo máximo de tempo que você conseguir. Comece mantendo a posição durante 20 segundos, acrescentando cinco segundos a cada vez, até conseguir ficar na posição pelo menos durante um minuto.

Exercícios básicos para o dorso

tente colocar suas mãos nos músculos dorsais que, supostamente, você deve estar trabalhando durante os exercícios para ver se eles são mantidos retesados ou não.

Para cada exercício, demore entre dois e três segundos para cada direção do movimento. Expire no início do movimento, continue a respirar enquanto estiver mantendo a posição, e inspire quando voltar à posição inicial.

Prancha com levantamento de uma perna

Músculos utilizados: Reto abdominal; transverso do abdome; oblíquos internos.

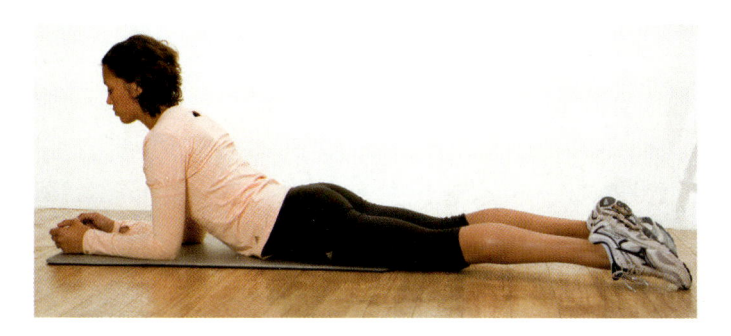

1. *Deite-se de bruços com suas pernas retas atrás de você e suas mãos entrelaçadas à sua frente, com os antebraços pousados no chão. Mantenha sua espinha dorsal neutra e retese seus músculos dorsais.*

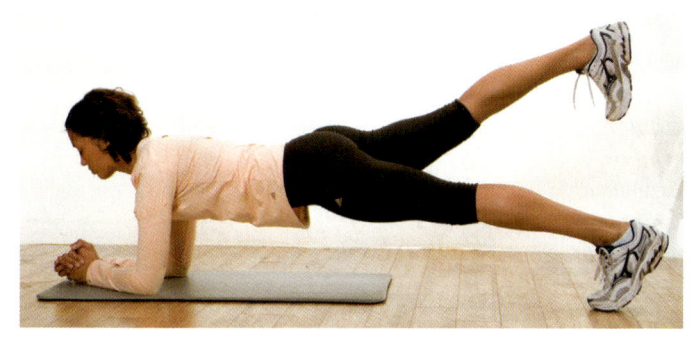

2. *Erga seus quadris, mantendo seus antebraços e dedos dos pés no chão, depois levante uma perna do chão, mantendo-a reta atrás de você. Mantenha a perna erguida durante 30 segundos. Repita o exercício com a outra perna.*

Levantamento lateral em prancha (ponte lateral)

Músculos utilizados: Oblíquos – interno e externo; transverso do abdome.

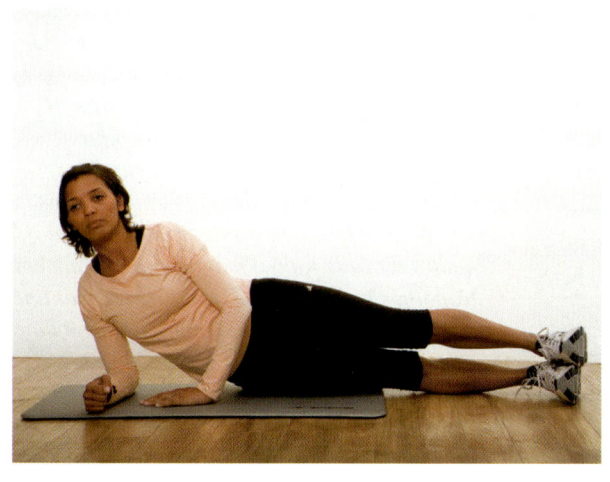

1. *Deite-se de lado, com as pernas retas, um antebraço pousado no chão, com a mão em uma posição com o punho fechado, a outra mão com a palma para baixo no chão e um pé descansando sobre o outro.*

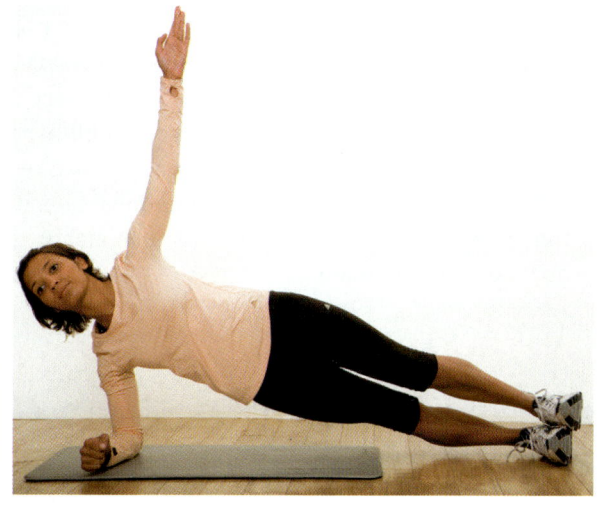

2. *Erga os quadris, mantendo um antebraço no chão e os pés juntos. Erga o outro braço reto no ar. Mantenha de modo a seu corpo ficar em uma linha reta.*

Ponte de glúteo

Músculos utilizados: Reto abdominal; grande glúteo; eretor da espinha.

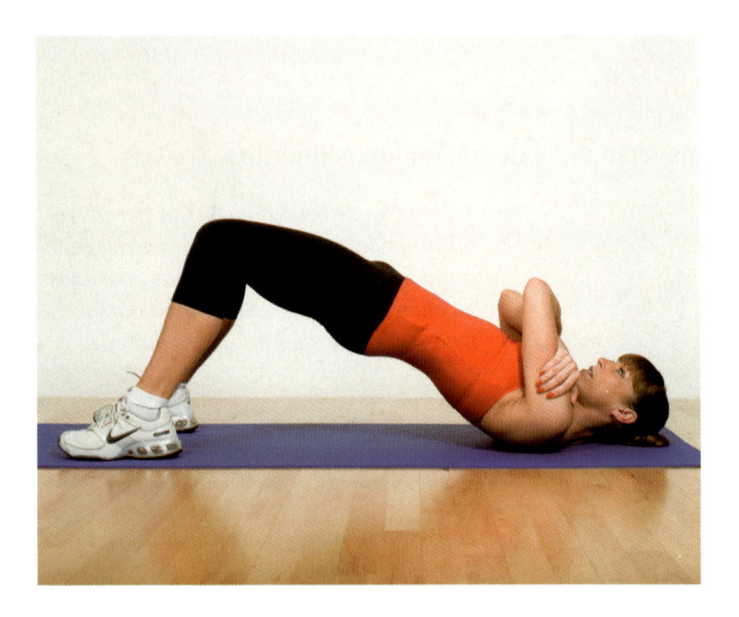

Deite-se de costas em um colchonete, com as pernas dobradas em 90 graus. Retese seus músculos dorsais, em especial os músculos dos glúteos, e erga seus quadris até seu corpo ficar nivelado em uma linha, desde seus joelhos até seus ombros. Comece mantendo a posição de dez a 20 segundos, gradualmente aumentando até manter durante um minuto.

Dicas para exercícios de dorso

Inicie mantendo seu corpo tão parado quanto possível, depois comece a retesar seus músculos dorsais. Tente empurrar seus calcanhares para colocar mais ênfase nos glúteos e menos estresse em seus joelhos. Foque em retesar seus glúteos. Mantenha as mãos e os cotovelos longe do chão para fazer seus músculos dorsais trabalharem mais duro. Expire para iniciar e inspire quando voltar ao início.

Ficar em pé em uma perna

Músculos utilizados: Todos os músculos dorsais são usados para este exercício.

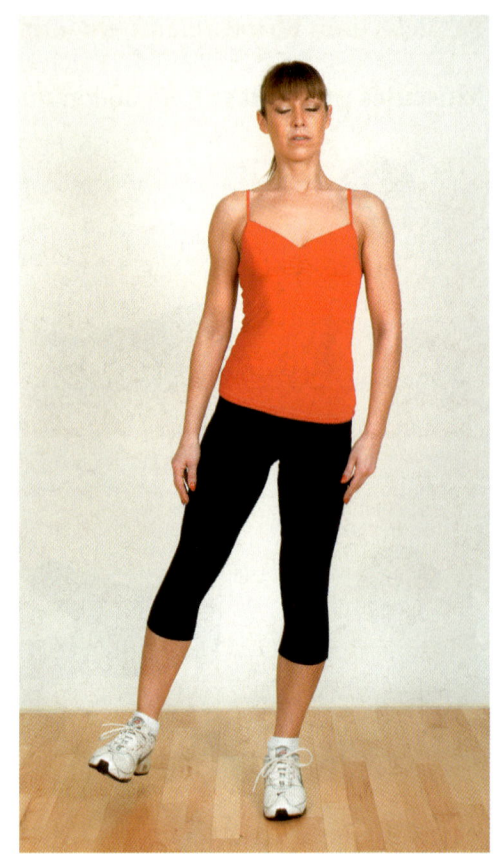

Fique em pé sobre uma perna, com seus olhos fechados e ambos os braços estendidos lateralmente ao corpo. Tente manter seu corpo parado e relaxado o máximo possível, depois retese seus músculos dorsais para manter seu equilíbrio. Mantenha a sua posição durante dez a 20 segundos, gradualmente aumentando até manter por um minuto. Mantenha sua espinha dorsal neutra durante todo o movimento e foque em trabalhar os oblíquos. Depois de ter mantido durante um minuto, tente manter a posição o máximo que conseguir, retesando seus músculos dorsais o tempo todo.

Exercícios intermediários para o dorso

À medida que seus músculos de estabilidade dorsal ficam mais fortes, você pode começar a introduzir exercícios do tipo dado aqui – que envolvem fazer uma ligação intensa entre seus músculos dorsais e os músculos de seus membros.

Quando você começa a usar seus membros para desenvolvimento e levantamento de pesos, é importante ser capaz de manter sua espinha dorsal e sua pélvis em sua posição natural, para tornar seus músculos de estabilidade dorsal mais fortes para as atividades do dia a dia e os movimentos de esportes.

Lembre-se de que você só é tão forte quanto seus músculos de estabilidade dorsal. Sem fortalecer o dorso, você não melhorará

Prancha com chute de perna

Músculos utilizados: Reto abdominal; transverso do abdome; oblíquos internos; grande glúteo; tensor da fáscia lata.

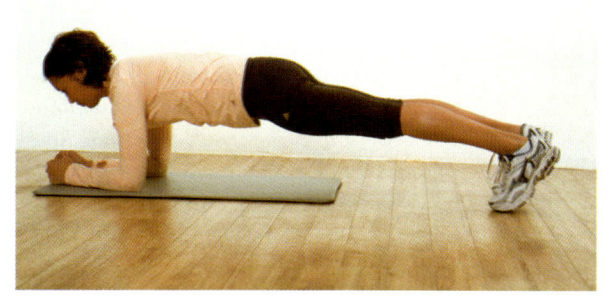

1. *Deite-se de bruços, com as pernas retas, os quadris erguidos, com os antebraços e os dedos dos pés no chão.*

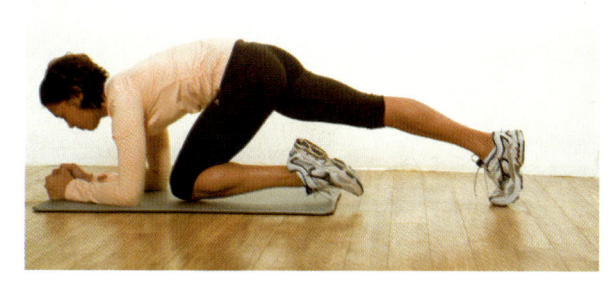

2. *Erga um pé, dobre o seu joelho e traga-o em direção ao seu peito até sua coxa ficar perpendicular ao chão.*

3. *Chute para trás com a perna, devagar, porém forçando, até ela ficar reta para trás. Mantenha durante cinco segundos, depois traga o joelho para dentro. Repita com a outra perna.*

Exercício para o dia de descanso

Para você obter o benefício máximo de seus exercícios de dorso, eles precisam receber toda a sua atenção e energia. No estágio intermediário, você deve tentar planejar dois treinos de estabilidade dorsal por semana. Você precisa fazer essas sessões em separado de suas sessões de treinamento cardiovascular ou de fortalecimento normais. Tente encaixá-las nos dias em que habitualmente você descansaria.

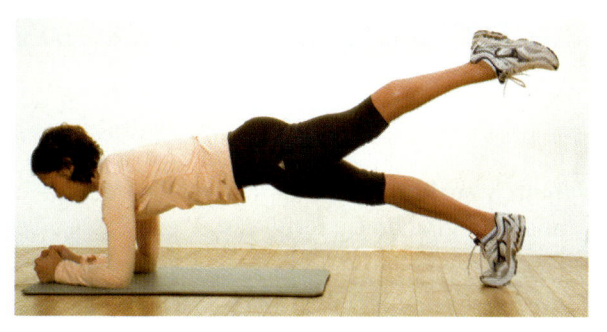

sua potência física e sempre estará mais sujeito a lesões.

Levar seus membros para fora do centro de seu corpo irá agir como um nivelador para fazer seus músculos dorsais trabalharem mais duro ainda. Exercícios que envolvam rotação forçarão alguns músculos dorsais para manter seu corpo parado, com outros músculos dorsais funcionando, para permitir que partes de seu corpo girem, mas de um modo controlado. Se você não leva tempo para conseguir fazer isso corretamente, outros músculos – principalmente na lombar – serão forçados a fazer o trabalho, o que não lhe dará a potência dorsal que você está procurando.

Para cada exercício, demore entre dois e três segundos para cada direção do movimento. Expire no início do movimento e inspire quando voltar à posição inicial.

Para os exercícios intermediários de dorso a seguir, comece com três séries de cinco repetições e aumente gradualmente durante as semanas, até estar fazendo cinco séries de dez repetições.

Levantamento de quadris com mudança de perna

Músculos utilizados: Reto abdominal; grande glúteo; eretor da espinha.

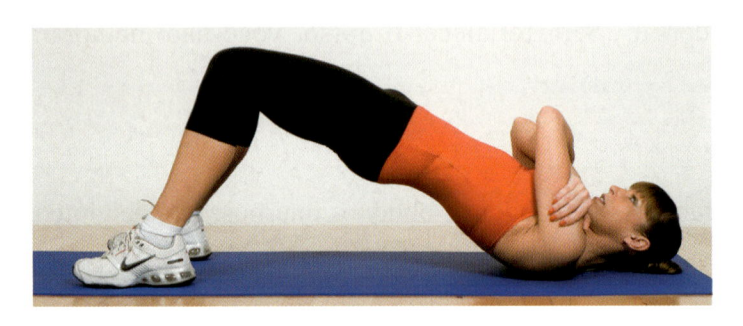

1. *Adote a posição de ponte de glúteo. Retese seus músculos dorsais, em especial os músculos do glúteo. Erga seus quadris até seu corpo ficar alinhado de seus ombros aos joelhos.*

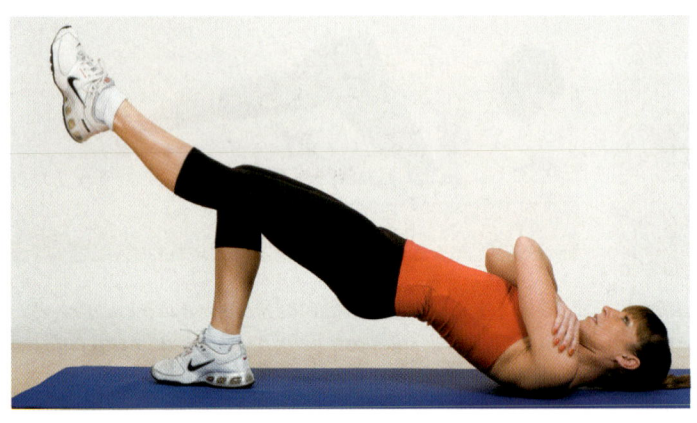

2. *Erga uma perna devagar até ela ficar alinhada com o resto de seu corpo. Mantenha esta posição durante cinco segundos e depois troque as pernas, mantendo seus quadris fora do chão e seu corpo alinhado.*

Trabalhe os músculos dorsais

Tente visualizar uma vara indo do topo de sua cabeça e descendo pela sua espinha dorsal. Se você se imaginar girando em torno desse "eixo", você verá que o exercício é mais produtivo.

Use uma carga que seja mais leve do que você pensa precisar para iniciar. Use um espelho para verificar sua técnica, a fim de ajudá-lo a eliminar qualquer movimento lateral dos quadris.

Com exercícios de rotação, seus quadris tentarão se mexer. Para criar um dorso forte, mantenha os quadris imóveis; faça os músculos dorsais realizarem o trabalho.

Este é um exercício ótimo para jogadores de golfe, já que ele envolve os mesmos músculos recrutados no giro desse esporte.

Super-homem

Músculos utilizados: eretor da espinha; grande glúteo; reto abdominal.

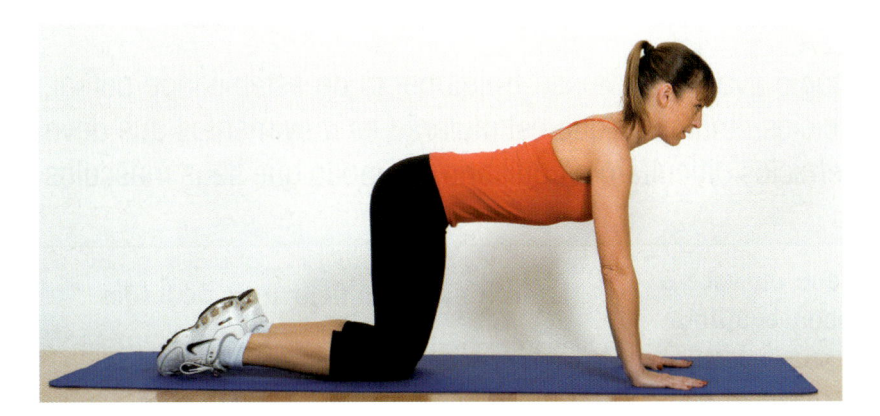

1. Comece com suas mãos e joelhos no chão, e seu umbigo contraído em direção à sua espinha dorsal para manter seus músculos dorsais retesados.

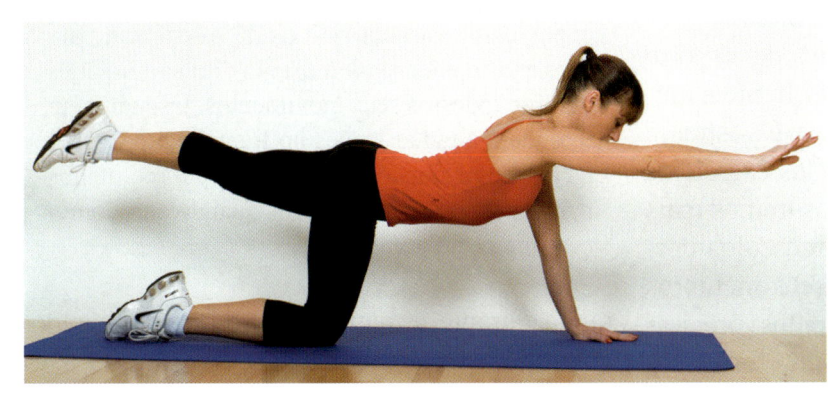

2. Erga sua perna esquerda do chão, estique-a para trás, levante e estique seu braço direito à sua frente. Mantenha durante cinco segundos, volte à posição inicial e repita com os membros opostos.

Lenhador com cabo, de cima para baixo

Músculos utilizados: Reto abdominal; oblíquos – interno e externo.

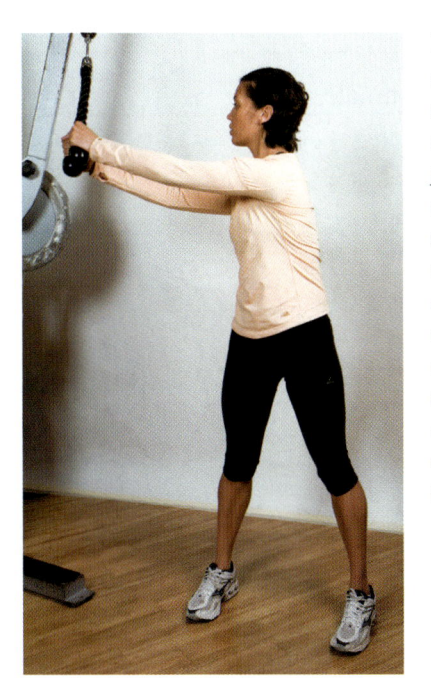

1. Fique em pé, ao lado de um aparelho de cabo, com seus pés separados à medida dos quadris. Vire em direção ao aparelho girando para cima, bem acima dos quadris, e segure a corda com ambas as mãos.

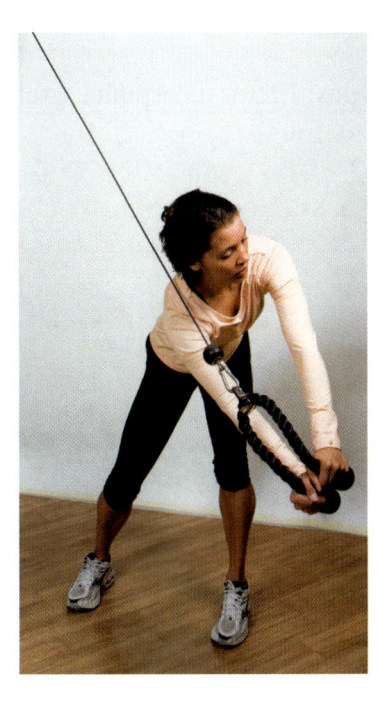

2. Gire a parte de cima de seu corpo devagar, mantendo seus braços esticados à sua frente, até o pegador estar nivelado com seu joelho oposto. Pause durante um segundo, depois gire de volta devagar para a posição inicial.

Exercícios avançados para o dorso

Quando você chegar a um estágio avançado de seu treinamento de estabilidade dorsal, pode começar a envolver exercícios dinâmicos que estimularão os movimentos que deve usar em seu esporte. Estes exercícios dificultam o equilíbrio, de modo que seus músculos dorsais têm de trabalhar duro.

A maioria das pessoas acredita que ou você é naturalmente abençoado com um bom equilíbrio ou não, quando, de fato, cabe aos seus músculos dorsais dar a você estabilidade suficiente para conseguir um equilíbrio realmente bom.

A maioria dos movimentos de esporte pede um bom equilíbrio para fazer frente a mudanças de direção e transferir o peso e o estresse de um membro a outro. Alguns dos exercícios a seguir usam pesos para tornar os treinos mais difíceis e ajudar a desenvolver músculos dorsais. Se você quer movimentar seus membros com movimentos vigorosos e rápidos, precisará ter uma estabilidade dorsal muito forte com grande equilíbrio.

Para cada exercício, demore entre dois e três segundos para cada direção do movimento. Expire no início do movimento, continue respirando durante a manutenção e inspire quando voltar para a posição inicial.

Para todos estes exercícios, comece com três séries de repetições de cada lado do corpo, gradualmente aumentando para cinco séries de dez repetições para cada lado.

> **Exercite-se para ficar livre de lesões**
>
> Quando tiver atingido o estágio avançado, simplesmente monte os exercícios em seu programa de treinamento normal. Faça-os entre os exercícios cardiovasculares e os de resistência para ajudar a manter seus músculos dorsais ligados durante todos os seus movimentos. Isso também o ajudará a evitar lesões no treinamento e fazer os músculos dorsais focarem e serem recrutados para sustentar seus membros quando eles começarem a se fatigar.

Super-homem de dois pontos

Músculos utilizados: Eretor da espinha; grande glúteo; reto abdominal.

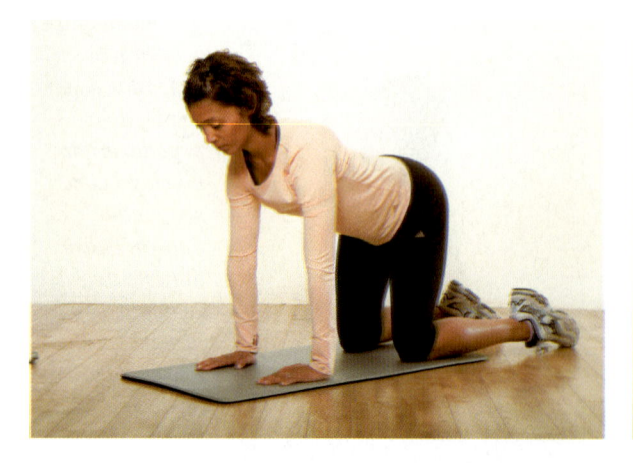

1. Inicie de quatro em um colchonete, com ambas as mãos e joelhos no chão, mãos com as palmas viradas para baixo. Tente evitar que sua lombar arqueie.

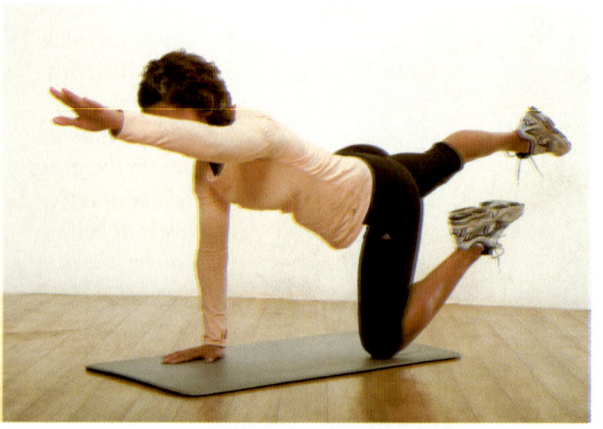

2. Levante e estique sua perna direita para trás. Ao mesmo tempo, erga e estique seu braço esquerdo à sua frente. Contraia seu umbigo em direção à sua espinha dorsal.

Exercícios avançados para o dorso

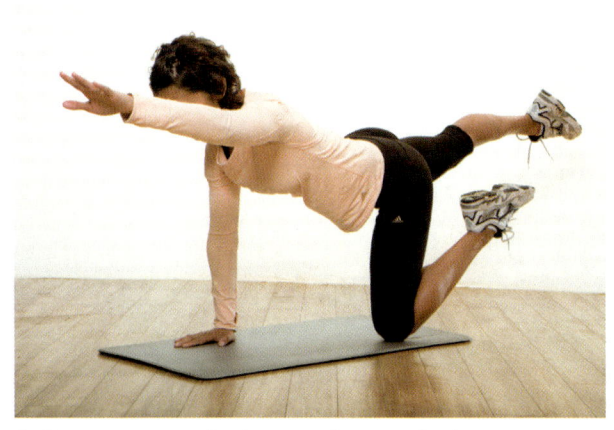

3. Para uma posição de super-homem de dois pontos, erga o pé de sua perna de apoio do chão, para trabalhar mais intensamente seus músculos dorsais.

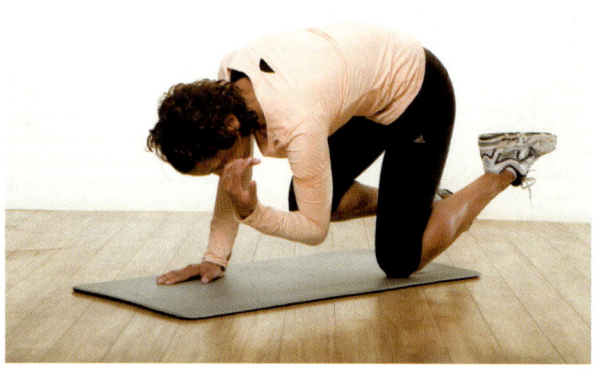

4. Mantenha durante cinco segundos, depois traga sua perna direita e seu braço esquerdo para dentro, até o joelho e o cotovelo se tocarem. Repita com o outro lado.

Lenhador com cabo, de cima para baixo, com uma perna

Músculos utilizados: Eretor da espinha; glúteos – grande, médio; reto abdominal.

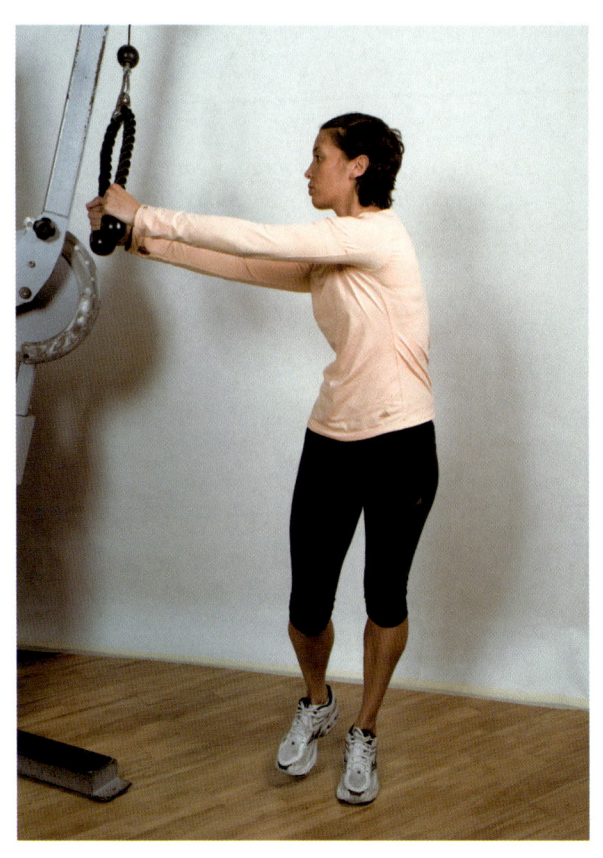

1. Fique em pé em uma perna, com o outro pé levemente erguido do chão, lateralmente ao aparelho de cabo. Gire a parte de cima de seu torso devagar em direção ao aparelho e segure a corda com ambas as mãos. Tente fazer este exercício sentado em uma bola de ginástica, com apenas um pé no chão.

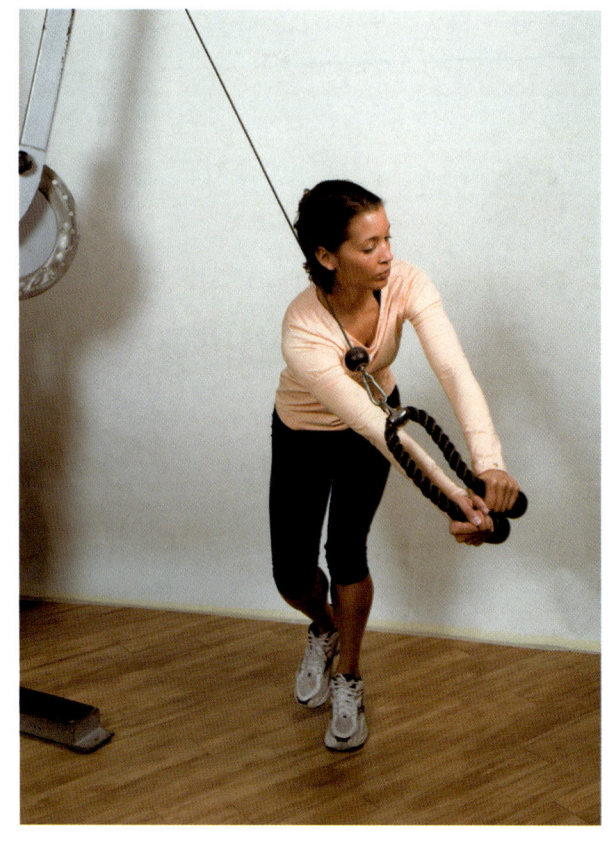

2. Gire devagar a parte de cima de seu corpo, mantendo os braços esticados à sua frente, até o pegador ficar no mesmo nível de seu joelho oposto. Pause durante um segundo, depois gire de volta, devagar, para a posição inicial. Mantenha seus quadris virados para a frente, a fim de colocar maior ênfase nos músculos dorsais.

Flexão em prancha com aceno lateral

Músculos utilizados: Reto abdominal; oblíquos – interno e externo; peitoral maior.

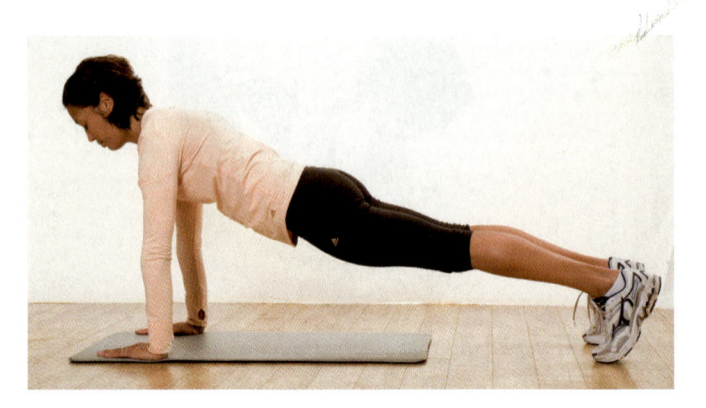

1. Comece em uma posição padrão de flexão.

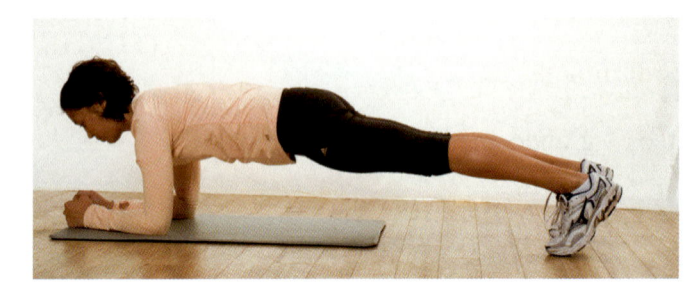

2. Baixe seu corpo em direção ao chão dobrando seus cotovelos para os lados.

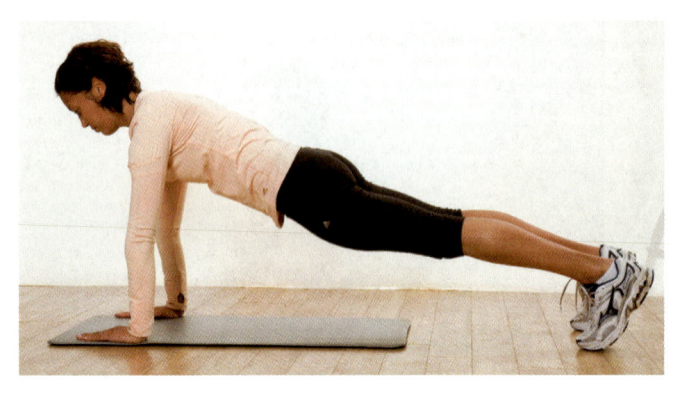

3. Com os cotovelos dobrados em 90 graus, mantenha durante dois segundos, depois suba.

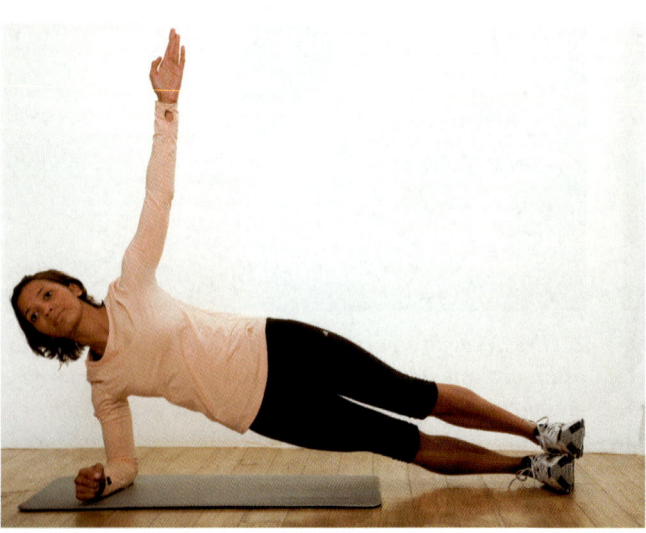

4. Leve um braço para o lado e gire seu corpo até ficar de lado em relação ao chão, em uma posição de prancha lateral. Pense em seu tronco como uma ponte e não permita que seus quadris caiam na rotação. Deixe seus pés girarem para os lados.

Remada super-homem

Músculos utilizados: Eretor da espinha; reto abdominal; oblíquos; latíssimo do dorso.

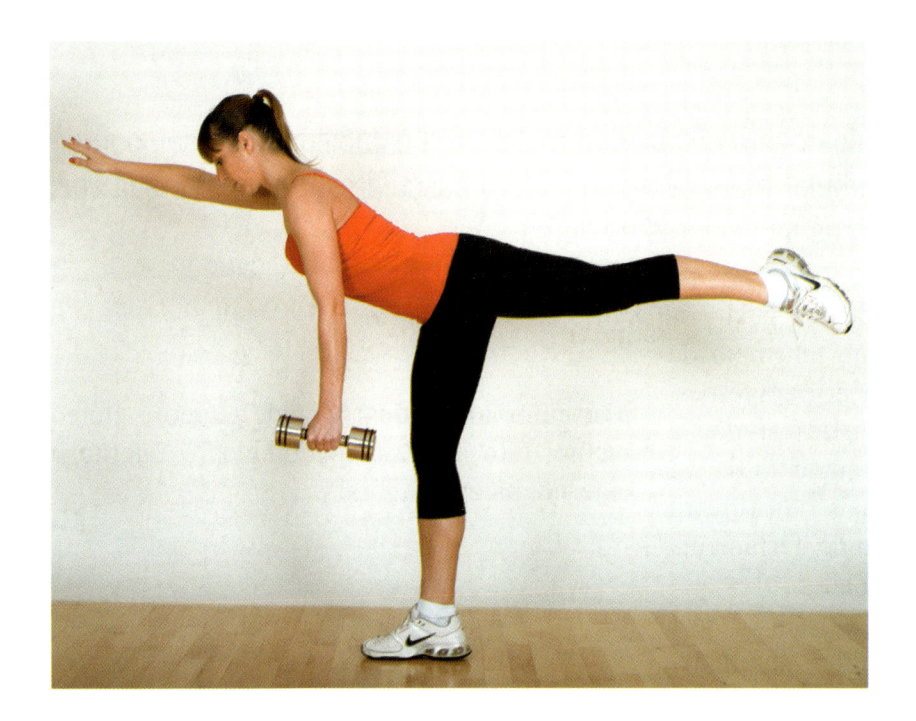

1. *Fique em pé em uma perna e mantenha sua outra perna esticada para trás de você, e seu braço oposto esticado à sua frente. Segure um peso na outra mão, à altura do joelho. Mantenha suas costas paralelas ao chão.*

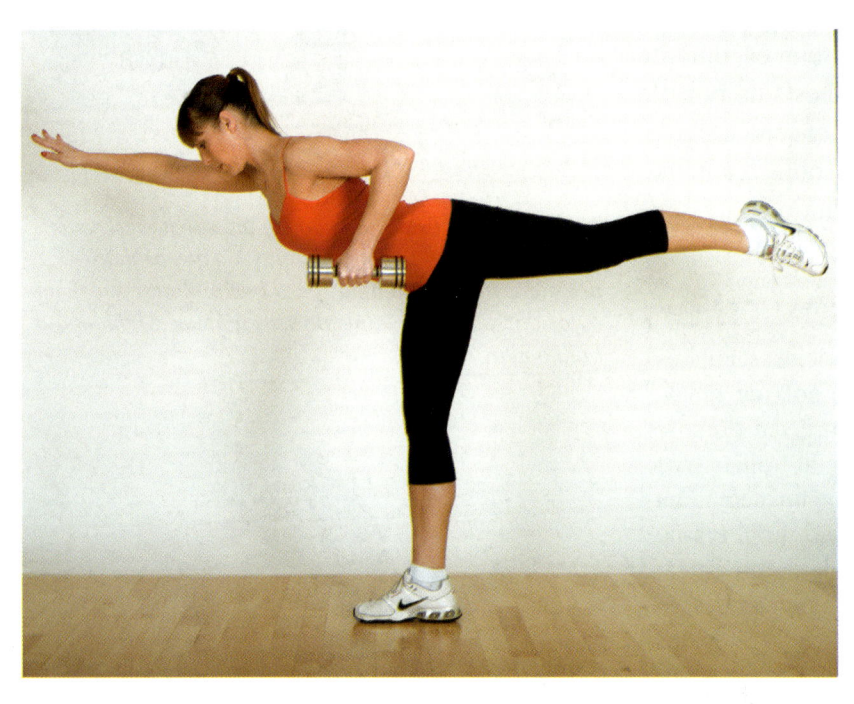

2. *Puxe o peso para cima até suas costelas, levando seu cotovelo para trás de suas costelas e da linha de seu corpo. Evite girar seu tronco quando puxar o peso para cima. Pause durante um segundo, depois volte à posição inicial.*

Exercícios para o dorso com bola de ginástica

A bola de ginástica é um equipamento eficaz para melhorar a estabilidade dorsal, porque ela força seu corpo para estimular mais caminhos neuromusculares, o que, por sua vez, ativa um número maior de fibras musculares no dorso.

A bola de ginástica foi introduzida pela primeira vez nos anos 1980 como um meio de melhorar a postura e a reabilitação para lesões. Porém, porque a bola de ginástica ajudou a alcançar ótimos resultados no aumento da estabilidade dorsal entre os atletas de primeira linha, ela se tornou uma grande ferramenta para pessoas de todas as habilidades.

Por ser redonda, a bola de ginástica é uma superfície instável para trabalhar, diferentemente de um banco convencional na academia. Como resultado, os músculos de estabilidade dorsal têm que permanecer atuantes durante todo o movimento quando você está na bola de ginástica, se você deseja permanecer na bola. Simplesmente sentar em uma bola mantendo seu corpo ereto requer que a maioria de seus

Construindo ligações

Substitua alguns de seus exercícios regulares da academia com exercícios de bola de ginástica para construir a ligação entre seu dorso e os membros. Por exemplo, quando treinar suas pernas, inclua alguns agachamentos em uma perna com bola de ginástica; para uma sessão de peito, inclua flexões com bola de ginástica; para trabalhar os ombros, inclua alguns desenvolvimentos com bola de ginástica. Muitos dos exercícios feitos na academia podem ser replicados usando a bola de ginástica; isso os tornará significativamente mais difíceis e garantirá que você esteja usando seus músculos dorsais corretamente. Muitos atletas de nível mundial afirmaram que usar bola de ginástica fez uma grande diferença em sua *performance*.

Levantamento de quadris com bola de ginástica, pés na bola

Músculos utilizados: Grande glúteo e glúteo médio; reto abdominal; oblíquos – interno e externo; bíceps femoral.

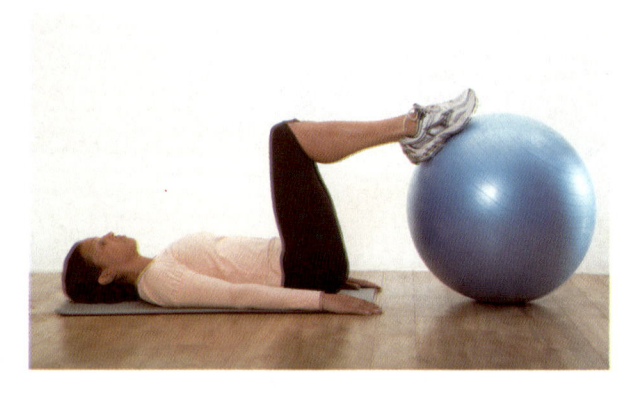

1. *Deite-se de costas no chão em um colchonete, com seus pés no topo da bola de ginástica e suas mãos pousadas no chão, palmas para baixo. Retese seus músculos dorsais, especialmente seus glúteos. Mantenha a bola o mais imóvel possível.*

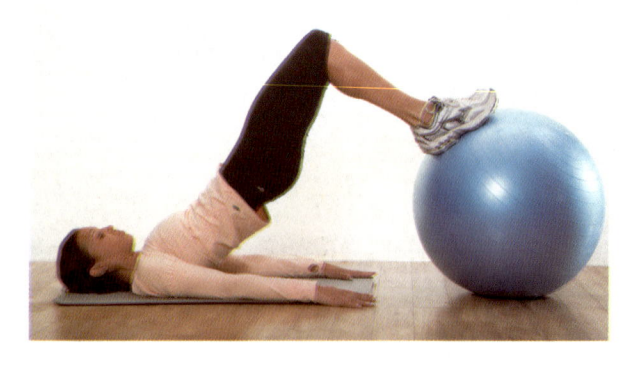

2. *Erga seus quadris até seu corpo estar alinhado dos ombros aos joelhos. Tente manter seu equilíbrio o tempo todo. Mantenha essa posição durante cinco segundos, depois volte devagar para a posição inicial.*

músculos de estabilidade dorsal trabalhe. A bola também permite um espectro maior de movimentos para os exercícios do que você teria normalmente no solo. Por exemplo, com a ponte de glúteo você pode baixar seus quadris até o chão antes de retesá-los para voltar para cima.

Com a utilização da bola de ginástica, sua percepção corporal e equilíbrio irão melhorar, o que é um bônus para qualquer atividade esportiva. Não tente usar estes exercícios até ter completado o estágio intermediário de seu treinamento de estabilidade dorsal.

Agachamento em uma perna com bola de ginástica

Músculos utilizados: Reto abdominal; glúteo médio; quadríceps.

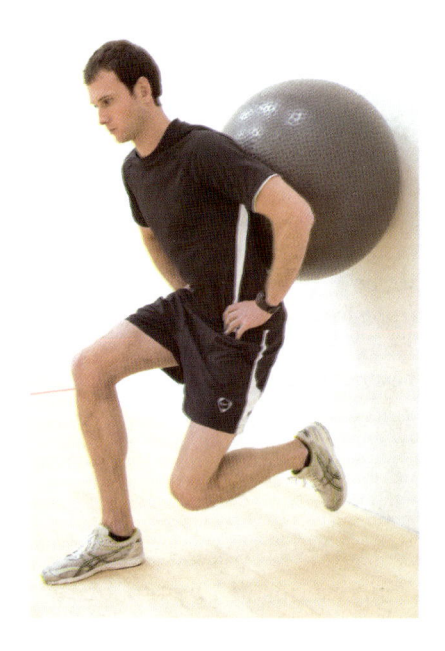

1. Com a bola de ginástica entre sua lombar e uma parede, agache devagar em frente a um espelho, empurrando seu peso com seus calcanhares, até seu calcanhar estar quase paralelo ao chão.

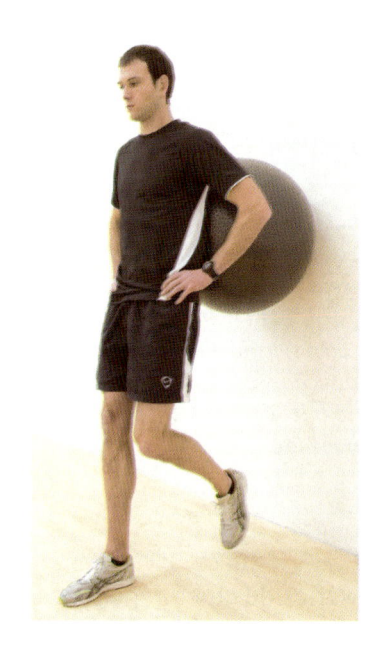

2. Pause durante dois segundos, verifique se seus quadris estão alinhados, depois, gradualmente, estique suas pernas até estar em pé totalmente ereto. Retese seus glúteos enquanto suas pernas se esticam.

Prancha com bola de ginástica

Músculos utilizados: Reto abdominal; transverso do abdome; oblíquos internos.

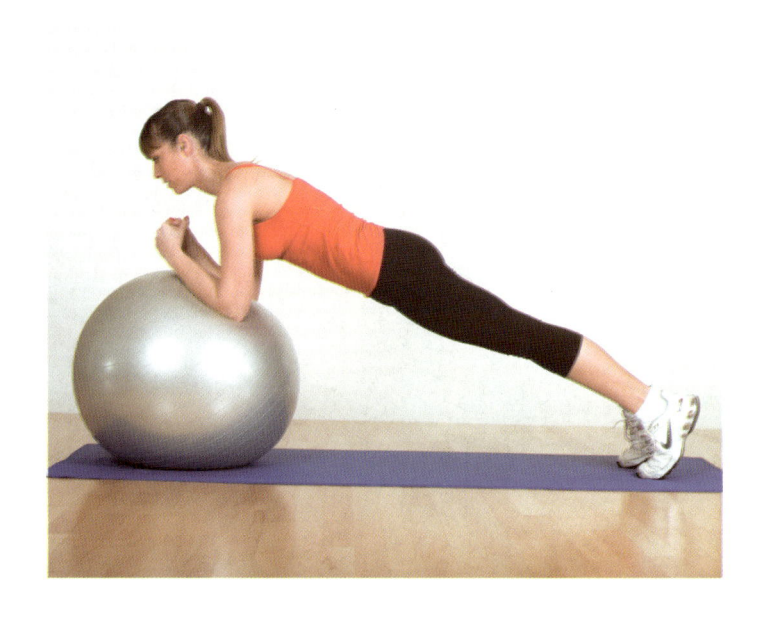

Adote uma posição de prancha com seus cotovelos e antebraços pousados na bola e seus pés para trás, apoiados nos dedos dos pés. Mantenha essa posição o máximo que puder, retesando seus músculos dorsais. Mantenha sua espinha dorsal neutra o tempo todo e não permita que suas costas arqueiem. Se suas costas começarem a arquear, interrompa imediatamente o exercício; isso terá um efeito negativo ao ensinar seu corpo a fazer o exercício usando os músculos errados. Tenha como objetivo manter a prancha o máximo que puder. Comece mantendo a posição durante 20 segundos, aumentando para um minuto durante três séries.

Desenvolvimento de ombros com bola de ginástica

Músculos utilizados: Reto abdominal; grande glúteo e glúteo médio; deltoide.

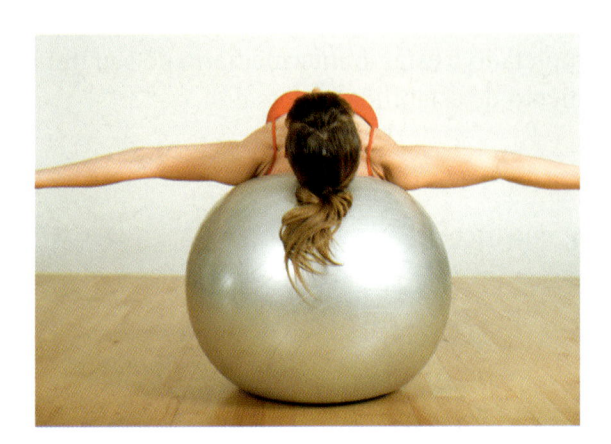

1. Pouse a bola de ginástica sob seus ombros e pescoço. Mantenha seus joelhos dobrados em um ângulo de 90 graus e seus pés pousados no chão. Retese seus músculos dorsais para manter seus quadris para cima, alinhados com seus joelhos e ombros. Olhe para baixo, em direção a seus pés, para ajudá-lo em seu equilíbrio inicial. Foque em trabalhar seus oblíquos e glúteo médio.

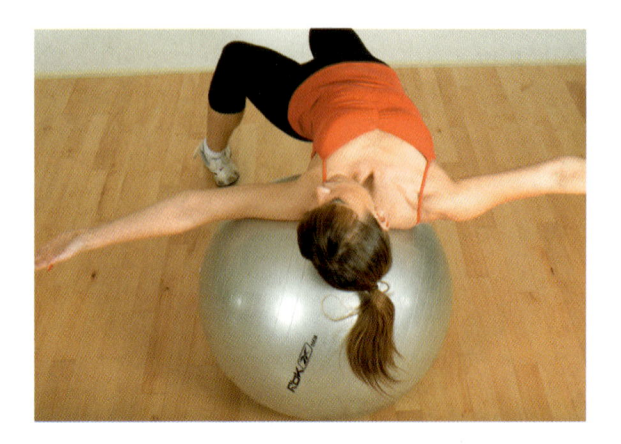

2. Role a parte de cima de seu corpo para um lado da bola de ginástica até alcançar o ponto em que você comece a perder o equilíbrio. Pause durante dois segundos, depois volte devagar para a posição inicial. Comece com seus pés bem separados e, gradualmente, traga-os para mais perto, juntos, quando você ficar melhor no exercício. Comece com três séries de cinco repetições para cada lado.

Rolamento lateral com bola de ginástica

Comece com três séries de cinco repetições, depois aumente para cinco séries de dez repetições.
Músculos utilizados: Oblíquos; glúteo médio; reto abdominal; tensor da fáscia lata.

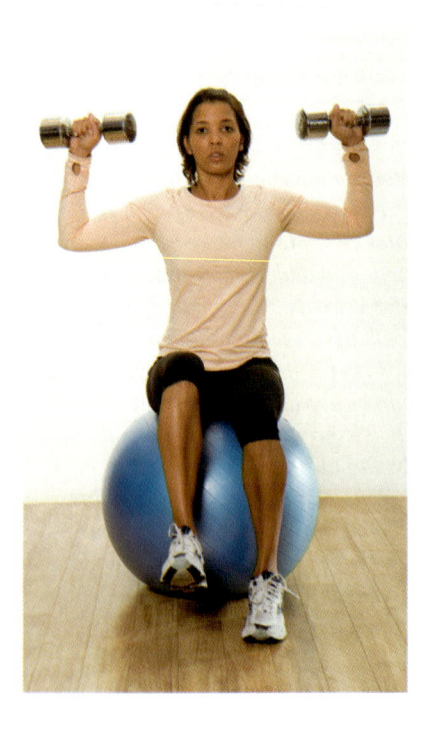

1. Segurando pesos em cada mão, sente-se em uma bola de ginástica, levante um dos pés do chão e erga os pesos até o nível das orelhas. Tenha um parceiro de treinamento por perto durante todo este exercício, para ajudá-lo a se acostumar a se equilibrar na bola.

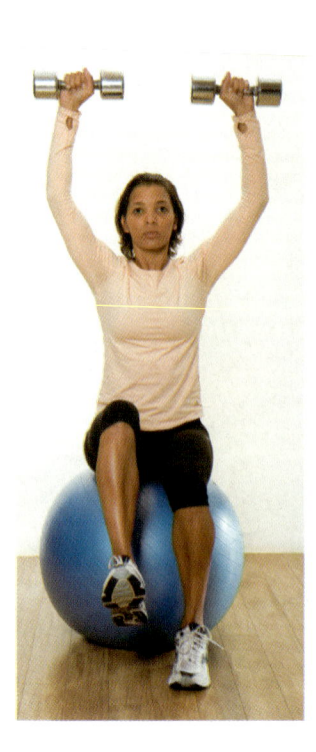

2. Mantendo seus músculos dorsais retesados, erga os pesos acima de sua cabeça, pause durante dois segundos, depois volte devagar para a posição inicial.

Exercícios para o dorso com Bosu

O Bosu, um acrônimo para *Both Sides Utilized* (Ambos os Lados Utilizados), é uma ferramenta excelente para recrutar e fortalecer seus músculos dorsais. Toda vez que você se movimenta em um Bosu, você não tem escolha além de ligar seus músculos dorsais para manter o equilíbrio e a coordenação.

Quando usar qualquer lado de um Bosu (um lado tem uma base reta e o outro é similar a uma geleia arredondada), o mais leve movimento forçará seus músculos dorsais a trabalharem, fortalecendo, com isso, a ligação entre seus membros e os músculos dorsais. Para cada exercício, demore entre dois e três segundos para cada direção do movimento. Expire no início do movimento, durante toda a manutenção, e inspire quando voltar à posição inicial.

Prancha de joelho com Bosu com rotação

Músculos utilizados: Reto abdominal; transverso do abdome; grande glúteo e glúteo médio.

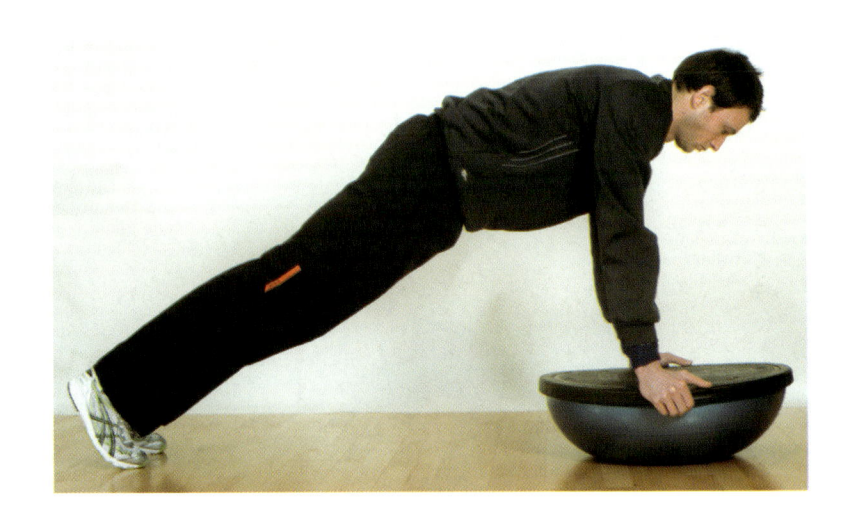

1. *Adote a posição de prancha padrão, segurando firme nos lados do Bosu com suas mãos e mantendo seus músculos dorsais retesados, de modo que você possa erguer seu corpo apoiado nos dedos dos pés. Mantenha os ombros nivelados, de maneira que o dorso trabalhe mais duro.*

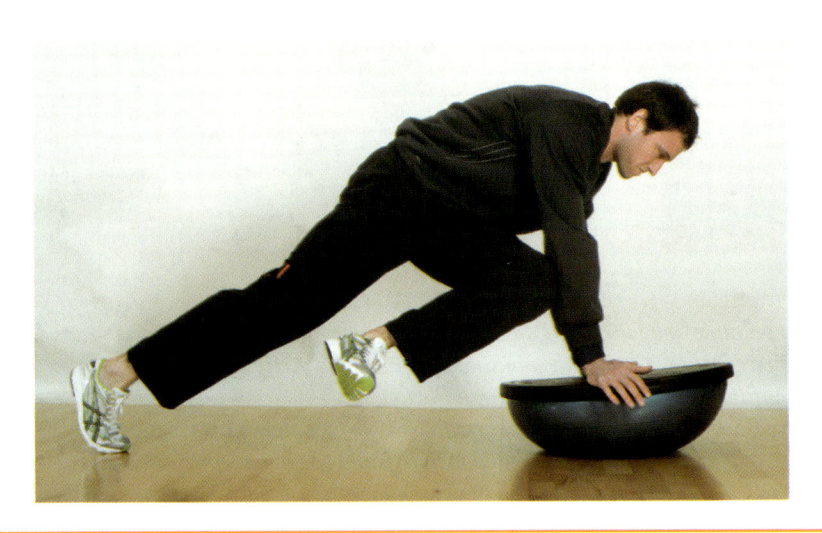

2. *Erga uma perna até os joelhos tocarem o cotovelo oposto, seu tronco girando de leve para alcançar toda a variação do movimento. Pause durante dois segundos, depois volte ao início. Comece com três séries de cinco repetições. Aumente para três séries com 15 repetições de cada lado.*

Super-homem com Bosu

Músculos utilizados: Reto abdominal; transverso do abdome; grande glúteo e glúteo médio.

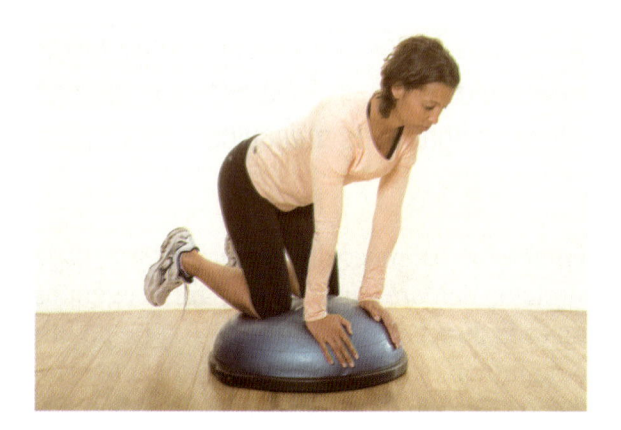

1. *Posicione-se com cuidado de quatro no Bosu, de modo que possa manter seu equilíbrio. Empurre seu umbigo para dentro para manter as costas retas e sua cabeça em linha com sua espinha dorsal. Mantenha seus músculos dorsais retesados o tempo todo para manter sua espinha dorsal neutra.*

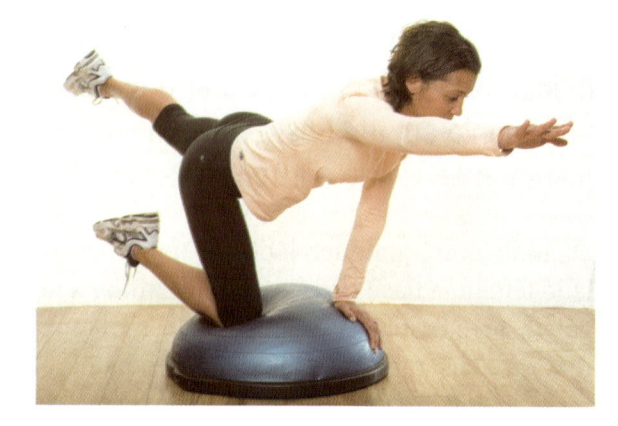

2. *Erga sua perna esquerda e estique-a para trás. Ao mesmo tempo, estenda seu braço direito à sua frente. Mantenha essa posição durante cinco segundos, depois volte à posição inicial. Mantenha a respiração durante o exercício. Inicie com cinco repetições, troque os membros e aumente para 20 repetições de cada lado.*

Agachamento com Bosu

Músculos utilizados: Reto abdominal; transverso do abdome; grande glúteo e glúteo médio; quadríceps.

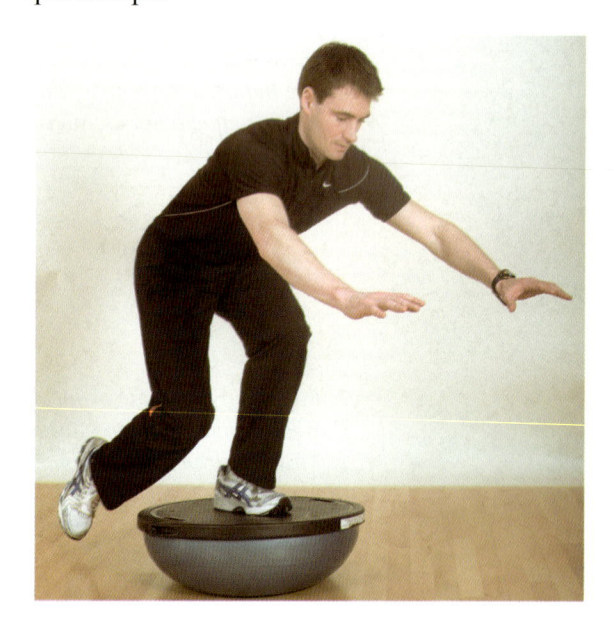

1. *Inicie colocando um pé sobre o Bosu, permitindo que ele vire para um lado; depois, devagar, coloque seu outro pé e tente encontrar seu equilíbrio. Peça a seu parceiro de treinamento para ajudá-lo a equilibrar-se se for a primeira vez que você tenta usar um Bosu.*

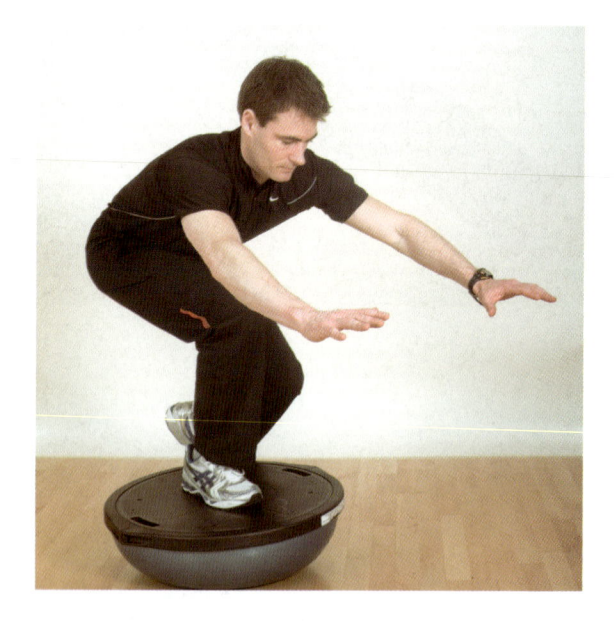

2. *Agache devagar até suas coxas ficarem paralelas ao chão. Pause durante dois segundos, depois estique suas pernas pausadamente e fique ereto. Quando você puder manter seu equilíbrio e não existir oscilação visível, tente agachar em uma perna para colocar maior ênfase em seu glúteo médio. Comece com três séries de cinco repetições, aumentando para três séries de 20 repetições.*

Lenhador com cabo sobre Bosu, de cima para baixo

Músculos utilizados: Glúteo médio; oblíquos.

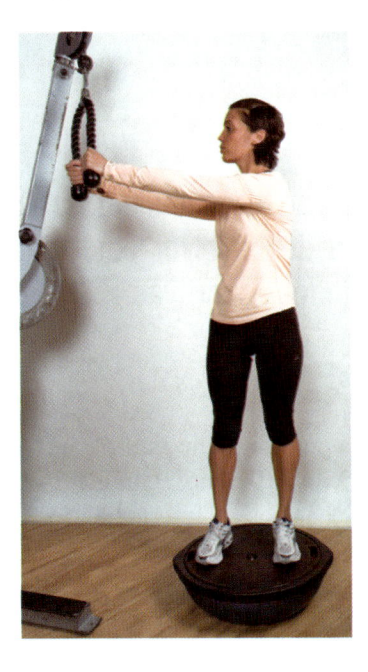

1. *Inicie com uma carga leve e pratique mantendo o topo do Bosu o mais reto possível enquanto você gira, antes de progredir para cargas mais pesadas. Fique em pé sobre os dois pés, virado para a frente no Bosu, depois gire a parte superior de seu torso em direção ao aparelho de cabo. Segure a corda com ambas as mãos.*

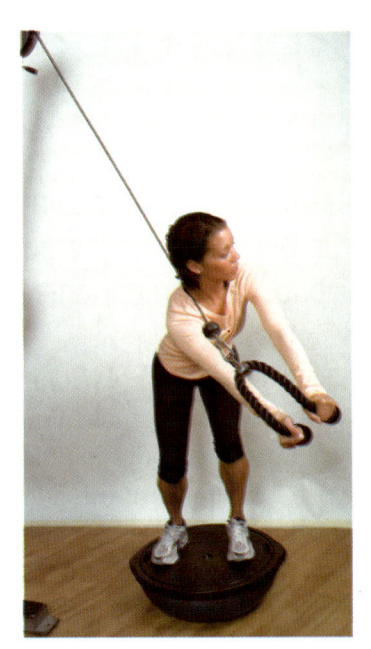

2. *Devagar, gire usando os músculos dorsais, levando o cabo atravessando seu corpo até ficar nivelado com seu joelho oposto. Pause durante um segundo, depois gire de volta lentamente à posição inicial. Este exercício é ótimo para jogadores de golfe, já que o movimento de giro do Bosu é semelhante ao movimento lateral necessário para girar um taco de golfe.*

Puxada alta com Bosu

Músculos utilizados: Latíssimo do dorso; transverso do abdome.

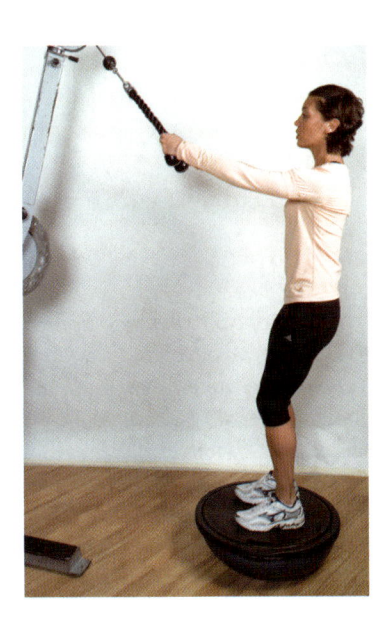

1. *Fique em pé no Bosu e segure a corda com ambas as mãos.*

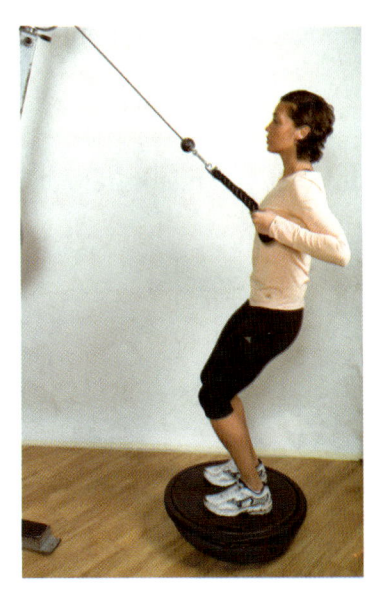

2. *Puxe a corda em direção à parte de baixo de seu peito, levando seus cotovelos para trás, pelos lados.*

Combinação de exercícios

Você pode introduzir estes exercícios de dorso com Bosu sozinhos ou usá-los em conjunto para sofisticar seus exercícios de resistência normais. O Bosu pode ser utilizado conjuntamente com outros exercícios de estabilidade dorsal para torná-los mais difíceis. Por exemplo, fazendo flexões com bola de ginástica com seus pés pousados no lado reto do Bosu.

Exercícios para o dorso com bola tonificadora

Exercícios com bola tonificadora são um jeito eficiente e divertido de trabalhar seus músculos dorsais. Os exercícios dados aqui também ajudarão a desenvolver potência, coordenação e equilíbrio, todos importantes na maioria das atividades esportivas.

Se você tentar pegar ou jogar uma bola tonificadora, é forçado a retesar seus músculos dorsais para segurar o impacto da bola jogada quando for pegá-la. Você também será forçado a retesar seus músculos dorsais para apoiar seu corpo para mantê-lo parado quando a liberar no lançamento. Para a maioria dos esportes, é essencial ter uma base estável. Se você usa a bola em exercícios que envolvam grandes movimentos, seus músculos dorsais terão que funcionar contra a inércia da bola quando a movimenta. Exercícios com bola tonificadora também podem ensinar seus músculos de estabilidade

Vá devagar

É importante não tentar progredir muito rápido com estes exercícios. Primeiro domine os exercícios de dorso básicos e intermediários para tirar toda vantagem possível do que esses exercícios com bola tonificadora podem oferecer, o que aumentará seus batimentos cardíacos ao trabalhar vários músculos simultaneamente. Introduza a bola tonificadora de forma gradual: tente substituições ocasionais de uma de suas sessões cardiovasculares semanais com treino de músculos dorsais com bola tonificadora.

Flexão com bola tonificadora

Músculos utilizados: Peitoral maior; reto abdominal.

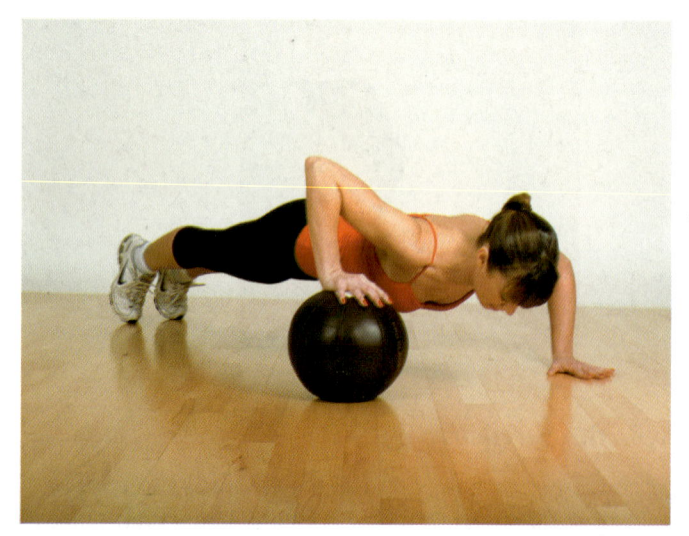

Fique em posição de flexão, com uma mão pousada na bola. Baixe seu corpo devagar, levando seus cotovelos para os lados até estarem a 90 graus. Pause durante um segundo, depois volte para a posição inicial. Quando ficar mais forte, transfira mais peso para o lado da bola tonificadora para fazer seus músculos de estabilização trabalharem mais duro. Tente tirar uma perna do chão para tornar o exercício mais difícil ainda. Comece com três séries de cinco repetições, aumentando para cinco séries de 20 repetições.

dorsal a contraírem rápido, como eles fariam nos movimentos de um soco de boxe ou serviço de tênis.

As bolas tonificadoras vêm em tamanhos diferentes, tipicamente de um a dez quilos. Use a bola que se adapte ao seu tamanho e força. Comece com uma bola de peso mais leve e gradualmente progrida para mais pesadas quando se sentir preparado.

Para cada exercício, demore entre dois e três segundos para cada direção do movimento. Expire no início do movimento, em todo o tempo que segurar; inspire quando voltar para a posição inicial.

Agachamento em uma perna para desenvolvimento de ombro com bola tonificadora

Músculos utilizados: Glúteo médio; quadríceps; reto abdominal.

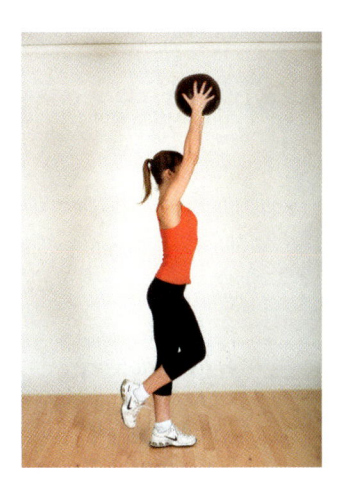

1. Inicie ficando em pé em uma perna até estar equilibrado, com a outra perna levemente dobrada, os braços esticados, segurando a bola tonificadora acima de sua cabeça. Mantenha a bola parada durante alguns segundos; esta ação forçará os músculos dorsais a se retesarem involuntariamente.

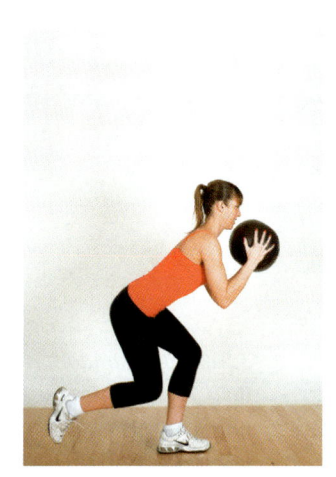

2. Traga a bola à altura do peito quando você começar a agachar, para evitar colocar pressão sobre a lombar. Quando a coxa da perna que você está abaixando estiver paralela ao chão, pause, estique a outra perna e pressione a bola tonificadora acima de sua cabeça. Repita com a outra perna. Faça três séries de dez repetições para cada perna.

Afundo com bola tonificadora; lenhador, de cima para baixo

Músculos utilizados: Oblíquos; grande glúteo e glúteo médio; quadríceps.

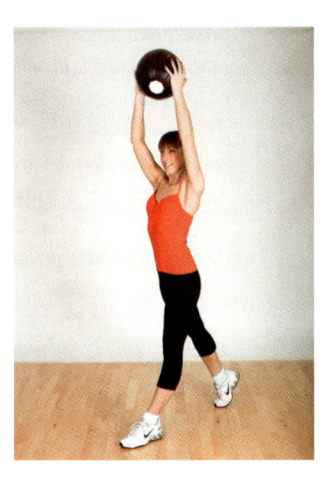

1. Fique em pé com um pé à frente do outro, por volta de 60 cm/2 pés separados. Segure a bola tonificadora acima de sua cabeça com os braços esticados.

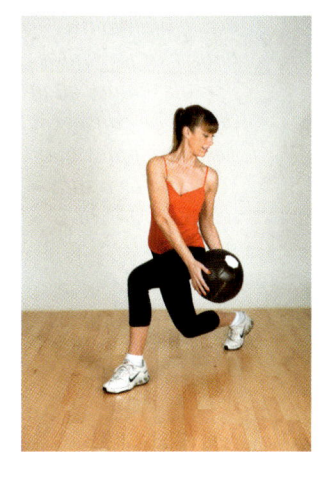

2. Afunde e gire a parte de cima de seu corpo apoiando-se em sua perna da frente, baixando a bola até ela estar nivelada com os quadris. Pause durante um segundo, depois volte devagar para a posição inicial. Comece com três séries de cinco repetições, depois aumente para três séries de dez repetições.

Afundo com bola tonificadora com rotação

Músculos utilizados: Quadríceps; oblíquos – interno e externo; glúteo médio.

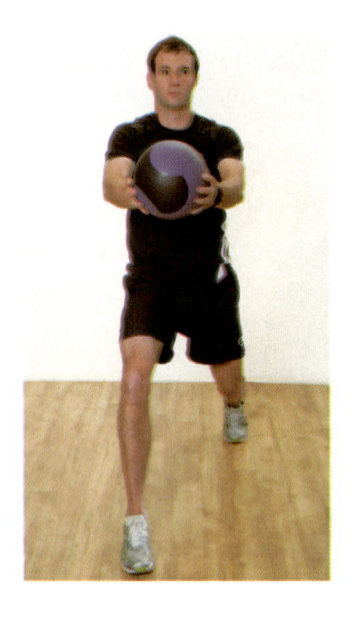

1. Segure a bola tonificadora com seus braços à sua frente. Mantenha-se tão estável quanto possível, retesando seus músculos dorsais para segurar o impacto.

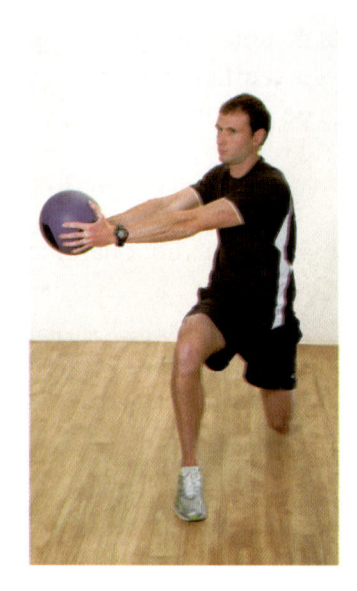

2. Na parte de baixo do afundo, gire a parte superior de seu corpo para a sua direita. Mantenha seus braços esticados durante todo o giro e mantenha uma boa postura de ombros.

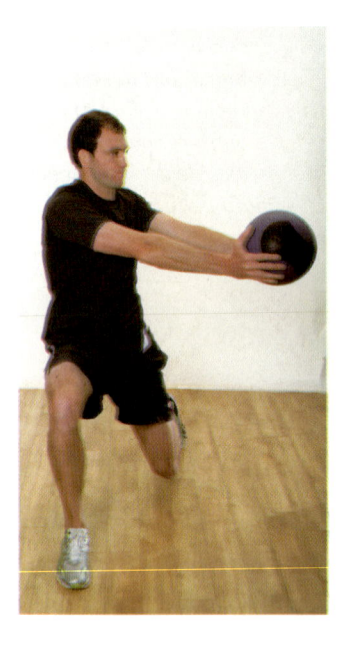

3. Volte, passando pelo ponto central, e gire a parte de cima de seu corpo para a esquerda. Foque em manter seus quadris alinhados e impeça-os de girar no movimento. Durante todo o exercício, lembre-se de que você está tentando trabalhar os músculos dorsais, então, quando eles se cansarem, descanse antes que seus braços e suas costas assumam a tarefa.

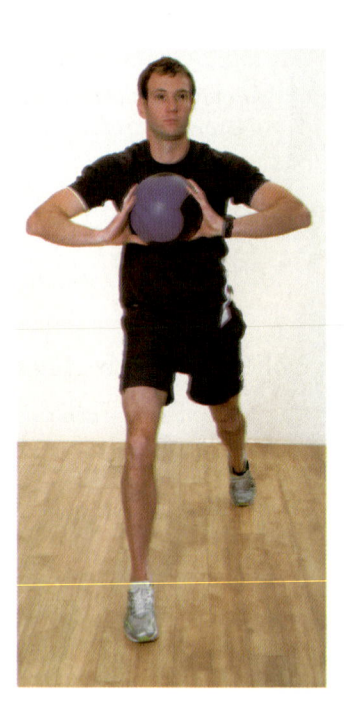

4. Quando você voltar do afundo, jogue a bola de volta para o seu parceiro a partir da altura do peito, mantendo seu dorso retesado para dar a você uma base equilibrada. Para tornar este exercício mais difícil, você pode criar uma instabilidade maior colocando seu pé da frente na superfície reta de um Bosu. Comece com três séries de cinco repetições e depois aumente para três séries de dez repetições.

Treinamento pliométrico de dorso

Exercícios pliométricos envolvem saturar um músculo e depois pular e saltar agressivamente. Eles fazem com que o sistema neuromuscular reaja mais rápido e com mais vigor do que qualquer outro exercício de resistência ou cardiovascular.

Músculos dorsais bons são essenciais para exercícios pliométricos, que, por sua vez, são um método avançado de melhorar a força dos músculos dorsais. Você precisa de estabilidade dorsal avançada antes de tentar exercícios pliométricos. Se seus músculos dorsais não forem fortes, você estará mais sujeito a lesões, e o vigor gerado com os músculos da perna será menos efetivo.

Reação rápida
A pliometria diz respeito a movimentos humanos que envolvem uma contração muscular excêntrica (alongamento) seguida imediatamente por uma contração muscular rápida concêntrica (encurtamento). Este tipo de exercício de treinamento é essencial para esportes de execução rápida como correr, pular e lançar. Por exemplo, um velocista tem seu pé no chão por menos de 0,01 segundo, de modo que seus músculos têm de reagir à rápida mudança de direção de quando seus pés batem no chão à sua retirada dele. Uma quantidade massiva de força é requerida em um espaço de tempo bem curto. Exercícios pliométricos não o tornarão, necessariamente, mais rápido intensificando sua velocidade, mas eles ajudarão a acelerar a mudança no período entre um alongamento e um encurtamento muscular. A fase entre o alongamento e o encurtamento é chamada de fase de amortização.

Preparo para pliometria
Você precisa ter uma boa base de treinamento de força antes de poder fazer pliometria. Seria aconselhável ser capaz de abaixar pelo menos o peso de seu corpo antes de começar um treinamento pliométrico. Se seus músculos não forem fortes o suficiente, você estará suscetível a lesões. Treinamentos pliométricos devem ser classificados no mesmo patamar de treinamento de força, em termos de combustão posterior de calorias. Atletas de resistência terão pouca vantagem em fazer exercícios pliométricos. Seus músculos serão destruídos e, consequentemente, seu corpo demorará para se recuperar com um aumento nas calorias usadas para tornar possível sua recuperação.

Você deve sempre ter alguém o observando em suas primeiras semanas de treinamento pliométrico. É fácil entender as técnicas errado, e isso refletirá gravemente na produtividade dos treinamentos. Os caminhos neuromusculares serão melhorados com treinamento pliométrico no caso de eles serem feitos corretamente. Seu sistema neuromuscular deve ser estimulado continuamente em atividades anaeróbicas para criar melhorias em sua atividade esportiva.

Entendendo bem
Ensinar seu corpo a usar músculos do jeito errado o levará a um recrutamento muscular deficiente e à necessidade de começar tudo de novo, porque seus caminhos neuromusculares não estarão funcionando corretamente. Portanto, é crucial entender bem estes exercícios da primeira vez. Para conseguir o melhor deste tipo de treinamento, faça uma interrupção de pelo menos dois dias entre as sessões e evite qualquer treinamento de força no intervalo. Fique atento para usar o tênis correto para seus treinamentos de pliometria, proporcionando-lhe uma estabilidade adequada. Tênis de corrida de boa qualidade darão a você a sustentação e o amortecimento de que você necessita.

Salto de afundo

Músculos utilizados: Quadríceps; glúteo médio.

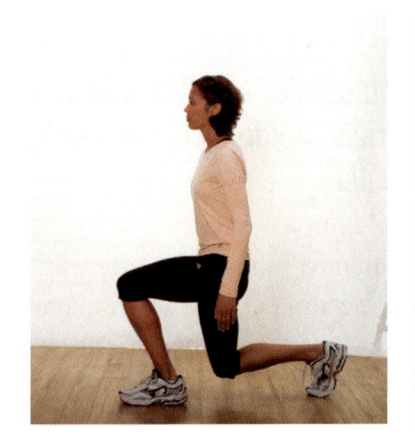

1. *Faça um afundo, com seu pé esquerdo para a frente, e os braços estendidos lateralmente ao corpo. Mantenha seu joelho esquerdo bem acima do pé.*

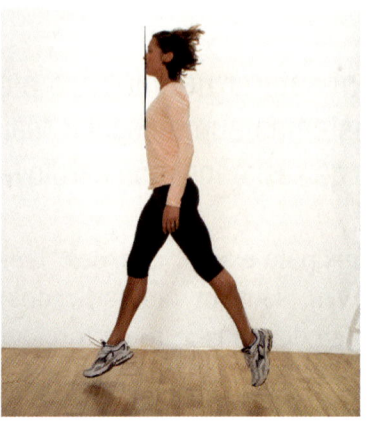

2. *Salte rápido para cima, ao mesmo tempo que troca as pernas, de modo que você possa aterrar com seu pé direito à frente.*

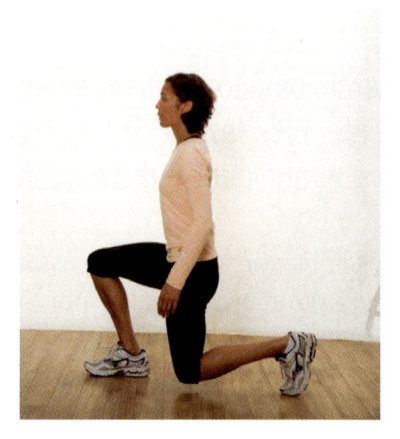

3. *Aterre sobre ambos os pés, e alivie o impacto dobrando seus joelhos, braços ainda laterais ao corpo. Comece com três séries de quatro repetições para cada perna.*

Agachamento com salto em uma perna

Este exercício usa a mesma técnica do agachamento com salto, mas utilizando apenas uma perna. Seus estabilizadores têm que trabalhar duro para evitar movimento lateral, e sua perna usa o dobro da força normal. Comece com três séries de cinco repetições e aumente para três séries de dez repetições.

Músculos utilizados: Quadríceps; glúteo médio.

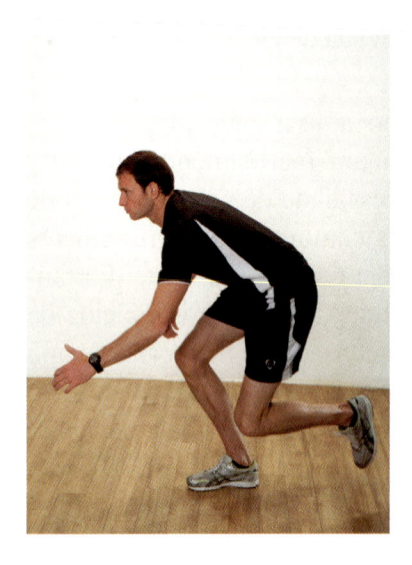

1. *Fique em pé em uma perna, com a outra perna pendendo para trás de você, e agache. Movimente o braço esquerdo para a frente para equilibrar-se.*

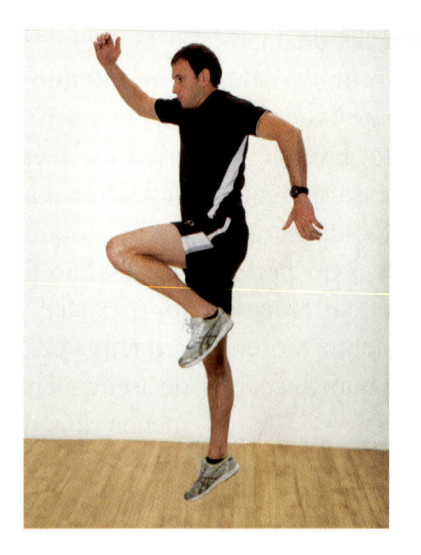

2. *Estique sua perna com o máximo de esforço possível para sair do chão, usando seus braços para ajudar a movimentá-lo para cima.*

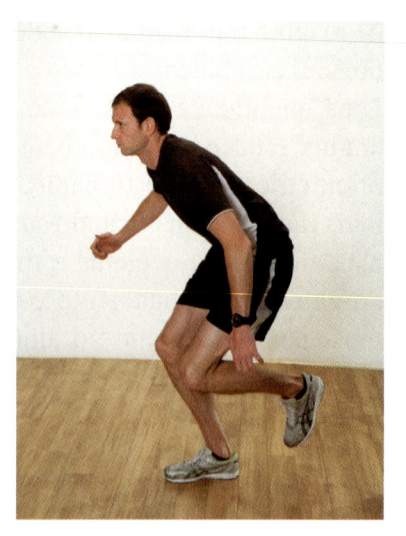

3. *Aterre devagar na mesma perna; dobre o joelho no impacto com o chão e empurre seus quadris para trás de você.*

Salto lateral

Músculos utilizados: Quadríceps, glúteo médio.

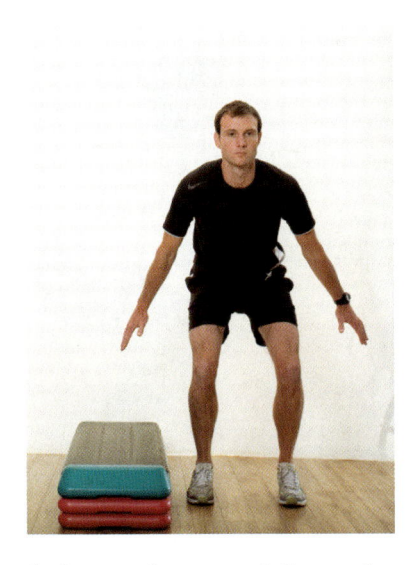

1. *A partir de uma posição agachada, endireite-se para esticar suas pernas o mais rápido possível.*

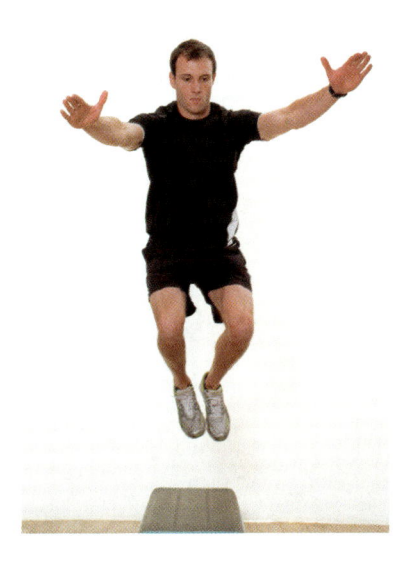

2. *Salte com um movimento lateral sobre uma caixa, com seus braços estendidos para os lados.*

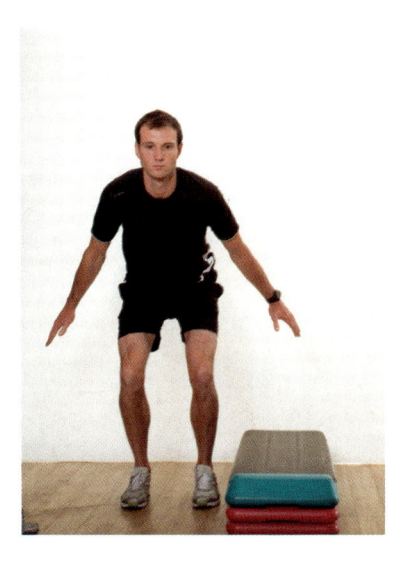

3. *Aterre sobre as duas pernas, suavizando o impacto dobrando os joelhos. Comece com três séries de cinco repetições.*

Esporte e perda de peso

Se você se dedica a fazer exercícios em seu treinamento para melhorar sua estabilidade dorsal, seu corpo se tornará mais bem equipado para lidar com a atividade esportiva de sua escolha. Se você está tentando perder peso, exercícios de treinamento pliométrico desafiarão seu corpo a funcionar de um jeito diferente, fazendo você queimar mais calorias e aumentando sua massa muscular magra – apenas 20 minutos por semana será o suficiente para colher os benefícios e sentir a diferença. Você deve fazer pelo menos dois dias de descanso entre rotinas de exercício pliométrico para permitir aos seus músculos e ligamentos se recuperarem totalmente.

Aqueça-se bem

Em virtude da grande quantidade de força gerada muito rápido, por exemplo, quando você dá um salto, acontece muito estresse nos ligamentos e a possibilidade de lesões em músculos e ligamentos, de modo que qualquer sessão de treinamento que inclua exercícios pliométricos deve incluir um bom aquecimento dinâmico, se possível, elaborado para adequar-se ao seu esporte. Faça alguns dos exercícios pliométricos em movimento lento para preparar seus músculos para os movimentos. Seus músculos ficarão sobre um estresse imenso, portanto, eles precisam sentir-se aquecidos e com alta energia. Evite fazer tais exercícios depois de treinamento de força ou treinamento cardiovascular.

Agachamento com salto

Músculos utilizados: Quadríceps; grande glúteo.

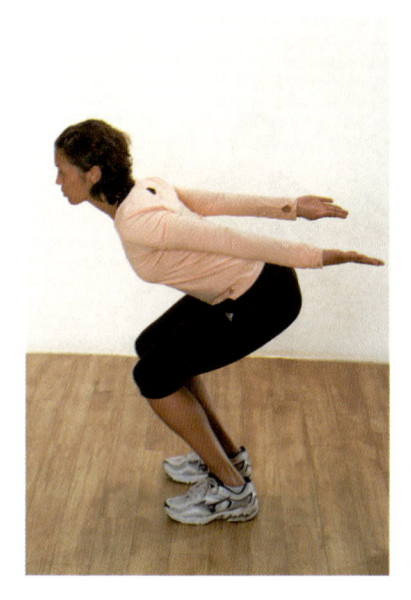

1. Com seus pés levemente separados e pousados no chão, dobre os joelhos e agache de modo a sentir-se estável e equilibrado, depois empurre seus quadris para trás. Estique os braços e alongue-os para trás de você, de modo que eles fiquem retos e paralelos ao chão.

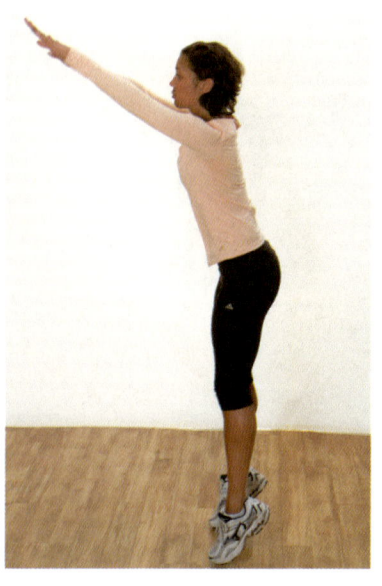

2. Movimente seus braços para a frente rápido e estique-os à sua frente, de modo que eles fiquem erguidos pouco acima da altura da cabeça. Estique suas pernas o mais rápido que puder, depois pule alto. Para o máximo efeito, você precisa fazer o movimento tão rápido e suavemente quanto possível.

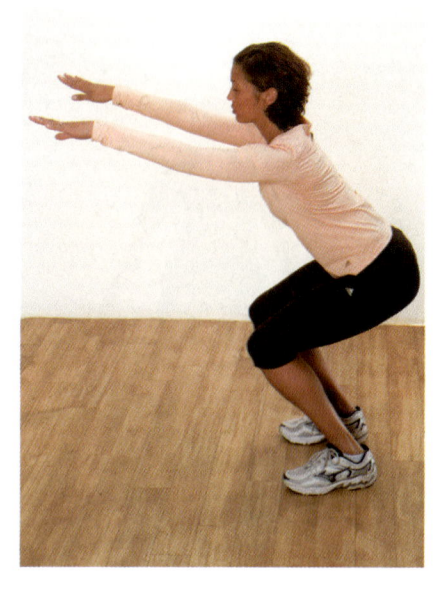

3. Aterre sobre os dois pés, suavizando o impacto dobrando os joelhos até estar na posição inicial. Pause durante um segundo, depois repita. Tente pular para a frente cruzando o aposento e veja o quão longe você consegue pular. Comece com três séries de cinco repetições, aumentando para três séries de 20 repetições.

Lançamento agachado

Músculos utilizados: Quadríceps; reto abdominal.

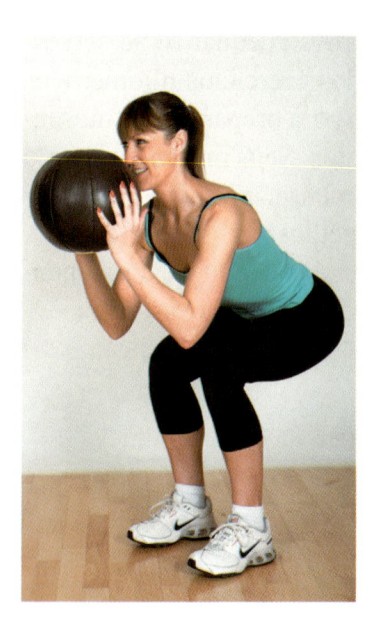

1. Pegue a bola tonificadora à frente de seu peito e agache ao mesmo tempo, empurrando seus quadris para trás de você. Foque em retesar seus abdominais para manter uma base sólida.

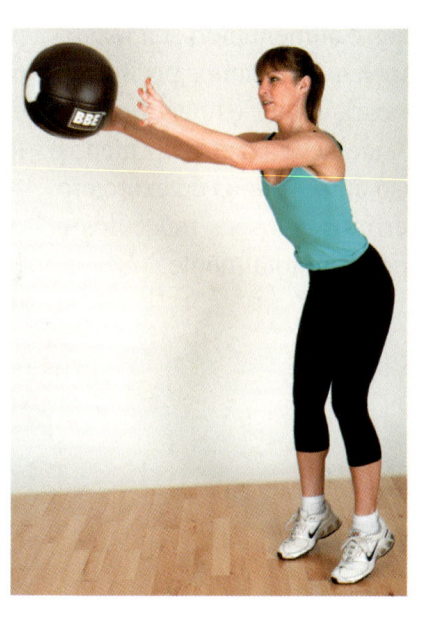

2. Enquanto estica suas pernas de volta, jogue a bola tonificadora de volta para seu parceiro de treinamento. Faça o movimento o mais rápido possível para torná-lo mais eficiente. Comece com três séries de cinco repetições, aumentando para três séries de dez repetições.

Jogar bola tonificadora por cima da cabeça

Músculos utilizados: Reto abdominal; peitoral maior; latíssimo do dorso; serrátil anterior; tríceps.

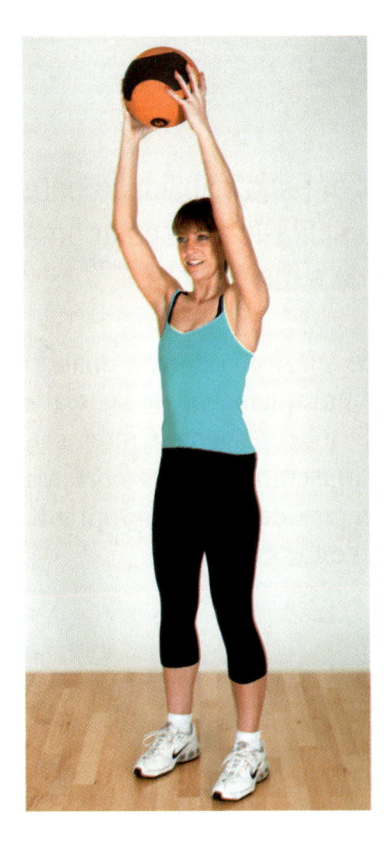

1. *Fique em pé com os pés separados à medida dos quadris e segure a bola tonificadora acima de sua cabeça, retesando seus músculos dorsais.*

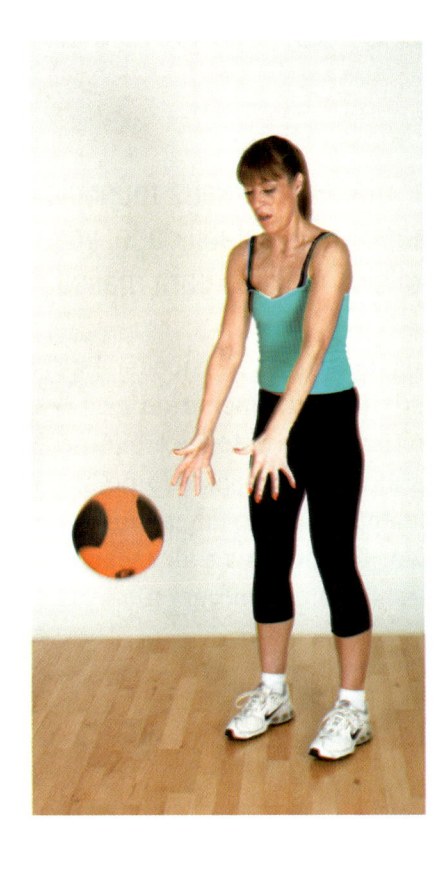

2. *Mantendo seu dorso retesado, jogue a bola tonificadora para baixo, à frente de seus pés, com o máximo de força possível, e pegue-a no rebote. Descanse entre dois e três segundos depois da primeira série, depois repita durante três séries de cinco repetições, aumentando para cinco séries de dez repetições.*

Combinação de exercícios de dorso e resistência

Quando você tiver aumentado seus músculos dorsais e confiar em sua habilidade para recrutá-los para equilíbrio e estabilidade, você pode usá-los para ajudá-lo a executar uma variedade de exercícios maiores para massa muscular aumentada e maior força.

Combinar exercícios de dorso e resistência é a forma mais avançada de treinamento de estabilidade dorsal. É crucial que estes exercícios não sejam tentados até você ter passado pelos processos de treinamento de dorso inicial, intermediário e avançado. Quando tiver alcançado esse estágio, você realmente começará a apreciar os benefícios de sua força dorsal, quando estiver participando em quaisquer de suas atividades esportivas. Subconscientemente, seu corpo irá ligar os músculos dorsais corretos para ajudá-lo a executar de forma apropriada qualquer movimento ou exercício.

Desenvolvimento de ombros com cabo e agachamento

Músculos utilizados: Quadríceps; deltoides; grande glúteo; reto abdominal.

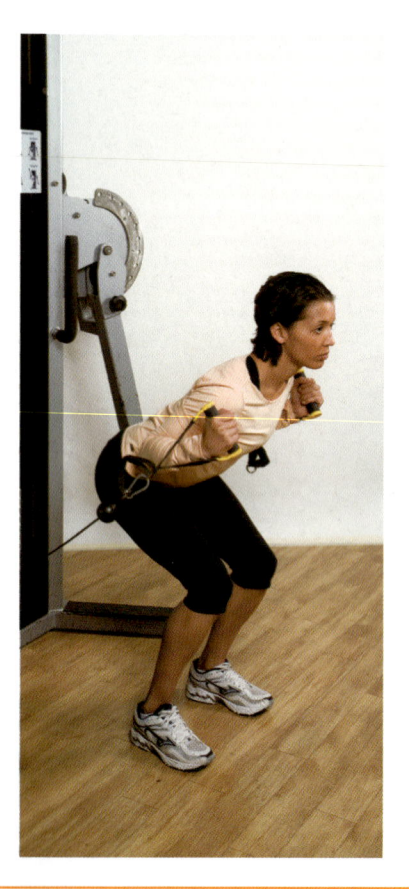

1. Este exercício é um jeito eficiente de aumentar a potência, de seus pés às suas mãos. Fique em pé, confortavelmente, com seus pés separados à distância dos quadris. Segure os cabos com as duas mãos, agache e pause durante um segundo quando suas coxas estiverem quase paralelas ao chão.

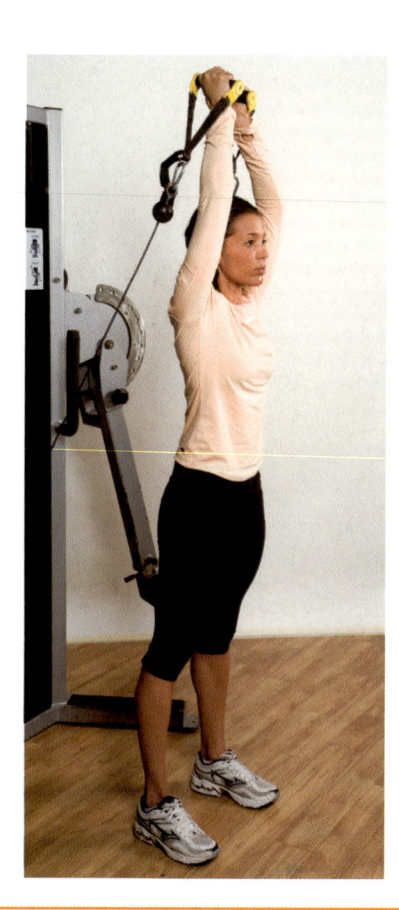

2. Puxe os cabos acima de sua cabeça, mantendo seu dorso retesado. Tente fazer este exercício com uma perna e usando só uma mão para fazer os músculos dorsais trabalharem mais duro. Comece com três séries de cinco repetições; aumente para três séries de 15 a 20 repetições.

Flexão com remada unilateral com peso

Músculos utilizados: Glúteo médio; latíssimo do dorso; oblíquos – interno e externo.

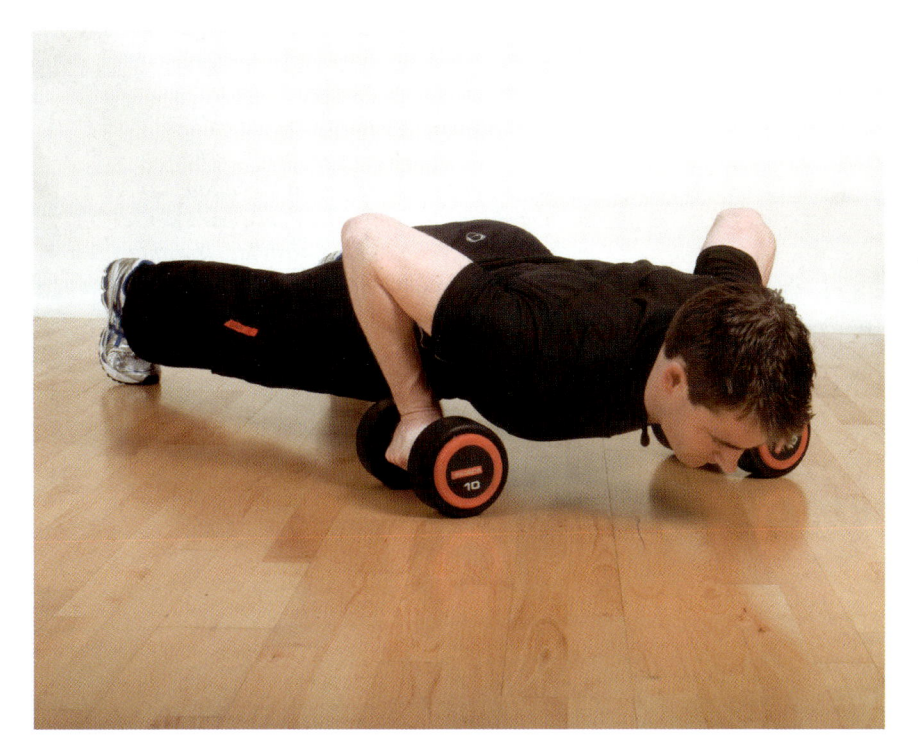

1. *Adote uma posição de flexão, segurando um peso em cada mão. Baixe seu corpo em direção ao solo.*

2. *Com os cotovelos a 90 graus, pause durante um segundo, depois volte à posição inicial, levando um peso para o lado de suas costelas, seu cotovelo passando rente às costelas para trás de você. Comece com três séries de três repetições e aumente para três séries de dez repetições.*

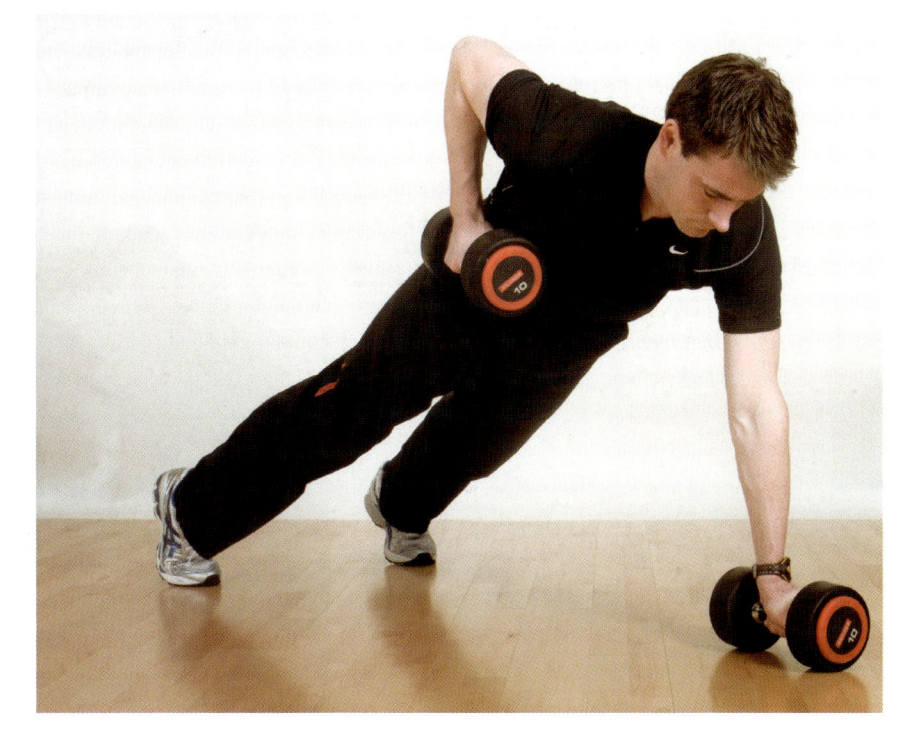

Agachamento em uma perna, remada unilateral com peso e levantamento frontal

Músculos utilizados: Quadríceps; grande glúteo; deltoides; reto abdominal.

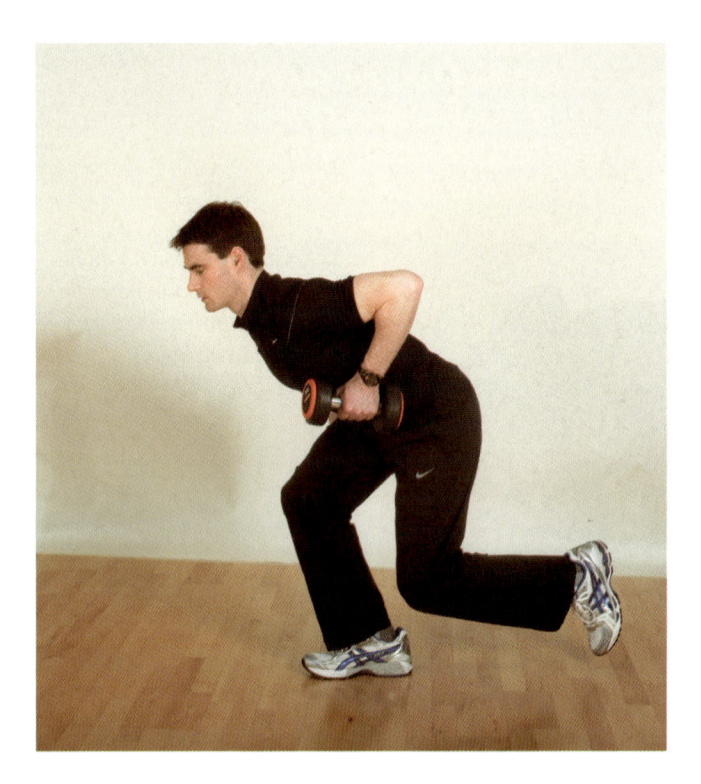

1. *Segurando um peso em uma mão, equilibre-se e agache em uma perna, depois erga a outra perna do chão e, ao mesmo tempo, empurre o peso para dentro, em direção às suas costelas. Durante todo o exercício, mantenha a espinha dorsal neutra para evitar que seus músculos das costas trabalhem em excesso.*

2. *Pause durante um segundo, depois, com um braço esticado, erga sua mão para fora à sua frente, até um pouco acima da altura dos olhos. Ao mesmo tempo, estique sua perna. Assegure-se de manter seu umbigo para dentro o tempo todo. Comece com três séries de três repetições para cada lado do corpo, aumentando para três séries de dez repetições.*

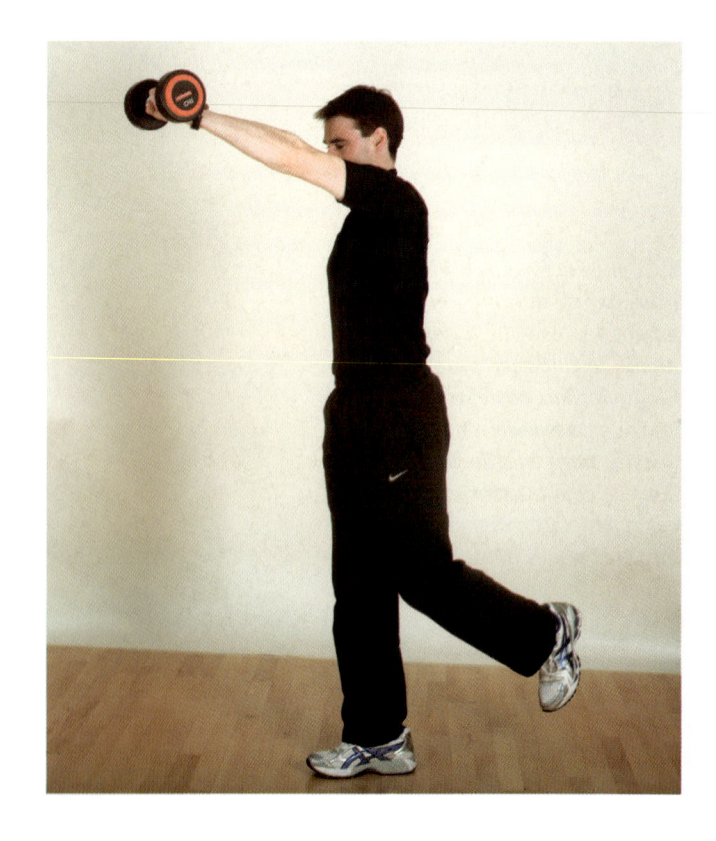

Agachamento com rotação de cabo

Músculos utilizados: Quadríceps; glúteo médio; oblíquos – interno e externo.

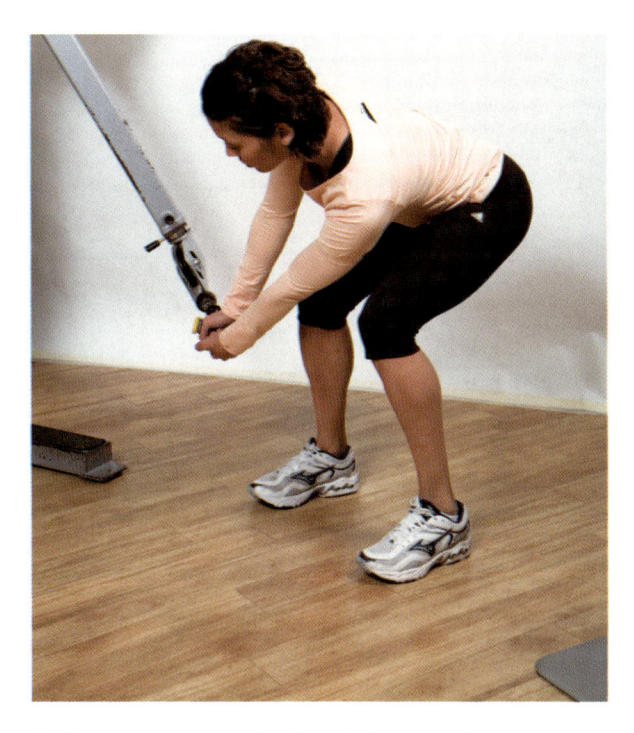

1. *Com os pés separados à medida dos ombros, segure o cabo com as duas mãos, agache e gire em direção ao aparelho, mantendo seus braços o mais esticados possível. Mantenha suas pernas dobradas no agachamento.*

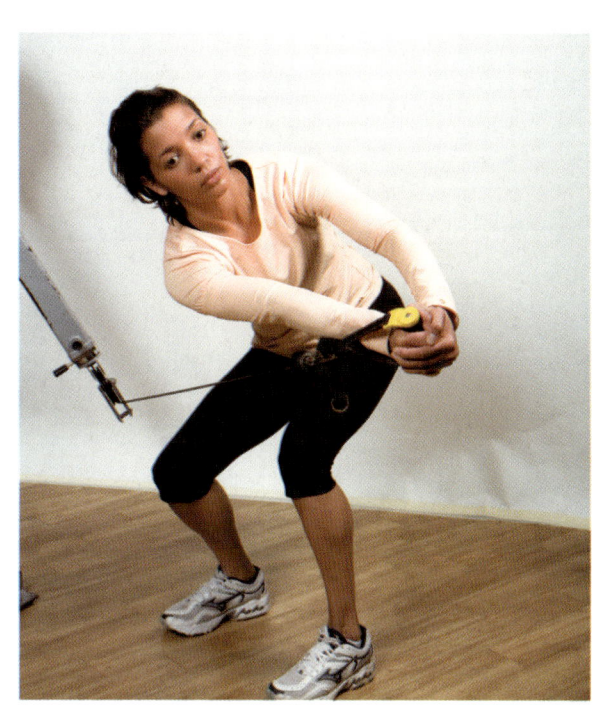

2. *Gire cruzando seu corpo, distanciando-se do aparelho. Pause, depois volte à posição ereta. Mantenha seus quadris puxados para trás para tirar a tensão dos joelhos. Comece com três séries de quatro repetições e aumente para três séries de dez repetições.*

Benefício diário

Depois de fazer estes exercícios e perceber que é capaz de fazer a série máxima de repetições com facilidade, você notará que seus músculos dorsais começarão a reagir naturalmente às ações cotidianas, tais como abaixar-se e girar para pegar algo do chão.

Os exercícios também lhe fornecerão a estabilidade e o treinamento focado de que você necessita para o esporte de sua escolha. Você perceberá que ações, como bater em uma bola de golfe, derrubar seu oponente no chão em um jogo de rúgbi ou responder a um serviço de tênis se tornarão mais fáceis.

Para beneficiar-se com estes exercícios, eles não têm que tomar toda uma sessão de treinamento – você pode, simplesmente, incluir um ou dois exercícios avançados de dorso em cada uma de suas rotinas de treinamento semanal. Assim, você não ficará entediado com suas rotinas e seus músculos dorsais permanecerão ligados durante o restante de sua sessão de treinamento cardiovascular ou com pesos.

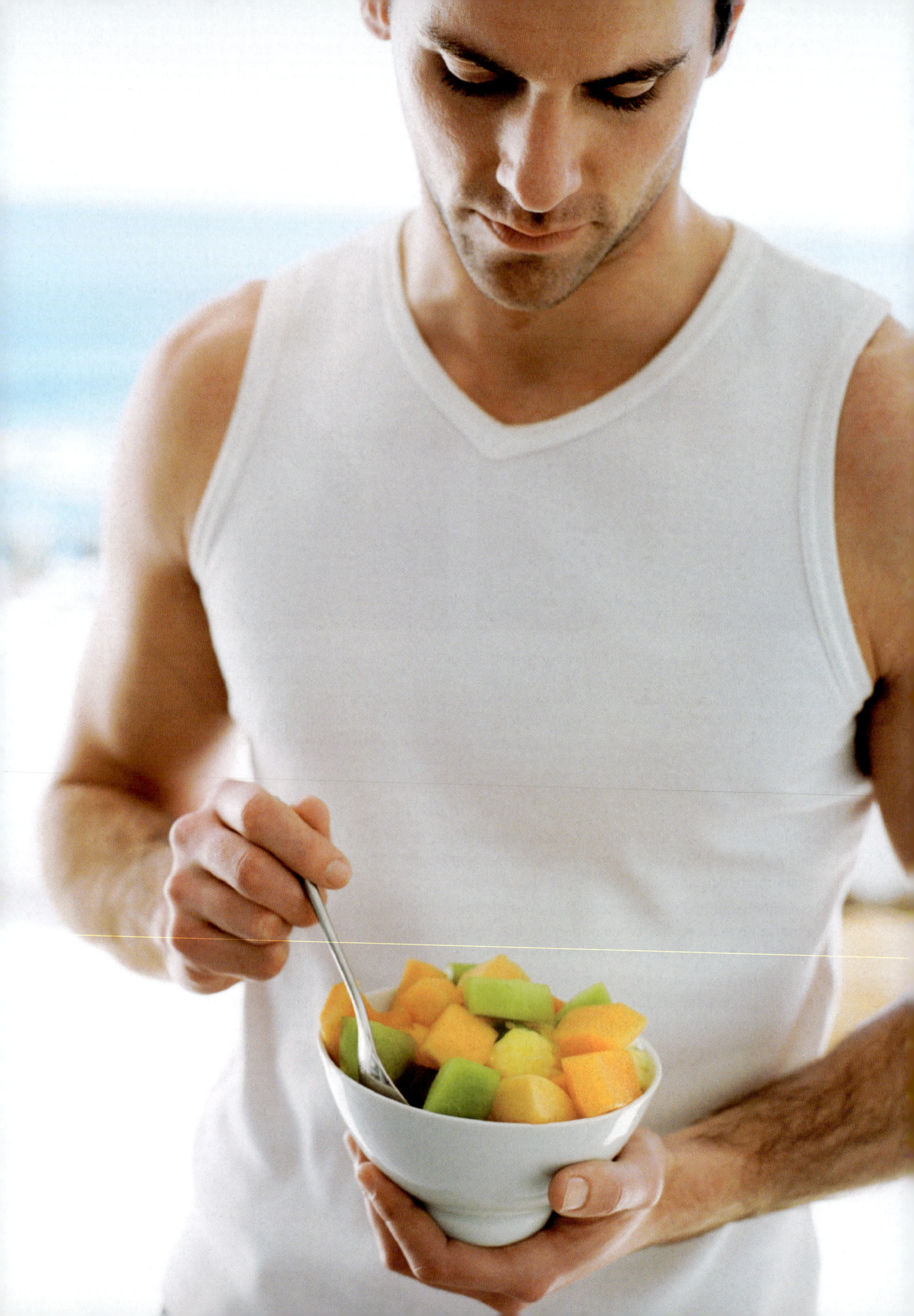

Nutrição

Para retirar o máximo de seu treinamento de capacidade física, você precisa focar na nutrição tanto quanto nos exercícios. Independentemente de quão duro você treine, se você comer os alimentos incorretos na hora errada, dificultará seu progresso e pode até padecer de fadiga, enfermidade ou lesões. Este capítulo revela a realidade por trás das dietas de ajuste rápido e explica por que você deve simplesmente se alimentar de forma saudável. A chave é saber que alimentos são bons para você, quando comê-los e seus efeitos em sua *performance*. Tendo em suas mãos estes conhecimentos, você pode adotar um plano de alimentação saudável para adequar seu estilo de vida e ajudar a alcançar suas metas nos exercícios.

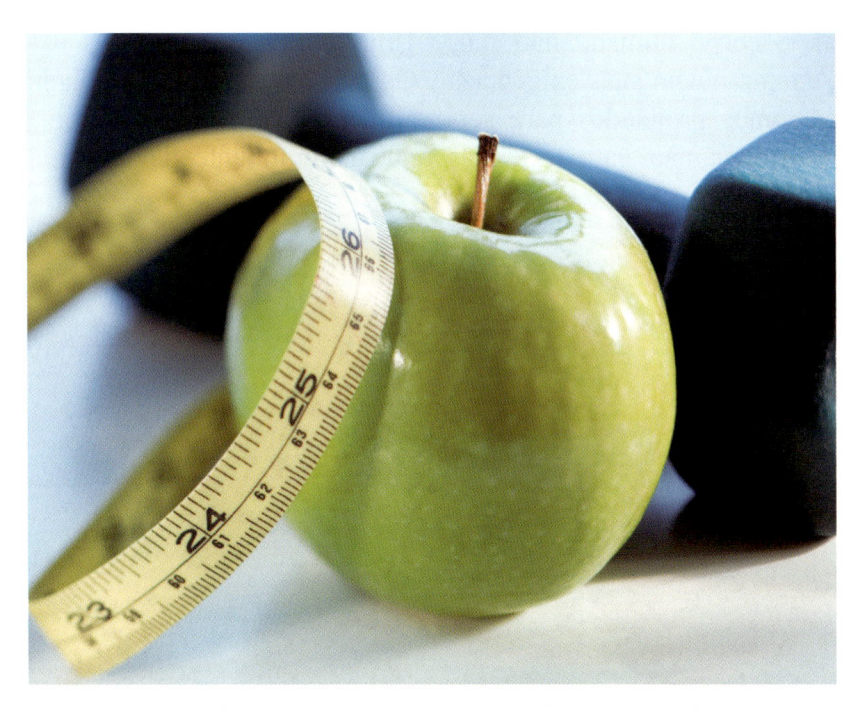

A fita métrica revelará se você está fazendo uma dieta apropriada. Desfrute adquirindo boa forma e saúde com exercícios e alimentos nutritivos.

Alimentação saudável

Com tantos conselhos conflitantes sobre como se alimentar de forma saudável, pode ser difícil saber que alimentos são melhores e a hora correta para ingeri-los, ainda mais quando você está se exercitando intensamente. Mas isso não deve ser um grande problema.

Uma rotina regular de exercícios lança muitas questões sobre dieta. Você deve ingerir uma dieta rica em carboidratos ou ir para a opção de alta ingestão de proteínas? Você deve ter dias separados para proteína e carboidrato? Você deve focar em comer alimentos etiquetados como de baixa gordura? É melhor fazer três refeições por dia ou várias pequenas refeições? Se estiver se exercitando intensamente, o que e quando deve comer? Que dieta funcionará para você?

A confusão da dieta
Antes de mudar seus hábitos alimentares, considere o que nossos ancestrais comiam há 10 mil anos. Afinal, o corpo humano não mudou em todo esse tempo, nem suas exigências alimentares. Nós fomos projetados para sermos caçadores-coletores, não para ter vidas sedentárias, consumindo alimentos industrializados ricos em açúcar, gorduras saturadas e sal. Apesar da falta de sistema de saúde, nossos ancestrais tinham uma saúde relativamente boa – doenças crônicas, como obesidade, diabetes, doenças no fígado e no coração, eram bem menos prevalecentes do que são hoje em dia. Ainda existem regiões no mundo em que as pessoas vivem como nossos ancestrais viveram há 10 mil anos. Essas pessoas não sofrem de colesterol alto, pressão alta e problemas relacionados à insulina. Pelo contrário, elas têm uma baixa porcentagem de gordura corporal e sistemas cardiovasculares muito eficientes.

Uma dieta natural
Os caçadores-coletores tinham que pensar no alimento como combustível. Eles comiam o que naturalmente deviam comer. No mundo

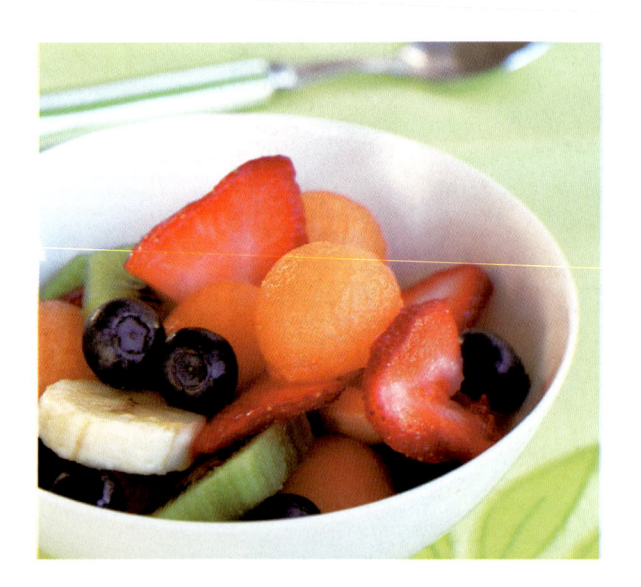

Frutas tendem a ter baixas calorias e gorduras, fornecem fibras e vitaminas, bem como açúcares naturais.

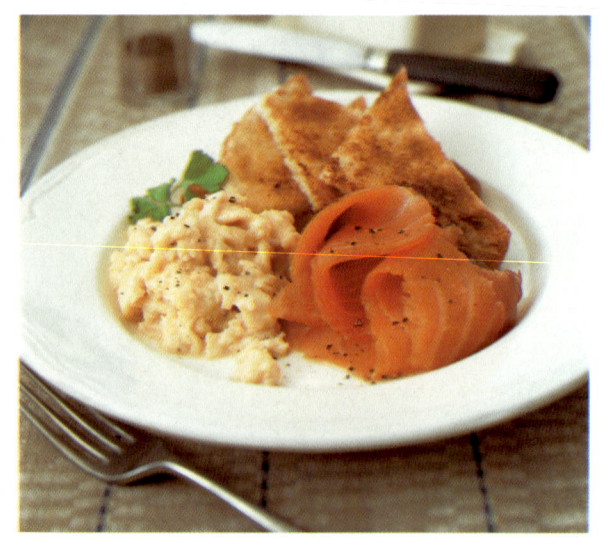

Peixes, tais como salmão defumado com ovos mexidos, criam um início de dia saboroso e delicioso.

Alimentação saudável

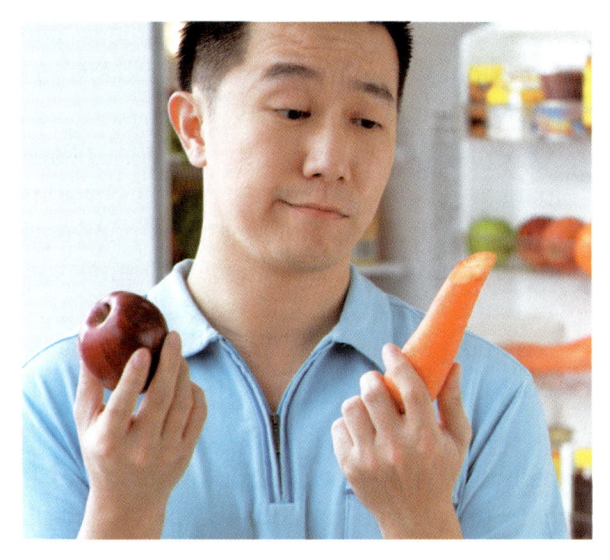

Maçãs e cenouras proporcionam um ótimo lanche de baixa caloria quando você está com fome. E elas são cheias de vitaminas e fibras.

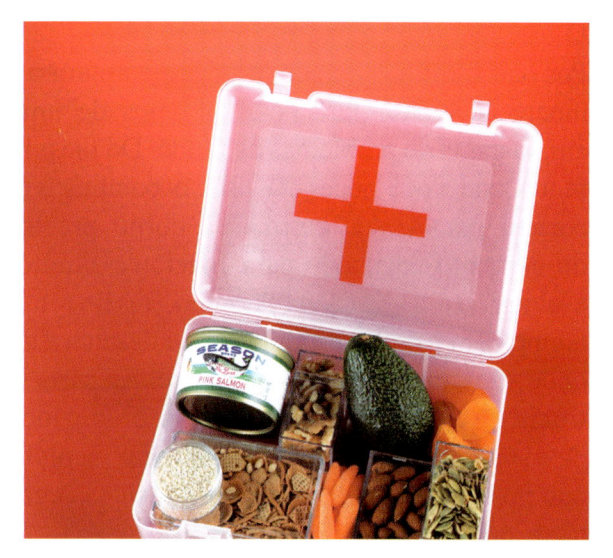

Não dependa de alimentos pré-preparados; leve seu próprio lanche saudável de nozes, sementes, frutas secas e peixe enlatado.

moderno desenvolvido, as pessoas escolhem alimentos que satisfazem suas papilas gustativas, sem considerar como eles afetarão sua *performance* diária, seja ela correr até o ônibus ou concentrar-se no escritório. Muitos habitantes urbanos de hoje em dia não ingerem uma dieta natural, como ditada por nossos genes. Em vez disso, os supermercados nos dizem o que devemos comer, embora 75% dos alimentos disponíveis nesses corredores lotados não estivessem disponíveis há 200 anos. Por exemplo, anúncios exaltam as virtudes do cereal como alimento para o café da manhã, mas cereais só foram introduzidos na época da revolução agrícola. Muitos tipos de cereais são de pouco valor nutritivo. Comer peixe fresco e frutas como primeira refeição do dia é uma opção muito mais saudável do que uma tigela de flocos de milho.

Vá devagar

Não altere seus hábitos alimentares de uma só vez; é importante lembrar-se de que você deve fazer mudanças graduais em sua dieta, de modo que seu corpo possa se ajustar e se acostumar com alimentos saudáveis. Não espere ver resultados espetaculares, tais como perda de peso da noite para o dia. A primeira coisa que você deve perceber, entretanto, se estiver fazendo as mudanças certas em sua dieta, é um aumento em seus níveis de energia.

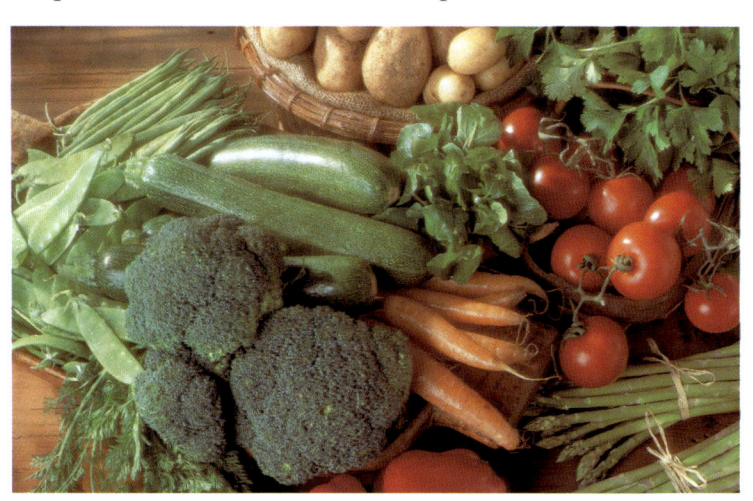

Vegetais frescos suprem vitaminas e minerais. É importante comer uma boa variedade para conseguir vitaminas A e C.

Coma pouco e com frequência

Se você deixa um intervalo de mais do que três ou quatro horas entre as refeições, seu metabolismo irá desacelerar, do mesmo modo que a fogueira que apaga se não for alimentada a cada duas ou três horas.

O que tem no seu prato?

Por não estarmos comendo uma dieta naturalmente adequada para nós, sofremos de uma ampla gama de problemas de saúde. Do mesmo modo que você necessita usar o combustível correto para o seu carro, seu corpo precisa do alimento adequado para funcionar direito, e evitar ser danificado. Portanto, reserve um tempo para estudar os alimentos e descubra de onde vêm aqueles que você ingere. As carnes, frutas e vegetais em seu prato são produzidos de maneira orgânica ou agroquímica? Sempre que possível, é melhor ingerir alimentos orgânicos por uma série de razões:

- Alimentos orgânicos contêm altos níveis de vitaminas e minerais essenciais.
- Seu sabor é melhor, principalmente as frutas e os vegetais, que demoram mais para crescer e contêm uma proporção menor de água do que seus equivalentes de produção agroquímica.
- Apenas 32 dos 290 aditivos alimentares usados na produção de alimentos são usados nos alimentos orgânicos. Muitos aditivos alimentares têm sido relacionados a problemas de saúde.
- Alimentos orgânicos não foram modificados geneticamente.
- Não existem drogas em alimentos orgânicos.
- Alimentos orgânicos não contêm nenhum dos muitos produtos químicos usados para fazer os alimentos agroquímicos crescerem mais rápido.
- Produtores de alimentos orgânicos passam por inspeções regulares para garantir a manutenção de altos padrões.

> **Qualidade e não quantidade**
>
> Você deve se concentrar no tipo de calorias que ingere e no ritmo da ingestão quando come, em vez de focar no número de calorias consumido.

- A produção de alimentos orgânicos não contribui para a poluição e degradação do meio ambiente.
- O bem-estar dos animais é uma prioridade para produtores orgânicos. Animais criados com humanidade e alimentados com uma dieta apropriada em ambientes caipiras significam alimento melhor e mais nutritivo – o que, por sua vez, representa mais saúde para você.

A teoria da fogueira

O metabolismo de seu corpo funciona exatamente do mesmo modo que uma fogueira. Porém, de que tipo? Essencialmente, existem dois tipos de escolha:

A fogueira de toras é alimentada com toras a cada duas ou três horas. Demora para acender esse fogo, mas, uma vez aceso, ele queima com um calor intenso por muito tempo.

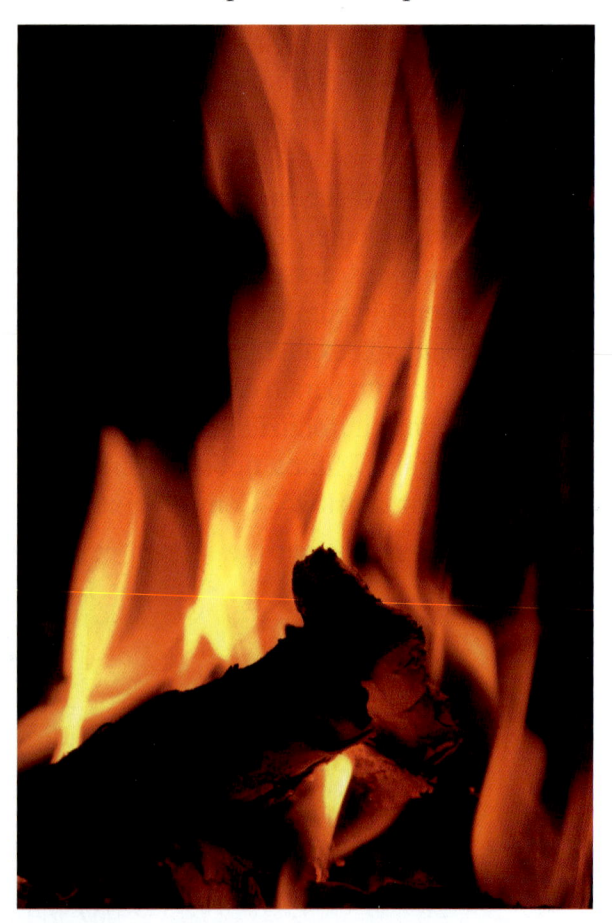

A analogia da fogueira significa que, abastecido com alimentos nutritivos a intervalos de poucas horas, o corpo se manterá em atividade por mais tempo.

A fogueira de gravetos é fácil de acender, mas logo se apaga e emite muito pouco calor.

Se você alimentar seu corpo com alimentos ricos em açúcar, seu metabolismo ficará muito moroso e seu corpo será capaz apenas de produzir quando você continua ingerindo mais açúcar. Nesse cenário, seu metabolismo é como uma fogueira de gravetos. Seu corpo nunca queima a gordura, porque, constantemente, está sendo provido com montes de açúcares para continuar em ação.

Contudo, abastecer seu corpo com as gorduras, proteínas e carboidratos naturais de liberação lenta corretos manterá seu metabolismo alto e capacitará seu corpo a usar a gordura como uma boa fonte de energia – exatamente como uma fogueira de toras. Se você conseguir seguir essa teoria para a maior parte de suas refeições diárias, estará no caminho para se tornar uma pessoa mais saudável, e logo irá experimentar um aumento em seus níveis de energia e uma forma física melhorada.

Carboidratos, proteínas e gorduras

Estes são os três pilares da alimentação que mantêm o corpo humano em boa forma, funcionando e saudável – desde que eles estejam em proporção correta e equilibrados. Infelizmente, com muita frequência, não é o caso. É tempo de redesenhar o equilíbrio.

Colesterol e doenças cardíacas

Encontrado em todas as células do corpo, o colesterol é um lipídio essencial para a boa saúde. Contudo, ele se apresenta como dois tipos diferentes de lipoproteínas: de baixa densidade e de alta densidade. Lipoproteínas de baixa densidade são os caras maus. Eles fazem com que o excesso de gordura se agregue nas paredes das artérias que suprem o coração e o cérebro. Lipoproteínas de alta densidade são os colesteróis bons – eles são essenciais para um sistema imunológico saudável e para o controle do peso.

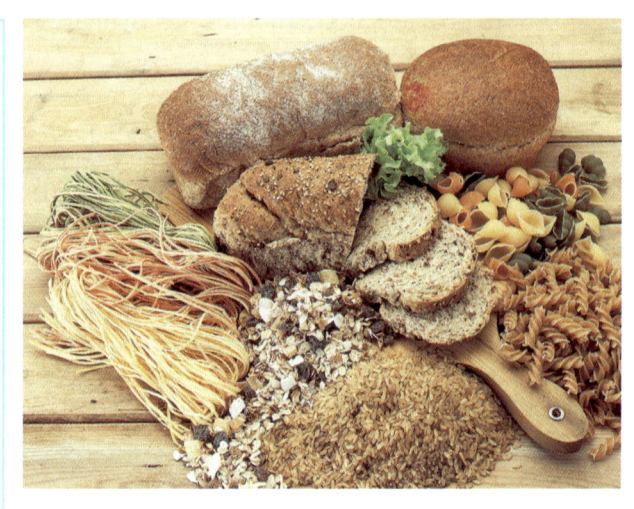

Quando é feito com grãos integrais, o pão nos supre com fibra, ácidos graxos essenciais e um pouco de proteína.

Uma dieta equilibrada consiste em três grupos alimentares essenciais principais: carboidratos, proteínas e gorduras.

Pirâmide alimentar

A pirâmide alimentar sugere como deveria ser dividida a sua alimentação diária, para uma nutrição ideal, dependendo de sua idade, sexo e atividade física.

Gorduras, óleos e doces
Consumir com moderação

Grupo da carne, frango, peixe, feijões, ovos e nozes
Entre 2 e 3 porções no máximo

Grupo das frutas
Mínimo de 2 a 4 porções

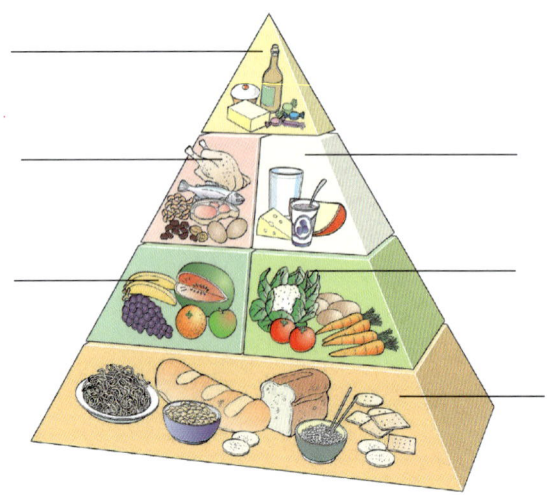

Grupo do leite, iogurte e queijos
Entre 2 e 3 porções

Grupo dos vegetais
Entre 3 e 5 porções

Grupo do pão, cereal, arroz e macarrão (grãos integrais)
Entre 6 e 11 porções

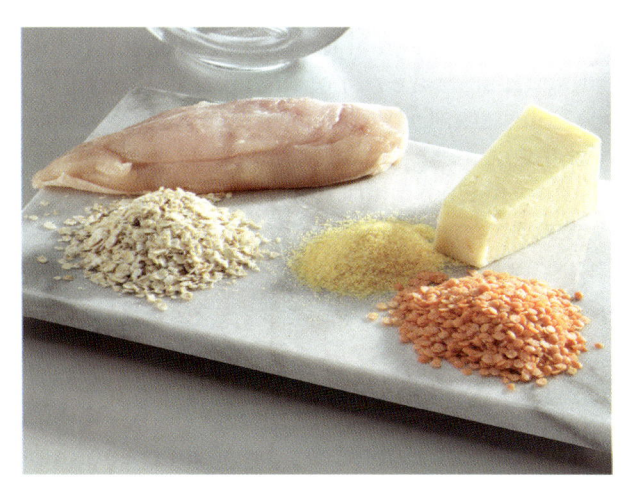

Frango, queijo, lentilhas, cuscuz e aveia contêm proteína, o que fornece energia e nutrientes.

Carboidratos

Existem dois tipos de carboidratos: simples e complexos, também conhecidos como açúcares e amidos. Carboidratos simples estão em alto teor nos açúcares refinados, contêm calorias vazias (sem valor nutritivo) e podem causar ânsia por comida e descontrolar seus níveis de energia. Carboidratos complexos também têm alto teor de açúcares, mas demoram mais para ser digeridos e absorvidos e mantêm os níveis de açúcar do sangue estáveis.

Carboidratos bons e ruins: para atletas, é essencial uma dieta rica em carboidratos para energia constante. Para os que vivem uma vida sedentária, os carboidratos são menos essenciais.

Regulando a ingestão de gordura

- Coma carne magra e retire a gordura visível. Escolha frango, em que a gordura está na pele e é fácil de remover, em vez de carne vermelha.
- Coma peixes oleosos contendo gorduras poli-insaturadas (veja a seguir).
- Escolha variedades com baixo teor de gordura nos laticínios e limite o uso de manteiga e coberturas.
- Para cozinhar, use apenas óleos que contenham baixos níveis de gordura saturada e que também contenham gorduras monoinsaturadas e poli-insaturadas, que ajudam a reduzir o seu colesterol LDL (ruim).
- Coma chocolate, bolo e biscoitos apenas em raras ocasiões.

Alimentos comuns com alto teor de carboidratos são macarrão, pão, batatas, arroz, frutas, vegetais, geleias e mel. Os carboidratos são responsáveis por mais de 50% de nosso consumo diário de alimentos no mundo desenvolvido, enquanto para nossos ancestrais o consumo era menos de 35%. Nós simplesmente comemos carboidratos em excesso. Você pode ser desculpado por presumir que todos os carboidratos são bons para você – porque alguns deles são bons. Mas reserve um tempo para descobrir quais deles são bons, e quais não são. Por exemplo, a maioria dos cereais matinais contém por volta de

Peixes oleosos – porções recomendadas semanalmente

A Food Standards Agency (Reino Unido) recomenda as porções a seguir, de acordo com idade e gênero:

Idade/gênero	Porção semanal
Meninas abaixo de 16 anos	Até 2 porções (280 g)
Meninos abaixo de 16 anos	Até 4 porções (560 g)
Mulheres acima de 16 anos	Até 4 porções (560 g)
Mulheres que estão grávidas, que possam estar grávidas ou que estejam amamentando	Até 4 porções (560 g)
Homens acima de 16 anos	Até 4 porções (560 g)

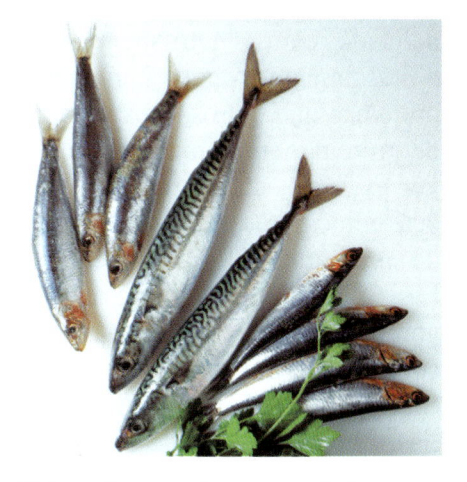

Peixes oleosos, tais como sardinhas, cavala e anchovas, são boas fontes de óleos essenciais. É recomendado o consumo de duas a quatro porções por semana.

70 gramas de carboidratos por porção de cem gramas. Os cereais, entretanto, têm pouco valor nutritivo e afetarão seu metabolismo, porque o ritmo de liberação de açúcar é muito rápido. Eles também podem conter antinutrientes, que, de fato, impedem que você absorva os nutrientes apropriados que são vitais para a digestão e o sistema imunológico. Porém, a aveia é uma boa fonte de proteínas e ajuda a reduzir a lipoproteína de baixa densidade (LDL), o chamado colesterol "ruim".

Frutas e vegetais são fontes de bons carboidratos. Eles têm um ritmo mais lento de liberação de energia e também fornecem mais fibras em sua dieta. No fim das contas, a questão não é o quanto você come, mas o que você come. Se você não tem certeza de quais carboidratos são bons para você, então escolha frutas e vegetais, de preferência os que são cultivados organicamente, já que eles são muito mais nutritivos e saborosos.

Proteínas

Aminoácidos essenciais das proteínas ajudam a reparar os músculos. Peixe, aves, carne, ovos, leite e queijos são exemplos de alimentos ricos em proteínas. Nos Estados Unidos e na maioria dos países ocidentais, a proteína fornece apenas 15% da ingestão diária de alimentos. Nós deveríamos estar consumindo próximo a 30% a 40%. A proteína fornece energia útil que ajuda a queimar calorias e promover perda de peso. Sem proteína, seus músculos não podem ser alimentados com os nutrientes corretos para reparo e crescimento. Alguns alimentos contêm mais proteínas que outros, e os com alta quantidade de proteína, em geral, contêm menos gordura. Por exemplo, duas fatias de peito de peru sem pele contêm três gramas de gordura, zero grama de carboidrato, 11 gramas de proteínas, 75 calorias, 32 miligramas de colesterol e um grama de gordura saturada. Em comparação, um ovo frito contém sete gramas de gordura, um grama de carboidrato, seis gramas de proteínas, 90 calorias, 211 miligramas de colesterol e 1,9 grama de gordura saturada.

Embora hoje em dia nós retiremos nossa proteína principalmente de animais, há 10 mil anos, nós a obtínhamos de grãos, nozes e animais. Nossa atual dependência excessiva de proteína animal é responsável pelos altos níveis de colesterol LDL (colesterol ruim) nos países desenvolvidos. Então, dedique-se a comparar as informações nutricionais dos alimentos que você compra para ter certeza de que a carne e o peixe que você come têm alto teor de proteínas, e não de gorduras saturadas.

Gorduras

A maioria das pessoas, em especial as com sobrepeso, come gordura em excesso. Embora essencial para a obtenção de energia, a gordura demora bem mais para quebrar que o carboidrato. A gordura produz energia para longos períodos de exercícios, mas a intensidade do exercício tem que ser baixa para existir um bom suprimento de oxigênio disponível para a queima de gordura. Exemplos de alimentos com alto teor de gordura são queijo, manteiga, óleo e algumas carnes. Por grama, a gordura fornece duas vezes mais calorias que os carboidratos e as proteínas. A Organização Mundial da Saúde recomenda que 25% a 30% das calorias diárias devam vir de gorduras, mas a maior parte da população no mundo desenvolvido retira entre 40% a 50% de sua energia diária delas.

Gorduras saturadas e insaturadas: o problema não é necessariamente a quantidade de gordura que você come, mas o tipo dela. As gorduras saturadas entopem artérias e causam deficiência de saúde, como doenças de coração, obesidade e câncer. Alimentos contendo gorduras saturadas incluem carne, ovos, derivados do leite e alimentos prontos contendo esses ingredientes, tais como bolos e chocolates, massas e tortas.

Gorduras insaturadas são melhores para você. Elas promovem lipoproteínas de alta densidade (HDL) ou bom colesterol e reduzem o risco de doenças. Peixes oleosos – por exemplo, salmão, arenque, cavala, atum fresco (não o enlatado), anchovas, sardinhas, arenque defumado e peixes miúdos, entre outros – são ricos na gordura poli-insaturada benéfica ômega 3, que pode ajudar a proteger contra doenças cardíacas. Óleos vegetais, como de gergelim, oliva, girassol, milho, soja, noz e canola são fontes de gorduras monoinsaturadas e poli-insaturadas.

Alimentação saudável para vegetarianos

Uma dieta vegetariana pode ser mais saudável que uma baseada em carne, mas não é só uma questão de cortar a carne. É preciso conhecimento e preparo adequado para uma dieta livre de carne incluir proteínas, vitaminas e minerais suficientes para você ficar em forma e saudável.

Muitas pessoas acreditam que ingerir uma dieta vegetariana as ajudará a perder peso, e isso pode ser verdade, mas zero de gordura animal não significa necessariamente uma dieta de baixo teor de gordura. De fato, uma vez que

Ingestão de proteínas

Uma dieta vegetariana pode ser deficiente em proteína. Para combater essa deficiência, inclua ovos e laticínios em sua dieta. Isso também aumentará a disponibilidade de minerais, como cálcio, fósforo e especialmente vitamina B12, que é difícil de obter de outro modo.

Contudo, a ingestão de laticínios também deve ser regulada para prevenir ganho de peso. Se você está se exercitando intensamente, é vital um planejamento cuidadoso para assegurar que você possa fazer frente às demandas de seu plano de treinamento.

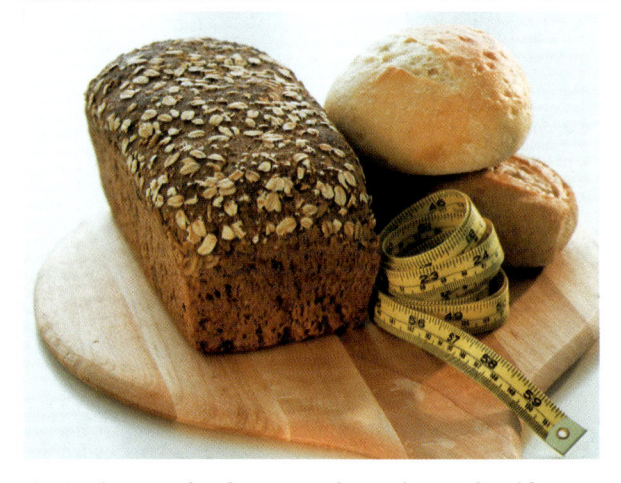

O pão é um carboidrato e, embora ele seja benéfico, não é suficiente para sustentar uma dieta sadia.

IDR de proteínas

A tabela a seguir mostra a ingestão diária recomendada (IDR) de proteínas. O Ministério da Saúde do Reino Unido recomenda aos vegetarianos e veganos multiplicarem a quantidade para seu grupo de idade e gênero por um fator de 1,1, porque a proteína vinda de fontes vegetais é mais difícil de digerir do que as de outras fontes.

Meninos/meninas	IDR
0-12 meses	12,5 g
1-3 anos	14,5 g
4-10 anos	19,7 g
Meninas	
11-14 anos	41,2 g
15-18 anos	45 g
Meninos	
11-14 anos	42,1 g
15-18 anos	55,2 g
Mulheres	
19-50	45 g
50+	46,5 g
Na gravidez	extra de 6 g/dia
Amamentando 0-6 meses	extra de 11 g/dia
6 meses +	extra de 8 g/dia
Homens	
19-50	55,5 g
50+	46,5 g

vegetarianos contam com alimentos como ovos, queijo e outros laticínios para obter proteína, eles podem, facilmente, ingerir tanta gordura quanto um carnívoro.

Uma alimentação vegetariana saudável pede uma dieta finamente equilibrada e monitorada de perto. Proteínas adequadas devem ser consumidas para crescimento e manutenção de músculos e para cura de ferimentos – senão, o metabolismo declinará, o que pode resultar em aumento de peso. As proteínas são também uma fonte de energia.

O que comer

Para conseguir um bom equilíbrio de nutrientes e aminoácidos de uma alimentação vegetariana, você deve incluir uma ampla variedade de alimentos em sua dieta. Uma combinação deles é vital, já que alimentos diferentes contêm nutrientes distintos: grãos são ricos em enxofre, mas não têm lisina, um aminoácido essencial; enquanto feijões, ervilhas e lentilhas são ricos em lisina, mas não têm enxofre.

Prós e contras de uma dieta vegetariana

A maior parte das dietas vegetarianas tem alto teor de carboidratos, fibras, frutas e vegetais. Problemas de saúde como doenças cardíacas, pressão alta e obesidade podem ser reduzidos graças ao baixo conteúdo de colesterol e ao alto de antioxidante de uma dieta vegetariana. Porém, a falta de proteínas de baixo teor de gordura pode levar a uma deficiência de vitaminas B6 e B12, e cálcio, de modo que os vegetarianos devem incluir quantidades de produtos laticínios desnatados, cereais, nozes e sementes, particularmente nos meses de inverno, para garantir que eles recebam todos os nutrientes necessários.

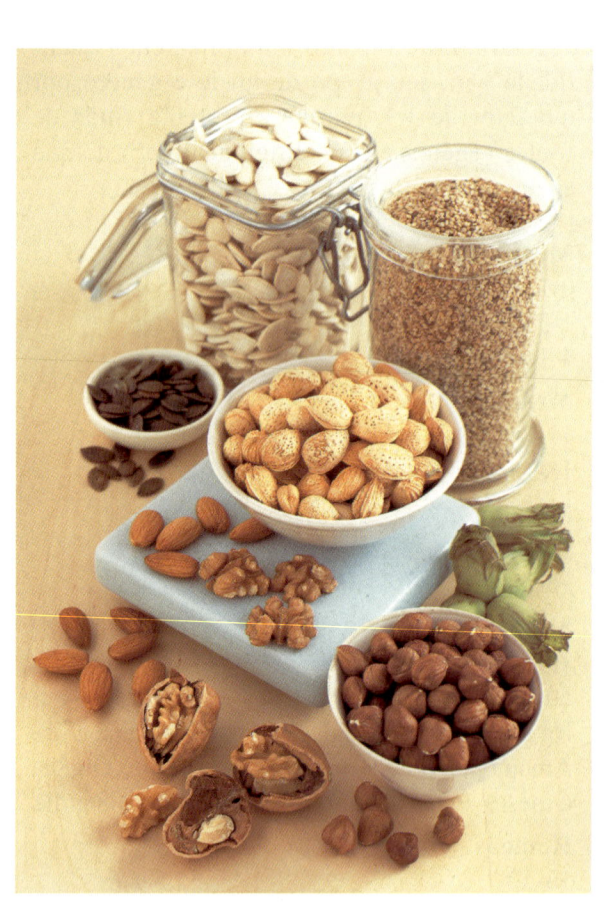

Os vegetarianos podem selecionar alimentos como nozes, cereais e sementes para garantir terem nutrientes essenciais suficientes, tais como proteínas.

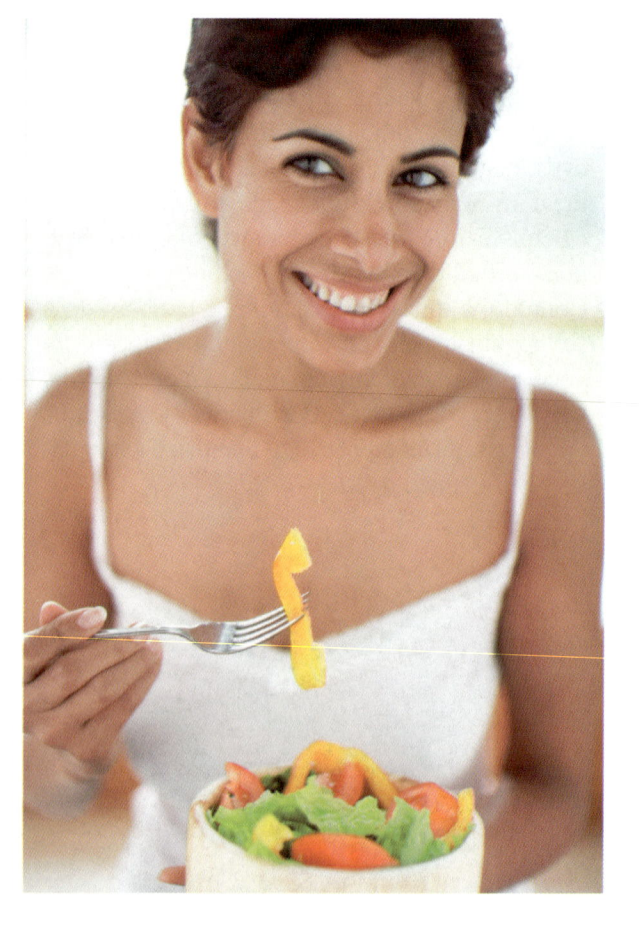

Você não pode ter uma boa aparência e se sentir em forma a não ser que planeje uma dieta nutritiva que inclua vegetais e frutas.

Alimentos para vegetarianos e veganos

Alimentos comumente disponíveis que fornecem a maior parte das proteínas em uma dieta vegetariana são:

Grãos – ervilhas, feijões, lentilhas e produtos de soja
Cereais – trigo, aveia, arroz, cevada, fagópiro, painço, macarrão e pão
Nozes – castanha-do-pará, avelãs, amêndoas e castanha-de-caju
Sementes – girassol, abóbora e gergelim
Ovos – ovos de galinha
Laticínios – leite, queijo e iogurte

Alimentos que fornecem dez gramas de proteína, ingeridos nas quantidades a seguir:

Ovos	um ovo inteiro
Queijo desnatado	30 g
Leite desnatado	300 ml/1¼ copo
Iogurte desnatado	300 ml/1¼ copo
Farinha de soja	24 g
Amendoins	39 g
Sementes de abóbora	41 g
Amêndoas	47 g
Castanha-do-pará	50 g
Sementes de gergelim	55 g
Avelãs	71 g
Pão de trigo integral	95 g
Lentilhas	114 g
Grão-de-bico	119 g
Feijões vermelhos	119 g
Espaguete integral	213 g
Arroz integral	385 g

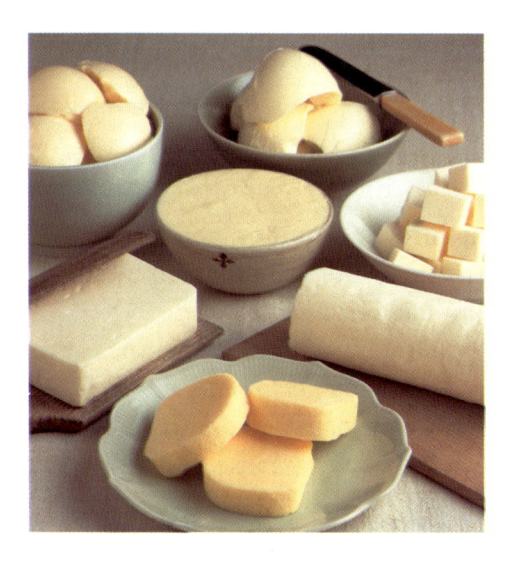

Algumas gorduras são necessárias na dieta, mas gorduras saturadas, tais como manteiga, queijo e sorvete, devem ser ingeridas com moderação.

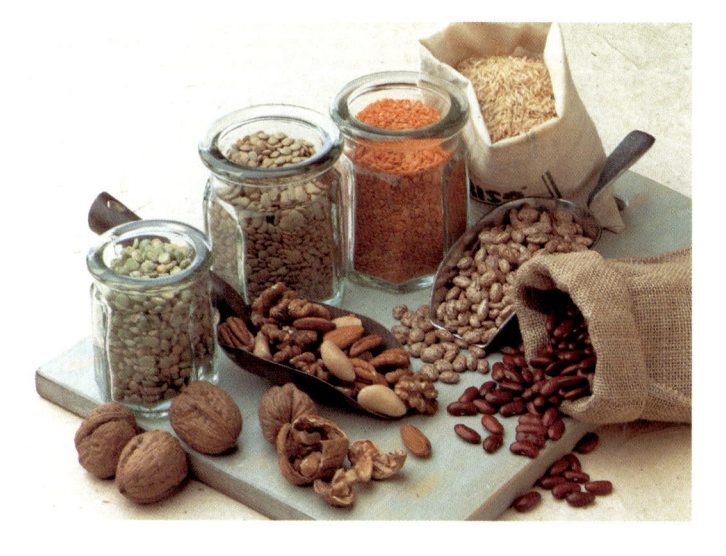

Feijões e lentilhas são fontes de proteínas para vegetarianos; nozes e arroz também contêm pequenas quantidades de proteína.

Ingestão de líquidos

Seu corpo contém 70% de água e você deve fazer o máximo para manter ele assim durante os exercícios; portanto, a ingestão de líquidos é vital. A perda de líquidos dependerá da intensidade de seu exercício, duração, temperatura, umidade e seu nível de boa forma.

Os músculos produzem calor, o que faz você suar. Isso, por sua vez, fornece uma camada de umidade na pele que ajuda a manter a temperatura do corpo baixa. A temperatura de seu corpo tem que permanecer entre 37° C e 38° C para funcionar bem. Para cada um litro de suor que evapora, você perde 600 quilocalorias de energia térmica. A falta de fluidos corporais é chamada de desidratação.

É importante saber como evitar tornar-se desidratado, e reconhecer os sintomas se você se desidrata. Um teste simples é pesar-se antes e depois dos exercícios. Tipicamente, você perderá um litro de líquidos por hora e por volta de dois litros por hora quando a temperatura e a umidade estão altas.

Uma perda de 2% do peso significa uma diminuição de 20% na *performance*; perca 4% e você poderá sentir náusea, vômito e diarreia; 5% e seu cérebro começará a se desligar; 7% e você alucinará; 10% e se instala uma insolação.

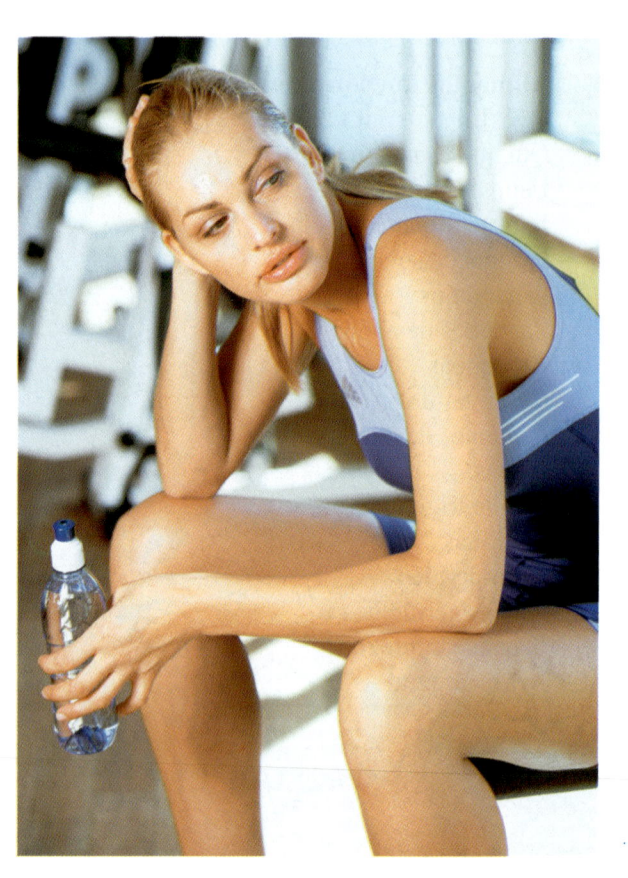

Sempre carregue água com você, de modo a se manter bem hidratado o tempo todo do treinamento na academia.

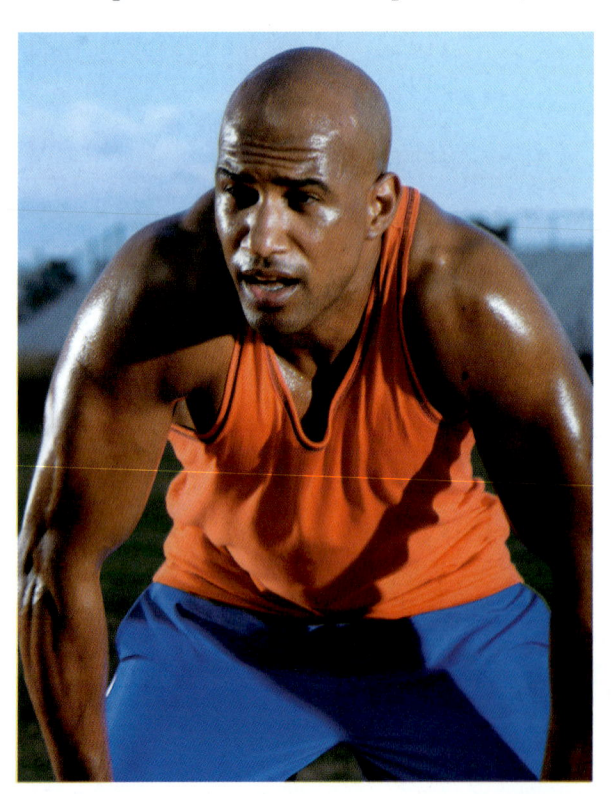

A desidratação é uma das principais causas da **performance** *esportiva ruim. Seu corpo contém 70% de água e precisa ser reidratado durante atividades esportivas.*

Teste de desidratação
Verifique a cor de sua urina – quanto mais escura ela estiver, mais desidratado você está.

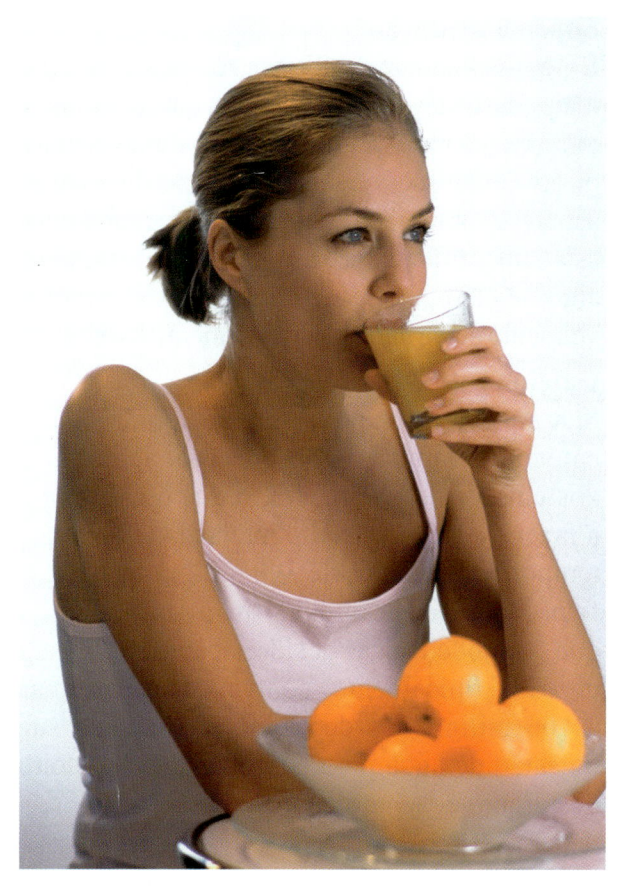

Permanecer hidratado significa que você precisará calcular quanto de líquido ingerir, com que frequência e o que seus líquidos devem conter.

Exercícios e hidratação

Para evitar desidratação, beba muitos líquidos antes, durante e depois dos exercícios. Beba entre 400 a 600 mililitros de líquidos duas horas antes dos exercícios. Pode ser bem fácil beber em uma bicicleta, mas é muito mais difícil beber durante atividades como corridas, portanto, cuide para ter muito líquido em seu corpo antes de começar a se exercitar. Não é possível ingerir líquido extra e estocar. Acima de determinados níveis, seu corpo o eliminará como urina. Inclua alguns carboidrato na bebida, como açúcares simples: um grama de carboidrato para cada um quilo de peso corporal ou 14 gramas para cada 18 quilos ajudará a sustentar os níveis de energia.

Para manter o nível de intensidade dos exercícios durante os treinamentos, você deve repor 80% da sua perda de líquidos durante o exercício. Tente beber antes de se sentir com sede. Tenha como meta beber entre 400 mililitros a um litro por hora. Se você deixar de beber por muito tempo, poderá acabar se sentindo doente e inchado. Beba água pura se o exercício durar até uma hora. Para sessões de

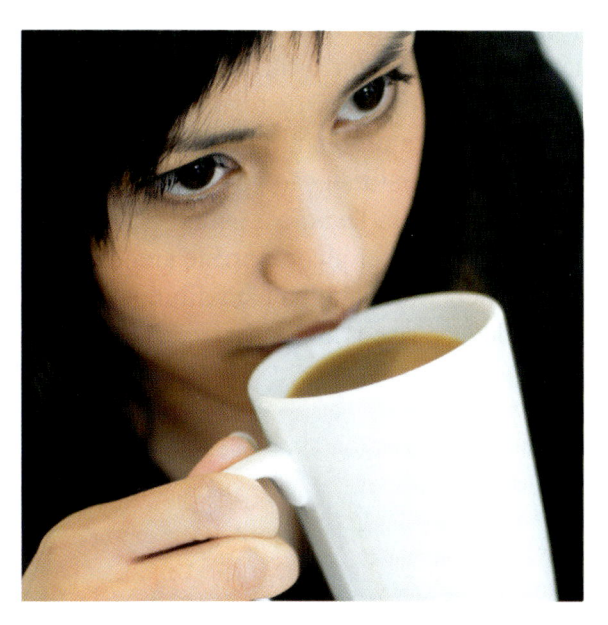

Beber chá e café o tornará mais desidratado ainda. É melhor ficar na água ou no suco.

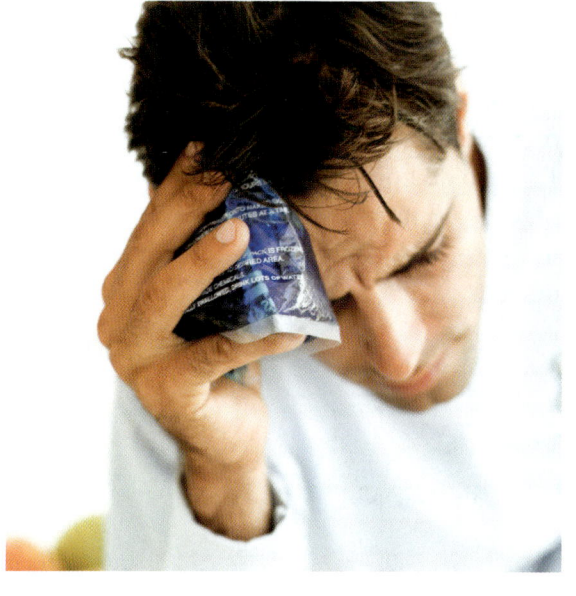

Falta de líquidos pode torná-lo propenso a dores de cabeça, baixar seus níveis de energia e fazer você se sentir mal.

exercício mais longas, use bebidas energéticas que contenham soluções hipotônicas ou isotônicas, que ajudarão na absorção da água; e polímeros de glicose, que permitirão que você absorva uma quantidade maior de carboidratos para manter seus níveis de energia altos.

A seguir, apresentamos um guia de que bebidas são as melhores de acordo com os exercícios que você está fazendo:

- Isotônico: use para eventos de corrida de média ou longa distância e esportes de grupo. Ele fornece glicose, a fonte de energia preferida do corpo. Para uma concentração de 6% a 10%, por exemplo, tente Lucozade Sport, 515 gramas, e High Five, ou misture 200 mililitros de suco de laranja, um litro de água e um grama de sal.
- Hipotônico: use para corridas de carro e de cavalo. Ele repõe rapidamente a perda de líquidos, mas não contém carboidratos; misture cem mililitros de suco de laranja, um litro de água e um grama de sal.
- Hipertônico: use para completar os carboidratos durante eventos de longa distância. Ele é adequado quando é requerida energia por grandes períodos, pode ser ingerido em movimento e é fácil de digerir; misture 400 mililitros de suco de laranja, um litro de água e um grama de sal.

Depois dos exercícios: para possibilitar uma recuperação rápida e eficiente, beba devagar 1,5 litro de líquido para cada um quilo de peso perdido. Entre as sessões de exercícios, beba um litro para cada mil quilocalorias de gasto de energia.

Super-hidratação

É possível se super-hidratar se você beber demais. Isso leva a problemas circulatórios e tonturas, já que o sangue se torna diluído demais, ou até convulsões ou coma se a super-hidratação acontece muito rápido. Se você suspeitar de que está super-hidratado, pare de beber e consuma algo salgado, já que seus níveis de sódio provavelmente se tornaram perigosamente baixos.

Cafeína

Sua *performance* pode ser melhorada com a cafeína; ela ajuda seu corpo a usar ácidos graxos em vez de glicogênio, o que o capacitará a fazer exercícios de alta intensidade por mais tempo. Porém, mais de 300 miligramas de cafeína pode ser prejudicial para sua saúde, já que ela pode causar desidratação (uma xícara de café, tipicamente, contém 50 miligramas a 100 miligramas de cafeína). Aumente sua ingestão de água para contrabalançar o efeito desidratante da cafeína.

Álcool

Existem muito poucos benefícios da ingestão de álcool. Ele pode ser útil em situações sociais – mesmo nelas, apenas moderadamente –, porém, além disso, existe pouco a recomendá-lo. Ele afetará seu tempo de reação e sua coordenação, e você experimentará um declínio em sua velocidade, vigor e força. Ele bloqueará a habilidade de seu corpo de regular a temperatura e pode levar a problemas de níveis de açúcar no sangue e desidratação. As calorias vazias do álcool também levarão a ganho de peso. Se você escolher beber álcool, preste atenção para também beber muita água para diluir seus efeitos e reduzir o risco de desidratação.

Vitaminas e minerais

A importância das vitaminas e dos minerais é bem conhecida, mas de onde eles vêm e para que servem? As informações a seguir destacam algumas das vitaminas e dos minerais mais importantes, seus usos e onde encontrá-los.

As vitaminas são essenciais para que seu corpo funcione adequadamente. Elas são divididas em duas categorias: solúveis em gordura e solúveis em água. As vitaminas solúveis em gordura são encontradas em gorduras animais e outros alimentos gordurosos. Essas vitaminas ficam estocadas no corpo por longos períodos de tempo. Elas estão disponíveis quando você precisa delas, então, você não precisa ingerir alimentos gordurosos todos os dias.

As vitaminas solúveis em água podem ser encontradas em uma ampla variedade de alimentos. Diferentemente das vitaminas solúveis em gordura, essas não ficam estocadas no corpo, então você precisa garantir ter uma quantidade adequada delas em sua alimentação

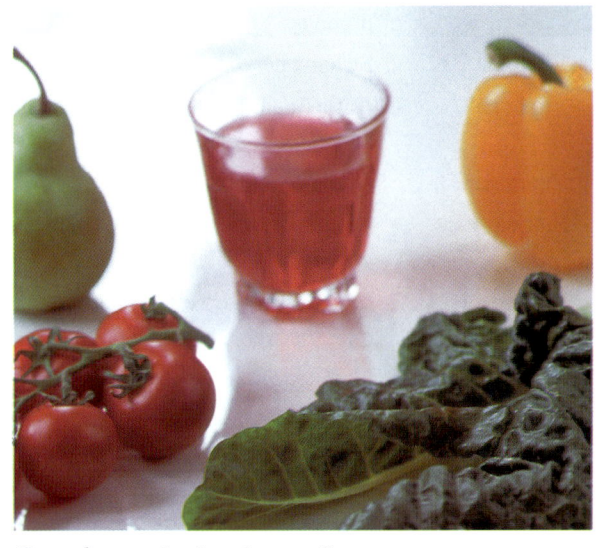

Descubra quais vitaminas estão presentes em seus vegetais, de modo que você possa elaborar uma alimentação equilibrada.

diária. Não ingira excesso de vitaminas, em especial vitaminas A, D, E e K, já que o corpo tem dificuldade para se livrar do excesso pela urina. Para tirar o máximo de seus alimentos, cozinhe-os no vapor ou ingira-os crus. Assar, grelhar e fritar, todas essas opções baixam o conteúdo de vitaminas dos alimentos. Saiba que quando as frutas e os vegetais envelhecem, eles perdem suas vitaminas, portanto, tente comer frutas e vegetais que estejam o mais frescos possível. Vegetais congelados dos supermercados, em que o conteúdo de vitaminas foi preservado, em geral, são melhores que os frescos.

Microelementos

Em comparação com vitaminas e minerais, quantidades bem menores de microelementos são exigidas para uma saúde ótima e crescimento e desenvolvimento apropriados. Com a

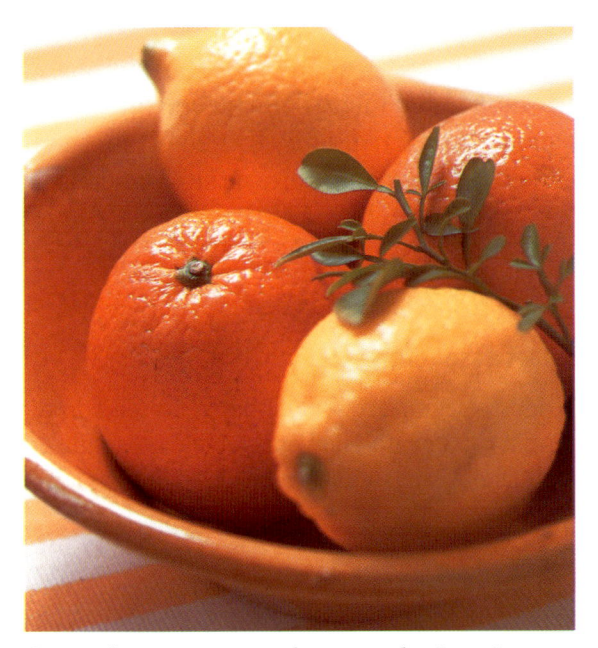

Frutas cítricas, tais como laranjas e limões, são ricas em vitamina C, que é essencial na alimentação para uma pele, articulações, ossos e sistema imunológico saudáveis.

Vitaminas: seus usos e fontes

Vitamina	Uso	Fonte
Vitamina A	Boa visão; visão noturna; pele hidratada	Vegetais verdes, ovos, laticínios e damascos
Vitamina D	Força; sistema imunológico saudável; bons níveis de cálcio	Arenque, cavala, salmão e ovos
Vitamina E	Sistema nervoso saudável; sistema circulatório saudável	Nozes, peixe, frango, carne e óleos
Vitamina K	Agente de coagulação sanguínea	Laticínios, peixe e cereais
Vitamina B6	Ajuda na quebra do alimento para fazer proteína	Carne, cereais, vegetais verdes e frutas
Vitamina B12	Sistema nervoso saudável; sangue saudável	Carne e laticínios
Vitamina C	Antioxidante; sistema imunológico saudável; ossos saudáveis	Frutas e vegetais (laranjas, papaia, cassis, mangas e cerejas)
Vitamina B3	Ajuda o sistema digestivo	Carne, peixe, cogumelos e cereais
Biotina	Ajuda no metabolismo de glicose e ácidos graxos	Laticínios, amendoins e couve-flor
Vitamina B2	Libera energia para as células; metabolismo saudável	Laticínios, espinafre e cogumelos
Ácido fólico	Manutenção dos glóbulos vermelhos do sangue	Carne e vegetais verdes
Vitamina B1	Metabolismo dos carboidratos	Grãos integrais, sementes e carne
Vitamina B5	Ajuda nas reações químicas; ajuda a converter alimento em energia; sistema nervoso saudável	Carne e cereais

alimentação moderna e os métodos de cozinhar de hoje em dia, a preocupação é de que o corpo não está tendo um suprimento adequado de microelementos.

É possível ingerir suplementos, mas a dosagem correta é difícil de estabelecer, porque alimentos e dietas diferentes têm concentrações variadas de microelementos, e sua taxa de absorção também difere. É melhor consumir microelementos como parte de sua alimentação diária.

Minerais e microelementos essenciais

O consumo diário dos minerais e microelementos indicados a seguir é essencial para que seu corpo funcione com eficiência. Eles ajudam o corpo a transformar o alimento que você come em energia e manter um corpo saudável. Deficiências de vitaminas e minerais levam a doenças.

Mineral	Uso	Fonte	Quantidade diária
Sódio	Equilíbrio saudável de água	Cereais, pão e laticínios	6 g
Magnésio	Estrutura dos ossos e tendões	Grãos integrais, cereais, frutas, cacau e sementes	Homens: 300 mg; mulheres: 270 mg
Ferro	Manutenção dos glóbulos vermelhos do sangue; oxigenação do sangue	Carne, passas e feijões vermelhos	Homens: 8,7 mg; mulheres: 14,8 mg

Vitaminas e minerais

Cálcio	Ossos e dentes fortes; ajuda a converter alimentos em energia; sistema neuromuscular saudável	Laticínios, sardinhas, brócolis e vegetais verde-escuros	700 mg
Potássio	Sistema neuromuscular saudável; mantém o equilíbrio de líquidos	Nozes, frutas, brócolis, cogumelos e sementes	3.500 mg
Fósforo	Ossos e dentes fortes; ajuda a converter alimentos em energia; sistema neuromuscular saudável	Laticínios, frango, ovos e nozes	550 mg
Microelemento	**Uso**	**Fonte**	**Quantidade diária**
Selênio	Antioxidante; auxilia o metabolismo	Peixe, ovos, carne e cereais	200 mcg
Manganês	Estrutura óssea; auxilia o metabolismo	Carne, nozes, cereais, vegetais, soja e grão-de-bico são boas fontes	5 mg
Molibdênio	Metabolismo de proteínas	Nozes, grãos integrais	500 mcg
Zinco	Pele saudável; sistema imunológico	Carne, peixe e laticínios	15 mg
Iodo	Sistema nervoso saudável; manutenção celular	Peixe (hadoque, cavala, arenque, truta e salmão são boas fontes), sal e vegetais	75 mcg
Crômio	Regula os níveis de açúcar do sangue	Laticínios, grãos integrais e carne	200 mcg
Fluoreto	Dentes e ossos	Peixe	3 mg

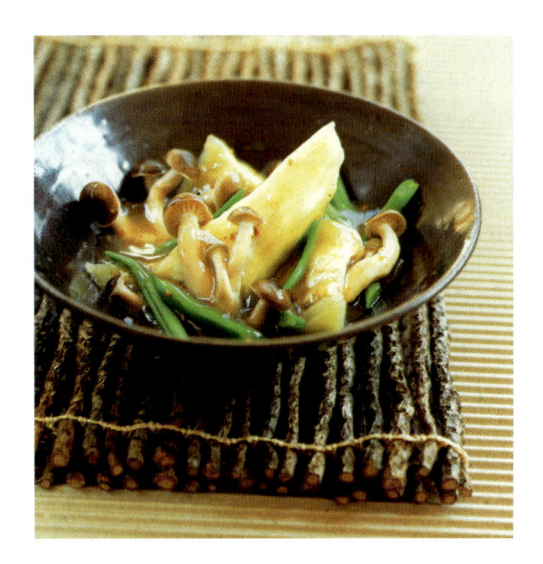

Acima: Cozinhar vegetais no vapor conserva o sabor, retendo o gosto e o valor do alimento.

À direita: Você precisará de uma variedade de vegetais para conseguir todos os minerais essenciais e vitaminas de que necessita.

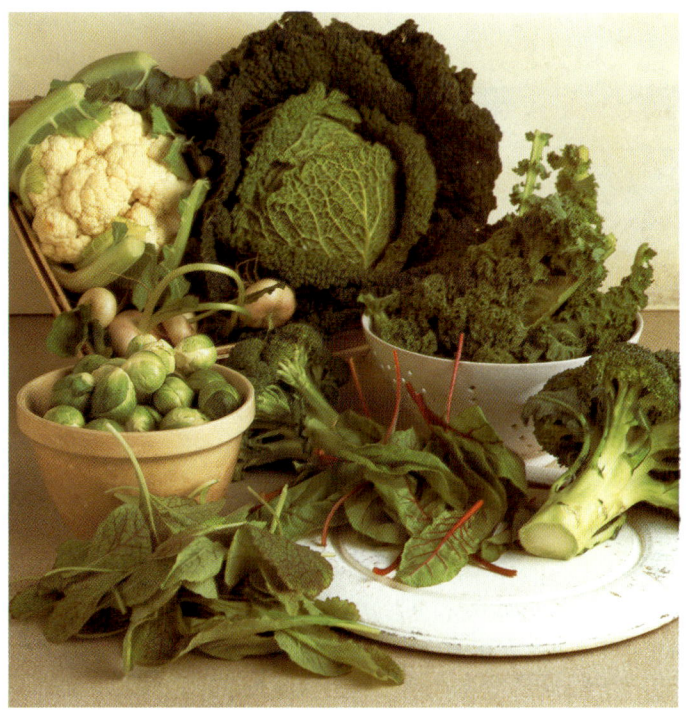

Índice glicêmico

Usando o sistema IG, alimentos com carboidratos são divididos em três categorias – baixo, moderado e alto –, de acordo com a velocidade com que eles aumentam os níveis de açúcar do sangue comparados com a glicose.

Os carboidratos com um alto índice glicêmico (IG) liberam açúcar rápido, e são bem mais propensos a fazer com que você engorde, e com isso baixe sua *performance* atlética. A razão para isso é uma reação complexa glicose-insulina que acontece em seu corpo quando você come. Seu corpo precisa produzir glicose a partir do alimento para sobreviver. Essa produção pode ser rápida ou lenta, dependendo do IG do alimento consumido. Alimentos de alto IG levam à rápida produção de glicose no sangue, o que, por sua vez, tem uma reação de retroalimentação que pode levar o corpo a liberar altos níveis de insulina em uma tentativa de lidar com os altos níveis de glicose no sangue. Isso, então, transformará a glicose em gordura, causando ganho de peso e, no decorrer do tempo – se deixado sem verificação –, obesidade e diabetes do tipo II, que, atualmente, estão adquirindo proporções epidêmicas nas sociedades desenvolvidas, entre crianças novas e adultos. Existe evidência, contudo, de que algumas pessoas que comem grande quantidade de alimentos com IG alto – na Ásia e no Peru, por exemplo – não sofrem de altos níveis de obesidade ou diabetes. Isso acontece em razão de elas também comerem muitas frutas frescas e vegetais, que contrabalançam o efeito dos alimentos com IG alto. Misturar alimentos de IG alto e baixo produz valores de IG moderados.

Alimentos com IG baixo têm pouco efeito em seu nível de açúcar no sangue porque o corpo demora muito tempo para metabolizá-los. Alimentos com IG alto, contudo, causam um aumento imediato nos níveis de açúcar no sangue.

Vantagens de uma dieta de IG baixo

Comer alimentos com IG baixo o ajudará a perder peso, reduzir o risco de determinados cânceres, aumentar a quantidade de fibras em sua

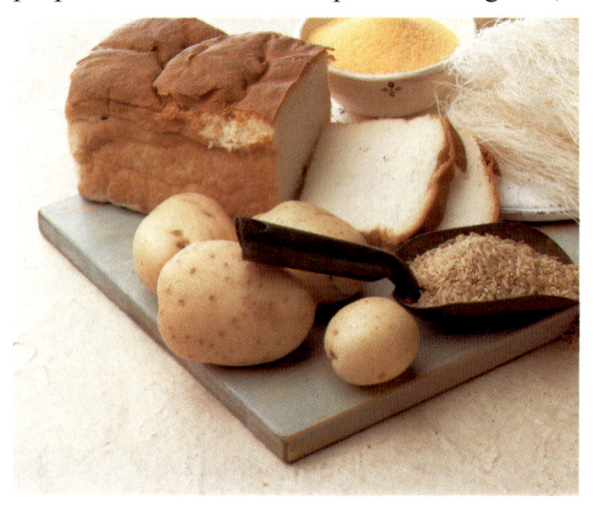

Alguns alimentos afetam o açúcar no seu sangue mais do que outros; usar o sistema IG o ajudará a escolher com cuidado.

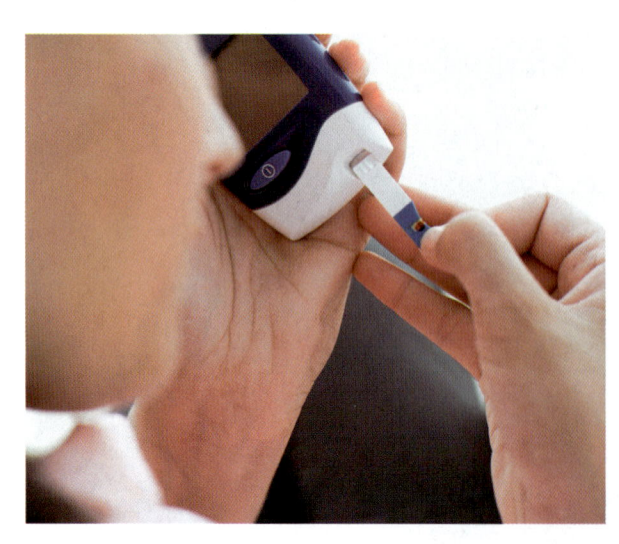

Pessoas com diabetes do tipo II precisam testar regularmente o açúcar no sangue. Compreender o índice glicêmico o ajudará a lidar com a diabetes.

dieta, diminuir as chances de desenvolver diabetes do tipo II e doenças cardíacas coronárias, fortalecer seu sistema imunológico e aumentar sua estâmina e seus níveis de energia. Não existe desvantagem em comer alimentos com IG baixo.

Surpreendentemente alto

Você pode surpreender-se ao descobrir que alguns de seus alimentos favoritos têm IG alto. Para ajudar a equilibrar seus níveis de açúcar no sangue, e dar-lhe energia para o dia todo, você deve evitar ou eliminar esses alimentos. Seguir os princípios do IG o ajudará a perder peso, melhorar sua *performance* nos esportes e se recuperar após os exercícios.

Atletas

Corredores de ultramaratona e triatletas de Ironman que tomam parte em eventos que duram mais de duas horas tornaram-se cada vez mais cientes da importância do valor de IG dos alimentos ingeridos antes e depois da competição. No preparo para os treinamentos ou eventos, os atletas precisam consumir alimentos de IG baixo, para liberar energia devagar. Durante seus treinamentos ou eventos, os atletas devem tentar balancear alimentos de IG baixo e alto para manter seus níveis de energia equilibrados.

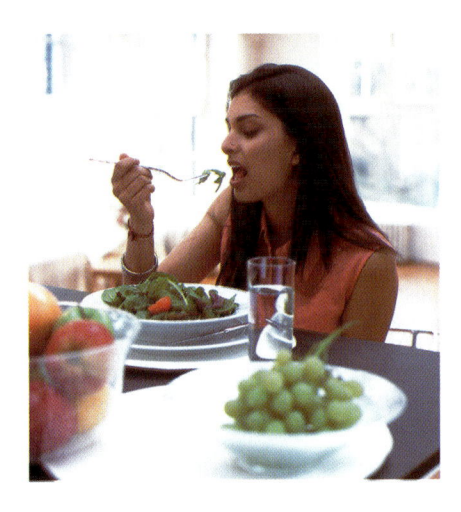

Misturar alto e baixo

Se você ainda sente necessidade de incluir alguns alimentos de IG alto em sua dieta, cuide para contrabalançar o efeito do alimento de IG alto comendo também uma grande quantidade de alimentos com IG baixo.

Para manter os níveis de açúcar equilibrados, misture alimentos com IG alto com os que têm IG baixo.

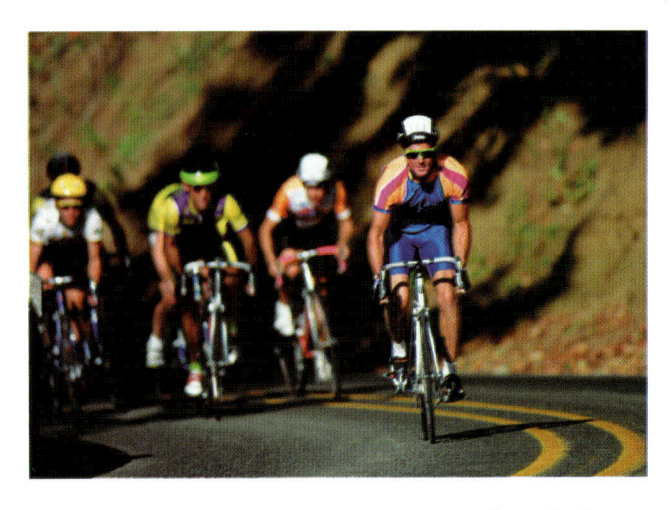

Antes de uma competição, coma a mistura adequada de alimentos com IG alto e baixo para otimizar a performance.

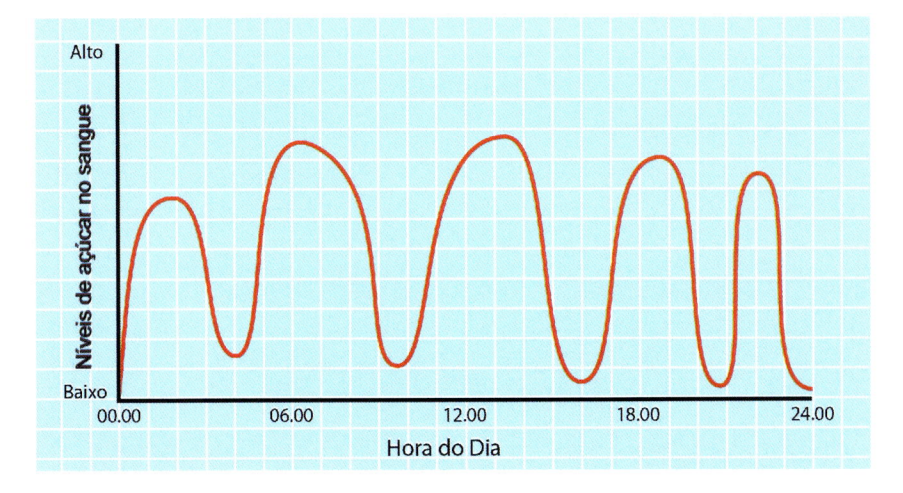

Alimentos com IG alto podem causar aumentos e quedas repentinos no açúcar do sangue durante o dia, como mostra este gráfico.

Alimentos com IG alto, moderado e baixo

Matinais
IG alto: a maior parte dos cereais refinados com acréscimo de açúcar
IG moderado: mingau e *musli* com frutas
IG baixo: farinha de aveia, flocos de aveia, *musli* natural e farelo de arroz

Pães
IG alto: pão branco, pão francês, bagel e pão preto de centeio
IG moderado: pão pita, pão com cereais integrais (farinha integral), pão com farelo de cereais integrais e pão de fruta
IG baixo: pão de soja, pão com levedura, pão com grãos integrais e pão de centeio

Laticínios
IG alto: sorvete e *cheesecake*
IG moderado: iogurte de frutas
IG baixo: leite integral, leite semidesnatado, leite desnatado e iogurte natural

Vegetais
IG alto: pastinacas, nabos, couves-nabos (rutabaga), cenouras, morangas e abóboras
IG moderado: beterrabas, milhos na espiga, feijões vermelhos, feijão carioca, ervilhas secas e cenouras
IG baixo: ervilhas, milhos, brócolis, couve-flor, cebolas, pimentas, tomates, repolhos, cogumelos, alfaces, berinjelas, abobrinhas, brotos, pepinos, feijões verdes, rúculas, espinafres, aspargos, alcachofras, couves, rabanetes e aipos

Frutas
IG alto: melancias, tâmaras, bananas, passas, damascos secos, pêssegos secos, maçãs secas, abacaxis, melão-cantalupo, frutas enlatadas em calda
IG moderado: papaias, mangas, mirtilos, sultanas (passas claras), figos, peras, uvas, suco de laranja, suco de maçã, suco de toronja e coquetel de frutas
IG baixo: ameixas secas, pêssegos, peras, toronjas, maçãs, kiwis, cerejas, ameixas, damascos, framboesas, morangos, mirtilos, amoras e abacates

Alimentos básicos
IG alto: arroz branco, batata amassada, batatas fritas
IG moderado: nhoque, arroz basmati, farinha de milho, cuscuz, batata assada, arroz silvestre, fagópiro, cevada, macarrão e batatas novas
IG baixo: espaguete integral, quinoa e macarrão com ovos

Lanches
IG alto: bolos de arroz, biscoitos (bolachas), donuts, bolos, pretzels, balas de goma (balas de frutas), geleia, batatas fritas, batata chips
IG moderado: muffins, biscoitos de aveia, barras de cereais e barras de chocolate
IG baixo: castanhas-de-caju, amendoins, mix de castanhas e passas, bolo de cenoura, sementes, *homus* e manteiga de amendoim

Comer para perder peso

Por todo lado existem dietas malucas prometendo resultados miraculosos. Na verdade, porém, além das vendas de livros de saúde e números de revistas em circulação, elas não produzem muita coisa boa. Perda de peso de longo alcance envolve um plano realista que inclui estilo de vida, alimentação e exercício.

Nenhuma dieta, seja ela de pouca gordura, de calorias reduzidas ou de baixa ingestão de carboidratos, o ajudará a manter seu novo número de roupa, uma vez que você tenha tido uma perda inicial de peso. Uma das primeiras coisas que todas essas dietas fazem é baixar sua ingestão normal de calorias. Isso fará você perder peso, mas muito dessa perda de peso será de músculo, que você precisa reter, porque é um tecido vivo que o ajuda a preservar um metabolismo alto e o mantém bem. Se você quer perder peso, e manter a perda, você precisa mudar seu estilo de vida e seus hábitos de alimentação. Outro fator importante é entender a relação entre o que você come e sua aparência. Além disso, exercícios regulares o ajudarão em seu objetivo.

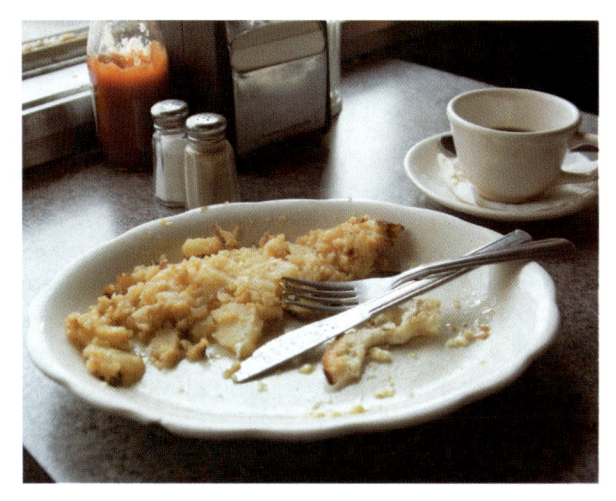

Não sinta que sempre tem que comer tudo em seu prato – pare de comer quando você estiver satisfeito.

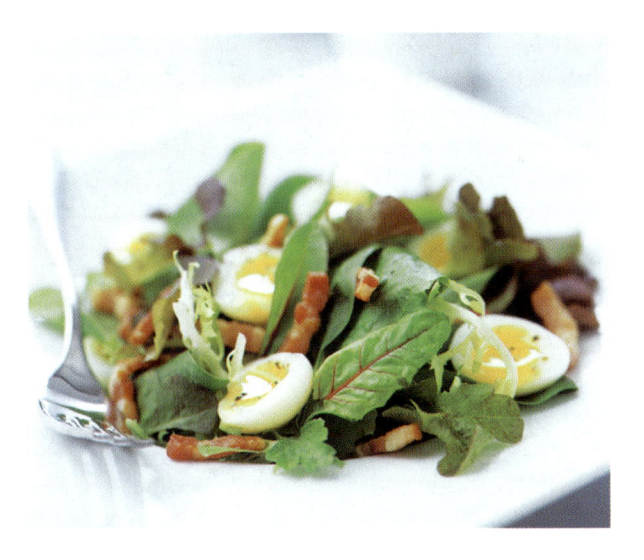

Quando você está tentando perder peso, escolha ingredientes para sua refeição que sejam frescos e saudáveis.

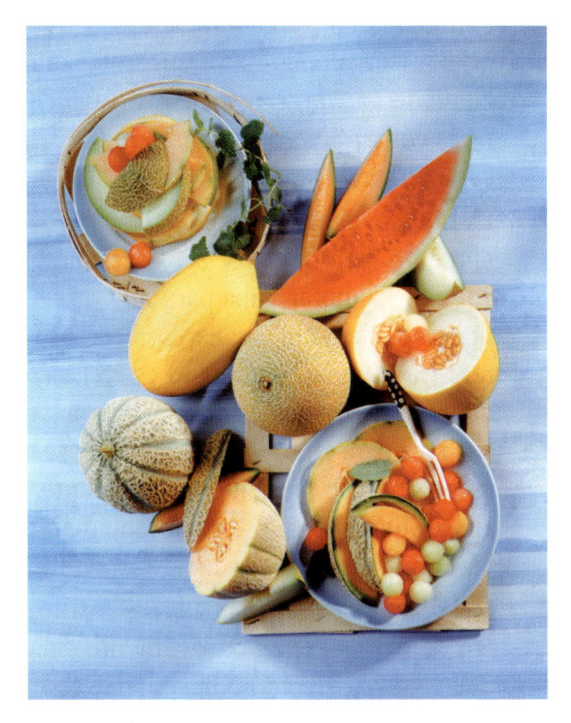

Coma alimentos não industrializados e que sejam o mais naturais possível, de modo que você saiba o que eles contêm.

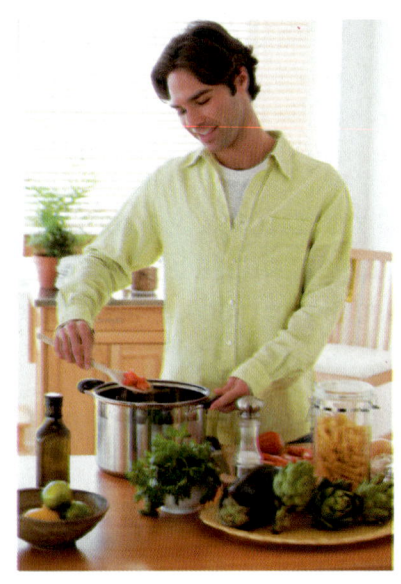

Se você precisa perder peso, selecione alimentos com pouca gordura, tais como frutas e vegetais, e controle o tamanho da porção.

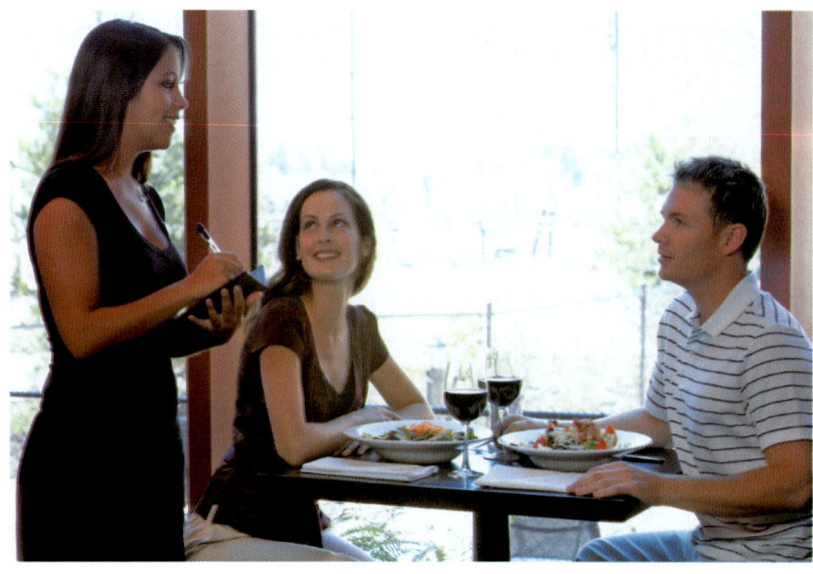

Se você está tentando perder peso e come em um restaurante, pergunte sobre os ingredientes e como o alimento é cozido para que você possa fazer as escolhas certas.

Aqui estão 16 passos que o ajudarão a perder peso:

1. **Controle de porção:** este é um dos jeitos mais rápidos de se perder peso. Se você usar um prato menor, e não enchê-lo de comida, logo perceberá que seu estômago começa a encolher e que você se sente cheio depois de comer menos. Tenha como meta comer 80% do que acredita precisar a cada refeição.

2. **Coma devagar:** mastigue cada porção de alimento pelo menos 20 vezes antes de engolir. Demorar mais para ingerir seu alimento enviará um sinal ao seu cérebro para registrar que seu estômago está cheio. Enquanto estiver mastigando, solte seu garfo e sua faca para criar uma pequena pausa entre as porções de alimentos. Novamente, isso possibilitará a você se sentir cheio antes de ter tempo para encher de novo o prato.

3. **Deixe sobras:** apenas ingira o alimento em seu prato se você realmente precisar dele. Não existe vergonha em não terminar uma refeição, principalmente se você está em um restaurante e foi apresentado a uma porção além do que você queria.

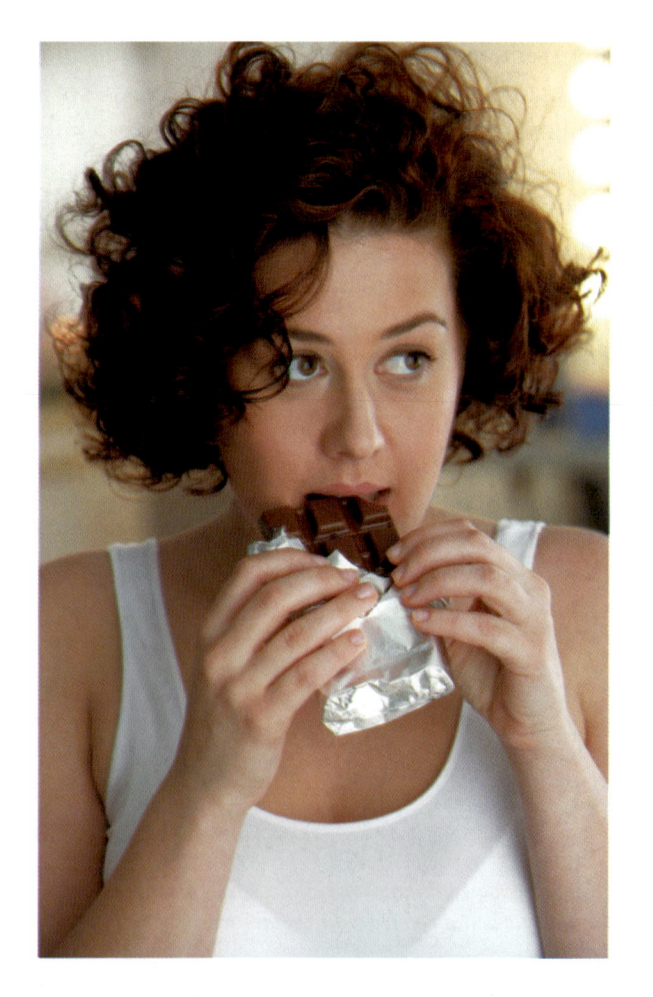

Doces, como chocolate, são inimigos da perda de peso; em vez deles, escolha frutas ou nozes.

4. **Menos gordura:** coma alimentos com menos gordura. Em particular, evite comer alimentos gordurosos industrializados. Além disso, cozinhe com menos gordura para evitar acrescentar gordura adicional à sua refeição.
5. **Mais frutas e vegetais:** um jeito de sentir-se cheio com pouca caloria é comer muitas frutas e vegetais. Ingerir mais desses alimentos também o ajudará a aumentar as fibras em sua dieta, o que auxiliará a baixar o seu nível de colesterol. Tenha como meta pelo menos cinco porções de frutas e vegetais todos os dias.
6. **Leia a informação nutricional:** tenha cautela com alimentos etiquetados como "pouca gordura". Eles podem ter pouca gordura saturada, mas a probabilidade é de terem alta porcentagem de açúcar, o que terá o efeito de elevar seu açúcar no sangue, portanto, seus níveis de insulina, e fazer com que você deposite gordura.
7. **Baixo IG:** coma alimentos com IG baixo para evitar que seu corpo se torne resistente à insulina (estado pré-diabético em que quantidades habituais de insulina não são mais suficientes para produzir uma reação normal da insulina a partir das células de gordura, músculos e fígado). Ingerir alimentos de IG baixo manterá seus níveis de açúcar no sangue constantes e possibilitará a você sentir-se bem e ansiar por alimentos saudáveis.
8. **Esteja preparado:** quando viajar, leve com você alimentos, como nozes e frutas, de modo que não tenha que depender do que está em oferta na beira da estrada e seja tentado a comprar chocolates.
9. **Pouco e com frequência:** coma pequenas refeições regularmente para assegurar que seu metabolismo trabalhe o tempo todo. Não espere ficar faminto, porque, assim, seu corpo entra no "modo escassez" e começa a estocar todas as calorias, pensando que não será alimentado de novo por algum tempo.
10. **Beba mais água:** você pode, de vez em quando, pensar que está com fome quando, de fato, você só está com sede. Evite calorias excessivas de outras bebidas, tais como refrigerantes e álcool. Tenha como meta oito copos de 200 mililitros de água por dia.
11. **Evite doces:** você pode pensar que só um doce por dia não fará muito mal quando você conta o número de calorias nele. Porém, o efeito indireto em seus níveis de energia e os problemas associados com os níveis de insulina não devem ser subestimados.
12. **Pergunte a respeito do que come:** se está comendo fora, descubra quais os ingredientes de um prato, e não tenha vergonha de pedir ao chefe para retirar o tempero, condimento ou molho, se necessário.
13. **Fique ativo:** independentemente de quanto sua alimentação seja saudável, se você não fizer nenhuma atividade, não será capaz de queimar calorias. Você precisa queimar mais calorias em um dia do que consome para perder peso.
14. **Perca peso devagar:** não apresse a perda de peso – tenha como meta perder peso em uma velocidade sensata. Uma perda de 0,5 quilo a um quilo por semana é sustentável, e dará a seu corpo a oportunidade de ajustar-se às mudanças pelas quais está passando.
15. **Obstáculos:** perceba qualquer coisa que fique no caminho da perda de peso, depois descubra modos de contornar esses obstáculos.
16. **Recaídas:** liste os alimentos que fizeram com que você engordasse, para começar. Você precisa compreender quais alimentos são ruins para você, a fim de evitá-los completamente não os comprando ou, pelo menos, diminuindo a quantidade que você ingere.

Comer para ganhar músculos

Algumas pessoas pensam que passar muitas horas na academia é tudo de que precisam para aumentar os músculos. Você pode treinar o dia todo, mas se não colocar o combustível adequado em seu corpo, seus músculos falharão em se recuperar depois de se exercitarem e, simplesmente, não crescerão.

Para ganhar músculos, você precisa adotar uma dieta que seja rica em carboidratos e proteínas, com um pouco de gordura. Escolha alimentos de IG baixo em comparação aos de IG alto e considere a inclusão de um suplemento alimentar.

Refeições pequenas e constantes o ajudarão a acelerar o metabolismo, queimar mais gordura e dar-lhe uma definição muscular melhor – boa definição fará com que seus músculos pareçam maiores, mesmo se eles não estiverem. Coma pouco e com frequência: a cada três ou quatro horas, para evitar entrar em um estado catabólico, em que seu corpo começa a comer músculos para conseguir energia, resultando em mais gordura e menos músculo.

Uma dieta equilibrada

Cada refeição deveria consistir em 40% de carboidrato, 40% de proteína e 20% de gordura. Você precisa de proteína para desenvolver músculos e carboidrato para lhe proporcionar

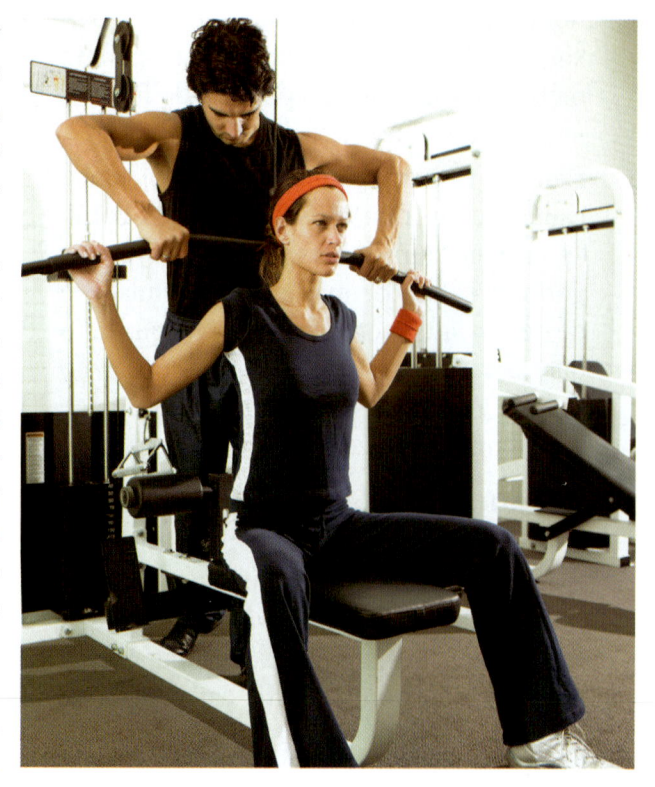

Fazer um esforço sustentável em cada sessão na academia compensará, no decorrer do tempo, à medida que você fica mais em forma.

energia para transformar proteína em músculo. As gorduras também são importantes, já que cada célula do corpo tem gordura e os hormônios são feitos dela. Escolha gorduras

Proteínas, tais como carne magra, são nutrientes essenciais para reparar e aumentar os músculos.

Meça a gordura

Seu objetivo deve ser ganhar por volta de 250 gramas de músculo por semana. Se você ganhar mais que isso, terá o risco de estar acumulando gordura em vez de músculo. Além de usar a balança, meça sua gordura corporal regularmente.

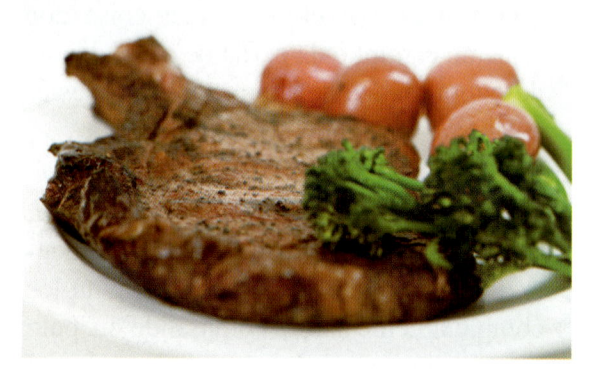

Comer para ganhar músculos

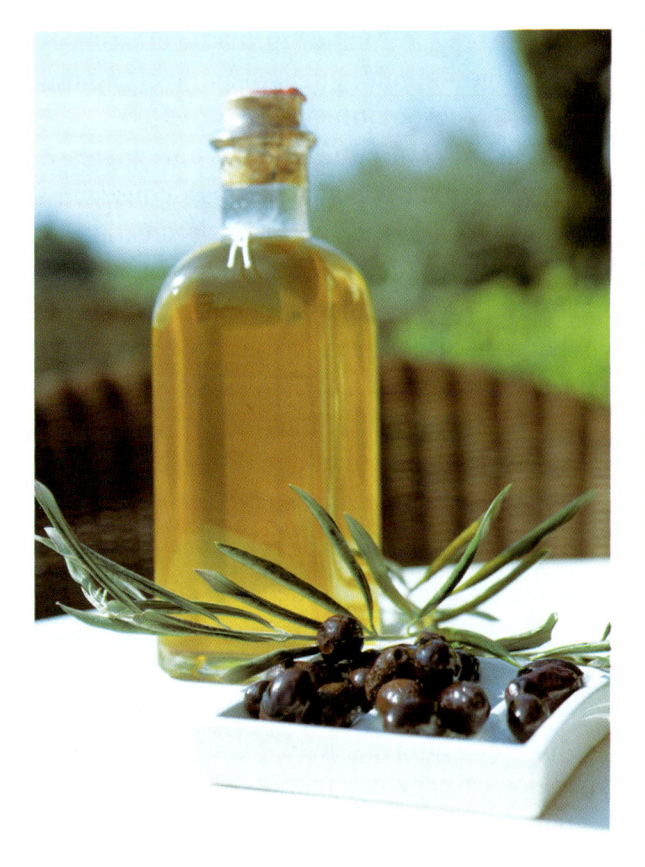

Manteiga de amendoim fornece gorduras e proteínas essenciais para desenvolver músculos e uma liberação de energia longa e constante.

Contagem de calorias

Se você está tentando aumentar os músculos, tente aumentar seu consumo de carboidratos para 50% e seu consumo de gorduras para 25%, enquanto diminui seu consumo de proteína para 25%. Isso significa que em vez de consumir 12 calorias por 500 gramas de peso corporal, o que é uma quantia padrão, você dobrará suas calorias e consumirá 24 calorias por 500 gramas de peso corporal. Calorias extras são essenciais se você deseja aumentar mais os músculos, em especial se você está queimando mais energia porque recentemente intensificou seu treinamento físico.

insaturadas – boas fontes são óleos de peixe, manteiga de amendoim e azeite de oliva.

A testosterona é o hormônio mais importante quando se trata de crescimento muscular. Uma dieta de baixa gordura leva a baixos níveis de testosterona e, portanto, nenhum crescimento muscular. Todos os tecidos do corpo são feitos de proteína, então, é muito importante manter uma dieta com alto teor de proteína, em especial se você precisa reparar tecidos danificados após o exercício.

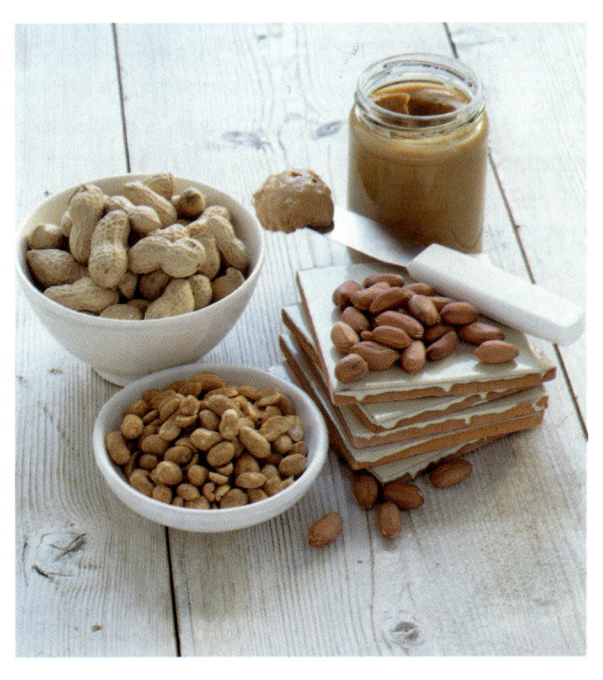

Evite gorduras saturadas; escolha óleos saudáveis em vez delas, tais como azeite de oliva ou vários tipos de óleos de castanhas.

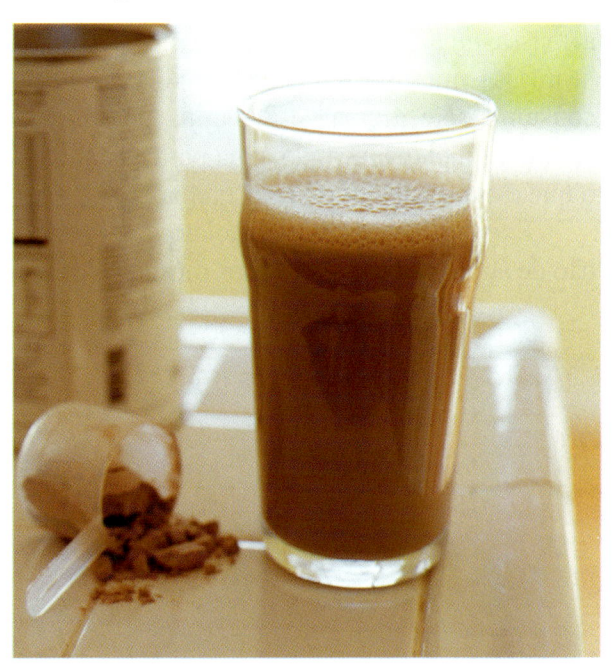

Acrescentar proteínas e vitaminas de frutas à sua dieta garantirá que você tenha um suprimento de proteínas de alta qualidade.

Níveis de proteína

Para treinamento básico de até uma hora por dia, você precisa consumir 2,5 gramas de proteína por um quilo de peso corporal. Se seu objetivo é treinar duro e ganhar músculo, você precisará aumentar isso para três a quatro gramas de proteína por um quilo de peso corporal, ou aproximadamente 57 a 85 gramas para cada 18 quilos.

Não faz sentido comer mais que quatro gramas de proteína por um quilo de peso corporal, já que seu corpo não consegue utilizar mais que essa quantidade de proteína.

IG baixo e muita fibra

Coma alimentos com IG baixo para uma liberação de energia lenta, mas constante, e para maximizar a recuperação de seus músculos. Sempre inclua fibras em sua dieta. Entre cinco e dez porções de frutas e vegetais por dia ajudará a manter seu sistema digestivo funcionando com eficiência, o que é especialmente importante se você está ingerindo proteínas extras. Fibras desacelerarão a digestão das proteínas, dando a seu corpo mais tempo para absorver os aminoácidos.

Suplementos alimentares

Suplementos de creatina ajudarão a aumentar a massa muscular. É possível ganhar até 3% de massa muscular em uma semana, se você consumir sete gramas de creatina por dia. A creatina funciona levando água para as células, o que estimula a síntese de proteínas.

Existem alguns efeitos colaterais – retenção de água, cãibras, danos nos músculos e rins e desidratação. A melhor forma de creatina é a creatina monoidrato, que é disponível rápido e fácil para o corpo utilizar.

Pessoas com poucas fibras musculares de contração rápida podem lutar para conseguir o benefício máximo da ingestão de creatina. Se você é um atleta de longa distância tentando ganhar peso, use creatina depois de refeições que contenham carboidrato, já que o aumento dos níveis de insulina depois da refeição pode ajudar com a absorção da creatina dentro das células musculares. Beba muita água depois de ingerir creatina para compensar seu efeito desidratante.

Bebidas substitutivas de refeições

Se você tem um modo de vida corrido, pode ser difícil preparar refeições com calorias e valor nutritivo suficientes. Uma bebida substitutiva de refeições cuidará disso. A maioria das bebidas substitutivas de refeições contém aminoácidos essenciais, creatina e glutamina para ajudar a recuperar e promover o crescimento muscular. Tipicamente, elas contêm 40 gramas de proteínas e 60 gramas de carboidratos.

Exercite-se e descanse

Para evitar a queima de calorias, evite exercício cardiovascular e garanta fazer um treinamento de levantamento de peso apropriado. Use pesos livres para trabalhar todo o movimento e fornecer uma boa estabilidade. Descanso é fundamental. Se seu corpo tem o máximo de recuperação depois de um treino, ele também terá o máximo de potencial de crescimento.

Comer para ter resistência

Para um evento de resistência, tal como uma maratona, você precisa maximizar a quantidade de combustível que seu corpo pode estocar, ingerir mais durante o evento e abastecer-se rápido depois da corrida para uma recuperação mais acelerada.

Nos dois ou mais dias antes de um evento de resistência ou sessão de treinamento longa, comece a preparar o seu corpo. Você deve completar os níveis de glicogênio de seus músculos comendo regularmente muitos alimentos de IG baixo.

Para garantir que seus músculos estejam completamente hidratados, consuma 30% a mais de líquidos do que o normal nos três ou quatro dias anteriores ao evento. Evite beber álcool e não coma alimentos que tenham muita gordura. Se você fica nervoso antes de um grande evento, evite comer excesso de fibras, já que isso pode mexer com seu estômago. Evite também quaisquer alimentos com os quais você não estiver familiarizado. Coma entre cinco e seis refeições pequenas durante o dia, com não mais que quatro horas entre cada refeição.

> **Duração da resistência**
>
> Eventos de resistência são aqueles que duram mais de 90 minutos, incluindo maratonas, meias maratonas, corridas de bicicleta e triatlos.

Carga de carboidratos

Embora não funcione para todos, a carga de carboidratos é popular entre atletas de resistência. Ela envolve baixar sua ingestão de carboidratos para cinco a sete gramas por um quilo de

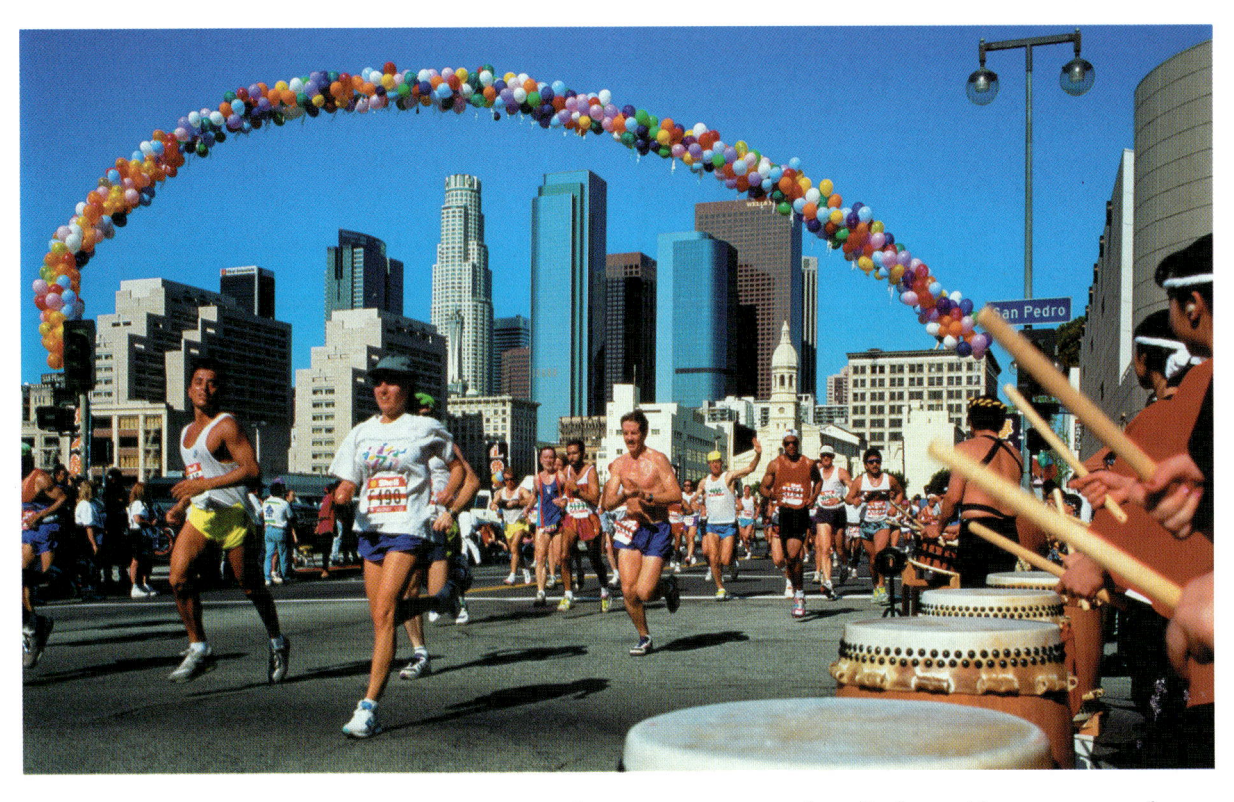

Antes do grande evento, quando você estiver treinando, ingira o que comerá no dia da corrida, para que você saiba que seu corpo está confortável com esse alimento.

peso corporal, ou aproximadamente 113 a 170 gramas por 18 quilos durante três dias; aumentando depois para oito a dez gramas por um quilo de peso corporal, ou por volta de 170 a 227 gramas por 18 quilos, para os últimos três dias antes do evento.

Tente essa técnica em preparo para uma sessão longa de treinamento, a fim de ver se ela funciona para você antes de adotá-la para um evento.

Um dia antes do evento

Neste estágio, você precisa continuar a completar os níveis de glicogênio de seus músculos (glicose estocada, principalmente no fígado e nos músculos) ingerindo alimentos com IG baixo, evitando comidas gordurosas, álcool e fibra em excesso. Coma alimentos simples e familiares que você considera fáceis de digerir. Se você está longe de casa e tendo o alimento preparado para você, verifique nos ingredientes qualquer coisa que possa perturbar sua digestão e seus níveis de hidratação. Observe com atenção especial o conteúdo de sal e temperos.

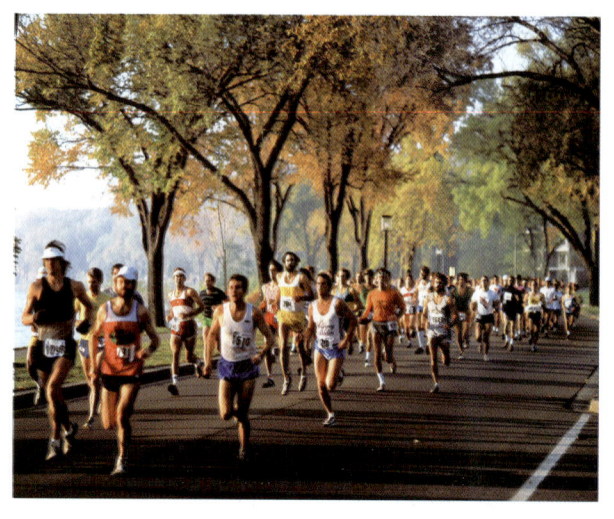

Planeje sua ingestão de alimentos durante um evento, tal como uma maratona, de modo que você não fique sem energia muito cedo na corrida.

No dia do evento

Faça sua refeição principal entre duas e quatro horas antes do início. Você pode precisar

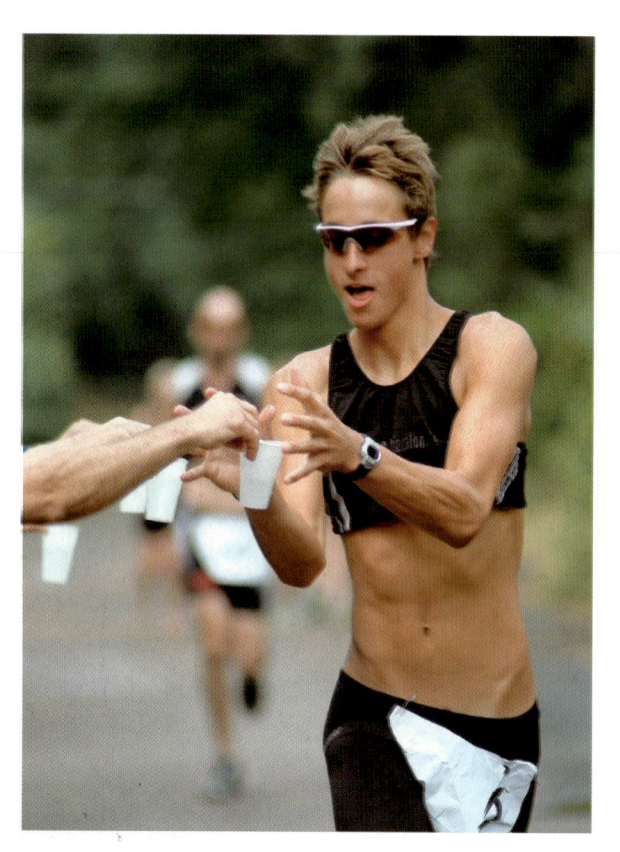

Ingira líquidos contendo minerais essenciais, que o ajudarão a manter a energia em seus músculos.

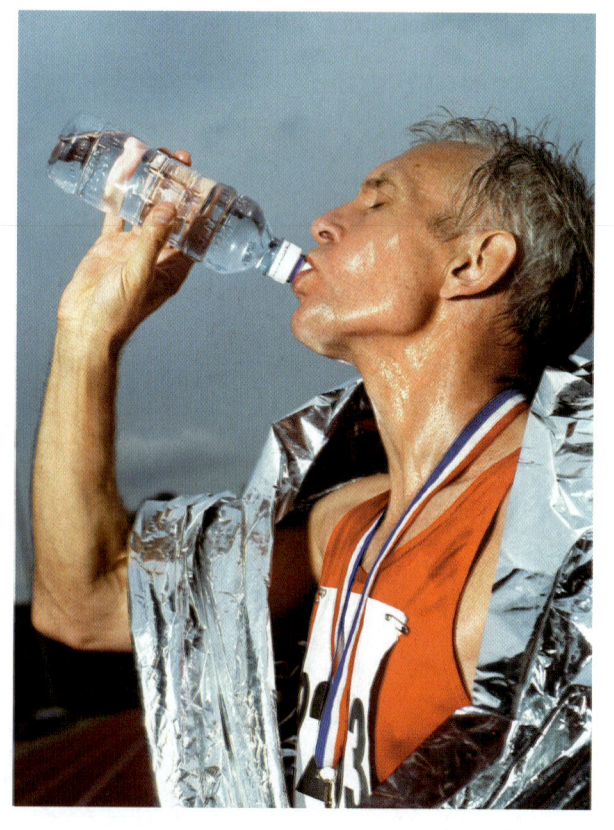

Logo que possível, depois do evento, cuide de recompor todo o líquido que você perdeu.

experimentar isso durante o treinamento. Algumas pessoas necessitam de pelo menos três horas depois de comer antes de se exercitarem, enquanto outras precisam apenas de duas horas. Consuma alimentos com baixo teor de gordura, proteínas e fibras. A refeição deve consistir em 2,5 gramas de carboidrato por um quilo de peso corporal, ou aproximadamente 42,5 gramas por 18 quilos.

De vez em quando, alimentar-se na forma de uma bebida com carboidrato é um jeito melhor de ajudar a digestão, principalmente se você sofre de um sistema digestivo nervoso. Os carboidratos podem ser uma mistura de IG baixo e alto. Os alimentos com IG alto darão a você o impulso inicial de que necessita, enquanto os de IG baixo liberarão energia de modo constante durante o curso do evento.

Durante o evento
Você pode usar mais de mil calorias por hora durante um evento de resistência. Já que você só pode estocar 2 mil calorias antes de começar a se exercitar, e apenas se maximizou sua nutrição, é essencial comer enquanto você compete. Tenha como meta ingerir entre 400 a 600 calorias por hora, comendo a cada 15 a 20 minutos. Os alimentos devem consistir em 70% de carboidratos, 20% de gordura e 10% de proteínas. Consuma alimentos, tais como barras energéticas, gelatinas, bananas, frutas secas, barras de cereais e bebidas energéticas de IG baixo que contenham pouca fibra e sejam fáceis de digerir. Se o evento durar por mais de quatro horas, você precisará usar a gordura como fonte de energia. Portanto, você precisará ter consumido quantidades adequadas de carboidrato, porque seu corpo não consegue utilizar a gordura sem ele.

Beba 200 mililitros de água para cada cem calorias consumidas, para evitar que a água seja retirada dos músculos e transferida para o intestino para digerir o alimento, o que terá um efeito prejudicial em sua *performance*. Bebidas contendo eletrólitos o ajudarão a recompor os minerais essenciais como sódio, cloreto, cálcio, potássio e magnésio.

Depois do evento
Depois do exercício, seu corpo está pronto para ingerir e estocar carboidratos melhor do que a qualquer outro momento. Nos primeiros 30 a 45 minutos depois do exercício, você será capaz de processar carboidratos até três vezes mais rápido do que em qualquer outra ocasião do dia, portanto, tire vantagem deste fato. Consuma uma mistura de alimentos de IG alto e baixo para repor os estoques de glicogênio rápido e preparar-se para o próximo treino. Tente ingerir alimentos na forma de líquido para tornar mais fácil a digestão. A proporção entre carboidrato e proteína depois de exercícios deve ser da ordem de 4:1.

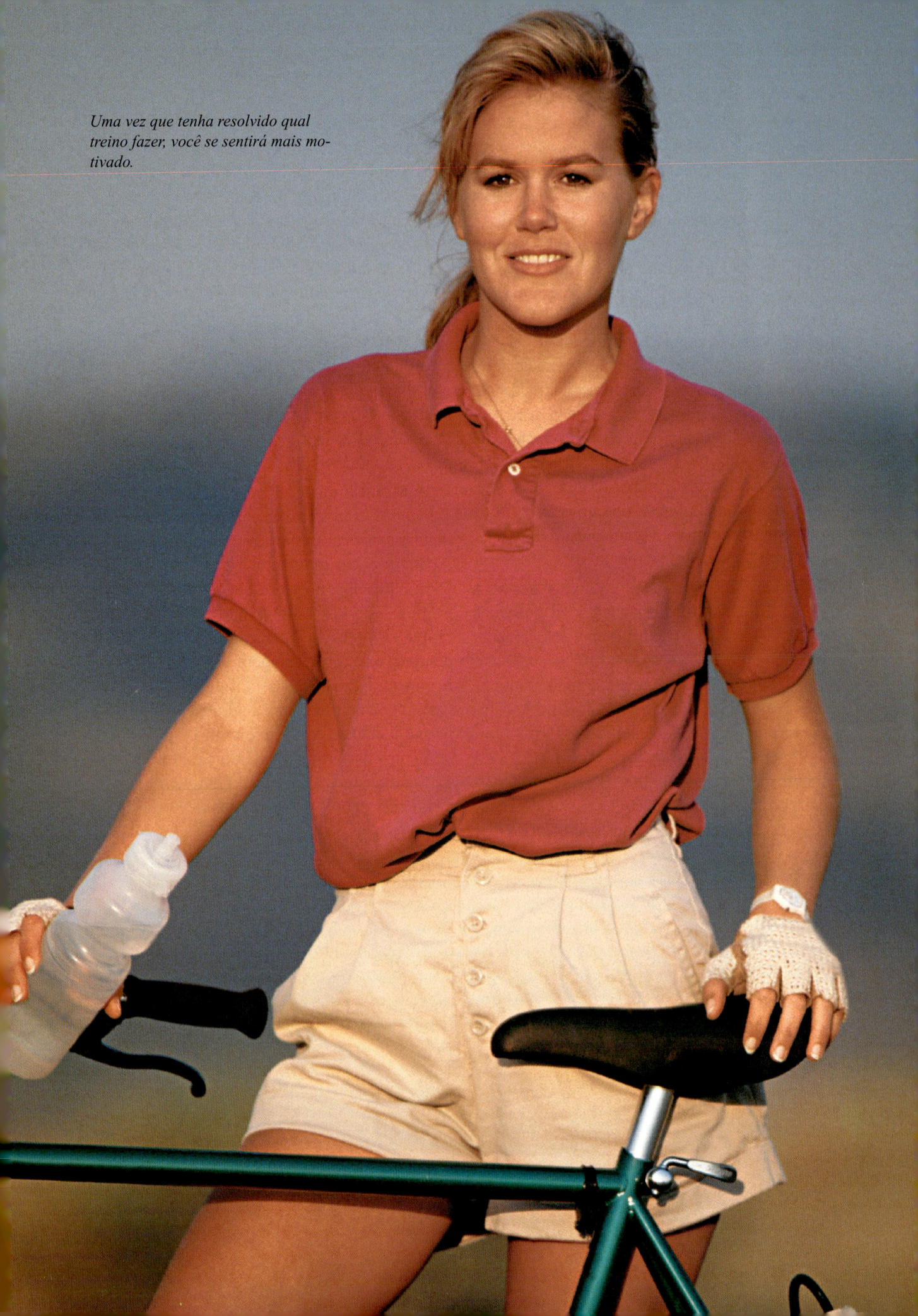

Uma vez que tenha resolvido qual treino fazer, você se sentirá mais motivado.

Planos de Treinamento

Tendo estabelecido suas metas, você precisa de um plano de treinamento para alcançá-las, com segurança e eficiência. Use os testes cardiovasculares e de força, de flexibilidade e de estabilidade dorsal descritos anteriormente neste livro para avaliar seu nível de capacidade física. Depois, decida em que você deseja se concentrar e crie uma estratégia adequada. Os planos a seguir o ajudarão a realizar metas, como ganho de força e perda de peso, tornar-se um corredor melhor e relaxar. Lembre-se: treinar com um parceiro melhorará sua técnica e motivação. Antes de começar, inicie seu diário de treinamento.

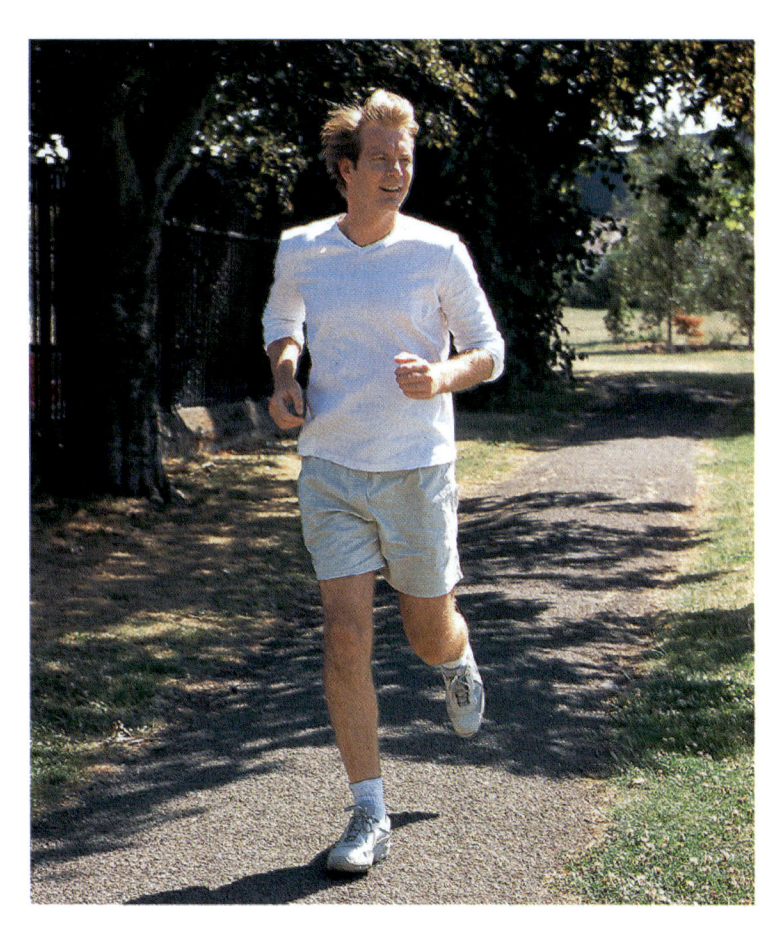

Seu plano de exercício deve conter tipos diferentes de treinamento para torná-lo mais desafiador e divertido.

Plano de perda de peso

Perder peso é um dos objetivos mais comuns entre as pessoas que assumem um treinamento de *fitness*. Siga este plano durante seis semanas e você deverá ver grandes resultados. Mantenha um diário de treinamento preciso, incluindo o registro de suas medidas corporais, para monitorar o seu progresso.

Estratégias de treinamento

- Exercícios de resistência devem ser alternados entre treinos para a parte superior e inferior do corpo, para permitir que a parte superior de seu corpo descanse enquanto, ao mesmo tempo, a parte inferior está trabalhando, e vice-versa.
- Lembre-se de incluir alguns alongamentos em sua rotina de aquecimento, e também no fim de cada sessão, para ajudá-lo a manter-se flexível e evitar lesões.
- Treinamento de estabilidade dorsal é vital para ajudá-lo a executar os treinamentos cardiovasculares e de resistência corretamente, sem lesões; então, inclua exercícios de estabilidade dorsal pelo menos uma vez por semana. Comece com exercícios básicos de dorso e, quando dominá-los, progrida para exercícios mais avançados.

Para queimar gordura, você precisa fazer seus músculos grandes trabalharem duro para promover músculos mais fortes. Então, eles agirão como tecidos vivos para queimar calorias. Durante todos os seus treinos de perda de peso, tente manter seu batimento cardíaco nos Níveis 2 e 3, ou seja, você deve sempre estar um pouco sem fôlego. Um treinamento de resistência ajudará a lhe dar um metabolismo de ação mais rápida, portanto, ele deve se tornar a parte mais importante de seu treinamento. Sempre faça treinamento de resistência para evitar posterior ganho de peso.

A importância da alimentação

Para perder peso, o exercício deve estar lado a lado com uma dieta de IG baixo. Quando você

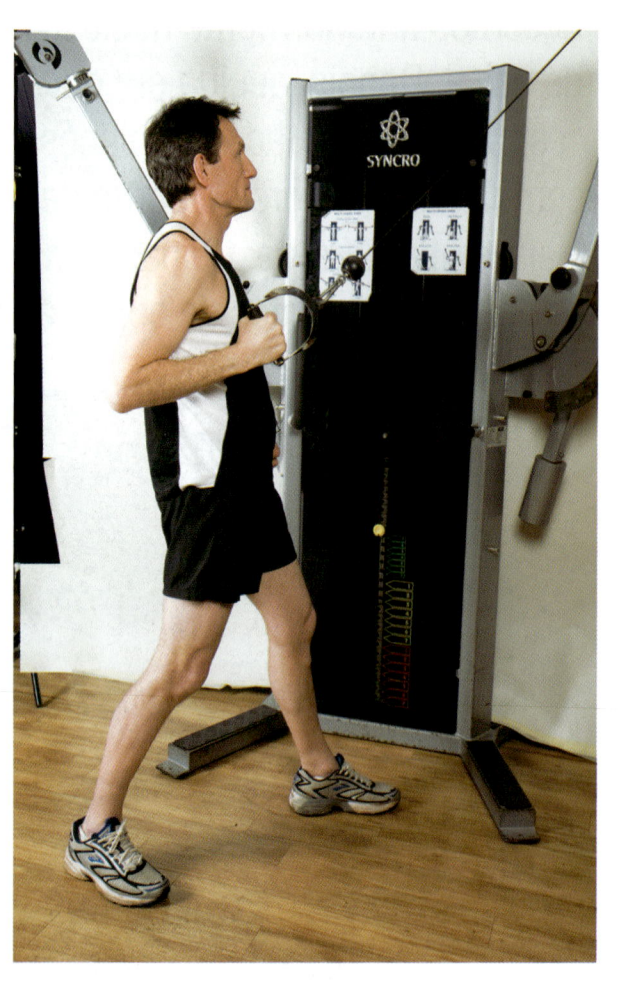

Exercícios de resistência ajudarão os músculos a queimar calorias, resultando em perda de peso.

tiver estabelecido um bom padrão de treinamento, foque em sua nutrição, já que ela é o fator mais importante em um programa de perda de peso.

Resistência é útil

Você pode queimar mais calorias durante um treinamento cardiovascular do que durante uma

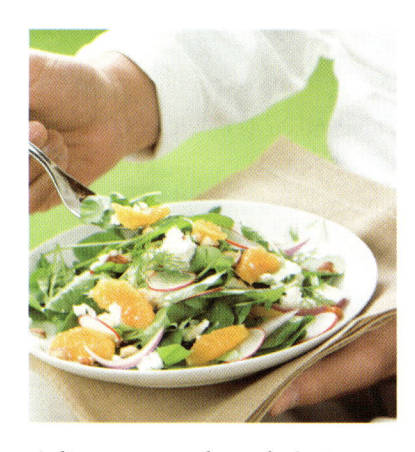

A dieta correta, de preferência uma alimentação de IG baixo, com exercício, é um elemento essencial em um programa de perda de peso.

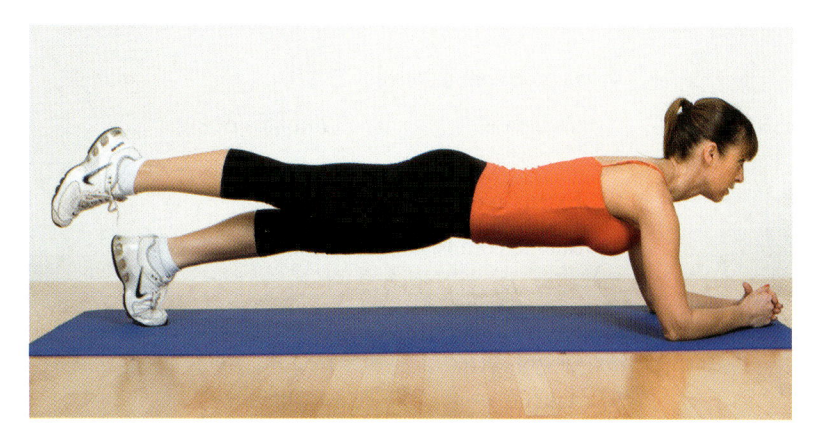

Você não tem que ir à academia para perder peso, você pode fazer determinados exercícios em casa.

sessão de treinamento de resistência, mas a combustão posterior que se segue a uma sessão de treinamento de resistência é muito maior. Quando seus músculos estiverem se recuperando, eles queimarão calorias adicionais. Se você está muito fora de forma, as chances são de que você não será capaz de aguentar mais do que cinco minutos de exercício cardiovascular, porque logo se sentirá desconfortável e sem fôlego. Porém, o treino de resistência não o deixará tão sem fôlego, portanto, ele será um método mais fácil, bem como mais efetivo, de perda de peso para uma pessoa fora de forma. Além disso, ao começar seu programa de perda de peso com um treinamento básico de resistência, logo você ganhará mais força em seus músculos, o que o ajudará a fazer frente a sessões cardiovasculares mais longas. Nunca subestime o poder do treinamento de resistência para a perda de peso.

Plano de perda de peso de seis semanas

À medida que ficar mais em forma, aumente a intensidade e a duração de seus exercícios cardiovasculares. Você precisa desafiar seu corpo continuamente para fazer com que ele queime mais calorias; então, tente fazer intervalos indo do Nível 2 (treinamento de média intensidade) para o Nível 3 (treinamento de alta intensidade) por até um minuto de cada vez. Faça progressões para continuar motivado em todo o seu treinamento. Um treinamento consistente e regular é a chave para perder peso, portanto, escolha uma hora para seguir o plano em que você não será distraído por outros acontecimentos em sua vida. Siga este plano durante seis semanas para deixá-lo bem em seu caminho para uma perda de peso significativa. Seja flexível – se você não consegue correr ou andar de bicicleta por causa de más condições climáticas, simplesmente escolha uma das atividades de outros dias até ser capaz de fazer atividades ao ar livre de novo. Este plano de perda de peso é adequado para homens e mulheres.

Dia	Exercício	Tempo/Séries/Repetições/Nível	Comentários
Segunda-feira	Remo	5 minutos N1-N2	Aquece seus músculos para reduzir o risco de lesões
	Leg press	3 × 20	Firma e fortalece os músculos da panturrilha

	Supino com halteres	3 × 20	Tonifica e dá forma ao peito
	Ciclismo	5 minutos devagar N2	Exercício aeróbico de baixo impacto que queima calorias
	Extensão de perna	3 × 20	Fortalece e trabalha a coxa
	Supino com pesos	3 × 20	Trabalho intenso do braço, do peito e do ombro
	Caminhada na esteira	5 minutos N2-N3	Use mais de 5% de inclinação
	Afundo	3 × 20	Trabalha as coxas e os glúteos
	Puxada alta	3 × 20	Treina os músculos das costas negligenciados
	Aparelho de remo	5 minutos N2	Resfria e proporciona tempo para o fluxo sanguíneo voltar ao normal
Terça-feira	Exercícios básicos de estabilidade dorsal	Mantenha cada exercício por 20 segundos	Aumentam os músculos do tronco que controlam a espinha dorsal
	Caminhada	20-40 minutos	Queima entre 300 a 400 calorias por hora, quando se caminha rápido
Quarta-feira	Ciclismo	5 minutos N1-N2	Aquece e alonga
	Degrau	3 × 20	Comece com 3 × 10
	Flexão no banco	3 × 10-20	Progrida para flexão completa
	Caminhada/corrida na esteira	5 minutos N2-N3	Use mais de 5% de inclinação
	Flexão de perna no aparelho	3 × 20	Exercita os isquiotibiais
	Crucifixo com pesos	3 × 20	Trabalha o meio do peito
	Remo	5 minutos N2-N3	Exercício cardiovascular que trabalha a parte de cima do corpo
	Afundo lateral	3 × 20	Trabalha quadris, glúteos e coxas
	Desenvolvimento com pesos	3 × 15	Para ombros e força no braço
	Ciclismo	5 minutos N2	Resfriamento
Quinta-feira	Exercícios básicos de estabilidade dorsal	2-3 segundos para cada direção do movimento	Trabalham todos os músculos principais do tronco; tente exercícios de levantamento, prancha, bola de ginástica, Bosu e bola tonificadora
	Caminhada	20-40 minutos	Opção de correr ou andar de bicicleta
Sexta-feira	Caminhada/corrida na esteira	5 minutos N1-N2	Aquece e alonga

	Afundo	3 × 20	Trabalha a maioria dos músculos na coxa e na panturrilha
	Desenvolvimento de Arnold	3 × 15	Fortalece ombros, braços e peito
	Remo	5 minutos N2-N3	Tente intervalos de 1 minuto fácil e 30 segundos difícil
	Agachamento	3 × 20	Trabalha o quadríceps na parte de cima da perna
	Remada alta com cabo	3 × 15	Fortalece o pescoço e os ombros
	Ciclismo	5 minutos N2-N3	Treinamento de média a alta intensidade
	Levantamento de panturrilha	3 × 20	Alonga os músculos da panturrilha
	Paralelas de tríceps	3 × 10-20	Trabalham os músculos do braço e do peito
	Caminhada/corrida na esteira	5 minutos N1-N2	Resfriamento
Sábado	Caminhada	1-2 horas N2	Exercício de baixo impacto
	Ou corrida	1-2 horas N2	Uma das melhores formas de exercício cardiovascular
	Ou ciclismo	1-2 horas N2	Exercício aeróbico
Domingo	Dia de descanso	24 horas	Relaxa e repara os músculos doloridos

Plano de ganho de peso: músculos

Ganhar peso em forma de músculos é outra meta popular em treinamento de *fitness*. Ela pede um regime rígido de treinamento de resistência pesado e uma boa nutrição. Também significa evitar todo o treinamento cardiovascular por pelo menos as primeiras seis semanas.

> **Tire medidas**
>
> Antes de começar um treinamento para aumentar seu peso acrescentando tecido muscular, tire medidas de seu pescoço, ombros, bíceps, peito, cintura, coxas e panturrilhas. Isso fará com que você seja capaz de monitorar seu progresso e ver as mudanças na forma de seu corpo que ajudarão a motivá-lo.

O treino de resistência correto, com mais séries, mas poucas repetições de cargas pesadas, junto com treinamento regular ajudarão a quebrar os músculos para todo o corpo. Depois, esses músculos crescem maiores e mais fortes.

Se possível, sempre tenha um parceiro de treinamento com você para observar sua técnica. Boa técnica o ajudará a isolar os músculos que você quer trabalhar mais efetivamente. Um parceiro de treinamento também é de ajuda inestimável quando seus músculos se fatigarem em treinamento até a falha.

Você deve treinar todos os músculos principais em seu corpo para ficar maior. Não faz

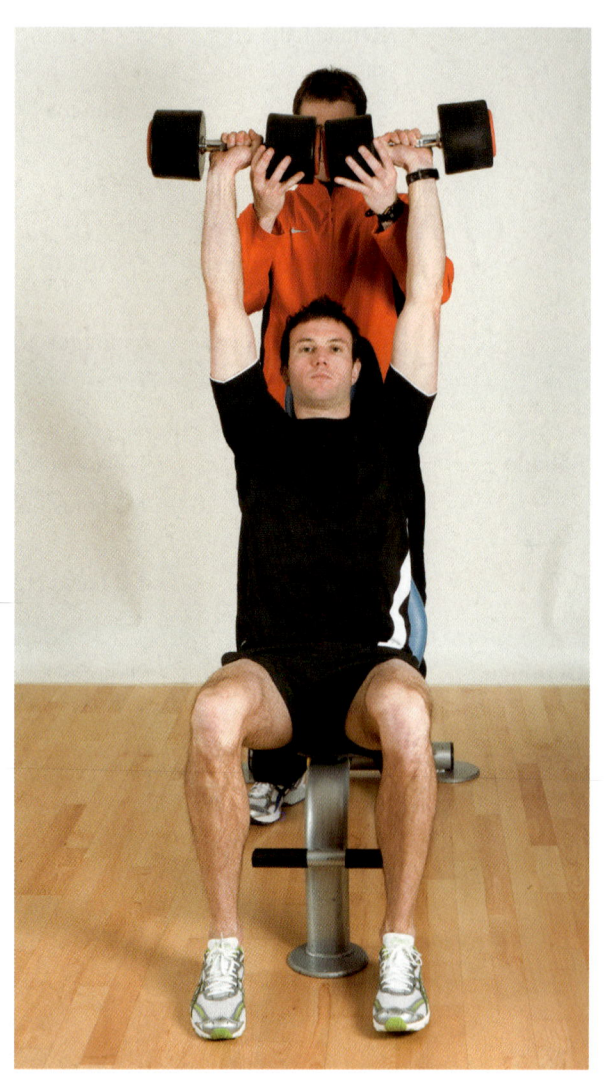

Ter um parceiro de treinamento para ajudá-lo a levantar cargas pesadas pode motivá-lo e tornar o treinamento mais seguro.

sentido treinar os músculos da parte de cima de seu corpo e não suas pernas, se você quer que suas pernas sejam fortes o suficiente para suportá-lo e não fiquem vulneráveis a lesões. Foque nos músculos maiores – peito, costas e parte de cima das pernas – em vez dos músculos

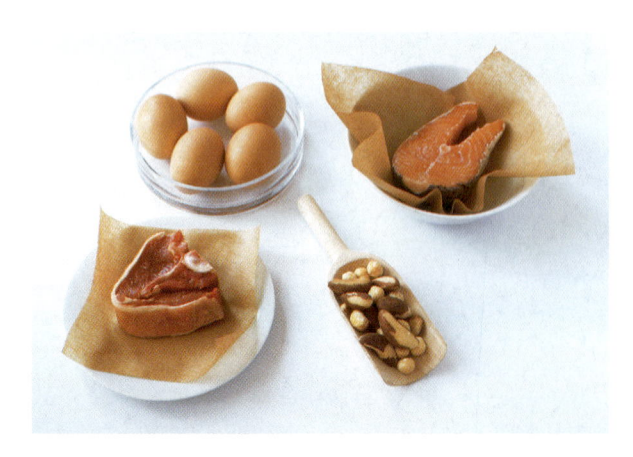

Enquanto faz treinamento de resistência, aumente a proteína em sua dieta com ovos, peixe, carne e castanhas.

pequenos – os bíceps e tríceps –, que não acrescentam muito ao seu tamanho em geral.

Primeiro, os maiores

Sempre planeje sua sessão de treinamento de modo a exercitar primeiro seus músculos maiores. Senão, os músculos menores de apoio ficarão fracos demais para ajudar no treinamento de seus músculos maiores. Por exemplo, faça supino com pesos antes de paralelas de tríceps, de modo que seus músculos do tríceps estejam descansados o suficiente para ajudar no supino com pesos. Quando tiver seguido o plano por mais ou menos seis semanas, faça ajustes para focar nas áreas de seu corpo em que você deseja ver mais crescimento. Por exemplo, se você quer ombros maiores, faça duas sessões de ombros na semana em vez de uma.

Mais alimento, mais músculos

Para aumentar a massa muscular, você simplesmente terá que consumir mais calorias. Inclua uma seleção de maioria de alimentos de IG baixo a moderado em sua alimentação e aumente o conteúdo de proteína para 40%. Se você achar difícil comer porções maiores de alimento, em particular alimentos no grupo das proteínas, então, suplemente suas refeições com *shakes* e barras de proteína, e coma alguma coisa a cada três horas.

Plano de seis semanas para ganho de peso

Dia	Exercício	Tempo/Séries/Repetições/Nível	Comentários
Segunda-feira	Remo	5 minutos N1	Aquece para reduzir o risco de lesões
	Supino com halteres inclinado	5 × 6-8	Faça primeiro o inclinado para isolar mais o peito
	Supino com pesos inclinado	5 × 6-8	Treinamento para o peito e os braços
	Supino com halteres	5 × 6-8	Tonifica e modela o peito
	Supino com pesos	5 × 6-8	Treino intenso do braço, do peito e dos ombros
	Crucifixo com cabos em banco reto	5 × 6-8	Treino para peito, costas, ombros e braços
	Flexão	5 × 6-8	Bom para fortalecer as costas, o peito e os braços
	Extensão de tríceps com cabo	5 × 6-8	Fortalece braços, ombros, peito e costas
	Paralelas de tríceps no banco	5 × o máximo de repetições	Trabalham os músculos do braço e do peito
Terça-feira	Agachamento *hack*	5 × 8-10	Bom para a parte de cima das pernas e os glúteos
	Leg press	5 × 8-10	Fortalece e firma os músculos da perna
	Afundo	5 × 8-10	Segure pesos para dificultar
	Degrau	5 × 8-10	Vá o mais devagar possível na volta da descida

	Extensão de perna	5 × 8-10	Fortalece e trabalha a parte de cima das pernas
	Abdominal	5 × 10	Segure pesos acima da cabeça
	Levantamento de perna dependurada com giro	5 × 8-10	Aumenta os músculos abdominais
Quarta-feira	Flexão com barra com pegada pronada aberta	3 × o máximo de repetições	Quando você conseguir fazer 10 repetições, acrescente um cinturão de pesos
	Puxada alta com pegada pronada	5 × 6-8	Tenha cuidado para não usar a sua lombar
	Puxada alta com pegada supinada	5 × 6-8	Ajuda a treinar os músculos das costas
	Remada com cabo sentado	5 × 6-8	Fortalece, especialmente, o meio das costas e os antebraços
	Remada curvada com peso	5 × 6-8	Fortalece as costas em geral
	Flexão de bíceps com haltere, pegada estreita	5 × 6-8	Treino para os bíceps
	Flexão concentrada	5 × 6-8	Exercita os bíceps
Quinta-feira	Remo	5 minutos N1	Aquecimento
	Levantamento de perna dependurada	5 × 10	Comece com 3 séries e aumente para 5 séries
	Sit-up com giro russo	5 × 20	10 de cada lado
	Abdominal	5 × 20	Tonifica e fortalece os músculos abdominais
	Abdominal reversa	5 × 20	Proporciona músculos abdominais fortes e bem definidos
	Inclinação lateral com peso	5 × 20	10 de cada lado
	Inclinação lateral com cabo alto	5 × 20	10 de cada lado
Sexta-feira	Levantamento com barra olímpica	5 × 6-8	Melhora a força dos ombros e a massa muscular
	Desenvolvimento com pesos	5 × 6-8	Para a força dos ombros e braços
	Desenvolvimento com cabo	5 × 6-8	Fortalece o braço, melhora a boa forma em geral
	Contração	5 × 6-8	Ajuda os músculos do trapézio a ficarem mais fortes
	Levantamento lateral curvo com cabo	5 × 6-8	Em cada braço
	Levantamento frontal com pesos	5 × 6-8	Em cada braço

	Extensão de tríceps acima da cabeça	5 × 6-8	Aumenta a força e a flexibilidade dos tríceps
	Flexão de tríceps	5 × 6-8	Use declinação para dificultar quando você ficar mais forte
Sábado	Levantamento terra	5 × 8-10	Tonifica a parte de baixo do corpo e as pernas
	Agachamento com pesos	5 × 8-10	Tonifica glúteos, quadris e coxas
	Flexão de bíceps com cabo	5 × 6-8	Trabalha os bíceps
	Flexão com haltere, pegada aberta	5 × 6-8	Aumenta os bíceps externos
	Flexão concentrada	5 × 6-8	Exercita os bíceps
	Flexão martelo	5 × 6-8	Trabalha os bíceps, boa para lesões nos pulsos, mãos ou cotovelos
	Abdominal oblíqua	5 × 10	10 de cada lado
	Inclinação lateral com cabo alto	5 × 10	Trabalha os músculos oblíquos dos lados do abdome
Domingo	Dia de descanso	24 horas	Relaxa e repara os músculos doloridos

Plano para um abdome definido

Muitos homens olham para o espelho e sonham em ter um abdome firme e bem definido. No entanto, a verdade é que conseguir o efeito desejado requer uma combinação de dedicação no treino e uma boa nutrição consistente.

Seu plano de treinamento deve consistir em uma combinação de treino de resistência e cardiovascular. O treinamento cardiovascular queimará calorias e aumentará sua capacidade aeróbica, fazendo seu corpo trabalhar com maior eficiência.

No início, fique no Nível 2 de exercício cardiovascular, por exemplo, correndo. Quando ficar em melhor forma, inclua intervalos que terão um efeito semelhante em seus músculos do treinamento com peso, isto é, exercícios que resultem em uma combustão posterior expressiva. Por exemplo, corra no Nível 2 durante quatro minutos, depois corra mais rápido nos Níveis 3 e 4 durante um minuto, repetindo esse padrão durante toda a sessão.

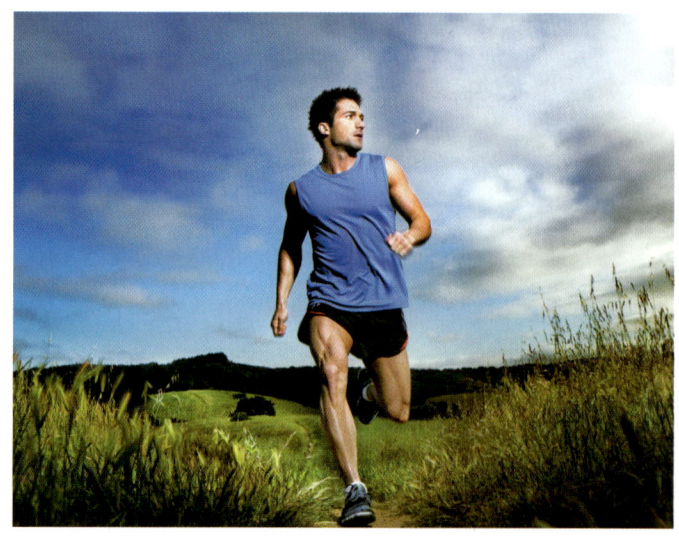

Nem sempre se mantenha em uma rotina rígida; tente variá-la, senão você ficará entediado com o treinamento.

Alimentação e treino de resistência

Treino de resistência ajudará a aumentar e fortalecer os músculos e acelerar o seu metabolismo. Existe uma ligação direta entre os benefícios do treino de resistência e sua alimentação, portanto, você precisará ajustar a combinação dos dois para se adequarem a suas exigências pessoais. Existe um equilíbrio delicado entre comer

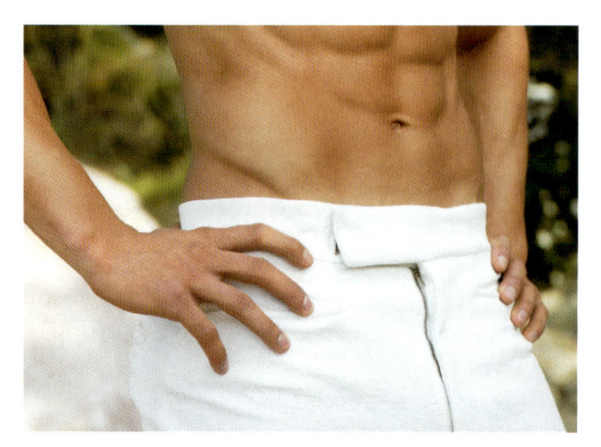

Coma bem e se mantenha no plano de seis semanas para conseguir o seu abdome definido.

Treinamento dos músculos mais importantes

Você precisa trabalhar todos os músculos principais em seu corpo, não só os abdominais, para conseguir um abdome definido. Seus músculos abdominais são pequenos, então exercitá-los isoladamente não acelerará o seu metabolismo o suficiente para você se livrar da camada de gordura que está em cima deles. Durante cada exercício, concentre-se em retesar seus músculos abdominais para fazê-los trabalharem mais arduamente. Por exemplo, durante um *leg press*, retese seus abdominais até que você possa senti-los trabalhando tão intensamente quanto suas pernas. Não negligencie sua alimentação, você precisa de uma boa nutrição, tanto quanto de exercícios.

o suficiente para reter músculo – e no processo manter um metabolismo alto – e cortar a comida para reduzir sua gordura corporal. Não cometa o equívoco – como muitas pessoas fazem – de comer significativamente menos, já que isso apenas fará com que seus músculos não tenham energia suficiente e seu metabolismo decline ao ponto em que você começa a depositar gordura. É importante que você coma a cada três ou quatro horas. Além disso, você deve ingerir principalmente alimentos de IG baixo, e é crucial que sua alimentação consista em 40% de proteína. Se você considerar difícil incluir maiores porções de proteína em sua dieta diária, então, tente suplementar suas refeições com *shakes* e barras de proteína, e coma a cada três horas.

Plano de treinamento para um abdome definido

Dia	Exercício	Tempo/Séries/Repetições/Nível	Comentários
Segunda-feira	Remo	5 minutos N1	Aquecimento
	Agachamento com pesos	3 × 20	Tonifica os glúteos, quadris e coxas
	Afundo	3 × 20	Trabalha a parte de cima das pernas e os glúteos
	Flexão com barra com pegada pronada aberta	5 × o máximo de repetições	Quando conseguir fazer 10 repetições, acrescente um cinturão de pesos
	Puxada alta com pegada pronada aberta	5 × 12	Exercita os músculos das costas
	Supino com halteres inclinado	5 × 12	Desenvolve a massa e a força dos peitorais
	Supino com halteres	5 × 12	Resistência pesada para treinar os músculos do peito
	Flexão de bíceps com pesos	5 × 12	Desenvolve e tonifica os bíceps
	Flexão de bíceps com martelo	5 × 12	Aumenta os músculos do bíceps e dos antebraços
Terça-feira	Corrida	45-60 minutos N2-N3	Opção de usar elíptico
	Remo	10 minutos N2-N3	
	Abdominal	3 × 20	Aumente para 5 séries, segure discos de peso
	Levantamento de perna dependurada	3 × 10	Aumente para 20 repetições quando você ficar mais forte
	Abdominal com corda alta	3 × 20	Aumente para 5 séries
Quarta-feira	Remo	5 minutos N1	Aquecimento

	Leg press	3 × 20	Tonifica e fortalece os músculos da panturrilha
	Extensão de perna	3 × 20	Trabalha os músculos da parte de cima das pernas
	Flexão com barra com pegada pronada aberta	3 × o máximo de repetições	Quando conseguir fazer 10 repetições, acrescente um cinturão de pesos
	Remada com cabo sentado	5 × 12	Trabalha os antebraços e o meio das costas
	Supino com pesos	5 × 12	Exercita braço, peito e ombros
	Crucifixo deitado com cabos	5 × 12	Bom trabalho para os músculos do peito
	Levantamento lateral com cabo	5 × 12	Trabalha os músculos dos ombros
	Levantamento frontal com cabo	5 × 12	Trabalha o deltoide anterior (frente do peito)
Quinta-feira	Corrida	45-60 minutos N2-N3	Opção de usar elíptico ou aparelho de remo
	Levantamento de perna dependurada com giro	3 × 10	Aumente para 5 séries
	Sit-up com giro russo	3 × 20	Aumente para 5 séries, use pesos para dificultar
	Abdominal oblíqua	3 × 20	Aumente para 5 séries
	Abdominal com corda alta com giro	3 × 20	Aumente para 5 séries
	Inclinação lateral com peso	3 × 20	Aumente para 5 séries
	Abdominal lateral	3 × 20	Aumente para 5 séries
Sexta-feira	Remo	5 minutos N1	Aquecimento
	Afundo	3 × 20	Trabalha a parte superior da perna e os glúteos
	Flexão de perna no aparelho	3 × 20	Desenvolve os isquiotibiais
	Desenvolvimento com pesos	5 × 12	Fortalece ombros e braços
	Remada alta	5 × 12	Foca nos ombros, na parte de cima das costas e no bíceps
	Levantamento lateral com pesos	5 × 12	Trabalha a parte superior do peito
	Levantamento frontal com pesos	5 × 10	10 para cada braço

	Extensão de tríceps com cabo	5 × 12	Desenvolve os tríceps
	Paralelas de tríceps no banco	3 × o máximo de repetições	Fortalecem os tríceps
Sábado	Corrida	45-60 minutos N2-N3	Opção de usar elíptico ou aparelho de remo
	Abdominal	3 × 20	Aumente para 5 séries, segure pesos acima da cabeça para dificultar
	Abdominal em V	3 × 20	Aumente para 5 séries
	Giro com cabo de vassoura	3 × 20	Aumente para 5 séries
	Rotação com cabo ajoelhado	3 × 20	Aumente para 5 séries
	Inclinação lateral com peso	3 × 20	Aumente para 5 séries
Domingo	Dia de descanso	24 horas	Relaxa e repara os músculos doloridos

Plano do vestido de noiva

Em um dia tão importante como o seu casamento, você desejará fazer justiça a si e estar com sua melhor aparência. Este treino melhorará a sua forma e a deixará se sentindo bem e tonificada para um dos dias mais importantes de sua vida.

Este plano de treinamento melhorará as partes de seu corpo que estarão mais à mostra, ou acentuadas, quando você estiver usando seu vestido de noiva: os glúteos, quadris, antebraços, abdominais, a parte de cima do peito e a parte de trás dos braços.

Se os preparos para seu casamento se fizerem de acordo com as normas, você pode esperar perder um pouco de peso com o estresse dos acontecimentos nas últimas semanas antes do grande dia. Isso, combinado com suas sessões de treinamento – que também resultarão em mudanças na forma de seu corpo –,

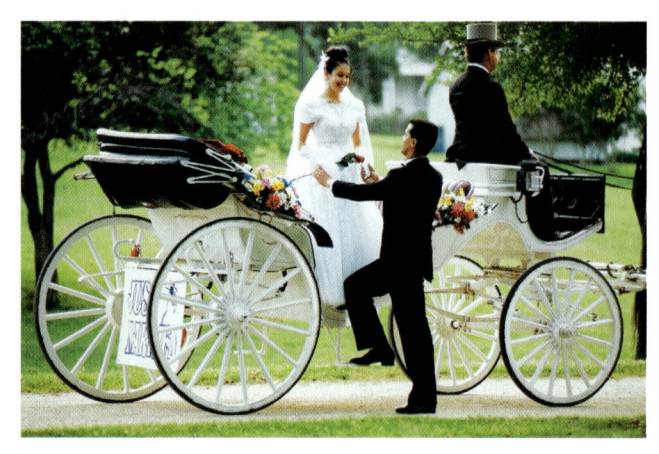

Você terá suas fotos de casamento para sempre, então, garanta que você tenha a melhor aparência possível.

significa que você precisa ter cuidado para seu vestido de noiva não ficar, de repente, um tamanho acima. Tenha como meta atingir sua forma desejada antes de sua última prova de vestido.

Treinamento combinado
Este plano de treinamento combina uma mistura de treinamento de resistência e cardiovascular. O treinamento cardiovascular irá aumentar sua capacidade aeróbica, queimar calorias, fazer seu corpo funcionar com mais eficiência e melhorar seus níveis de energia. Os exercícios de treinamento de resistência trabalharão grandes grupos de músculos para queimar o máximo

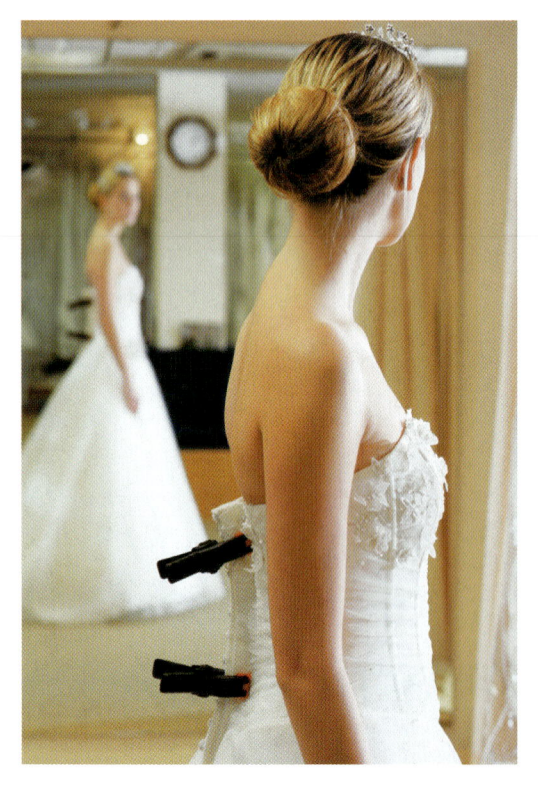

Se você ficar firme no plano de treinamento, você deve ficar feliz com sua aparência no dia de seu casamento.

Dicas de exercícios

Para conseguir os melhores resultados destes exercícios, coma de modo saudável a cada três ou quatro horas, consumindo alimentos de IG baixo, o que ajudará seus músculos a se recuperarem dos exercícios e manter seus níveis de energia.

de calorias e tonificarão os músculos menores, tais como seus braços, para dar-lhe a aparência que você deseja no dia. Se sentir que existem algumas partes de seu corpo que precisam de melhoria, foque seus treinamentos nessas áreas e ajuste as sessões planejadas para permitir-lhe trabalhar nessas regiões duas ou três vezes por semana para resultados mais rápidos. Inclua treinamento de estabilidade dorsal pelo menos um dia por semana para ajudar a evitar lesões e dar-lhe uma ótima postura. Comece com os exercícios básicos de dorso e progrida para os de dorso mais avançados quando dominá-los. Siga o plano durante seis semanas para ótimos resultados.

Aqueça-se entre cinco e dez minutos no Nível 1 para o Nível 2 no início de cada sessão de treinamento, e alongue completamente as partes de seu corpo que usará. Faça uma série de alongamentos, de novo, no fim do treinamento.

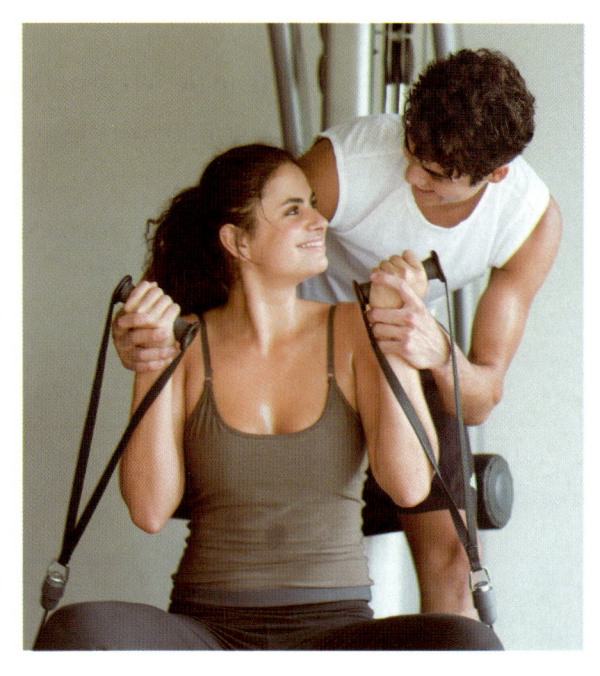

Quanto melhor sua aparência, melhor você será capaz de enfrentar a pressão de seu grande dia.

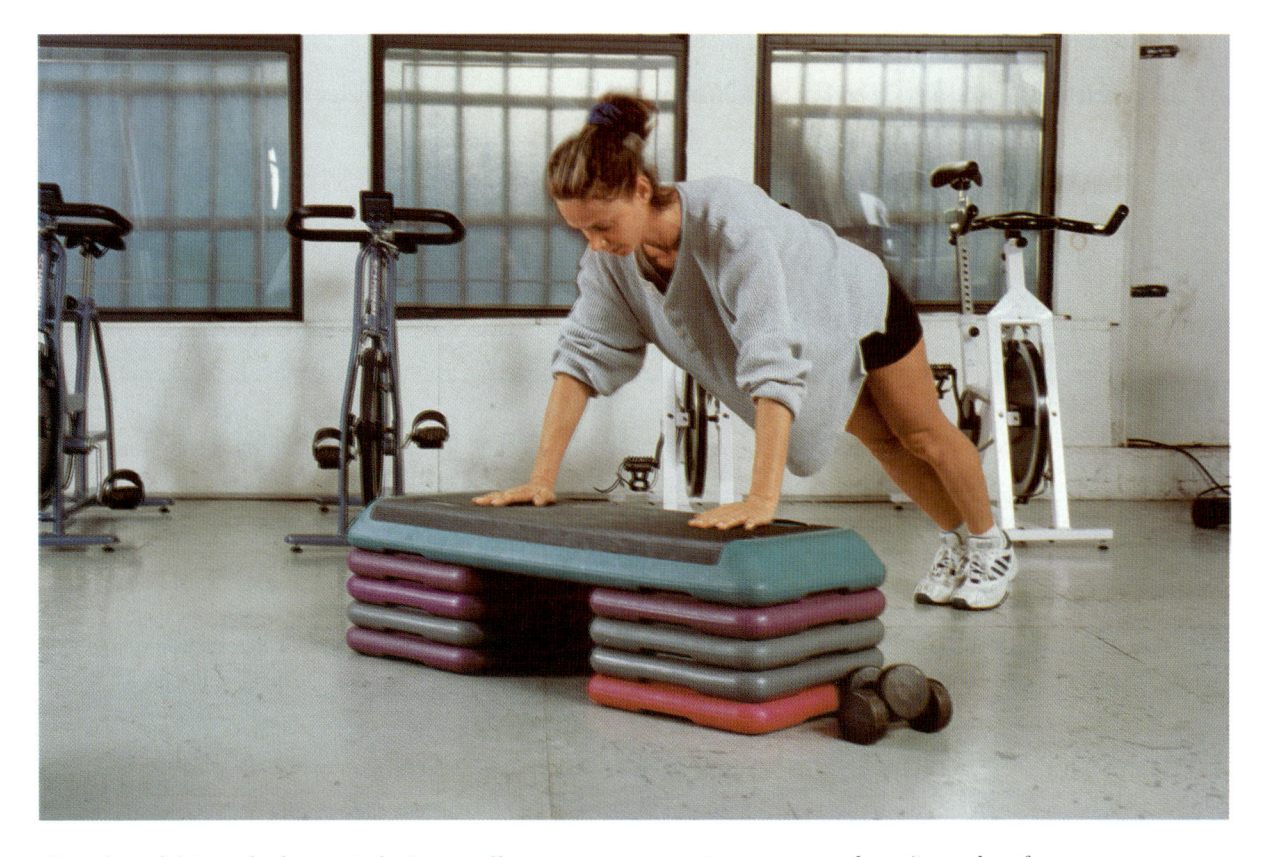

Exercícios básicos de dorso ajudarão a melhorar sua postura e imagem e a colocarão em boa forma.

Plano de seis semanas para o vestido de noiva

Siga este plano de seis semanas e você se sentirá e ficará ótima para seu grande dia – e nas fotografias na sequência.

Dia	Exercício	Tempo/Séries/Repetições/Nível	Comentários
Segunda-feira	Ciclismo/corrida/elíptico	20-40 minutos N2	Use um deles ou uma combinação
	Afundo	3 × 20	10 em cada perna; use pesos para dificultar
	Puxada alta com cabo	3 × 20	Trabalha os músculos das costas e os bíceps
	Extensão de perna	3 × 20	Tonifica e trabalha a parte superior das pernas
	Supino com pesos	3 × 20	Isola e trabalha a parte de cima do peito
	Supino inclinado	3 × 15	Fortalece e tonifica músculos abdominais
	Abdominal	3 × 10	Comece com 10 repetições e aumente para 20
	Paralelas de tríceps no banco	3 × 10-20	Estique suas pernas para dificultar
Terça-feira	Ciclismo/corrida/elíptico	10-20 minutos N2	Use um deles ou uma combinação
	Leg press	3 × 20	Tonifica e fortalece os músculos da perna
	Remada unilateral com peso	3 × 15	Trabalha os músculos do meio das costas
	Flexão de perna	3 × 20	Exercita os isquiotibiais
	Crucifixo com pesos	3 × 15	Treino para o meio do peito
	Abdominal oblíqua	3 × 20	Trabalha os abdominais superiores e os oblíquos
	Levantamento lateral com pesos	3 × 15	Exercita os ombros
Quarta-feira	Ciclismo/corrida/elíptico	40-60 minutos N2-N3	2 minutos N3-N4, alternando com 3 minutos N2
Quinta-feira	Ciclismo	10 minutos N2	Aquecimento
	Afundo com banco	3 × 20	10 em cada perna; use pesos para dificultar

	Levantamento de quadril com uma perna	3 × 10	Treino para os glúteos
	Puxada com cabo unilateral	3 × 15	Trabalha principalmente os latíssimos do dorso, também os bíceps e o meio das costas
	Flexão no banco	3 × 10-20	Trabalha músculos grandes no peito e também os tríceps
	Giro com cabo de vassoura	3 × 20	Trabalha oblíquos: os músculos do lado do abdome
	Extensão de tríceps com cabo	3 × 15	Fortalece os braços, ombros, peito e costas
Sexta-feira	Ciclismo/corrida/elíptico	10-20 minutos N2	Use um deles ou uma combinação
	Afundo lateral	3 × 20	10 para cada lado para fortalecer os músculos da perna
	Remada curvada com peso	3 × 15	Treino para as costas
	Crucifixo com pesos	3 × 15	Exercita os músculos frontais do peito
	Adução com cabo	3 × 20	10 em cada perna
	Prancha	Manter 30-60 segundos	Aumenta a resistência nos abdominais e nas costas
	Flexão de bíceps com pesos	3 × 15	Tonifica e fortalece os bíceps
Sábado	Ciclismo/corrida/elíptico	40-60 minutos N2-N3	2 minutos N3-N4, alternando com 3 minutos N2
Domingo	Dia de descanso	24 horas	Relaxa e repara os músculos doloridos

Plano de treinamento na gravidez

A gravidez é uma época muito exigente, física e mentalmente. Contudo, ao seguir o plano de exercícios correto até a gravidez avançada, quando você pode considerar os exercícios desconfortáveis, poderá manter seu peso, reduzir o tempo de trabalho de parto e tornar o parto mais fácil.

Muitas mulheres ficam compreensivelmente ansiosas quando se trata de exercitar-se quando grávidas, mas você pode fazer com segurança vários tipos de exercícios diferentes. Exercícios de resistência a tornarão mais forte e menos propensa a lesões por sobreuso quando seu bebê ficar maior.

Plano de treinamento na gravidez

Combine três sessões diárias de exercícios de assoalho pélvico com exercício cardiovascular semanal – consistindo em três sessões de 15 a 30 minutos – e duas sessões semanais de treinamento de resistência.

Treinamento de resistência

Exercício	Tempo/Séries/Repetições/Nível	Comentários
Caminhada/corrida ou elíptico	5-10 minutos N1-N2	Aquecimento ou ciclo
Remada com cabo sentado	3 × 10-12	Trabalha as costas e os antebraços
Extensão de perna	3 × 10-12	Tonifica a parte superior das pernas
Supino com pesos inclinado	3 × 10-12	Trabalha peito e braços
Puxada alta	3 × 10-12	Trabalha os músculos das costas
Flexão de perna sentado	3 × 10-12	Exercita os isquiotibiais
Crucifixo com pesos	3 × 10-12	Trabalha o meio do peito
Levantamento lateral com pesos	3 × 10-12	Exercita os ombros
Flexão de bíceps com pesos	3 × 10-12	Fortalece os bíceps
Paralelas de tríceps no banco	3 × 10-12	Fortalecem os tríceps

Treinamento cardiovascular

Exercício	Tempo/Séries/Repetições/Nível	Comentários
Opção 1: Bicicleta estacionária	10-20 minutos N1-N2	Se você não conseguir conversar, então, você está indo muito rápido
Opção 2: Caminhada na esteira	10-20 minutos N1-N2	Use sem inclinação
Opção 3: Elíptico	10-20 minutos N1-N2	Use para aquecimento
Exercícios para o assoalho pélvico	5-10 segundos	Fique em pé, deite ou sente-se

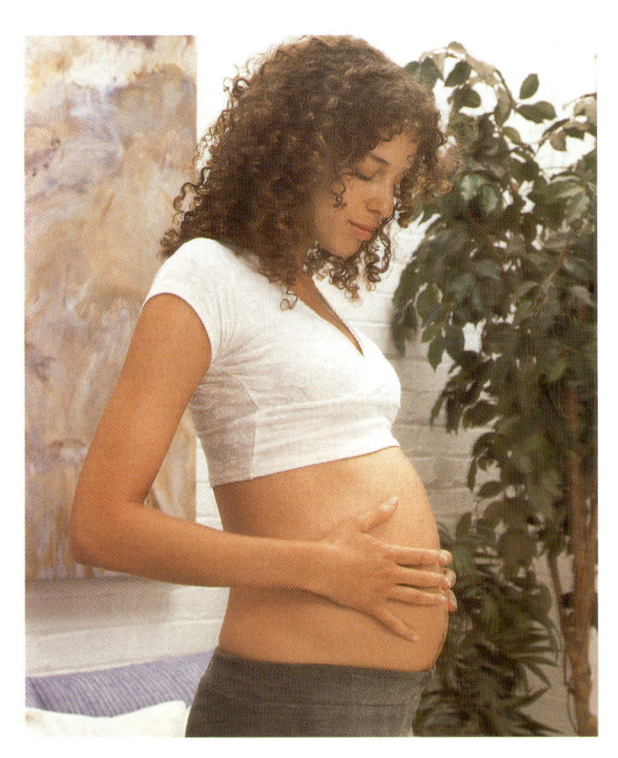

Aprenda quais exercícios são apropriados para que você proteja seu bebê em gestação o tempo todo.

Exercícios básicos de dorso ajudarão a manter sua espinha dorsal e sua pélvis alinhadas e prevenir dores nas costas, enquanto exercícios para o assoalho pélvico prevenirão a incontinência. Exercícios regulares aumentarão seus níveis de energia, melhorarão sua autoestima, lhe ajudarão a dormir melhor e a capacitarão a ficar mais em forma depois de dar à luz.

Pilates é um bom modo de melhorar a força de seu assoalho pélvico, apoiar suas costas e posicionar o bebê para o nascimento. Ioga manterá o tônus muscular sem impacto. Nadar é uma das formas mais seguras e eficientes de exercício, já que a natação trabalha todos os músculos principais sem nenhum impacto.

Pontos a observar

Procure orientação de uma enfermeira ou médico antes de começar qualquer plano de exercícios, particularmente se seu corpo antes da gravidez estava com seu índice de massa corporal (IMC) acima de 35. Embora você deva se manter em forma durante a gravidez, essa não é a época para fazer melhorias dramáticas em sua boa forma. Em vez disso, tenha como meta manter a capacidade física que você tinha antes de engravidar. Seu exercício não deve ser acima do Nível 2 se você está no nível padrão de boa forma, e não mais que no Nível 3 se você está acima do padrão em capacidade física. Se você não consegue conversar enquanto se exercita, está treinando muito duro.

> **Aviso**
>
> Pare de exercitar-se, imediatamente, se você sentir qualquer dor no peito, dor de cabeça, tontura, inchaço, cansaço excessivo, dor abdominal, náusea, dor pélvica, contrações ou falta de movimento fetal.

Em função do peso extra que está carregando, você deve evitar exercícios com muito impacto no terceiro trimestre. Já que é vital minimizar o risco de perda de equilíbrio e trauma fetal durante a gravidez, você não deve praticar esportes tais como hipismo, esqui, ciclismo, patinação no gelo e mergulho com cilindro.

Articulações relaxadas: saiba que durante a gravidez um hormônio chamado relaxina é liberado no corpo. Esse hormônio ajuda suas articulações a relaxarem em preparação para o parto, mas isso também significa que alguns exercícios devem ser evitados: afundos, agachamentos extremos, degraus e *sit-ups* completos podem causar danos ao assoalho pélvico. A relaxina, um hormônio que relaxa os ligamentos pélvicos, também pode afetar outras articulações, particularmente os pulsos, cotovelos e joelhos, portanto, use apenas pesos leves e não faça mais do que 12 repetições. Ouça seu corpo e assegure-se de estar confortável durante o treinamento.

Calor, hidratação e hipoglicemia: evite ficar quente demais não se exercitando em condições quentes ou úmidas e usando roupas adequadas. Fique bem hidratada para manter a temperatura de seu corpo normal. Coma bem antes e depois dos exercícios para prevenir hipoglicemia (níveis baixos de açúcar no sangue) e não se exercite por mais de 40 minutos.

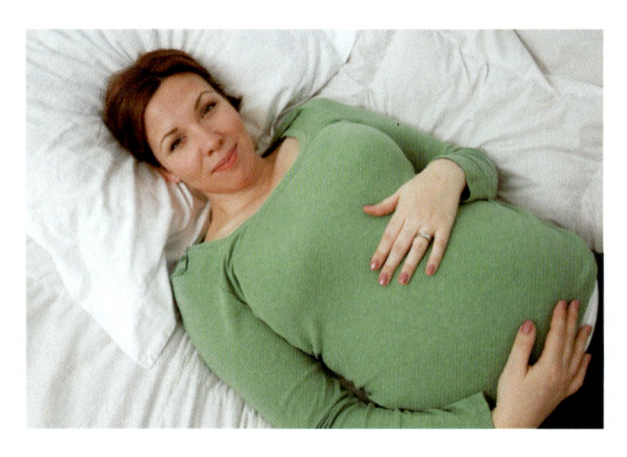

Se você se sentir cansada, pare de treinar e descanse. Não se obrigue se não sentir vontade de se exercitar.

A importância da posição: no segundo e terceiro trimestres, a pressão do bebê em seus vasos sanguíneos pode fazer o sangue depositar-se em suas pernas, portanto, sente-se para exercícios de resistência e não faça os que envolvam movimentos acima de sua cabeça. Do mesmo modo, não faça exercícios deitada de costas, já que a pressão do bebê pode baixar a pressão sanguínea.

Exercícios para o assoalho pélvico

O jeito mais fácil de localizar seus músculos do assoalho pélvico é fechar e puxar tanto as passagens frontais quanto posteriores como se estivesse se impedindo de urinar e defecar. Depois, contraia os músculos durante cinco segundos, inicialmente, aumentando ao seu próprio ritmo para mais de dez segundos. Se você tem dificuldade para atingir essa meta em pé, tente contrair seus músculos quando deitada, em seguida progrida para uma posição sentada e depois em pé.

Levantamento pélvico

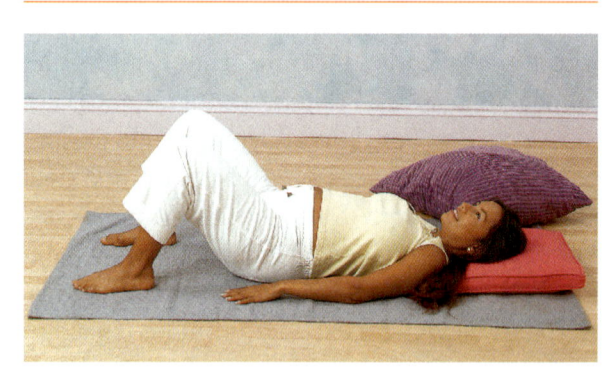

1. *Deite-se de costas, dobre os joelhos e pouse os pés no chão em uma distância maior que a medida dos quadris. Vire os dedos de seus pés levemente para dentro para engajar os músculos internos das coxas e a virilha. Coloque as palmas das mãos pousadas no chão e inspire.*

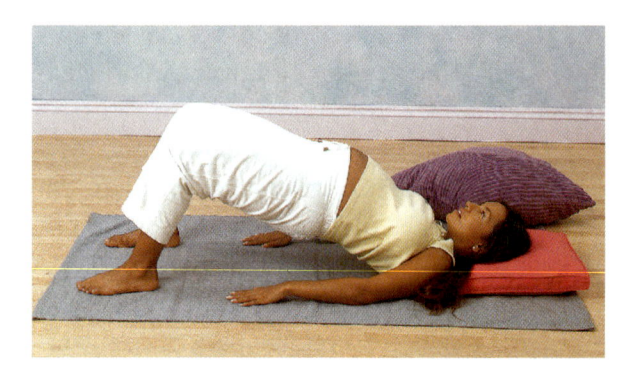

2. *Retese seus glúteos e erga seus quadris do chão. Mantenha durante cinco segundos. Repita dez vezes.*

Alongamento lateral para aliviar azia

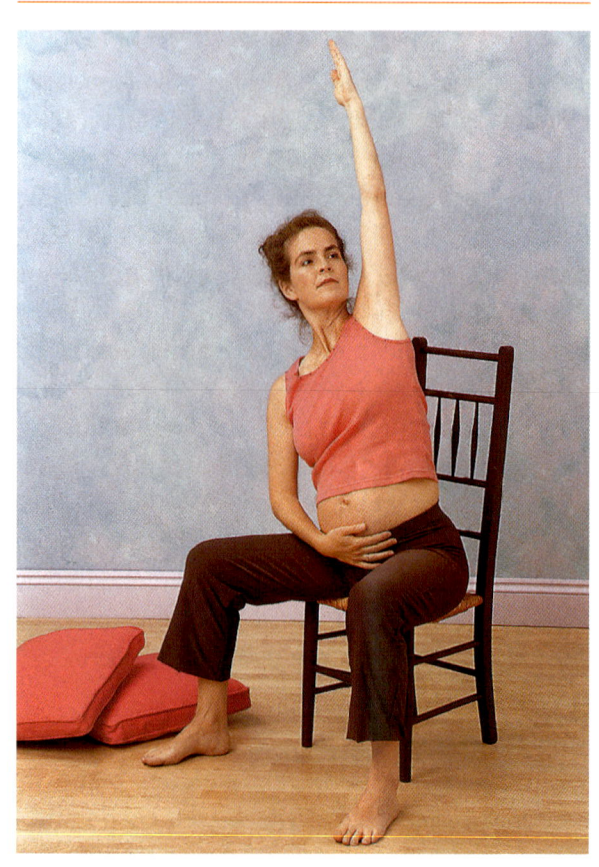

Sente-se em uma cadeira firme com os joelhos separados e pés pousados no chão. Leve seu braço esquerdo para o lado e para cima, acima da cabeça, alongando seu lado esquerdo. Olhe para a sua mão, respire profundamente e mantenha a posição. Repita do outro lado.

Plano de treinamento pós-parto

Exercício pós-parto é o melhor jeito de voltar à forma e melhorar sua autoestima. Uma combinação de treinamento cardiovascular e de resistência a ajudará a perder peso, aumentar seus níveis de energia e lidar com as flutuações emocionais.

Se você se sente confortável e teve um parto normal, pode começar a fazer alguns exercícios leves o mais rápido possível depois do nascimento. Contudo, é normal esperar por seis a oito semanas antes de fazer melhorias dramáticas em seu nível de capacidade física. Durante esse tempo, você deve evitar qualquer treinamento de alto impacto. Sempre procure orientação de seu médico sobre o melhor momento de iniciar os exercícios.

Se você fez cesariana, você deve conseguir a aprovação de seu médico antes de iniciar qualquer treinamento. Já que, normalmente, demora entre seis a oito semanas antes de você estar pronta para começar qualquer forma de exercício, não adianta correr para recuperar seu nível de boa forma

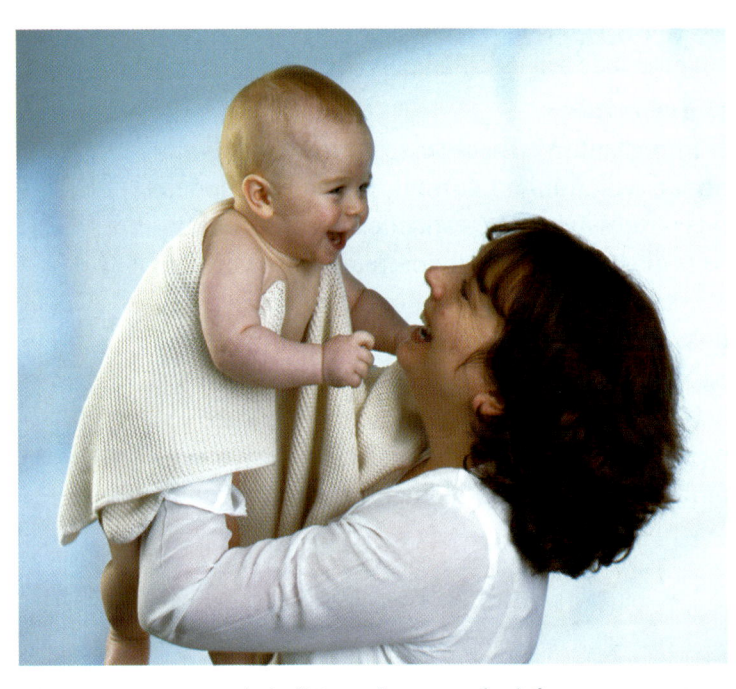

Aumente sua capacidade física e força, e volte à forma, enquanto seu bebê cresce.

Plano de exercícios pós-parto

Se você se aplicar a esta rotina diária depois do parto, logo será capaz de reassumir seu treinamento de *fitness* normal.

Exercício	Tempo/Séries/Repetições	Comentários
Inclinação pélvica	10 × 10 segundos	Comece com 5 segundos e aumente para 10 segundos
Compressão do assoalho pélvico	10 × 10 segundos	Pelo menos 4 vezes diariamente
Abdominal transversal	10 × 10 segundos	Comece com 5 segundos e aumente para 10 segundos
Meia abdominal	3 × 10-20	Evite retesar o pescoço
Abdominal reversa	3 × 10-20	Mantenha a sua lombar para trás, empurrada para o chão

> **Calorias para energia**
>
> Se você está amamentando seu bebê, cuide para que você coma calorias o suficiente para capacitá-la a ter energia o bastante para se exercitar e se recuperar. Coma alimentos de IG baixo a moderado para dar-lhe energia de longa duração.

antes da gravidez. Seu corpo passou por grandes mudanças físicas, portanto, não se precipite, seja paciente e concentre-se em seus músculos dorsais e na força de seu assoalho pélvico.

O que evitar

É importante verificar se seus músculos abdominais voltaram ao normal, já que eles podem ficar excessivamente esticados durante a gravidez (diástase do reto abdominal). Para verificar o estado de seus músculos abdominais, deite-se, depois coloque sua mão, palmas para baixo, bem acima de seu umbigo, com seus dedos apontando para baixo, em direção ao seu osso púbico. Tente levantar sua cabeça e seus ombros do chão tensionando seus músculos

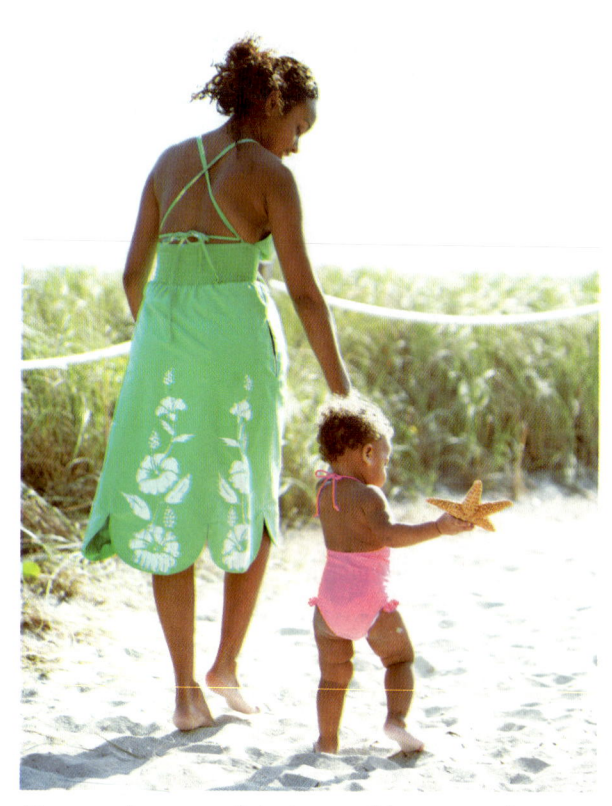

Fique em forma o suficiente para lidar com as demandas físicas de uma criança ativa e vívida.

Exercícios para aliviar a tensão nas costas: giro no chão

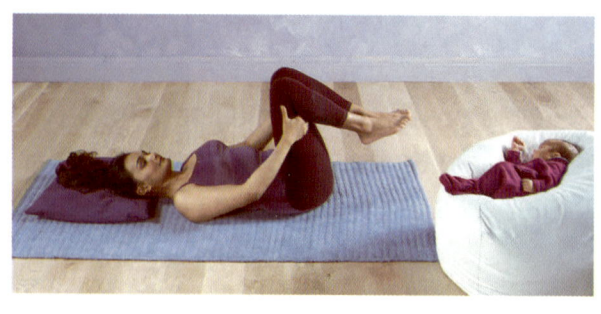

1. Deite-se de costas, contraia seu assoalho pélvico, retese seus abdominais e traga seus joelhos em direção a seu peito. Repita algumas vezes para relaxar a lombar e o meio das costas.

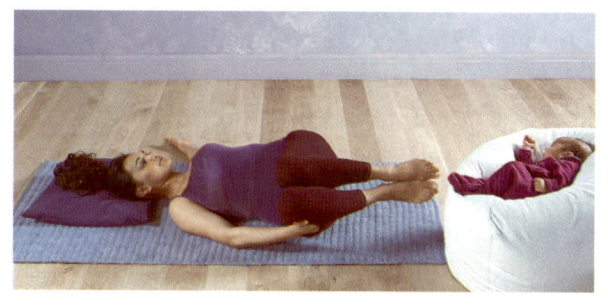

2. Estenda o braço esquerdo ao longo do chão, inspire e jogue suas pernas dobradas para a direita, com sua mão direita apoiando-as. Para tornar o giro mais forte, gire a cabeça para a esquerda.

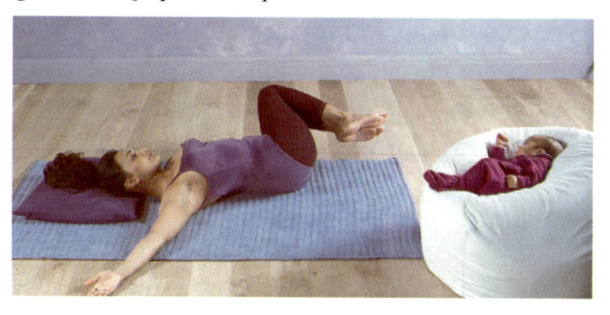

3. Inspire para trazer as pernas de volta à posição inicial sobre seu peito, usando sua mão direita para ajudar a erguer o seu peso. Repita o movimento para a esquerda e continue várias vezes para cada lado. Relaxe com seus joelhos dobrados para terminar.

abdominais. Você deve senti-los se juntando. Se não sentir os abdominais funcionando, você deve começar com exercícios para o assoalho pélvico descritos no plano de treinamento na gravidez e evitar *sit-ups* até você poder sentir seus abdominais funcionando corretamente.

Suas articulações e ligamentos ainda estarão frouxos depois do nascimento, portanto, evite qualquer exercício envolvendo um impacto significativo ou exercícios como afundos, agachamentos, degraus e adução/abdução de quadris até sentir que tem controle total. Use apenas pesos leves e não faça mais de 12 repetições durante qualquer sessão.

Aumentando a capacidade física

Inicie sua capacidade cardiovascular caminhando pelo menos três vezes por semana durante 15 minutos, aumentando para 30 minutos. Se caminhar causa desconforto, então use uma bicicleta ou exercícios de elíptico em vez de caminhadas. Inclua o assoalho pélvico em seus treinamentos todos os dias. Você pode iniciar com alguns exercícios de compressão do assoalho pélvico no dia seguinte ao parto, se foi um parto tranquilo. Comece contraindo o assoalho pélvico durante cinco segundos, e aumente para dez segundos depois de alguns dias. Quando se sentir pronta, você pode tentar contrações mais rápidas, com até dez a cada 30 segundos.

Introduza exercícios abdominais logo que se sentir confortável o suficiente para iniciá-los, e tiver consentimento de seu médico. Comece os treinos de resistência quando seu assoalho pélvico e seus abdominais estiverem fortes o suficiente para sustentá-la nos exercícios que você deseja fazer. Use os mesmos exercícios de resistência que fez quando estava grávida antes de mudar para um plano de treinamento mais avançado de sua escolha.

Plano para pessoas mais velhas

Seu metabolismo declina com a idade, então, é vital alimentar-se de modo saudável e fazer exercícios regulares para manter seus músculos. Se você está se exercitando pela primeira vez desde a juventude, faça qualquer exercício devagar e procure orientação de seu médico antes de começar.

Em razão de o ritmo metabólico declinar depois dos 30 anos, você precisa estimulá-lo fazendo exercícios de resistência, ou seja, você aplica resistência a um movimento em especial. Este tipo de exercício lhe dará grande força e energia, e a combustão posterior continua a usar calorias bem depois de sua sessão de treinamento ter acabado.

Quando você estiver fazendo exercícios de resistência, evite exercícios acima da cabeça e os que envolvam manter seu equilíbrio. Ouça seu corpo e pare bem antes do treinamento até a falha, que poderia causar lesões, algo desnecessário. Não se exercite além do Nível 3 (veja nas páginas 69-70) durante os exercícios cardiovasculares; você deve, ainda, ser capaz de manter uma conversação plena com facilidade.

Tenha um parceiro de treinamento com você para ajudá-lo a instalar os pesos e estar à mão para ajudar, caso você necessite. Se não tiver certeza a respeito de qualquer exercício na academia, peça a um instrutor para ajudá-lo.

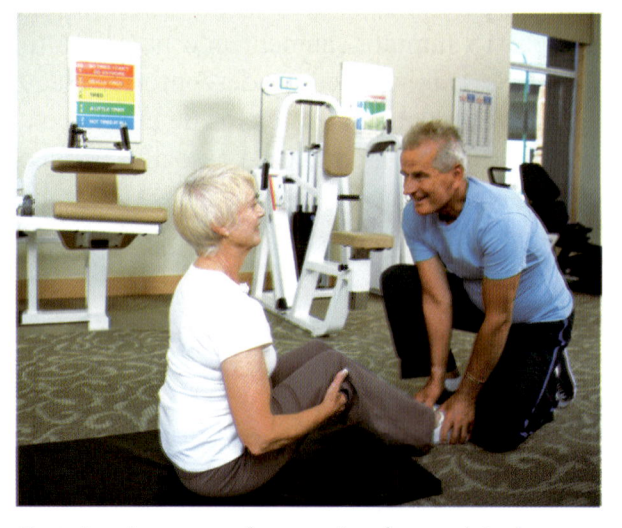

Se estiver inseguro sobre que tipo de exercício deve fazer, procure ajuda de um especialista.

Exercícios respiratórios

Para evitar o aumento da pressão sanguínea, use os exercícios respiratórios, especialmente quando estiver fazendo exercícios de resistência. Trabalhar com os pesos errados pode levar a um aumento na pressão sanguínea, então, assegure-se de usar pesos que são leves o suficiente para você fazer pelo menos 15 repetições.

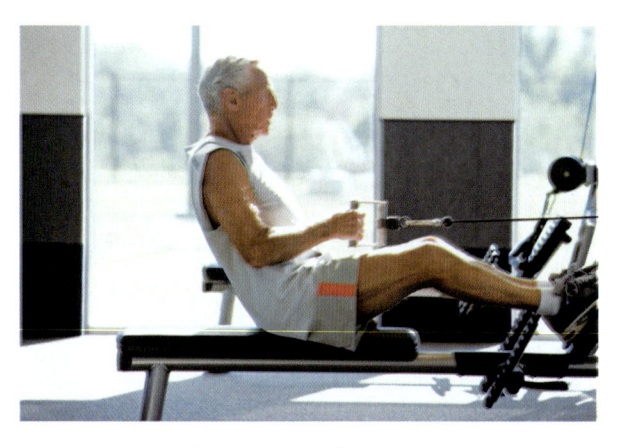

Manter seu nível de capacidade física quando você envelhece o ajudará a melhorar a qualidade de sua vida.

Exercícios para ossos fortes

Para evitar osteoporose, inclua exercícios de impacto, tais como degrau e caminhada. Não se movimente rápido demais depois de exercícios de pernas, já que levará algum tempo para o sangue ser redistribuído pelo corpo.

Sessões de exercícios para manter a força e a flexibilidade

Tente fazer cada sessão uma vez por semana. Use os primeiros cinco minutos de cada sessão para aquecer-se. Além destas sessões de exercícios, continue a exercitar-se fora da academia, com caminhadas com ritmo e terreno variados.

Sessão	Exercício	Tempo/Nível/Séries/Repetições	Comentários
Um	Ciclismo	5-10 minutos N1-N2	Use como aquecimento
	Extensão de perna	3 × 15-20	Fortalece e tonifica a parte de cima das pernas
	Agachamento em pé	3 × 15-20	Não deixe os joelhos irem na frente dos pés; use pesos para dificultar
	Puxada alta com cabo com pegada pronada aberta	3 × 15-20	Trabalha os músculos das costas e os bíceps
	Supino com pesos	3 × 15-20	Trabalha os braços, o peito e os ombros
	Supino inclinado	3 × 15	Fortalece e tonifica os músculos abdominais
	Extensão de tríceps com cabo	3 × 15-20	Exercita os tríceps
	Caminhada na esteira	5-10 minutos N2-N3	Use inclinação para dificultar
Dois	Esteira	5-10 minutos N1-N2	Aumenta a estâmina e a capacidade física em geral
	Flexão de perna sentado	3 × 15-20	Tonifica a parte de trás das coxas
	Levantamento de quadril	3 × 15-20	Progrida para levantamento de quadril com uma perna
	Puxada com cabo unilateral	3 × 15-20	Trabalha os latíssimos do dorso, além dos bíceps e do meio das costas
	Crucifixo com pesos	3 × 15-20	Trabalha o meio do peito
	Flexão de bíceps com pesos	3 × 15-20	Ótimo treino para os bíceps
	Ciclismo	5-10 minutos N1-N2	Aquecimento
Três	Remo	5-10 minutos N1-N2	Use a técnica correta para evitar lesões
	Degrau pequeno e aeróbico	3 × 15-20	Exercita e tonifica os músculos da perna
	Inclinação lateral com peso	3 × 15-20	Trabalha os oblíquos e os músculos abdominais
	Puxada de cabo com o braço reto	3 × 15-20	Exercita os músculos das costas e os tríceps

Flexão com os joelhos	3 × 5-10	Progrida para flexão no banco, depois flexão total, quando se sentir preparado
Levantamento lateral com pesos	3 × 10-15	Trabalha os músculos deltoides
Ciclismo	5-10 minutos N1-N2	Use para resfriar o corpo

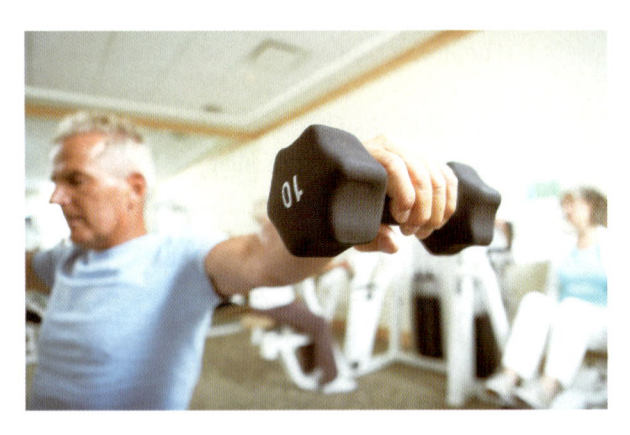

Treino de resistência é a chave para manter seus músculos quando você envelhece.

Exercícios de estabilidade dorsal

Inclua alguns exercícios básicos de estabilidade dorsal uma vez por semana para uma boa postura e para manter sua espinha dorsal e sua pélvis no lugar. Comece com exercícios básicos de estabilidade dorsal, tais como prancha, levantamento lateral em prancha, prancha com levantamento de uma perna e ficar em pé em uma perna, e, gradualmente, progrida para níveis mais avançados.

Nutrição

É muito importante que você planeje uma dieta saudável e coma alimentos com IG baixo para manter seus níveis de energia, e coma a cada três ou quatro horas, para manter seu metabolismo alto e evitar ganho de peso.

Se você se sentir muito cansado ou desmaiar durante o treinamento, coma alimentos

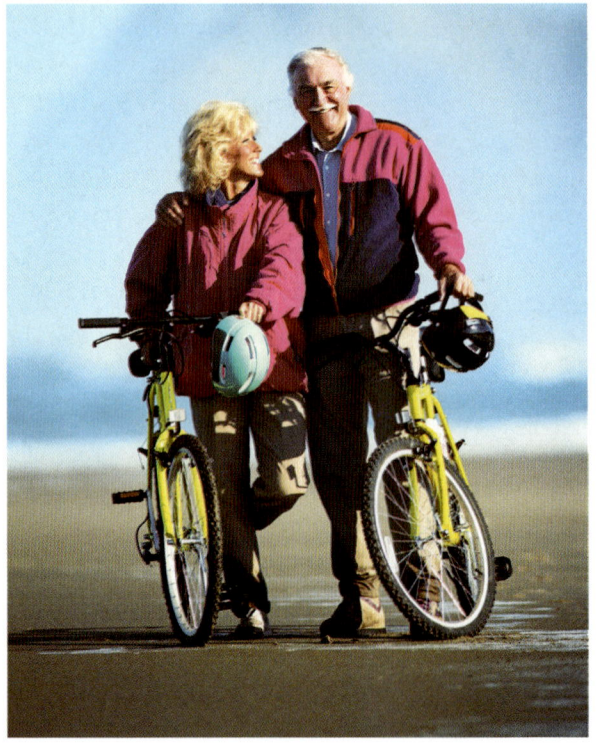

Seu exercício será mais agradável se você compartilhar a atividade com mais alguém.

com IG alto, que irão resultar em um aumento rápido de seus níveis de açúcar no sangue.

Garanta também ter uma alimentação que tenha muita proteína para manter a força dos músculos e ajudar em sua recuperação após os treinamentos. Lembre-se: quanto mais músculos você tiver, mais ativo seu metabolismo se tornará.

Plano de combate ao estresse

Você pode pensar que está simplesmente ocupado demais para se exercitar ou exausto além da conta para encontrar motivação. Mas quanto menos exercícios fizer, menos energia você terá, então, pegue aquele pouquinho de tempo que você tem, vá à academia e use este plano para melhorar sua capacidade física em geral.

Um plano de exercícios regular lhe dará a energia de que você precisa para assumir os desafios cotidianos. Enquanto você está se exercitando, deve se concentrar na tarefa à mão, que deve evitar que você lide com outros estresses em sua vida.

Tente as duas sessões do plano de combate ao estresse e, entre as sessões, faça algum treinamento cardiovascular durante 20 a 40 minutos, tais como corrida, remo, ciclismo e exercícios em elíptico. Essas sessões devem ser em um nível em que você comece a ficar sem fôlego. Passe a maior parte de sua sessão cardiovascular no Nível 2 e inclua esforços de 10 × 1 minuto em Nível 3 para depois aumentar seus batimentos cardíacos e melhorar seu ritmo de recuperação. Ter esses esforços de um minuto para se concentrar focará sua mente completamente no exercício. Você pode tornar esses esforços de um minuto mais curtos, mas aumentando a intensidade para trabalhar no Nível 4.

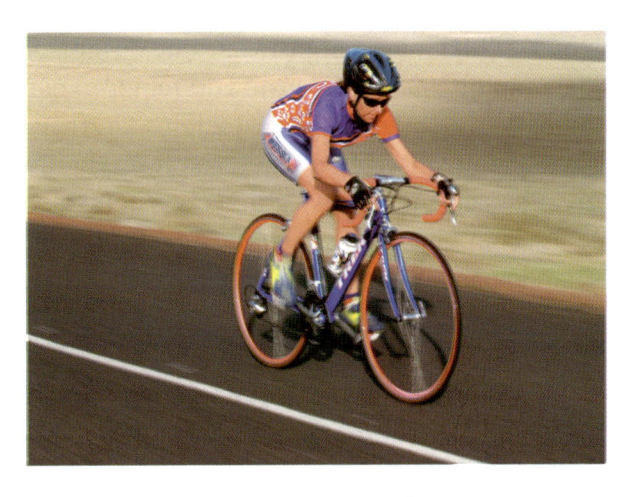

Tente intervalar o treinamento para fazer um uso melhor de suas sessões de exercícios. Ou seja, correr rápido durante um a dez minutos, descansar para recuperar-se, depois repetir algumas vezes.

O descanso entre seus esforços precisa durar o suficiente para você recuperar-se o bastante para lidar com o esforço seguinte. Comece com três minutos entre cada esforço e diminua para 90 segundos quando se sentir bem o suficiente. É difícil motivar-se para fazer exercícios quando você está estressado depois de um dia de trabalho, então estabeleça metas

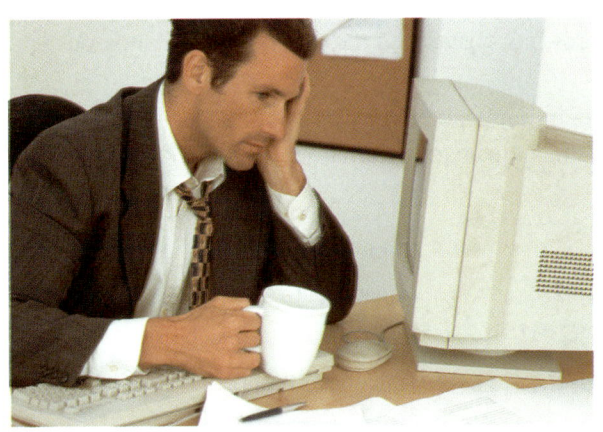

Estresse no trabalho pode ser administrado com exercícios para aumentar os níveis de energia.

Aumentando os pesos

Para os exercícios de resistência, pegue um peso que você possa usar com conforto pelo tempo alocado para cada exercício. Se estiver utilizando pesos, tenha uma gama de cargas próximas, de modo que possa trocar de pesos rapidamente para tornar o exercício mais fácil ou mais difícil. À medida que você ficar mais forte, você será capaz de, gradualmente, aumentar a carga que consegue levantar.

> **Liberando a tensão**
>
> Exercício de boxe é um dos melhores modos de combater o estresse, então, se você tiver um parceiro de treinamento que segure os aparadores para você, faça esse exercício. Comece com cinco minutos de cada vez, aumentando para por volta de 15 minutos. Tente fazer uma sessão de exercício de boxe em lugar de um dos exercícios cardiovasculares em sua semana de treinamento.

para si em seus treinamentos. Tenha como objetivo erguer uma carga mais alta ou correr mais rápido em um determinado tempo. Você também deve manter seus exercícios tão regulares quanto possível, de modo a preservar um nível de capacidade física que o capacite a se sentir bem quando se exercita, em vez de desejando não ter deixado sua boa forma escapar de você.

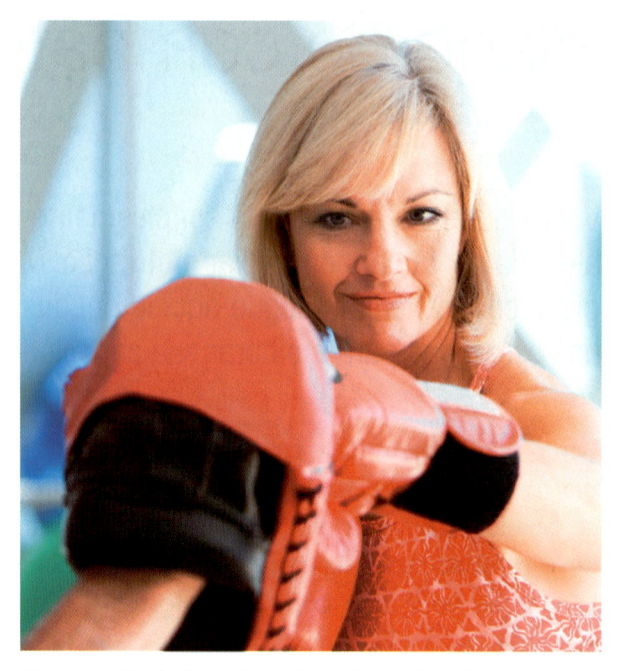

Uma sessão de boxe é um jeito ótimo de relaxar e se livrar do estresse.

Nutrição

É importante alimentar-se de forma saudável se você tem uma vida corrida. Se você gastar dez minutos por dia preparando uma alimentação saudável, você considerará as tarefas cotidianas mais fáceis, e seus níveis de energia permanecerão constantes, de modo que você se ajustará mais em seu dia. Faça questão de ingerir alimentos de IG baixo e moderado e permaneça hidratado. Álcool não o ajudará a combater o estresse – ele só o tornará mais cansado e até menos inclinado ao exercício.

Plano de exercício de combate ao estresse

Faça entre dez e 20 segundos de descanso entre cada exercício para permitir ao seu corpo recuperar-se só o suficiente para completar a série seguinte sem diminuir os seus batimentos cardíacos. Para tornar seu plano de combate ao estresse completo, inclua pelo menos uma sessão de exercícios de estabilidade dorsal, começando no nível básico e subindo pelos níveis, para melhorar sua postura e prevenir lesões, como dores nas costas nos movimentos cotidianos ou por ter passado muito tempo sendo sedentário.

Não se esqueça de se aquecer por entre cinco e dez minutos do Nível 1 ao Nível 2, depois passe cinco minutos se alongando para preparar os seus músculos para o treinamento. Tente fazer pelo menos dois treinos por semana.

Sessão	Exercício	Tempo/Nível	Comentários
Um	Ciclismo	5 minutos N1-N2	Aquecimento
	Esteira	5-10 minutos N2-N3	Aumenta a capacidade física
	Puxada alta com pegada pronada aberta	30 segundos	Trabalha as costas

	Degrau	60 segundos	30 segundos em cada perna
	Flexão	30 segundos	Aumente para 60 segundos
	Remada unilateral com peso	60 segundos	30 segundos em cada braço
	Afundo	60 segundos	30 segundos em cada perna
	Supino com pesos inclinado	30 segundos	Aumente o peso conforme a força aumentar
	Remo	5 minutos N3-N4	Vá o mais longe possível
	Desenvolvimento com pesos	30 segundos	Trabalha os ombros
	Agachamento com pesos	60 segundos	Trabalha os glúteos
	Paralelas de tríceps no banco	30 segundos	Aumente para 60 segundos
	Abdominal	60 segundos	Tonifica os abdominais
	Caminhada/corrida na esteira	5 minutos N2-N3	Para estâmina
	Resfriamento	5 minutos	Alongamentos
Dois	Ciclismo	5 minutos N1-N2	Aquecimento
	Remo	5-10 minutos N2-N3	Trabalha a parte superior do corpo
	Remada curvada com peso	30 segundos	Trabalha os músculos das costas
	Afundo lateral	60 segundos	Fortalece as pernas
	Supino com pesos	30 segundos	Trabalha o peito e os braços
	Puxada com cabo unilateral	60 segundos	30 segundos em cada braço
	Degrau lateral	60 segundos	30 segundos em cada perna
	Flexão	30 segundos	Trabalha a parte superior do corpo
	Caminhada/corrida na esteira	5-10 minutos N2-N3	Aumenta a estâmina
	Desenvolvimento de Arnold	30 segundos	Trabalha os deltoides
	Levantamento de panturrilha	60 segundos	Trabalha os músculos da panturrilha
	Flexão de bíceps com pesos	30 segundos	Trabalha os bíceps
	Sit-up com giro russo	30 segundos	Aumente para 60 segundos
	Remo	5 minutos N2-N3	Trabalha a parte superior do corpo
	Resfriamento	5 minutos	Alongamentos

Plano de treinamento ao ar livre

Para pessoas que consideram a academia intimidadora ou simplesmente inconveniente, os programas ao ar livre a seguir são o ideal, especialmente em um parque em que você possa usar bancos e árvores no lugar de aparelhos de ginástica.

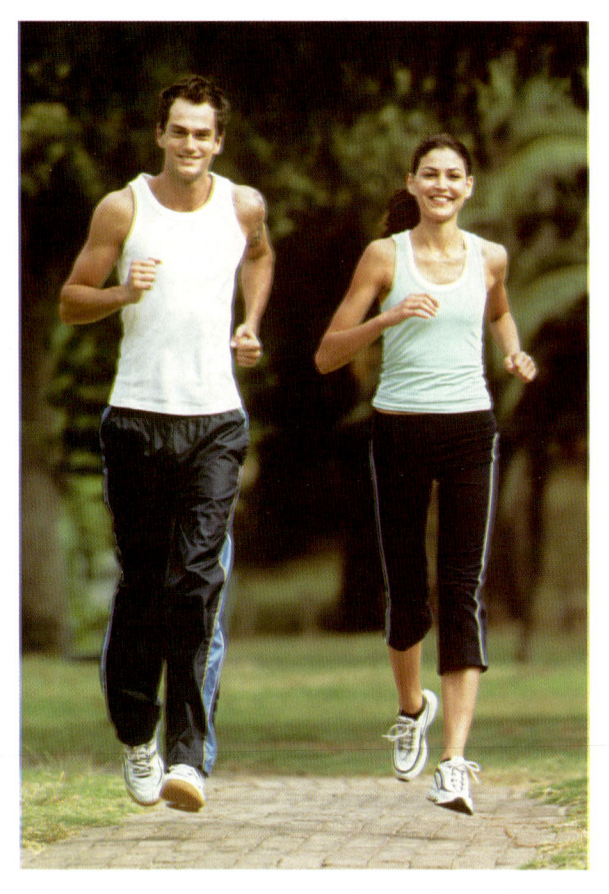

Correr ao ar livre com ar puro é estimulante e lhe dá a oportunidade de explorar novos lugares.

Se você gosta de caminhar ou correr com um parceiro, nem sempre é possível acertar seu passo de corrida, o que pode deixar ambos frustrados. A pessoa mais rápida quer ir mais rápido e a pessoa mais lenta sente que está frustrando seu parceiro de treinamento diminuindo sua velocidade. Ao introduzir a abordagem ao treinamento delineado aqui, a pessoa com maior capacidade física pode seguir estes planos de exercícios enquanto espera seu parceiro se aproximar.

Aumente a força

Para as primeiras duas semanas, faça 20 segundos de cada exercício, aumentando para 40 segundos e depois 60 segundos quando estiver confiante de sua força. Corra ou caminhe entre os exercícios para manter seu batimento cardíaco entre o Nível 2 e o Nível 3. Se você prefere andar em vez de correr, use caminhada rápida para manter seu batimento cardíaco alto, e inclua algumas subidas para tornar a sessão mais benéfica.

No início de seu treinamento, faça seus alongamentos normais usando um banco de parque, no qual você possa se firmar, se recostar ou colocar sua perna em cima. Lembre-se de que o treinamento de estabilidade dorsal ainda precisa fazer parte de sua rotina. Se o terreno for seco, faça exercícios de dorso ao ar livre; se for úmido, faça-os no conforto de seu lar. Tente incluir alguns exercícios de estabilidade dorsal pelo menos uma vez por semana, começando com os exercícios básicos e gradualmente progredindo para os intermediários e mais avançados quando se sentir capaz.

Plano de exercícios ao ar livre

Cada sessão dura apenas cerca de 30 minutos; faça as sessões um e dois todas as semanas, em dias diferentes, e depois de apenas três ou quatro semanas de treinamento você perceberá o quanto mais fácil elas se tornam. Seu ritmo de recuperação entre os exercícios também terá melhorado dramaticamente.

Sessão	Exercício	Tempo/Séries/Repetições/Nível	Comentários
Um	Caminhada/corrida lenta	5 minutos N1-N2	Aquecimento
	Corrida	5 minutos N2-N3	Exercício cardiovascular
	Afundo	60 segundos	30 segundos em cada perna
	Corrida	2 minutos N2-N3	Bom para a capacidade física em geral
	Degrau com banco	60 segundos	30 segundos em cada perna; use um banco de parque
	Corrida	2 minutos N2-N3	
	Flexão no banco	60 segundos	Comece com 30 segundos; aumente para 60 segundos
	Corrida	2 minutos N3-N4	
	Afundo lateral	60 segundos	30 segundos de cada lado
	Corrida	2 minutos N3-N4	
	Paralelas de tríceps no banco	60 segundos	Trabalham os braços e o peito
	Corrida	5-10 minutos N2-N4	Inclua 5 × 30 segundos de corrida com subida em N4
Dois	Caminhada/corrida lenta	5 minutos N1-N2	Aquecimento
	Corrida	5 minutos N2-N3	
	Agachamento em pé	60 segundos	Fortalece a parte de baixo do corpo
	Corrida	2 minutos N2-N3	
	Degrau lateral	60 segundos	Use um banco de parque
	Corrida	2 minutos N2-N3	
	Afundo com banco	60 segundos	Use um banco de parque
	Corrida	2 minutos N3-N4	
	Flexão de tríceps	60 segundos	Use um banco de parque; comece com 30 segundos; aumente para 60 segundos
	Corrida	2 minutos N3-N4	
	Levantamento de panturrilha	60 segundos	Recoste-se na parte de trás de um banco de parque ou em uma árvore
	Corrida	5-10 minutos N2-N4	Inclua 5 × 30 segundos de corrida rápida em N4

Degrau com banco

Este exercício pode ser feito como parte de um circuito ou acrescentado a uma sessão de corrida ou caminhada.

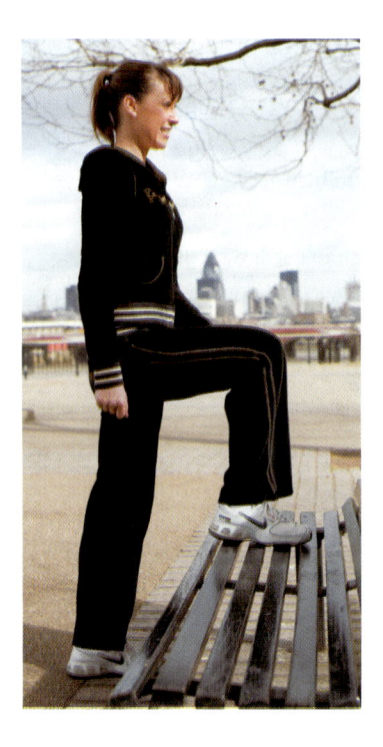

1. *Coloque um pé no banco. Suba usando os músculos em sua perna da frente para erguer seu corpo de modo que ambas as pernas fiquem no banco.*

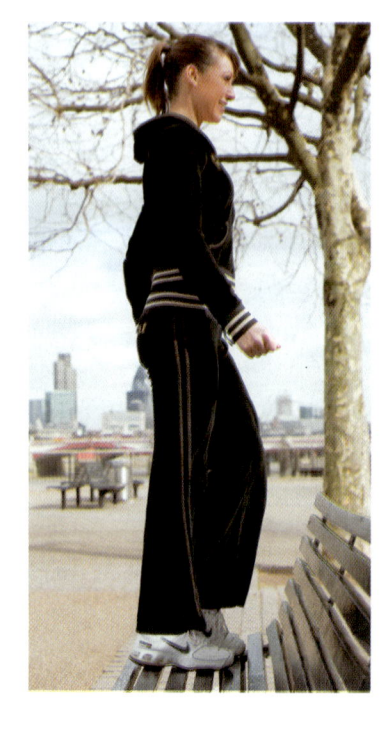

2. *Quando estiver em pé sobre o banco, abaixe-se devagar para o chão, usando uma perna de cada vez. Repita usando a outra perna para começar.*

Flexão no banco

Bancos ao ar livre em parques ou ruas urbanas são ideais para fazer flexão, já que eles têm uma altura perfeita para este tipo de exercício.

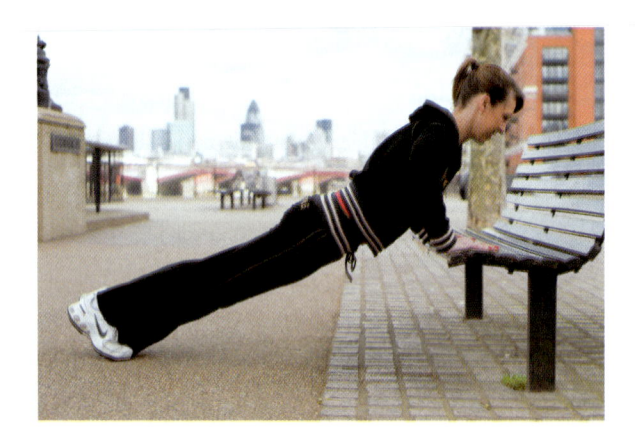

1. *Comece a flexão abaixando-se para uma posição de prancha com as mãos no banco e os cotovelos dobrados em 90 graus.*

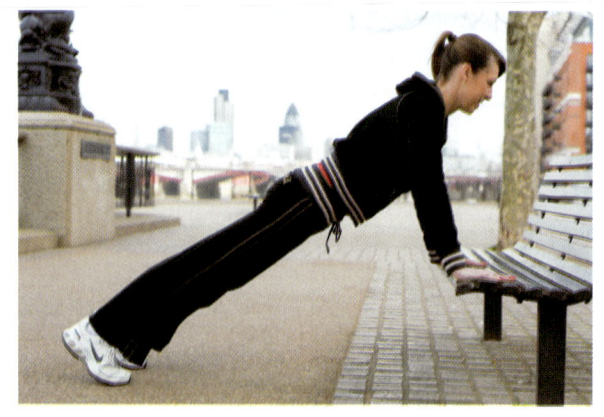

2. *Faça a flexão com cuidado até seus braços estarem retos, depois pause durante um segundo antes de se abaixar devagar de volta para a posição inicial.*

Paralelas de tríceps no banco

Bancos ao ar livre, em geral, têm a altura perfeita para paralelas de tríceps.

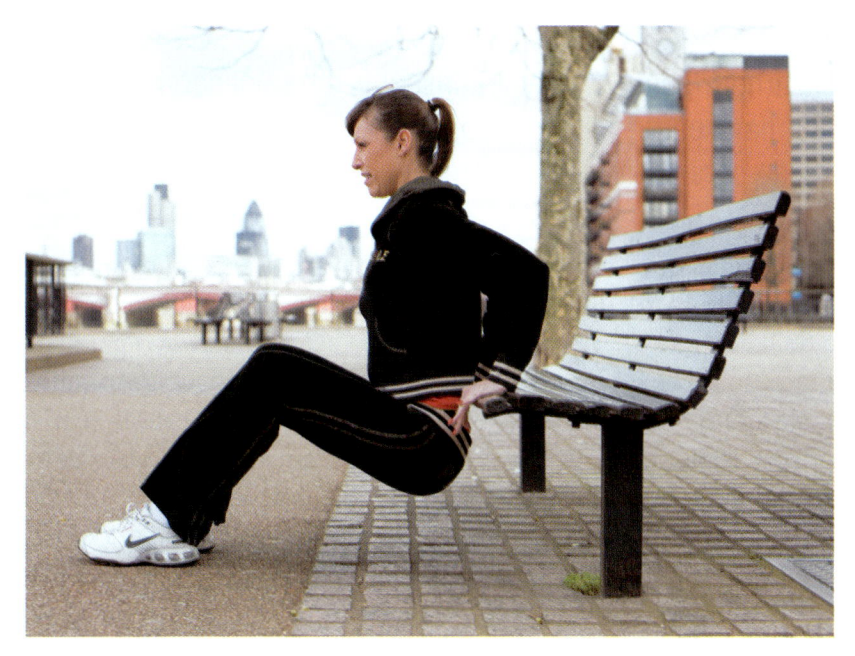

1. *Inicie na posição de prancha com as mãos no banco, dedos para fora e cotovelos dobrados em 90 graus. Abaixe-se de modo que seus joelhos fiquem dobrados e seus pés pousados no chão à sua frente.*

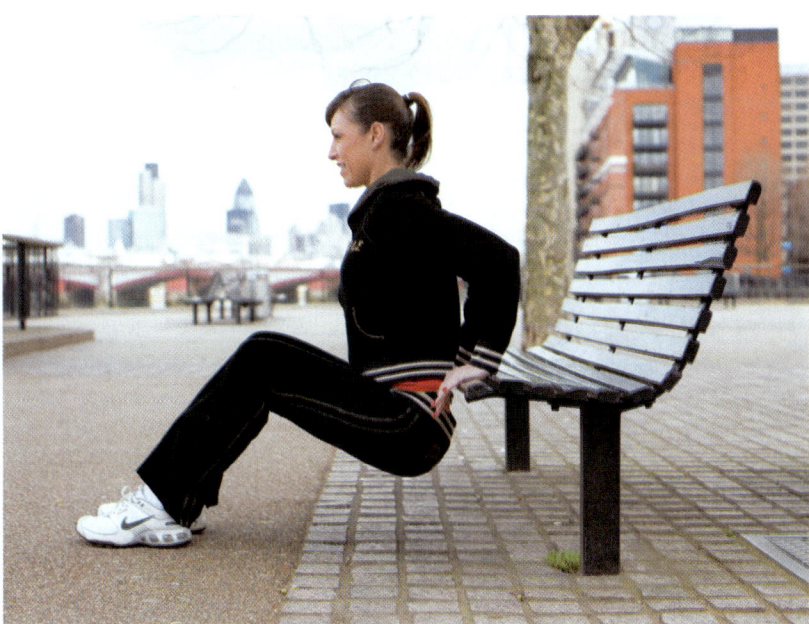

2. *Quando tiver se abaixado, mantenha a posição por um tempo curto, depois comece, com cuidado, a voltar para a posição inicial com os braços esticados. Faça um descanso, depois repita o exercício. Se seus braços ficarem rígidos, esfregue-os ou balance-os.*

Roupas
Use várias camadas de roupa para que você possa tirá-las com facilidade se sentir calor, mantendo a temperatura de seu corpo em um nível confortável.

Precaução
Sempre carregue uma garrafa de água, de modo que você possa ficar hidratado, e um telefone celular em caso de ter uma lesão ou outra emergência.

Plano de viagem

Quando você está longe de casa nem sempre é fácil conseguir uma academia – o que pode ser uma desculpa perfeita para parar seu treinamento de *fitness*. Contudo, com o plano a seguir, você não tem razão para parar de se exercitar.

Este plano foi elaborado para o viajante que tem uma quantidade de espaço reduzida para se exercitar, tal como um quarto de hotel, e nenhum equipamento à mão. Como pesos, você pode improvisar usando garrafas de água. Para apoiar suas costas enquanto faz exercícios de solo, use um cobertor ou uma toalha dobrada. Lembre-se: estar de férias não é desculpa para não manter seu programa de exercícios.

Se você está em um hotel que oferece o uso de uma academia para seus hóspedes, você só precisa de motivação para ir toda manhã antes de se envolver em outras atividades. Ter uma academia tão perto e à mão pode até melhorar seus níveis de capacidade física. Mas se o hotel não tiver uma academia, siga o plano de *fitness* do viajante sempre que tiver 20 minutos para despender, e você sentirá os benefícios.

As sessões de treinamento manterão o ritmo de seu batimento cardíaco elevado e darão um bom treino para seus músculos. Para o máximo benefício, permita apenas entre dez a 20 segundos entre cada exercício. Se quiser manter seu batimento cardíaco elevado durante a sessão, você também pode incluir marchar ou trotar sem sair do lugar entre cada exercício.

Exercícios improvisados

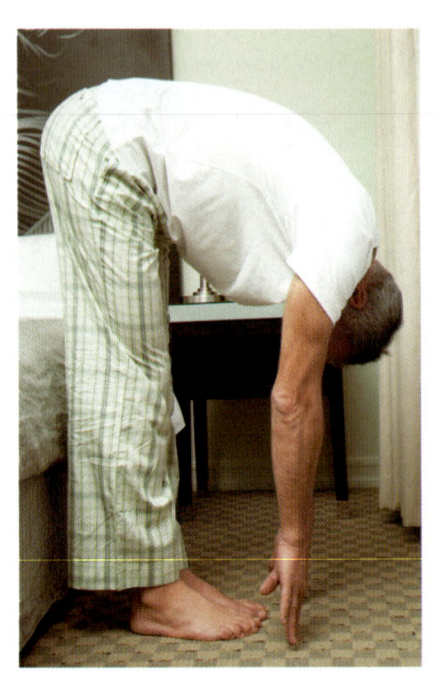

Mesmo se tiver apenas um espaço limitado, em geral esse espaço é suficiente para alongamentos, de modo que você possa permanecer flexível.

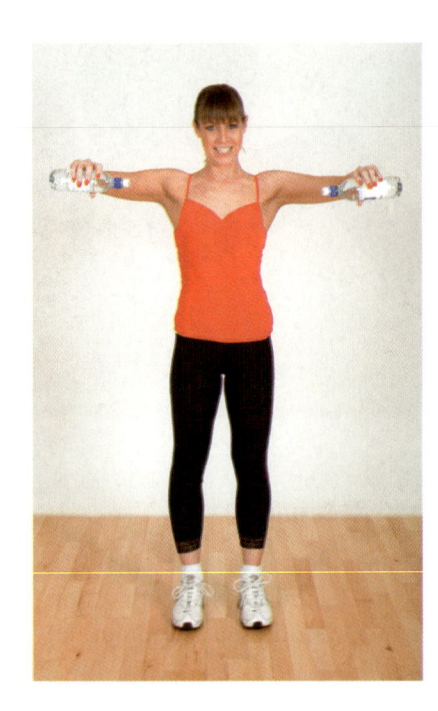

Se você não tem pesos adequados, simplesmente use garrafas de água para fazer alguns levantamentos laterais.

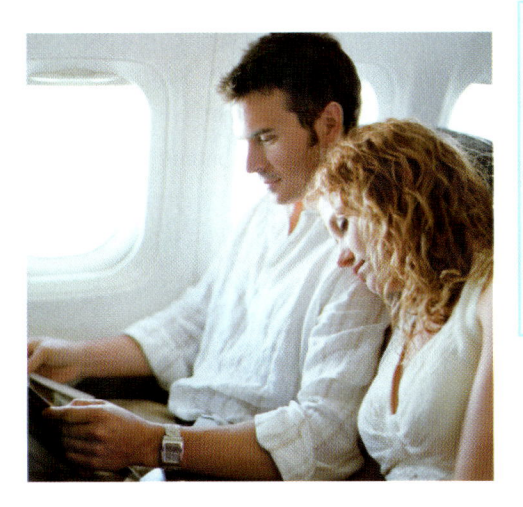

Dicas de viagem

Inclua alguns exercícios básicos de estabilidade dorsal em dias alternados para manter seus músculos do tronco funcionando bem, especialmente se estiver passando quantidades significativas de tempo sentado.

Alongue-se depois de se aquecer, e também no fim de cada sessão, para evitar que seus músculos encurtem durante períodos de viagem.

Mesmo você ficando imóvel quando está viajando, ainda pode ser um processo cansativo. Portanto, é importante manter seus exercícios, sempre e em qualquer lugar que você puder, de modo que seus níveis de energia possam ser mantidos.

Plano de exercícios do viajante

Cada sessão deve durar apenas 15 minutos, e você deve sempre iniciar com bons cinco minutos de aquecimento entre o Nível 1 e o Nível 2, seguido de alguns alongamentos para os músculos que usará. Faça apenas uma sessão ou todas as sessões quando elas se encaixarem em sua agenda.

Sessão	Exercício	Tempo/Séries/Repetições/Nível	Comentários
Um	Caminhar/marchar sem sair do lugar	5 minutos N1-N2	Aquecimento
	Agachamento em pé	60 segundos	Use garrafas de água como pesos
	Flexão	30 segundos	Aumente para 60 segundos
	Abdominal	60 segundos	Exercita os músculos abdominais
	Levantamento de panturrilha	60 segundos	Recoste-se em uma parede ou porta
	Desenvolvimento com o peso do corpo	30 segundos	Fortalece os músculos dos ombros
	Abdominal oblíqua	60 segundos	Trabalha os músculos abdominais oblíquos
	Levantamento frontal	60 segundos	30 segundos cada braço, use garrafas de água como pesos
	Levantamento de quadril	60 segundos	Fortalece os músculos dos glúteos
	Paralelas de tríceps	30 segundos	Aumente para 60 segundos
Dois	Caminhar/marchar sem sair do lugar	5 minutos N1-N2	Aquecimento
	Afundo	60 segundos	30 segundos em cada perna
	Abdominal em V	30 segundos	Aumente para 60 segundos
	Agachamento com uma perna	60 segundos	30 segundos em cada perna

	Prancha	30-60 segundos	Aumenta a resistência nos músculos abdominais e nas costas
	Salto em duas pernas	60 segundos	Aterre o mais suave possível
	Prancha lateral	60 segundos	Fortalece músculos abdominais oblíquos
	Remada alta	30 segundos	Use garrafas de água como pesos
	Abdominal lateral	60 segundos	30 segundos em cada lado
	Flexão de bíceps	30 segundos	Use garrafas de água como pesos
Três	Caminhar/marchar sem sair do lugar	5 minutos N1-N2	Aquecimento
	Levantamento de peso com as pernas afastadas	60 segundos	Exercita os quadríceps
	Flexão declinada	30 segundos	Aumente para 60 segundos; coloque os pés em uma cadeira ou cama
	Cruzamento de pernas	30 segundos	Aumente para 60 segundos
	Super-homem	60 segundos	Trabalha os glúteos e os músculos abdominais
	Salto lateral	60 segundos	Fortalece e tonifica as coxas, os isquiotibiais e os glúteos
	Levantamento lateral	30 segundos	Use garrafas de água como pesos
	Abdominal reversa	60 segundos	Trabalha os músculos abdominais inferiores
	Flexão de tríceps	30 segundos	Aumente para 60 segundos
	Levantamento de quadril com uma perna	60 segundos	30 segundos em cada perna

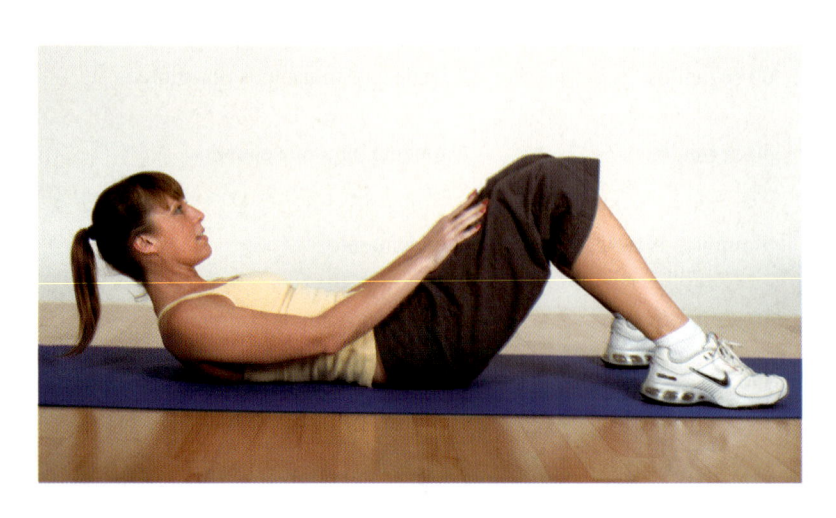

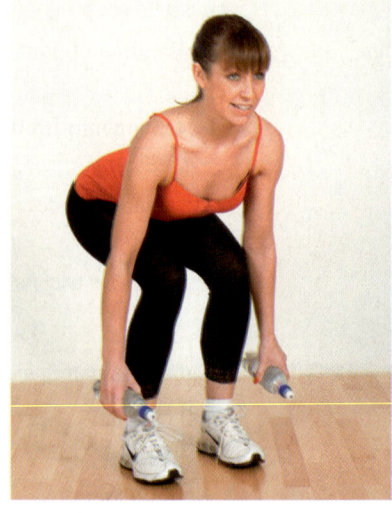

Você não tem que parar de se exercitar se estiver viajando; você pode fazer isso sem nenhum equipamento.

Plano para velocidade e potência

Treinamento para velocidade e potência pede uma ação equilibrada com muita elaboração. Você precisa ficar mais forte e rápido, mas sem acrescentar muita massa muscular, o que apenas o tornará mais lento. Este plano o ajudará a melhorar sua estratégia de treino.

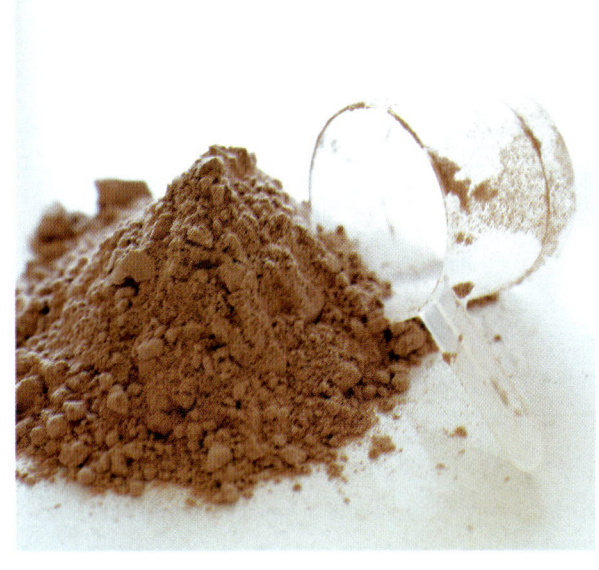

Para ganhar velocidade e potência, você pode considerar ingerir proteína extra na forma de bebidas, que você pode fazer de uma fórmula de pó de proteína.

> **Roupas em camadas**
>
> É importante manter seus músculos aquecidos durante toda sua sessão de treinamento, especialmente quando você quer que eles ajam com vigor máximo e contrações rápidas. A solução é usar várias camadas de roupa, para que você possa ajustá-las facilmente para se adequarem a seu nível de intensidade e às condições em que você está treinando.

Treinamentos pliométrico e de corrida o ajudarão a treinar suas fibras musculares de contração rápida para dar-lhe o aumento de velocidade e potência que você quer. Porém, sem um treinamento de resistência inicial para desenvolver músculos fortes, você pode considerar difícil aumentar sua velocidade e potência.

Siga este plano durante seis semanas, usando o teste de Uma Repetição Máxima (1 RM) para força e corridas cronometradas para ver se você está ficando mais rápido. O plano de treinamento para velocidade e potência lhe dá a estrutura do programa para uma semana.

Mudança de exercício

Depois de três semanas, você pode tentar trocar alguns dos exercícios por outros similares. Por exemplo, introduzir alguns outros exercícios de treinamento de resistência para pernas a fim de desafiar seus músculos de modos diferentes. Você pode trocar agachamento *hack* por *leg press* e o levantamento de quadril com uma perna por *kickback* com cabo. Faça o mesmo para seus exercícios da parte de cima do corpo. Ajustá-los e mudar a ordem desafiará mais ainda seu corpo, tornando-o mais rápido e forte. Inclua algum treinamento de estabilidade dorsal todas as semanas. Seus músculos dorsais exercerão um papel vital ao ajudá-lo a evitar lesões e ao capacitá-lo a criar mais velocidade ainda, com todos os seus músculos recrutados na ordem correta.

Plano de treinamento para velocidade e potência

Sempre faça entre cinco e dez minutos de aquecimento cardiovascular, que deve ser em uma intensidade maior do que um aquecimento para treinamento padrão de academia. Você precisa conseguir o máximo possível de sangue circulando para os músculos grandes que deseja usar. Siga o aquecimento com alongamentos, para preparar seu corpo para a sessão de treinamento intenso. Alongue seus músculos no fim do treinamento para ajudá-los a se recuperarem e evitar lesões. Sua velocidade e potência devem melhorar se você se manter neste plano por mais ou menos seis semanas.

Dia	Exercício	Tempo/Séries/Repetições/Nível	Comentários
Segunda-feira	Corrida	10 minutos N1-N2	Aquecimento
	8 × 100 m/109 jardas de corrida rápida	N4	Alongue para evitar lesões
	300 m/328 jardas de trote de recuperação	N1	Alongue para ajudar a recuperação
	8 × 50 m de corrida rápida	N4	Não se exceda, mantenha 90 passadas por minuto
	350 m/383 jardas de trote de recuperação	N1	Tente manter uma boa técnica
	Corrida	5 minutos N1	Resfriamento
Terça-feira	Ciclismo	5 minutos N1-N2	Aquecimento
	Agachamento *hack*	5 × 8-10	Exercita os músculos quadríceps
	Levantamento terra	5 × 8-10	Trabalha as coxas e os glúteos
	Levantamento de peso com as pernas afastadas	5 × 8-10	Trabalha os músculos quadríceps
	Agachamento com pesos	5 × 8-10	Tonifica os glúteos, os quadris e as coxas
	Afundo	5 × 8-10	Tente afundo com banco para dificultar
	Levantamento de panturrilha	5 × 8-10	Use pesos para dificultar
	Levantamento de quadril com uma perna	3 × 20	Tonifica e fortalece os glúteos
Quarta-feira	Ciclismo	5 minutos N1-N2	Aquecimento
	Agachamento com salto	5 × 20	Para prevenir lesão, verifique se sua técnica pliométrica está correta
	Salto de lado	5 × 20	Trabalha os quadríceps e os glúteos
	Agachamento com salto em uma perna	5 × 20	10 com cada perna
	Degrau	5 × 20	10 com cada perna
	Abdominal	3 × 20	Treino para os abdominais

	Levantamento de perna dependurada	3 × 20	Comece com 10, aumente para 20
	Rotação com cabo ajoelhado	3 × 20	Exercita os músculos abdominais
Quinta-feira	Corrida	10 minutos N1-N2	Aquecimento
	4 × 200 m/219 jardas de corrida rápida	N4	Desenvolve fibras musculares de contração rápida
	200 m/219 jardas de trote de recuperação	N1	Use boa técnica para alongar, não salte
	6 × 100 m/109 jardas de corrida rápida	N4	Ajuda a aumentar a velocidade e a potência
	200 m/219 jardas de trote de recuperação	N1	Ajuda uma recuperação rápida entre os esforços de corrida rápida
	8 × 50 m/55 jardas de corrida rápida	N4	Melhora a rotação da perna
	150 m/164 jardas de trote de recuperação	N1	O alongamento encoraja o relaxamento
	Corrida	5 minutos N1	Resfriamento
Sexta-feira	Corrida	40 minutos N2-N4	Use os primeiros 5 a 10 minutos como aquecimento em N1, depois 10 a 20 segundos de corrida rápida em N4 a cada 3 minutos
Sábado	Remo	5 minutos N1-N2	Aquecimento
	Flexão com barra com pegada pronada aberta	5 × o máximo de repetições	Desenvolve os músculos das costas
	Supino com halteres	5 × 8-10	Tonifica e dá forma ao peito
	Remada curvada com peso	5 × 8-10	Fortalece os músculos das costas
	Supino com pesos, banco inclinado	5 × 8-10	Aumenta o peito, os ombros e os braços
	Desenvolvimento de Arnold	5 × 8-10	Fortalece os ombros e os braços
	Levantamento frontal com cabo	5 × 8-10	Trabalha a parte da frente dos ombros
	Flexão de bíceps com pesos	5 × 8-10	Ótimo treino para os bíceps
	Extensão de tríceps com cabo	5 × 8-10	Trabalha os tríceps
	Paralelas de tríceps no banco	3 × o máximo de repetições	Fortalecem os tríceps
Domingo	Dia de descanso	24 horas	Relaxa e repara os músculos doloridos

Nutrição
Você pode aumentar a densidade de seus músculos acrescentando calorias em sua dieta. Estude a informação sobre como você deve comer para adquirir músculos. Sempre tenha uma bebida de restabelecimento, consistindo em uma mistura de carboidrato e proteína, para ajudar na velocidade da recuperação e preparar seus músculos para sua sessão de treinamento seguinte, ou a recuperação entre as sessões pode ser duas vezes mais demorada.

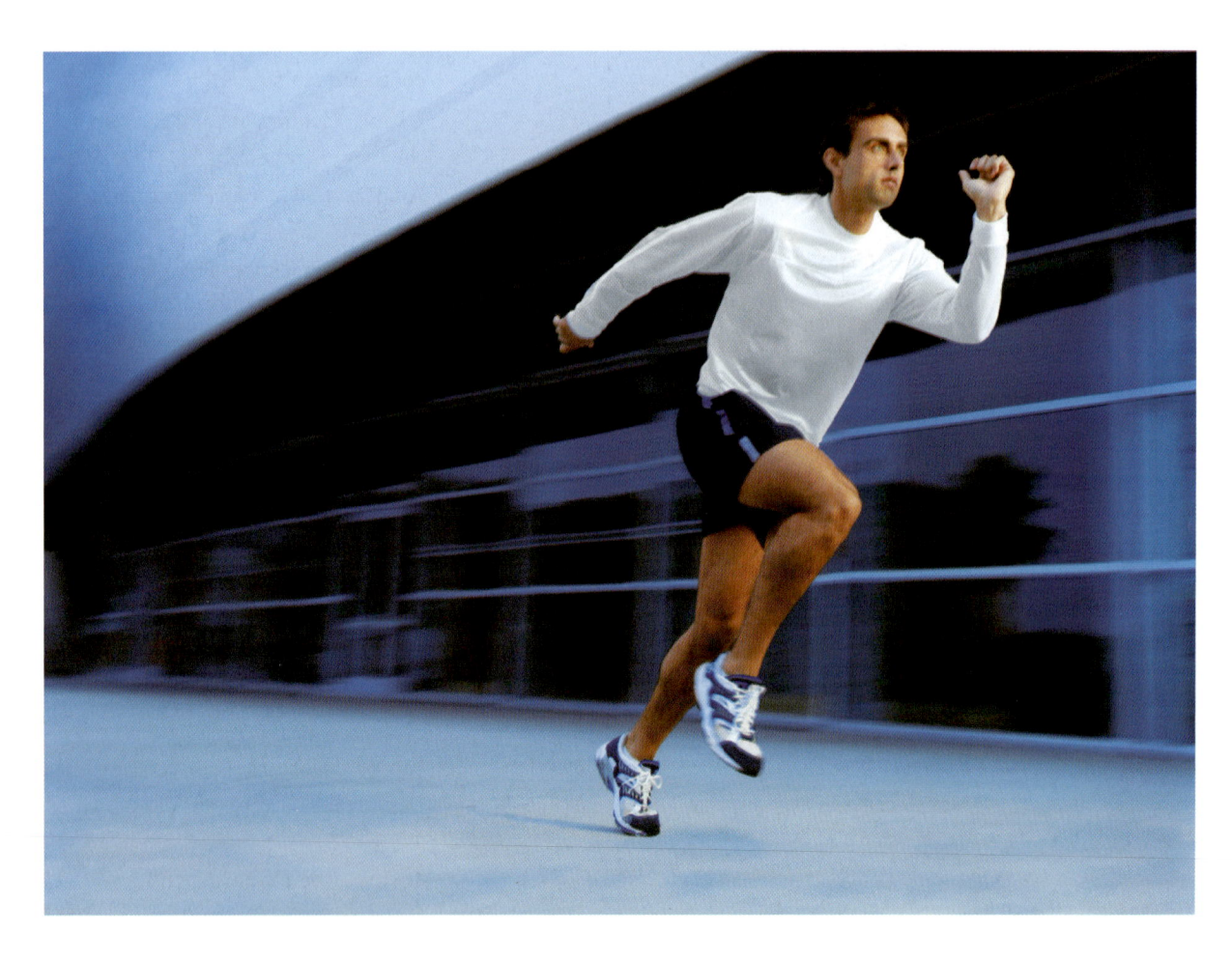

Ganhar velocidade e potência não acontece do dia para a noite; vai exigir tempo, trabalho duro e dedicação a seu plano de treinamento.

Plano para esportes de raquete

Jogar esportes de raquete – em especial tênis, *squash* e *badminton* – é um jeito bom e agradável de manter-se em forma e competir com um parceiro. Também pode ser um dos melhores modos de combater o estresse depois de um dia duro de trabalho.

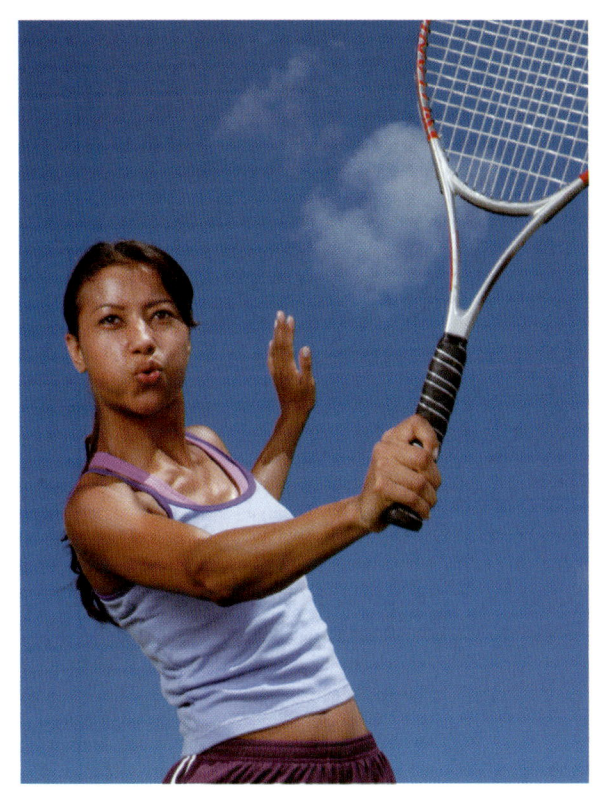

Alcançar um bom padrão em esportes de raquete exige muito esforço. Também requer força e estâmina de modo que você possa resistir a um jogo longo.

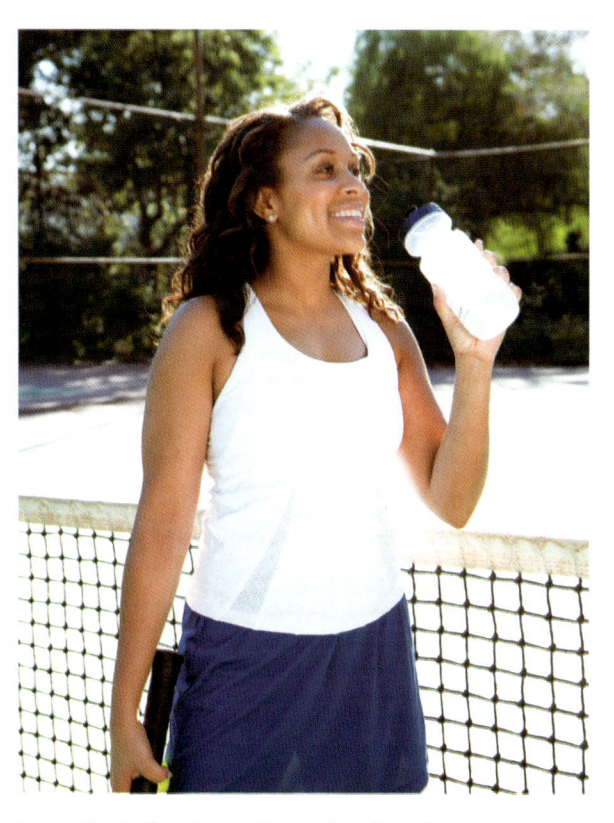

Ingestão de líquidos terá um efeito benéfico em sua performance. Se você estiver desidratado, perde concentração e sente-se abaixo do oponente.

Esportes de raquete exigem muito de seu tempo se você for jogá-los do jeito certo e desfrutá-los completamente, com uma margem competitiva: você precisa de potência, velocidade, estâmina e uma boa estabilidade.

Aumente a sua capacidade física

Com exigências físicas tão intensas, você precisa fazer mais por sua capacidade física do que simplesmente jogar – independentemente de quão regularmente você pratique. Reserve um tempo para completar essas duas sessões a cada período de dez dias para dar-lhe a melhor oportunidade de aprimorar seu jogo e prevenir lesões. Logo você descobrirá que pode chegar mais rápido à bola e dificultar que o seu oponente dê uma tacada que você não alcance.

É vital você fazer treinamento regular de estabilidade dorsal, pelo menos uma vez por semana, para preparar o seu corpo para as batidas e mudanças de direção constantes. Comece com exercícios de dorso básicos e progrida para os exercícios mais avançados, e os exercícios com bola de ginástica, Bosu e bola tonificadora.

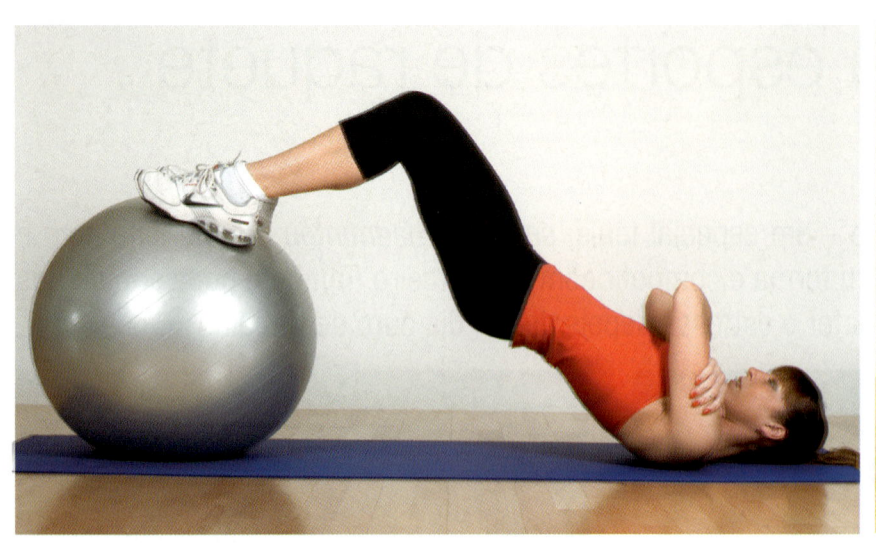

Exercícios de estabilidade dorsal são essenciais para evitar lesões, e eles o ajudarão a torná-lo um jogador melhor.

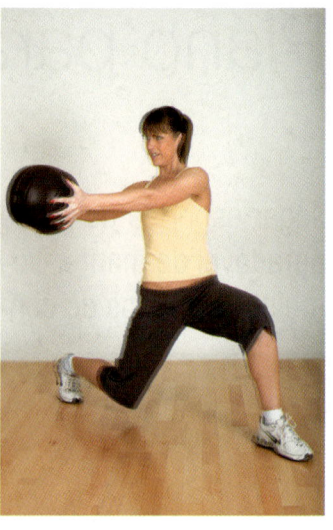

Exercícios de rotação ajudarão seus reflexos a se tornarem mais aguçados e o farão um bom competidor.

Plano de exercícios para esportes de raquete

Antes de você jogar qualquer esporte competitivo de raquete ou começar uma sessão de treinamento, sempre tente encaixar pelo menos entre cinco e dez minutos de aquecimento, consistindo em atividades como caminhada e corrida, ciclismo ou remo, seguido de resfriamento com alguns alongamentos. Também é uma boa ideia alongar depois de seu jogo de tênis ou sessão de treinamento para ajudar seus músculos a se recuperarem mais rápido e evitar lesões.

Sessão	Exercício	Tempo/Séries/ Repetições/Nível	Comentários
Um	Ciclismo	5-20 minutos N1-N2	Aquecimento; opção de remo ou corrida
	Leg press	3 × 20	Firma e tonifica músculos da perna
	Afundo lateral	3 × 20	Fortalece quadris, glúteos e coxas
	Degrau	3 × 20	Tonifica e firma os músculos da perna
	Remo	10-20 minutos	2 minutos em N2 e 1 minuto em N4
	Puxada alta com pegada pronada	3 × 12-15	Trabalha os latíssimos do dorso (músculos nas costas)
	Supino com pesos, banco inclinado	3 × 12-15	Aumenta o peito, os ombros e os braços
	Desenvolvimento de Arnold	3 × 12-15	Fortalece os ombros e os braços
	Abdominal	3 × 20	Treino para os abdominais
	Abdominal reversa	3 × 20	Tonifica e fortalece o reto abdominal

	Abdominal oblíqua	3 × 20	Trabalha os abdominais superiores e os oblíquos
	Flexão de bíceps com pesos	3 × 12	Ótimo treino para os bíceps
	Paralelas de tríceps no banco	3 × 20	Exercitam os tríceps
Dois	Remo	5 minutos N1-N2	Aquecimento; opção de usar bicicleta
	Prancha	30-60 segundos	Aumenta os abdominais e as costas
	Super-homem	3 × 10	Trabalha os glúteos e os músculos abdominais
	Levantamento de quadril	3 × 20	Tonifica e fortalece os glúteos
	Flexão com remada com peso	3 × 20	Bom para a estabilidade dorsal
	Salto em duas pernas	3 × 20	Aumenta a potência e a velocidade
	Salto lateral	3 × 20	Fortalece as coxas, os isquiotibiais e os glúteos
	Jogar bola tonificadora por cima da cabeça	3 × 10	Engaja glúteos, ombros e abdominais
	Agachamento em uma perna com remada com cabo a levantamento frontal, posição inicial	3 × 10	Reforça um dorso resistente
	Lenhador com cabo, de cima para baixo	3 × 10	10 em cada lado
	Inclinação lateral com peso	3 × 20	Trabalha os oblíquos e os músculos abdominais

Nos dias entre as sessões de raquete e de academia, você deve focar em aumentar sua capacidade cardiovascular com uma corrida entre 20 a 40 minutos. Além disso, trate de variar o passo da corrida, para simular as variações de passos no jogo de raquete. Inclua entre cinco a dez corridas rápidas de 20 segundos e alguns intervalos de 30 a 60 segundos em terreno íngreme.

Nutrição

Esportes de raquete combinam muitos atributos de capacidade física, tornando-os um jeito ótimo de perder peso. Porém, é sempre importante uma alimentação saudável e incluir uma mistura de alimentos de IG baixo e moderado que contenham proteínas adequadas para ajudar seus músculos a se recuperarem e fortalecerem.

Como em toda atividade física intensa, você precisa ter cuidado para não ficar desidratado durante o jogo. Sempre tenha uma garrafa de água por perto e use bebidas energéticas para manter-se hidratado se você sabe que jogará ou treinará por mais de uma hora.

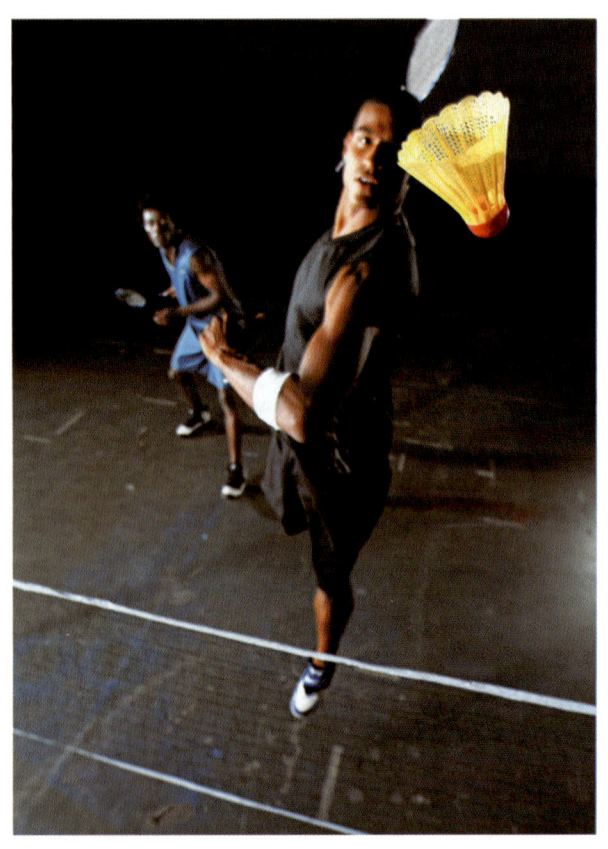

Em esportes de raquete, existe uma demanda sobre os músculos para que se contraiam rápido, a fim de que você possa saltar no ar.

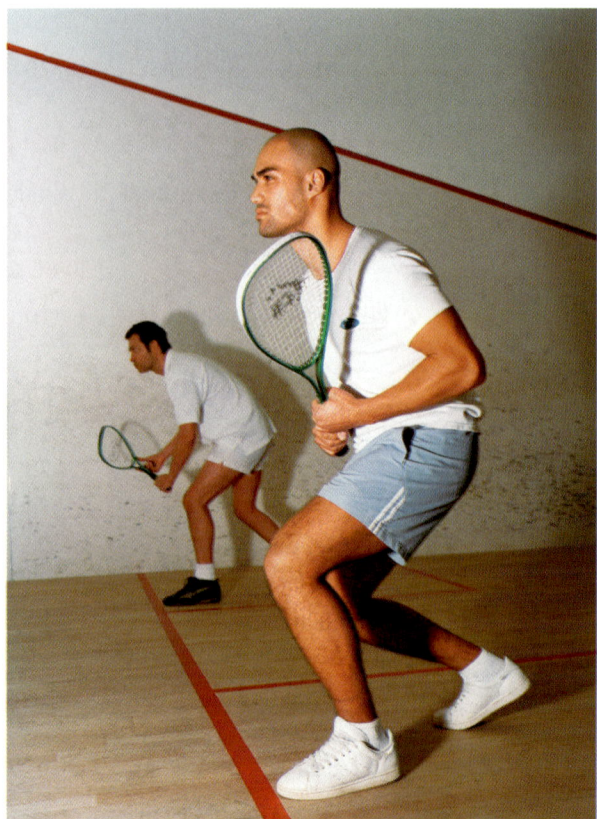

Uma ótima condição física o capacitará a chegar à posição mais rápido para rebater a bola do oponente.

Plano de golfe

Pode parecer um passatempo confortável e calmo, mas o golfe é um esporte muito complexo que envolve movimentos musculares de alta velocidade com rotação e que, ao mesmo tempo, demanda uma base sólida, bem como grande foco e controle.

Para tornar-se um golfista melhor, você tem que praticar o máximo possível – não existem atalhos. Como em muitos outros esportes, contudo, não é só questão de praticar o jogo em si. De fato, para ser capaz de praticar por longos períodos de tempo usando movimentos musculares tão complexos, você terá que estar em forma. Senão, seu corpo simplesmente irá ficar quebrado com lesões de sobreuso, o que impedirá que você melhore, ou até desfrute de seu jogo.

As duas sessões delineadas aqui o ajudarão a trabalhar os músculos de que você necessita para o balanço do golfe, o que, por sua vez, ajudará a melhorar o seu jogo e evitar lesões. A sessão um tem como meta aumentar a força básica para possibilitar aos seus músculos treinarem mais duro por períodos mais longos. A sessão dois é mais avançada: ela usa exercícios de rotação com equilíbrio e estabilidade dorsal para simular o estresse do corpo durante o balanço do golfe. É importante usar um lado do corpo de cada vez para alguns exercícios de resistência, já que o golfe afetará a sua simetria muscular. Para prevenir lesões, os músculos dos dois lados de seu corpo precisam estar bem equilibrados.

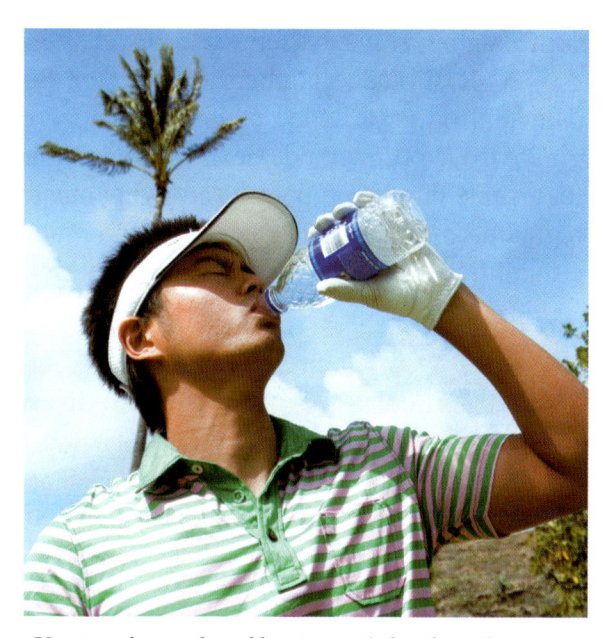

Um jogo longo de golfe o tornará desidratado, especialmente no calor, então, sempre carregue uma bebida com você quando estiver no campo.

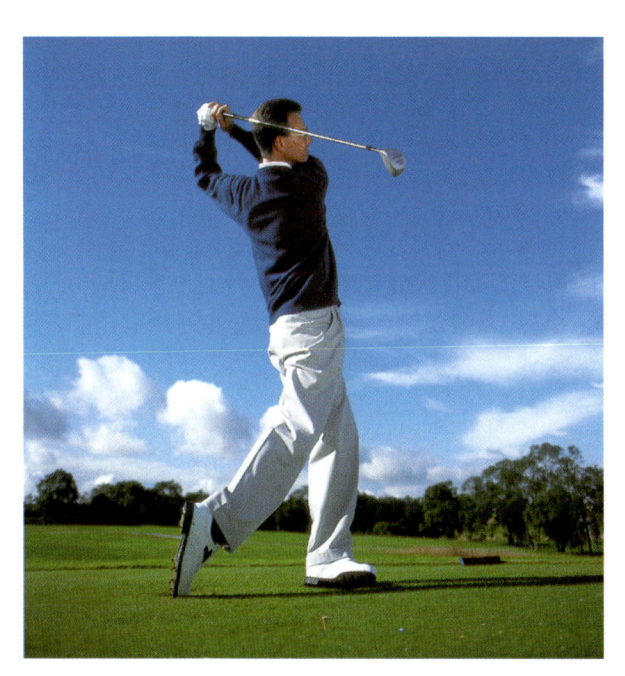

Um dos principais objetivos no treino de golfe é ficar livre de qualquer lesão aumentando a capacidade física.

Ative os músculos do dorso

Tente encaixar alguns exercícios básicos de dorso pouco antes de dar uma tacada. Eles o ajudarão a ativar os músculos do dorso para que estes sustentem seu jogo da primeira tacada em diante.

A chave para um golfe ótimo

Flexibilidade e estabilidade dorsal são atributos essenciais para um golfista de sucesso. A estabilidade dorsal, de fato, talvez seja mais importante para o golfe do que para qualquer outro esporte. Um movimento levemente errado em seu tronco pode ter um efeito prejudicial para o seu balanço de golfe. Garanta o seu progresso com exercícios de estabilidade dorsal, começando no nível básico.

A flexibilidade também é um fator fundamental no golfe; você precisa ser capaz de girar o tronco com grande flexibilidade, portanto, arranje um tempo para fazer alongamentos regulares antes e depois de cada sessão prática e jogo. Se seus músculos não estiverem flexíveis, você se tornará cada vez mais propenso a lesões, e não será capaz de colocar seu corpo na posição necessária para um ótimo balanço de golfe.

Nutrição

Quanto mais demorado for seu jogo de golfe, mais importante será sua nutrição. Se você joga 18 buracos, tipicamente, vai caminhar 8 a 10 km/5 a 6 milhas, talvez também carregando seus tacos. Coma os alimentos corretos antes, durante e depois do jogo, e fique bem hidratado. Ingira alimentos de IG baixo para uma liberação de energia lenta e constante. Sempre tenha uma bebida com você para prevenir desidratação, especialmente durante os meses quentes do verão.

Plano de exercício para golfe

Nos dias entre suas sessões, duas vezes por semana na academia, você deve tentar aperfeiçoar sua capacidade cardiovascular para tornar melhor sua eficiência aeróbica e estâmina no campo de golfe. Faça entre 20 e 40 minutos de alguma forma de exercício cardiovascular, como corrida, remo, ciclismo ou treino no elíptico duas vezes por semana. Quanto melhor estiver sua capacidade física, mais energia você terá para focar em seu jogo.

Sessão	Exercício	Tempo/Séries/Repetições/Nível	Comentários
Um	Remo	5-10 minutos N1-N2	Aquecimento; opção de ciclismo ou uso de elíptico
	Agachamento com pesos	3 × 20	Progrida para agachamento com uma perna
	Afundo lateral	3 × 20	10 para cada lado
	Agachamento com uma perna	3 × 20	10 em cada perna; foque em manter o nível de seus quadris
	Puxada alta com cabo com um braço	3 × 12-15	Em cada braço
	Remada curvada com peso	3 × 12-15	Fortalece as costas
	Crucifixo com cabos em pé	3 × 12-15	Desenvolve os peitorais
	Desenvolvimento de Arnold	3 × 12-15	Fortalece os ombros e os braços
	Levantamento lateral curvado	3 × 12-15	Exercita os ombros e as costas

Plano de golfe

	Extensão unilateral de tríceps com cabo	3 × 12-15	Trabalha principalmente o tríceps
	Flexão de pulso	3 × 12-15	Mude o ângulo da flexão de pulso a cada sessão
	Abdominal oblíqua	3 × 20	10 para cada lado
Dois	Remo	5-10 minutos N1-N2	Aquecimento; opção de ciclismo ou uso de elíptico
	Agachamento com Bosu	3 × 20	Progrida para agachamento em uma perna com Bosu
	Prancha de joelho	3 × 20	10 em cada lado
	Lenhador com cabo sobre Bosu	3 × 20	Comece sem Bosu, progrida para em pé sobre o Bosu
	Flexão com bola tonificadora com uma mão	3 × 20	10 em cada braço
	Afundo inclinado com bola tonificadora	3 × 20	10 para cada perna
	Afundo com bola tonificadora com rotação	3 × 20	10 para cada perna
	Desenvolvimento de ombros com cabo e agachamento	3 × 20	Comece com 10 repetições e aumente para 20
	Flexão com remada com peso	3 × 20	10 remadas em cada braço
	Agachamento com cabo com virada lateral	3 × 20	20 de cada lado
	Inclinação lateral com cabo alto	3 × 20	O movimento trabalha os abdominais

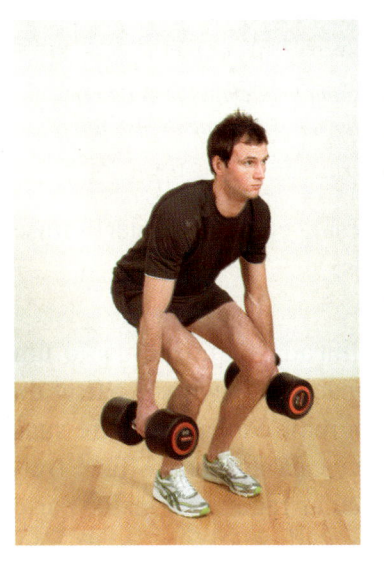

Fazer agachamentos é uma ótima maneira de aumentar sua força nos músculos das pernas, e intensificar sua capacidade física para o golfe.

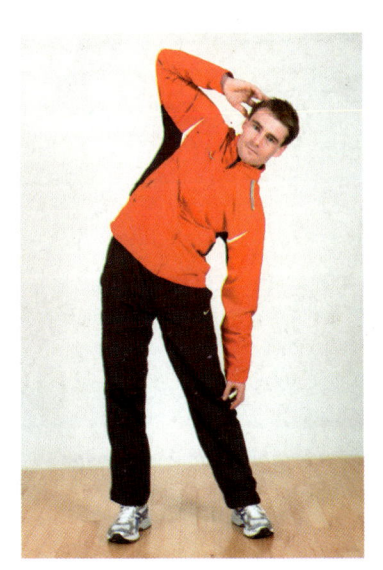

Alongamentos laterais o ajudarão a permanecer flexível, o que é essencial para o golfe.

Plano para esportes de contato

Esportes de contato dependem de muitos atributos diferentes de capacidade física. Aquele que você escolhe, e como esquematiza seu plano de capacidade física, depende se você deseja focar em sua velocidade, potência, força, resistência, estabilidade ou flexibilidade.

Esportes de contato variam de esportes de equipe, tais como rúgbi e futebol, a esportes individuais, como boxe e artes marciais, como *tae kwon do*. Para um esporte de contato de equipe, tal como o rúgbi, você deve treinar de acordo com a posição em que joga. Por exemplo, se você é um centroavante, desejará ser forte e vigoroso, então, deve se concentrar em treinamento de resistência pesado com baixa repetição e aumento de ênfase na parte de cima de seu corpo. Se você joga nas linhas de trás, precisará de velocidade e estabilidade para ser capaz de correr rápido e mudar de direção. Você também necessitará de alguma força muscular para atracar e enfrentar os oponentes, então, seu plano de treinamento deve incluir uma mistura de treinamento de resistência e exercícios

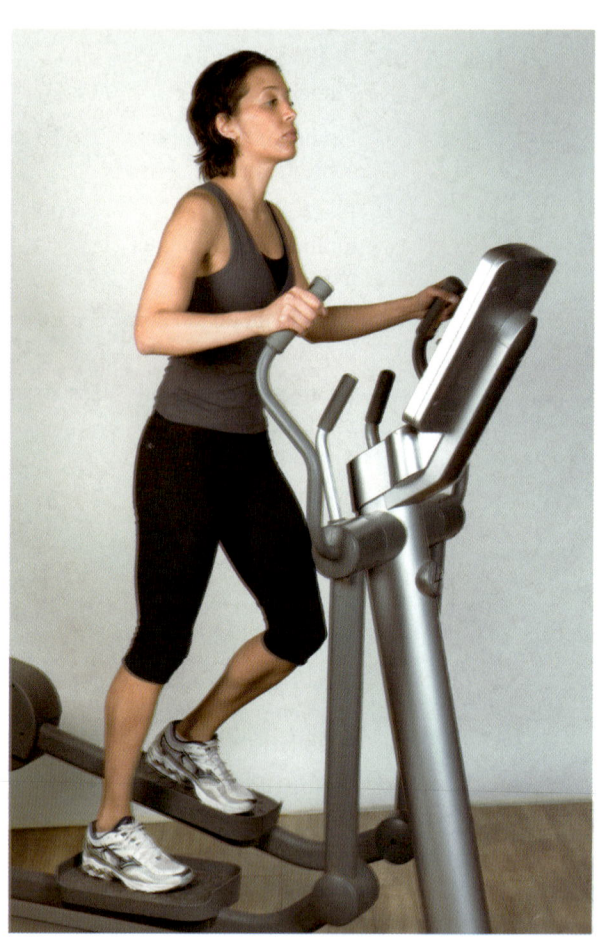

Se você tem acesso a uma academia antes de seu esporte, você pode fazer um aquecimento usando o elíptico.

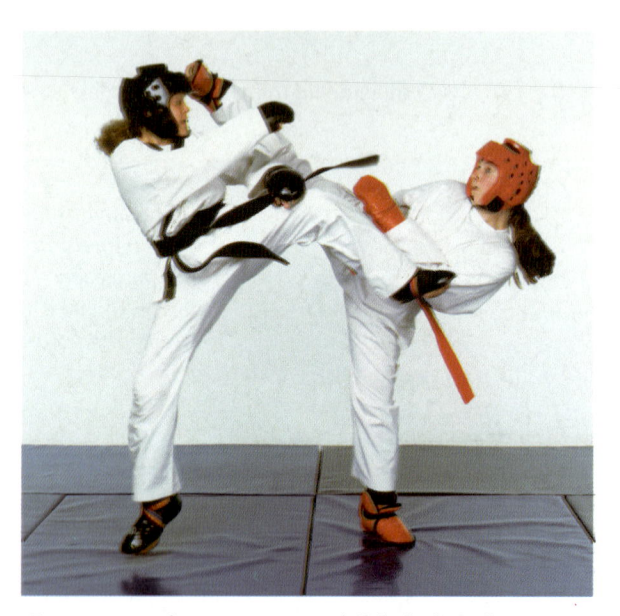

Em esportes de contato, a estabilidade é vital para você evitar ser lesionado. Você também precisa de flexibilidade e velocidade.

de estabilidade dorsal, com particular ênfase para os pliométricos.

Treine e adapte

As três sessões delineadas aqui lhe darão um nível básico de capacidade física a partir do qual você pode progredir e adaptar. Entre suas três sessões semanais na academia, faça treinamento cardiovascular regular. A maior parte dele pode ser feita durante a própria prática de seu esporte, mas treinamento cardiovascular extra lhe dará uma vantagem adicional. Tente fazer duas corridas de 40 minutos, misturadas com dez corridas rápidas em terreno íngreme de dez a 20 segundos e dez corridas rápidas em terreno plano durando entre dez a 20 segundos, para acostumar seu corpo com treinos de alta intensidade e recuperação rápida. Uma sessão semanal de exercício de boxe o preparará para uma coordenação entre mão e olho e melhorará a capacidade cardiovascular e a força da parte de cima do corpo.

Estabilidade dorsal e flexibilidade

Para ajudar a prevenir lesões e capacitá-lo a usar toda a sua força, velocidade e potência efetivamente, a estabilidade dorsal é vital. Percorra seu caminho por sessões de treinamento de estabilidade dorsal do básico ao intermediário e ao avançado, para os melhores resultados. Em geral, a flexibilidade é negligenciada em esportes de contato, então, reserve um tempo para alongar quando você estiver aquecido, e exercite-se para deixar seus músculos preparados para o treinamento e uma recuperação rápida.

Plano de exercícios para esportes de contato

A sessão um trabalha suas pernas, a sessão dois trabalha a parte de cima do corpo e a sessão três é parte para a velocidade e parte para a estabilidade do tronco. Se seu esporte requer mais resistência e menos massa muscular, aumente para 12 a 15 repetições para cada série durante os exercícios de resistência.

Sessão	Exercício	Tempo/Séries/Repetições/Nível	Comentários
Um	Remo	5-10 minutos N1-N2	Aquecimento; opção de ciclismo, corrida ou uso de elíptico
	Agachamento *hack*	5 × 8-10	Bom para a parte de cima das pernas e os glúteos
	Levantamento terra	5 × 8-10	Trabalha as coxas e os glúteos
	Agachamento com uma perna	5 × 8-10	Com pesos
	Degrau	5 × 8-10	Com pesos
	Afundo	5 × 8-10	Em cada perna, usando pesos
	Adução/abdução com cabo	5 × 8-10	Trabalha os músculos fortes na parte de cima das pernas
	Levantamento de panturrilha	5 × 8-10	Use pesos para dificultar
	Abdominal	3 × 20	Segure pesos nas mãos acima da cabeça para dificultar
	Abdominal reversa	3 × 20	Trabalha os abdominais
	Levantamento de perna dependurada com giro	3 × 10	Aumente para 20 repetições

Dois	Remo	5-10 minutos N1-N2	Aquecimento; opção de ciclismo, corrida ou uso de elíptico
	Flexão com barra com pegada aberta	5 × o máximo de repetições	Exercita os latíssimos do dorso, os bíceps e o meio das costas
	Supino com pesos, banco reto	5 × 8-10	Desenvolve e tonifica o peito
	Remada unilateral com peso	5 × 8-10	Treino para os músculos do meio das costas
	Flexão	5 × 8-10	Fortalece as costas, o peito e os braços
	Desenvolvimento com cabo	5 × 8-10	Fortalece os braços, melhora a capacidade física em geral
	Desenvolvimento de Arnold	5 × 8-10	Fortalece os ombros e os braços
	Levantamento lateral curvo com cabo	5 × 8-10	Desenvolve os músculos deltoides de trás (ombros)
	Sit-up com giro russo	3 × 20	Trabalha abdominais e oblíquos
	Abdominal oblíqua	3 × 20	Trabalha os abdominais superiores e os oblíquos
	Inclinação lateral com peso	3 × 20	Trabalha os músculos abdominais e os oblíquos
Três	Remo	5-10 minutos N1-N2	Aquecimento; opção de ciclismo, corrida ou uso de elíptico
	Salto em duas pernas	3 × 20	É preciso boa estabilidade dorsal para fazer este salto
	Salto lateral	3 × 20	Fortalece e tonifica as coxas, os isquiotibiais e os glúteos
	Salto de afundo	3 × 20	Bom para os músculos dos glúteos, quadríceps e panturrilha
	Lançamento agachado	3 × 20	Fortalece os músculos dorsais do abdome, quadris e glúteos
	Jogar bola tonificadora por cima da cabeça	3 × 20	Usa isquiotibiais, quadris e glúteos
	Flexão com remada com peso	3 × 20	Bom exercício para a estabilidade dorsal
	Flexão de bíceps com pesos	3 × 8-10	Ótimo treino para o bíceps
	Paralelas de tríceps no banco	3 × o máximo de repetições	Mantenha as pernas esticadas para dificultar

Giro com cabo de vassoura	3 × 20	Trabalha os oblíquos: os músculos laterais do abdome
Rotação com cabo ajoelhado	3 × 20	Exercita os abdominais
Abdominal lateral	3 × 20	Fortalece e tonifica os oblíquos
Resfriamento	5-10 minutos	Alongamentos

Nutrição

Você precisará ajustar sua nutrição dependendo do que você deseja alcançar. Para perder peso, ganhar músculos ou aumentar sua resistência, escolha uma alimentação que seja apropriada para as suas demandas.

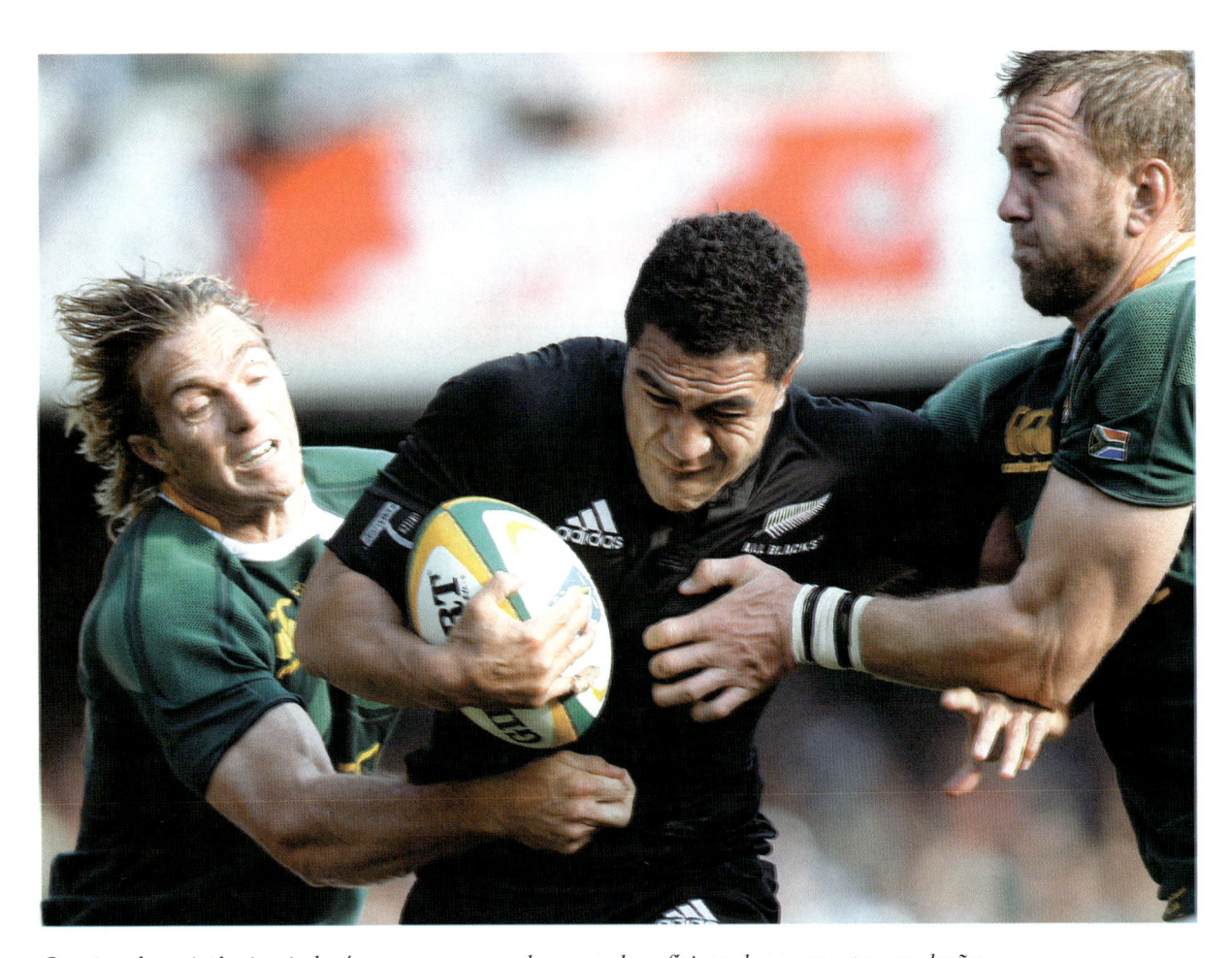

O treino de resistência ajudará seu corpo a receber os golpes físicos dos oponentes sem lesões.

Plano de natação

É preciso mais para se tornar um bom nadador do que simplesmente ser capaz de mergulhar e nadar algumas distâncias na piscina. O plano de treinamento delineado aqui melhorará seu nível de capacidade física na água e lhe dará maior força.

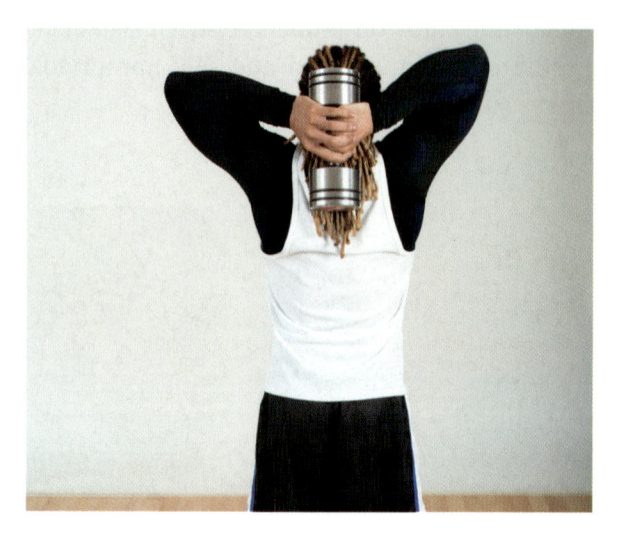

Alongue seu corpo depois de nadar, prestando atenção especial aos braços e ombros.

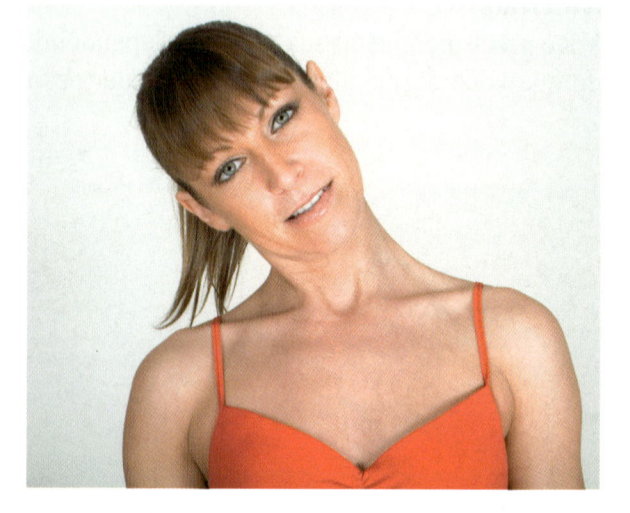

Alongue seu pescoço para evitar que ele se enrijeça de tentar erguer sua cabeça, ou girar o pescoço para o lado para respirar.

Escolha duas entre as três sessões de treinamento delineadas aqui para fazer nos dias em que você não está nadando com alta intensidade. Se você for fazer treino de resistência no mesmo dia em que for treinar natação, decida que sessão você deseja aproveitar ao máximo e a faça primeiro. Saiba que o treinamento de resistência pode fazer você se sentir fatigado na água mais tarde. Contudo, se você nadar primeiro, pode ter dificuldade para fazer as melhorias que deseja com seu treinamento de resistência.

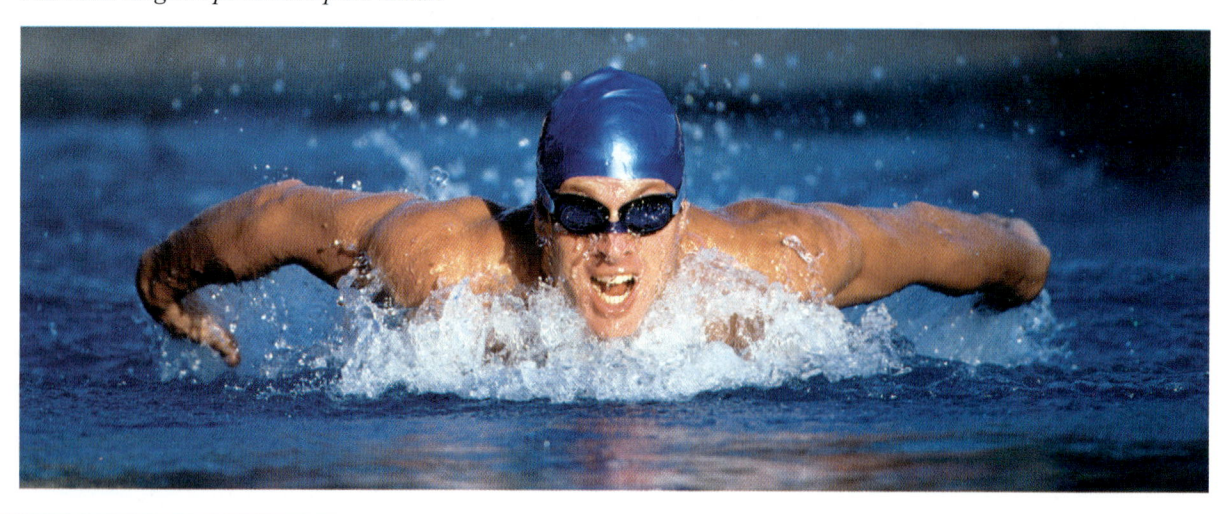

Alongamentos regulares dos braços manterão seus músculos longos e poderosos para nadar.

Estabilidade dorsal e flexibilidade

Para criar uma ligação intensa entre as partes superior e inferior de seu corpo, você precisa ter uma estabilidade dorsal forte. Não faz sentido ter ombros e pernas fortes se o centro de seu corpo é frágil, já que isso apenas resultará em perda de energia nos treinamentos e competições. Portanto, inicie com os exercícios básicos de estabilidade dorsal, duas vezes por semana, aumentando gradualmente, em seu próprio ritmo, para os exercícios intermediários e avançados.

Para conseguir uma variedade completa de movimentos para as braçadas, é importante estar flexível, então, faça alongamentos regularmente em todas as áreas de seu corpo depois de cada sessão na piscina ou academia. Em particular, você deve prestar atenção especial a suas costas, peito, ombros e braços.

Nutrição

Consuma alimentos de IG baixo a moderado a cada três ou quatro horas e coma alimentos com IG alto durante as sessões de treinamento. Permaneça bem hidratado quando você estiver nadando. É fácil pensar que você não precisa de nada para beber porque está se exercitando na água – porém, algumas piscinas podem ser aquecidas, o que pode desidratá-lo. Sempre tenha uma garrafa de água na beira da piscina.

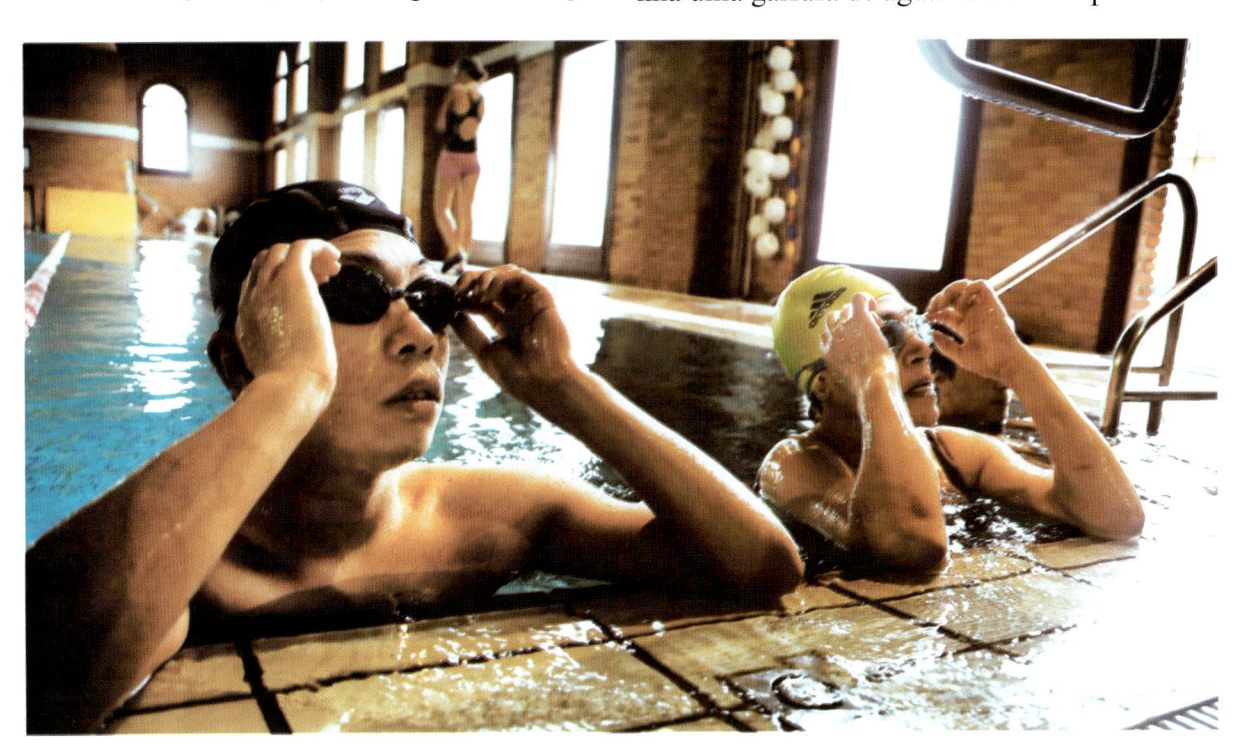

Sempre tenha o equipamento correto, como óculos de natação, para que você possa relaxar e desfrutar de sua natação.

Plano de exercícios para natação

Todas as três sessões incluem uma combinação de exercícios para a parte de cima e a parte de baixo do corpo, bem como exercícios para aumentar a força dos abdominais. Se você tem áreas fracas, pode passar mais tempo nelas. Por exemplo, se você tem ombros fracos, pode desejar incluir mais exercícios de ombro.

Sessão	Exercício	Tempo/Séries/Repetições/Nível	Comentários
Um	Remo	5-10 minutos N1-N2	Aquecimento; opção de usar elíptico

	Flexão com barra com pegada pronada aberta	3 × o máximo de repetições	Desenvolve os ombros e a parte de cima das costas
	Supino com halteres	3 × 10-12	Tonifica e dá forma ao peito
	Puxada alta com pegada pronada aberta	3 × 10-12	Tem como alvo os latíssimos do dorso
	Crucifixo com cabos	3 × 10-12	Desenvolve os peitorais
	Leg press	3 × 20	Fortalece e firma os músculos da perna
	Extensão de perna	3 × 20	Fortalece e trabalha a parte de cima das pernas
	Desenvolvimento de Arnold	3 × 10-12	Fortalece os ombros e os braços
	Extensão de tríceps com cabo	3 × 10-12	Exercita os tríceps
	Abdominal reversa	3 × 20	Tonifica e fortalece o reto abdominal
	Levantamento de perna dependurada	3 × 20	Aumenta os músculos abdominais
Dois	Elíptico	5-10 minutos N1-N2	Aquecimento; opção de usar o aparelho de remo
	Remada com cabo sentado	3 × 10-2	Fortalece o meio das costas e os antebraços
	Supino com pesos, banco inclinado	3 × 10-12	Aumenta o peito, os ombros e os braços
	Puxada alta com cabo com um braço	3 × 10-12	Cada braço
	Flexão com bola tonificadora com uma mão	3 × 10-12	Cada braço
	Agachamento *hack*	3 × 20	Bom para a parte de cima das pernas e os glúteos
	Flexão de perna no aparelho	3 × 20	Exercita os isquiotibiais
	Levantamento frontal com pesos	3 × 10-12	Cada braço
	Extensão de tríceps acima da cabeça	3 × 10-12	Aumenta a força e a flexibilidade do tríceps
	Abdominal oblíqua	3 × 20	Trabalha os abdominais superiores e os oblíquos

	Giro com cabo de vassoura	3 × 20	Trabalha os oblíquos: os músculos laterais do abdome
Três	Remo	5-10 minutos N1-N2	Aquecimento; opção de usar elíptico
	Remada unilateral com peso	3 × 10-12	Treino para os músculos do meio das costas
	Supino com pesos, banco declinado	3 × 10-12	Tem como alvo os músculos peitorais
	Puxada unilateral com braço esticado	3 × 10-12	Exercício para o lado externo das costas
	Crucifixo com pesos, banco reto	3 × 10-12	Fortalece o peito
	Afundo	3 × 20	10 em cada perna
	Levantamento de panturrilha	3 × 20	Fortalece os músculos da panturrilha
	Levantamento lateral com cabo	3 × 10-12	Cada braço
	Agachamento em uma perna com remada com cabo e levantamento frontal	3 × 10-12	Cada braço
	Flexão de bíceps com pesos	3 × 10-12	Desenvolve os bíceps
	Rotação com cabo ajoelhado	3 × 20	10 em cada lado
	Inclinação lateral com cabo	3 × 20	Trabalha os músculos oblíquos do abdome

Plano de corrida

Ser um corredor bem-sucedido envolve mais do que simplesmente correr. Você precisa fazer os exercícios corretos de estabilidade dorsal e resistência para dar-lhe sustentação e evitar lesões. Você também precisa aumentar gradualmente as distâncias que corre.

A distância de seu evento de corrida, por exemplo, uma maratona ou uma corrida de 5 km/3 milhas, ditará a quantidade de corrida que você deve praticar. Seu objetivo deve ser correr três ou quatro vezes por semana, variando a distância, velocidade, inclinação e duração dos intervalos para desafiar seu corpo e melhorar sua capacidade física. Não corra mais de dois dias em seguida, a não ser que você seja um corredor de elite, já que isso o tornará propenso a lesões. Se você quiser fazer treinamento cardiovascular nos outros dias, escolha exercícios de baixo impacto, tais como ciclismo, remo ou natação.

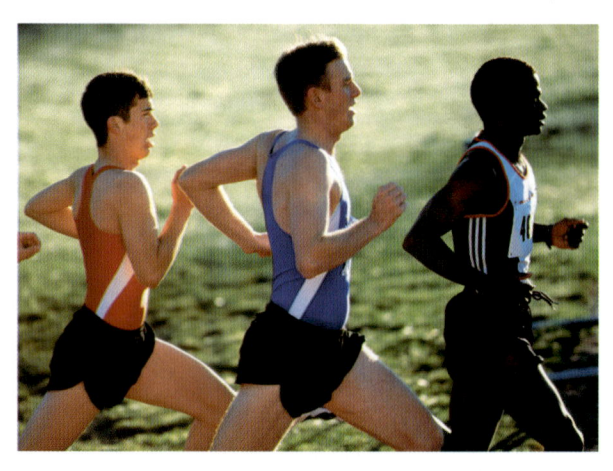

Corra com pessoas com sua própria capacidade para evitar lesões e se estimular a fazer melhorias.

O elíptico é uma ferramenta excelente para mantê-lo em forma se você estiver se recuperando de uma lesão decorrente de corrida, porque ele trabalha os músculos de corrida usando padrões de movimentos similares aos utilizados por ela.

Treinamento de estabilidade dorsal e resistência

Seu programa de treinamento de capacidade física deve envolver treinamento de resistência duas vezes por semana e treinamento regular de estabilidade dorsal. Comece com treinamento de nível básico de estabilidade dorsal, depois gradualmente vá caminhando para exercícios intermediários e avançados. A estabilidade dorsal é essencial para a corrida por causa do impacto constante em uma perna e o movimento lateral resultante, que pode causar lesão. Faça alguns exercícios de estabilidade dorsal imediatamente antes de suas corridas mais rápidas para que seus músculos do dorso já estejam ligados antes de você começar a correr.

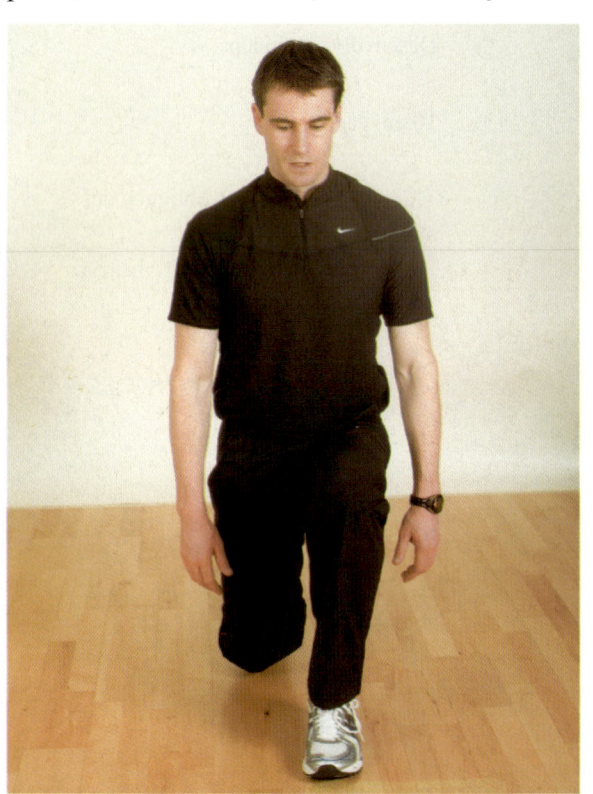

Para melhorar os tempos de corrida, faça exercícios que estão diretamente relacionados com os mesmos movimentos.

O treinamento de resistência lhe dará a força para resistir ao impacto constante da corrida e fornecer uma potência para levá-lo adiante, tornando-o, com isso, mais rápido. Faça os exercícios de treinamento de resistência nos dias em que você não estiver correndo. Porém, não faça uma sessão de resistência antes de sair para uma corrida, já que seus músculos ficarão cansados e, portanto, incapazes de sustentá-lo adequadamente enquanto você correr. Isso apenas o tornará mais suscetível a lesões.

Alongamento
É importante se alongar antes e depois de cada sessão. Os principais músculos aos quais você precisa prestar atenção são a lombar, os isquiotibiais, os quadríceps, os flexores do quadril e os músculos da panturrilha. Leve cinco minutos para completar seus alongamentos – eles são tão importantes quanto a corrida ou o treinamento de resistência.

Nutrição
Estar leve é uma vantagem para corredores, então faça uma alimentação saudável para manter seu peso baixo, escolhendo alimentos com IG de baixo a moderado, e coma regularmente para manter seu metabolismo alto e ajudar seu corpo a se recuperar entre as sessões de treinamento. Nas duas horas anteriores, bem como durante e imediatamente depois de uma longa sessão de corrida, coma uma mistura de alimentos com IG baixo e alto para possibilitar uma recuperação mais rápida e repor o glicogênio muscular (glicose estocada).

Plano de exercícios para corredores

As sessões um e dois fortalecem seus músculos de corrida. A sessão três trabalha alguns dos músculos menores e ajuda a combinar os músculos dorsais e os mais importantes usados na corrida. A sessão quatro é para a parte de cima do corpo. Você deve fazer todos estes exercícios pelo menos uma vez a cada duas semanas para manter a força da parte superior do corpo e o tônus muscular.

Sessão	Exercício	Tempo/Séries/Repetições/Nível	Comentários
Um	Corrida	5-10 minutos N1-N2	Aquecimento
	Leg press	3 × 20	Fortalece e firma os músculos da perna
	Agachamento com pesos	3 × 20	Tonifica glúteos, quadris e coxas
	Abdominal	3 × 20	Treino dos abdominais
	Degrau	3 × 20	Exercita e tonifica os músculos da perna
	Afundo	3 × 20	Trabalha a parte de cima da perna e os glúteos
	Abdominal reverso	3 × 20	Tonifica e fortalece o reto abdominal
	Extensão de perna	3 × 20	Fortalece e trabalha a parte de cima das pernas
	Levantamento de panturrilha	3 × 20+	Fortalece os músculos da panturrilha
	Abdominal oblíqua	3 × 20	Trabalha os abdominais superiores e os oblíquos
	Inclinação lateral com peso	3 × 20	Trabalha os músculos abdominais e os oblíquos

Dois	Corrida	5-10 minutos N1-N2	Aquecimento
	Agachamento *hack*	3 × 20	Bom para a parte de cima das pernas e os glúteos
	Levantamento terra	3 × 20	Trabalha coxas e glúteos
	Cruzamento de pernas	3 × 20	Tonifica os músculos abdominais
	Degrau lateral	3 × 20	Trabalha os músculos das pernas
	Afundo lateral	3 × 20	Fortalece quadris, glúteos e coxas
	Giro com cabo de vassoura	3 × 20	Trabalha os músculos laterais do abdome
	Flexão de perna	3 × 20	Exercita os isquiotibiais
	Levantamento de panturrilha	3 × 20+	Fortalece os músculos da panturrilha
	Rotação com cabo ajoelhado	3 × 20	Exercita os abdominais
	Inclinação lateral com cabo alto	3 × 20	O movimento trabalha os abdominais
	Flexão de bíceps com pesos	3 × 20	Ótimo treino para os bíceps
Três	Corrida	5-10 minutos N1-N2	Aquecimento
	Adução de quadril com cabo	3 × 20	Melhora a estabilidade
	Abdução de quadril com cabo	3 × 20	Tem como alvo os músculos abdutores do quadril e os glúteos
	Kickback com cabo	3 × 20	Fortalece os glúteos e os isquiotibiais
	Abdominal em V	3 × 20	Trabalha os músculos abdominais do "tanquinho"
	Agachamento com Bosu	3 × 20	Progrida para agachamento com uma perna
	Ponte de glúteo	3 × 20	Progrida para pé na bola de ginástica
	Afundo inclinado com bola tonificadora	3 × 20	Aumenta a força e a potência
	Afundo com bola tonificadora com rotação	3 × 20	Melhora a ligação entre os músculos superiores, inferiores e dorsais
	Flexão com remada com peso	3 × 20	Bom exercício para a estabilidade dorsal
	Sit-up com giro russo	3 × 20	Trabalha os abdominais e os oblíquos
Quatro	Corrida	5-10 minutos N1-N2	Aquecimento
	Puxada alta	3 × 12-15	Trabalha os latíssimos do dorso (músculos nas costas)
	Supino com pesos	3 × 12-15	Treino para o braço, o peito e o ombro

Remada com cabo sentado	3 × 12-15	Fortalece o meio das costas e os antebraços
Crucifixo com cabos	3 × 12-15	Desenvolve os peitorais
Desenvolvimento de Arnold	3 × 12-15	Fortalece os ombros e os braços
Levantamento lateral curvo com pesos	3 × 12-15	Fortalece a parte de cima das costas e os ombros
Levantamento frontal com pesos	3 × 12-15	Exercita os ombros
Paralelas de tríceps no banco	3 × 12-15	Exercitam os tríceps
Flexão de bíceps com cabo	3 × 12-15	Desenvolve e fortalece os bíceps
Resfriamento	5-10 minutos	Alongamento de pernas

Plano de ciclismo

O ciclismo pode parecer um jeito simples de ficar em forma e, em certo sentido, ele é. Levá-lo um pouco mais longe, entretanto, aumentando sua força e potência para capacitá-lo a pedalar mais rápido, por mais tempo, pede um plano detalhado.

Existem muitos tipos diferentes de modalidades de ciclismo, incluindo corrida em pista, corridas de longa distância, *cross country*, *mountain bike*, *mountain bike downhill* e ciclismo em trilha, para nomear apenas alguns. Todos exigem tipos de intensidade e duração de treinamento levemente diferentes.

As informações nas páginas 85-88 lhe dizem como preparar sua bicicleta corretamente e o tipo de sessão que você pode incluir em seu treinamento para fazer com que vá mais rápido. Porém, como com tantos esportes abordados neste livro, se você deseja se tornar realmente bom em ciclismo, precisa largar sua bicicleta e ir para a academia.

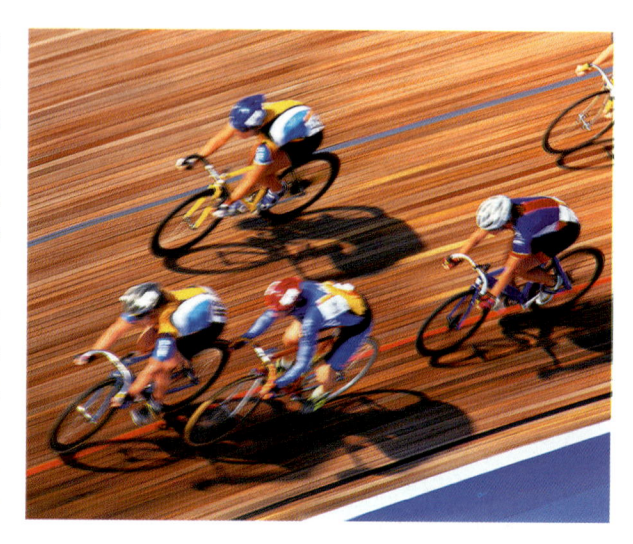

Ciclismo off-road *requer esforço considerável e, portanto, demanda muito dos músculos de estabilidade dorsal.*

Treinamento de estabilidade dorsal e resistência

Você precisará fazer um treinamento de estabilidade dorsal duas vezes por semana para fortalecer os músculos de seu tronco e ajudar a sustentar as suas costas, principalmente a lombar, se você deseja se tornar um ciclista mais proficiente. A posição inclinada para a frente do ciclista requer que você tenha um dorso forte, já que um dorso frágil logo resultará em dor nas costas. O treinamento de estabilidade dorsal também fará seus músculos serem recrutados na ordem correta e ajudará você a evitar movimentos laterais, com isso assegurando que toda sua potência irá para dirigir a bicicleta adiante, em vez de se perder para os lados, especialmente se você estiver subindo colinas fora do selim. Portanto, comece com os exercícios básicos para o dorso e gradualmente progrida para os exercícios intermediários e avançados.

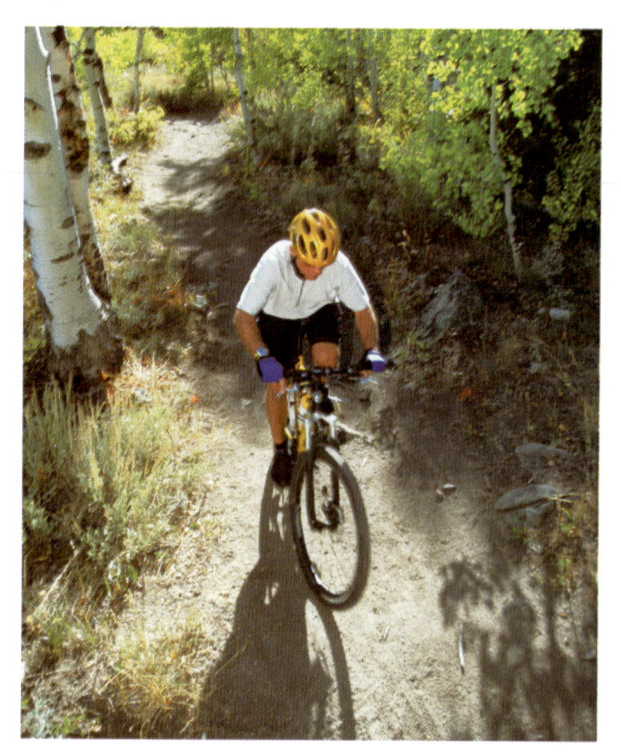

Ciclismo em pista requer uma quantidade imensa de treino e potência para vencer corridas.

Plano de ciclismo

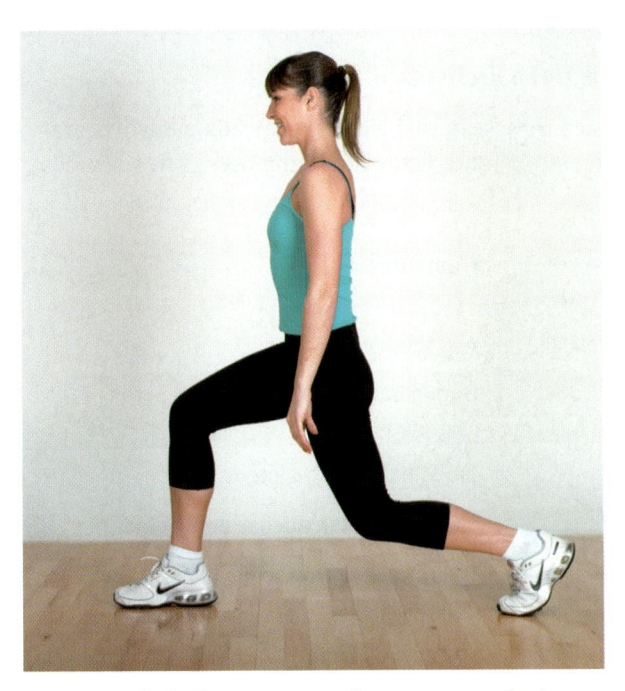

Ter capacidade física e pernas fortes capazes de deslocar o peso de seu corpo é essencial para o ciclismo. Este afundo ajudará a aumentar os músculos da perna.

O treinamento de resistência o ajudará a tornar-se mais poderoso. Lembre-se de que quanto mais forte a máquina, maior o potencial de velocidade. Você deve fazer duas sessões de treinamento de resistência por semana, focando em suas pernas, junto com um pequeno número de exercícios para a parte de cima do corpo. Também é vital que você permaneça flexível, então, lembre-se sempre de fazer alguns alongamentos depois de cada prática de ciclismo ou sessão de treinamento de capacidade física na academia.

Nutrição

Por razões óbvias, ciclistas leves são ciclistas mais aptos. Quanto mais pesado você for, mais peso você terá que movimentar, principalmente quando a questão é subir uma colina. Você deve, portanto, ingerir uma alimentação que consista principalmente em alimentos com IG

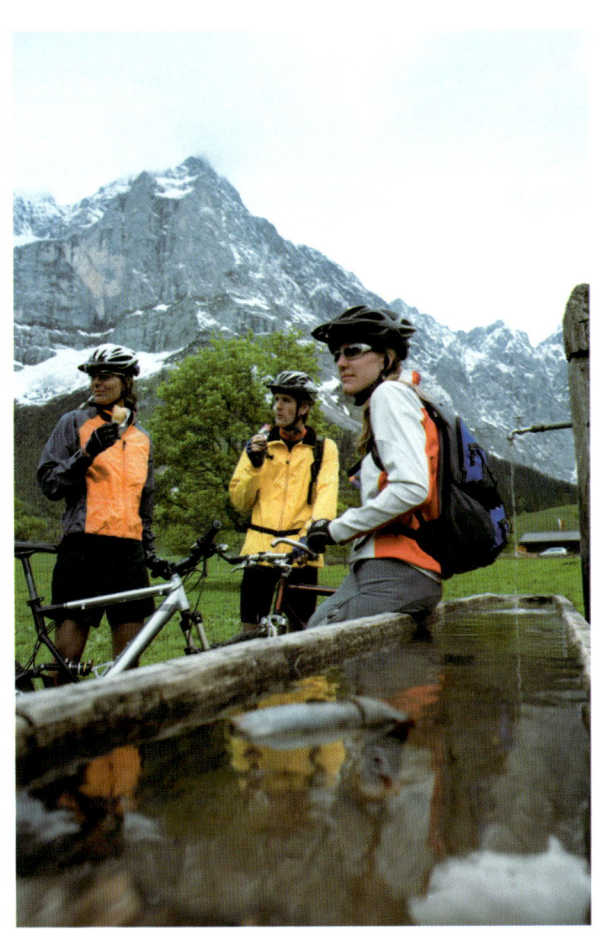

Quando você está praticando ciclismo em áreas remotas, coma regularmente alimentos com IG baixo e alto para manter o metabolismo.

baixo a moderado para manter seu peso baixo e manter seus níveis de energia. Comer a cada três ou quatro horas o ajudará a manter um metabolismo alto e permitirá aos seus músculos se recuperarem mais rápido entre as sessões de treinamento. Nas duas horas antes, assim como durante e depois de fazer percursos longos, coma uma mistura de alimentos de IG baixo e alto para ajudar uma recuperação mais rápida e reabastecer o glicogênio muscular (glicose estocada nos músculos).

Plano de exercícios para ciclistas

As sessões um e dois fornecerão força muscular básica. A sessão três é mais avançada e envolve trabalhar seus músculos dorsais e membros ao mesmo tempo. Tente fazer cada uma dessas três sessões dentro de um período de dez dias.

Sessão	Exercício	Tempo/Séries/Repetições/Nível	Comentários
Um	Ciclismo	5-10 minutos N1-N2	Aquecimento
	Agachamento *hack*	3 × 20	Bom para a parte de cima das pernas e os glúteos
	Levantamento terra	3 × 20	Trabalha coxas e glúteos
	Extensão de perna	3 × 20	Tente fazer com apenas uma perna
	Afundo	3 × 20	10 em cada perna; segure pesos para dificultar
	Afundo lateral	3 × 20	10 em cada lado
	Adução com cabo	3 × 20	10 em cada perna
	Kickback com cabo	3 × 20	10 em cada perna
	Abdominal	3 × 20	Treino para os abdominais
	Abdominal oblíqua	3 × 20	Trabalha os abdominais superiores e os oblíquos
	Desenvolvimento de Arnold	3 × 12-15	Fortalece os ombros e os braços
	Flexão de bíceps com pesos	3 × 12-15	Desenvolve os bíceps
Dois	Ciclismo	5-10 minutos N1-N2	Aquecimento
	Leg press	3 × 20	Tente usar uma perna por vez
	Agachamento com pesos	3 × 20	Progrida para agachamento com uma perna
	Flexão de perna	3 × 20	Tente usar uma perna por vez
	Degrau	3 × 20	10 em cada perna; segure pesos para dificultar
	Degrau lateral	3 × 20	10 em cada perna
	Abdução com cabo	3 × 20	10 em cada perna
	Levantamento de panturrilha	3 × 20+	Fortalece os músculos da panturrilha
	Abdominal reversa	3 × 20	Tonifica e fortalece o reto abdominal
	Abdominal lateral	3 × 20	Fortalece e tonifica os oblíquos

	Levantamento lateral com cabo	3 × 12-15	Desenvolve os músculos dos ombros
	Extensão de tríceps com cabo	3 × 12-15	Fortalece os músculos tríceps
Três	Ciclismo	5-10 minutos N1-N2	Aquecimento
	Afundo inclinado com bola tonificadora	3 × 20	10 em cada lado
	Afundo com bola tonificadora com rotação	3 × 20	10 em cada lado
	Desenvolvimento de ombros com cabo e agachamento	3 × 20	Exercita as pernas e os ombros
	Flexão com remada com peso	3 × 10	Bom exercício para a estabilidade dorsal
	Lançamento agachado	3 × 10	Fortalece os músculos principais do abdome, quadris e glúteos
	Agachamento em uma perna com remada com cabo e levantamento frontal	3 × 20	10 em cada lado – bom para desenvolver equilíbrio e estabilidade
	Afundo com bola tonificadora e lenhador	3 × 20	10 em cada lado
	Rotação com cabo ajoelhado	3 × 20	10 em cada lado

Plano de treinamento de triatlo

Com sua determinação intensa e alto limiar de dor, os triatletas estão propensos a lesões de sobreuso. Um plano de treinamento sensato, incluindo treinamento de força e estabilidade dorsal, pode reduzir esses riscos e ajudá-los a alcançar seu potencial pleno.

O triatlo é um dos esportes de crescimento mais rápido no mundo. O triatlo, em geral, é levado a sério e o treinamento é para preparar para as competições. Talvez uma das razões de sua popularidade seja porque muitos dos competidores são ou foram bons em uma ou duas das modalidades, e tendo alcançado o pico de uma delas, eles querem novos desafios. A competição é mais atraente do que em outros esportes de resistência, já que você pode correr contra pessoas de idade e habilidade semelhantes, bem como estar no trajeto com os melhores do mundo.

Treinamento de base
Tenha como meta fazer três sessões-chave de treinamento – uma de nado, uma de ciclismo e uma de corrida – toda semana para ver uma melhoria progressiva. Essas sessões exigem seu foco e energia totais para tirar o melhor delas.

As outras três sessões na semana são sessões de base que fornecem uma manutenção aeróbica e de força intensificadas, o que possibilitará que as três sessões-chave sejam mais benéficas. Sem essas sessões de base você estará propenso a treinar em excesso e sofrer lesões. As sessões-chave devem ser separadas por dois dias e adaptadas às distâncias que você percorre nas competições. Por exemplo, se você está treinando para uma competição de Ironman, precisará fazer um nado de duração entre 65 e 90 minutos, um percurso de ciclismo que dure até seis horas e uma corrida durando entre 80 e 120 minutos. Se você quiser competir em triatlos de distâncias olímpicas, você precisará fazer um nado de duração entre 20 e 40 minutos, um percurso de ciclismo que dure mais de 90 minutos e uma corrida durando entre 40 e 60 minutos.

Exercícios para treinamento de força e dorso

Estas sessões de exercícios devem fazer parte de seu plano de treinamento, duas vezes por semana, até a semana da corrida em si.

Sessão	Exercício	Séries/Repetições/Tempo/Nível	Comentários
Um	Remo	5-10 minutos N1-N2	Aquecimento
	Puxada alta com pegada aberta	3 × 12	Exercita os músculos das costas
	Puxada com cabo unilateral	3 × 12	Trabalha os latíssimos do dorso, além dos bíceps e do meio das costas
	Flexão com remada unilateral com peso	3 × 12	Comece com 5 em cada braço e aumente até 12

	Prancha	3 × 60 segundos	Comece com 10 segundos e aumente para 60 segundos
	Flexão com bola tonificadora	3 × 12	Comece com 5 em cada braço e aumente até 12
	Jogar bola tonificadora no chão	3 × 20	Aumenta a força e a estabilidade
	Levantamento lateral com pesos	3 × 12	Exercita os ombros
	Levantamento frontal com pesos	3 × 12	Exercita os ombros
	Paralelas de tríceps no banco	3 × 20	Exercitam os tríceps
	Levantamento de perna dependurada	3 × 10	Aumenta os músculos abdominais
	Abdominal com giro russo	3 × 20	Fortalece os abdominais e a lombar
Dois	Ciclismo	5-10 minutos N1-N2	Aquecimento
	Afundo com virada	3 × 20	10 em cada lado
	Afundo com bola tonificadora e lenhador	3 × 20	10 em cada lado
	Sit-up com bola de ginástica	3 × 20	Exercita os músculos abdominais
	Flexão de perna no aparelho	3 × 20	Tente usar uma perna por vez
	Agachamento com uma perna	3 × 10	Trabalha glúteos, isquiotibiais, quadríceps e músculos dorsais
	Prancha lateral	3 × 60 segundos de manutenção	Comece com 10 segundos e aumente até 60 segundos
	Levantamento de quadril com uma perna	3 × 10	Treino para os glúteos
	Levantamento de panturrilha	3 × 20	Fortalece os músculos da panturrilha
	Abdominal lateral	3 × 20	Fortalece e tonifica os oblíquos

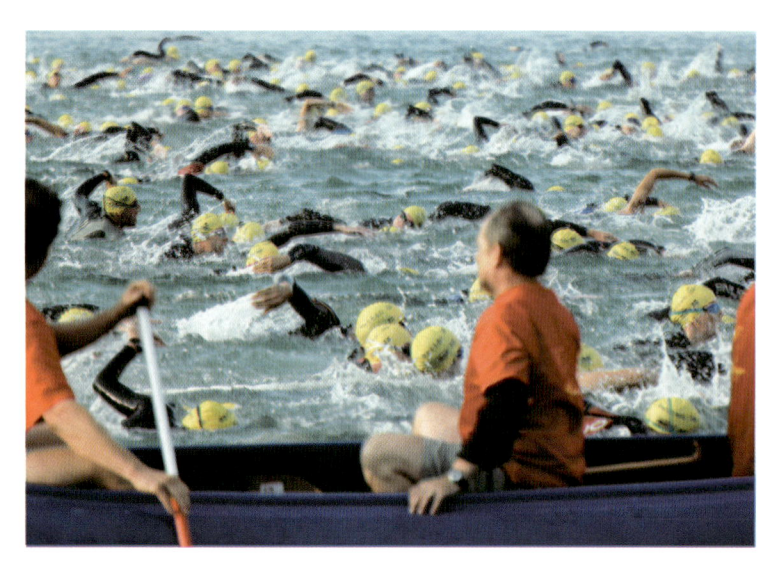

Durante a parte de natação do triatlo, mantenha-se focado e tente ignorar os outros competidores.

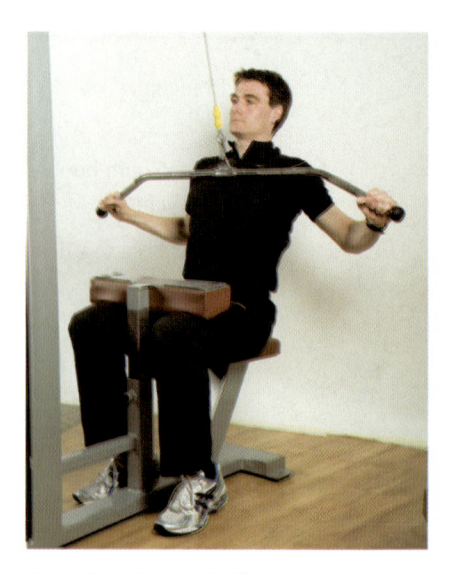

Puxadas altas trabalham os músculos das costas. Costas fortes são essenciais quando você compete em triatlo.

Transição

A transição (movimento de uma forma de exercício para outra) no triatlo, de nado para bicicleta e de bicicleta para corrida, é uma das partes mais difíceis desse esporte. Quando você sai da água depois do nado, é difícil fazer suas pernas trabalharem com tanta eficiência quanto gostaria, porque todo o sangue oxigenado foi enviado para a parte de cima de seu corpo para ajudar na natação. Pode demorar alguns minutos antes de você sentir realmente suas pernas funcionando. Para ajudar a fazer essa transição mais suavemente na competição, tente e pratique a transição do nado para a bicicleta com a maior frequência que puder, de modo que você possa se adaptar rapidamente de um esporte para o outro. Quando você sai da natação, tente bater mais suas pernas para distribuir mais sangue para elas e prepará-las para sair correndo da água e ir para a sessão de bicicleta. Para a transição da bicicleta para a corrida, você tem que enfrentar o problema de tentar dar passos largos. A distância de seu passo na bicicleta é muito curta, já que é só o comprimento dos pedais, o que pode levar ao encurtamento dos músculos nos quadris e na parte de trás das pernas, principalmente nos isquiotibiais e nos músculos da panturrilha.

Essa é uma hora comum para ocorrerem lesões. Para evitar que isso ocorra, use um padrão de passos curtos para os primeiros minutos da corrida e depois aumente sua passada com cuidado, permitindo aos seus músculos se alongarem e lhe darem um comprimento de passo eficiente. Pratique sua transição da bicicleta para a corrida no treinamento, mas tenha cuidado quando fizer essa transição. No treinamento, evite as sessões de bicicleta para corrida depois de longas sessões intensas de bicicleta. Um percurso longo de bicicleta tornará os músculos de suas pernas cansados. Os músculos de suas pernas não necessitam só estar descansados

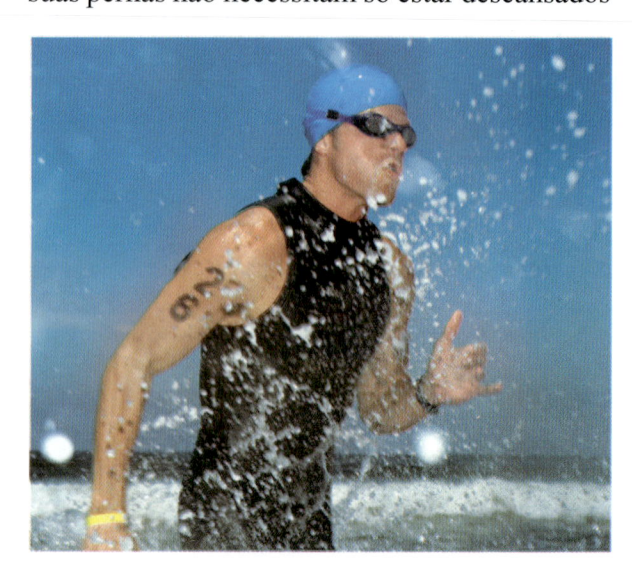

A transição da natação para a corrida pode fazer suas pernas sentirem-se cansadas, então, pratique-a muitas vezes antes.

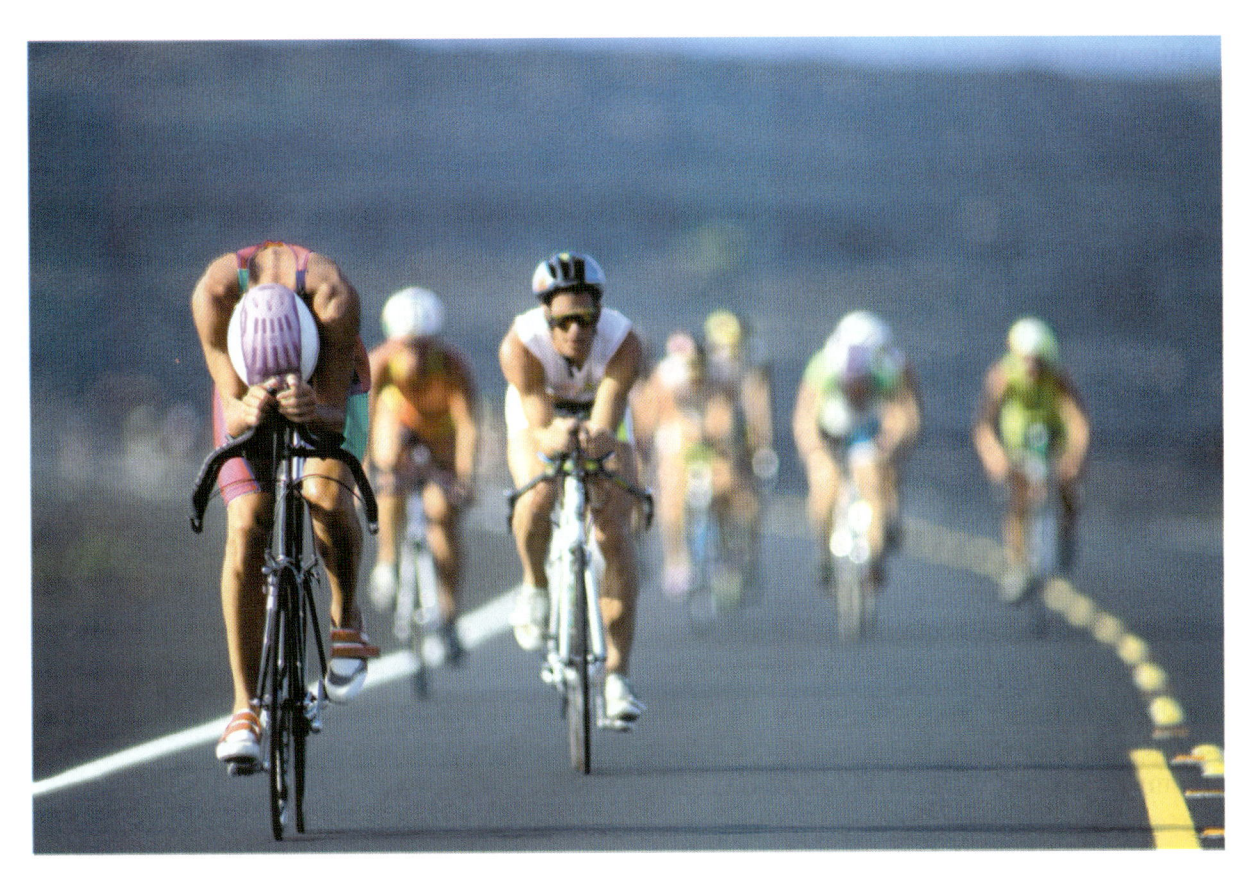

Quanto mais longa a distância do triatlo, mais influente a etapa da bicicleta será no resultado geral.

para impulsioná-lo com força para a frente na corrida, eles também precisam agir como absorvedores de choque para absorver o impacto quando seus pés batem no chão. Pernas cansadas na corrida podem torná-lo mais suscetível a lesões; portanto, cuide para engajar seus músculos dorsais quando suas pernas estiverem cansadas para sustentar seu corpo apropriadamente. A velocidade de transição é importante, já que seu tempo na transição está incluído em seu tempo geral. Você precisa do equipamento adequado para tornar as transições mais rápidas e praticar a mudança do movimento da natação para o da bicicleta e ir da bicicleta para o movimento da corrida. Poupar alguns minutos na transição é mais fácil que tentar compensar dois minutos na bicicleta ou na corrida.

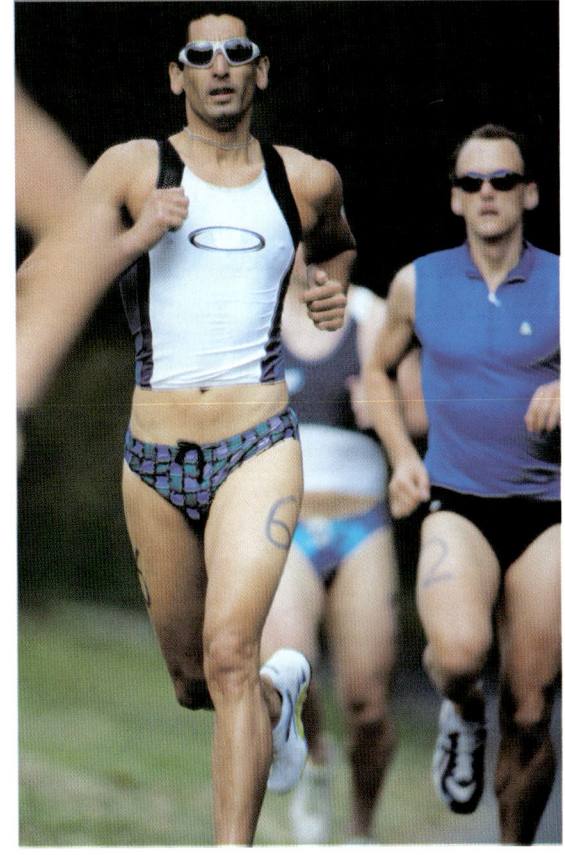

Quando os outros estiverem sofrendo nos últimos estágios do triatlo, uma corrida vigorosa o levará rapidamente à liderança.

Equipamento

Escolher o equipamento correto é vital se você deseja se sentir à vontade durante cada estágio do triatlo. A parte de natação é simples, exceto se você for usar uma roupa de mergulho; neste caso, adquira sua roupa de mergulho ajustada em uma loja especializada em nado ou triatlo. Se for nadar em mar aberto, pode precisar de óculos de natação escuros. Nade com sua roupa de mergulho para acostumar-se com o modo como ela afeta seu nado e tire-a durante o treino para tornar as transições mais rápidas. Sua bicicleta precisa ser montada corretamente para possibilitar que você fique em uma posição aerodinâmica confortável e consiga o melhor poder de largada. Na prática do treinamento, tire e coloque seus tênis de ciclismo rapidamente e tente prendê-los aos pedais antes do início. Escolha tênis de ciclismo que sejam fáceis de colocar e tirar com o mínimo de amarras. Para corrida, selecione tênis que sejam leves e fáceis de tirar e colocar. Considere usar cadarços elásticos para poupar tempo.

Sua modalidade mais frágil

Cada triatleta tem uma modalidade em que não é tão forte quanto nas outras duas. Gaste tempo em sua modalidade mais frágil para trazê-la ao padrão das outras. Use o tempo entre as competições para tirar vantagem e dobre as sessões de treinamento envolvendo sua modalidade mais frágil. Porém, considere onde você precisa fazer as melhorias reais. Se você está fazendo Ironman e nadar é seu esporte mais fraco, precisa de um plano. A maior parte do tempo é gasto na bicicleta e na corrida; então, se você tirar cinco minutos na natação, não fará muita diferença no resultado final.

Mais tempo gasto na bicicleta e na corrida pode significar que você pode tirar uma grande fatia do tempo do resultado final. Em eventos de corrida rápida, é mais importante chegar a cada modalidade com força igual, e o mais rápido possível.

O treinamento para o triatlo é duro; ouça o que seu corpo lhe diz para evitar excesso de treinamento e lesões. O descanso é tão importante quanto o seu treinamento. Pratique nadar com outras pessoas que estão treinando, especialmente em mar aberto, para acostumar-se a ter pessoas à sua volta e conhecer as condições do mar aberto. Você pode precisar ajustar a braçada de seu nado para ter maior ação em seus braços na recuperação se as condições da água forem duras.

Nutrição

O treinamento para o triatlo queimará um número massivo de calorias; portanto, você precisa ingerir muitos alimentos com IG baixo e moderado a cada três ou quatro horas para manter os níveis de energia, seguidos por alimentos de IG moderado e alto nas duas horas antes, durante e depois das sessões de treinamento, de modo que você possa repor o glicogênio muscular (glicose estocada). Seu corpo terá risco de desidratação; então, mantenha alta a sua ingestão de líquidos e pese-se para testar seus níveis de hidratação depois de sessões de treinamento e competições.

Plano de treinamento de triatlo

O plano de treinamento a seguir presume que você esteja treinando para um triatlo de distância olímpica em um prazo de seis semanas, que você tenha um bom nível de capacidade física e seja capaz de treinar durante seis sessões por semana, além de fazer duas sessões de força/dorso a cada semana. Todos reagem de modo diferente às sessões de treinamento; portanto, ajuste seu treinamento de modo que ele seja o mais adequado para você. Pratique suas transições fazendo um "nado para bicicleta" ou "bicicleta para corrida" sem período de descanso. Tais transições são marcadas no plano com um *.

	Segunda-feira	Terça-feira	Quarta-feira	Quinta-feira	Sexta-feira	Sábado	Domingo
Semana 1	Nado 1	Ciclismo 1	Corrida 1	Nado 2	Descanso	Ciclismo 4	Corrida 4
Semana 2	Nado 4	Ciclismo 2	Corrida 2	Nado 3	Descanso	Ciclismo 4	Corrida 4
Semana 3	Nado 1	Ciclismo 1	Corrida 3	Nado 4	Descanso	Ciclismo 3	Corrida 4
Semana 4	Nado 3	Ciclismo 4	Corrida 3	*Corrida 3 + Ciclismo 3	Ciclismo 1	Descanso	*Ciclismo 1 + Corrida 1
Semana 5	Nado 1	Ciclismo 1	Corrida 2	*Nado 4 + Ciclismo 2	Ciclismo 1	Descanso	*Ciclismo 3 + Corrida 1
Semana 6	Nado 4	Ciclismo 3	Corrida 30 minutos N2	Nado 2	Descanso	Ciclismo 40 minutos N2	Competição

Sessões de natação
Aquecimento e resfriamento de 100-200 m/109-218 jardas, N1-N2
1 – 1.500 m/1.640 jardas de nado N3 cronometrado
2 – 10 × 100 m/109 jardas de corrida rápida em N3-N4 com 30 segundos de descanso entre cada uma delas
3 – 3 × 400 m/437 jardas em N3-N4 com 2 minutos de descanso entre cada uma
4 – 2 × 800 m/875 jardas em N3 com 4 minutos de descanso entre cada uma

Sessões de ciclismo
Aquecimento e resfriamento durante 5-10 minutos em N1-N2
1 – 20 km/12,4 milhas cronometradas com competição de tempo em terreno plano, N3-N4
2 – 6 × 4 minutos de terreno íngreme em N4 com pelo menos 5 minutos de descanso entre as subidas, N2
3 – 1 hora e meia com 20 segundos de corrida rápida a cada 5 minutos em terreno plano, N2-N3
4 – 2 horas usando duas marchas mais duras para os 10 minutos do meio de cada 30 minutos, N2-N3

Sessões de corrida
Aquecimento e resfriamento com trote de 5 minutos em N1-N2
1 – 10 km/6 milhas de corrida cronometrada no plano em N3
2 – 8 × 2 minutos de corrida em subida em N3-N4 com pelo menos 4 minutos de trote suave entre as subidas, N2
3 – 6 × 1.000 m/1.094 milhas rápido em N3-N4 em terreno plano com 500 m/547 jardas de trote suave entre elas em N2
4 – 1 hora de corrida constante em N2-N3

Referências

Leituras adicionais

ANDERSON, Bob. *Stretching*. Shelter Publications Inc., US, set. 2000.

ANDREWS, Guy; DOUGHTY, Simon. *The Cyclist's Training Manual*. A & C Black Publishers Ltd., 2007.

BAKER, Cherry. *Pregnancy and Fitness*. A & C Black Publishers Ltd., 2006.

BAROUGH, Nina. *Walking for Fitness*. Dorling Kindersley, 2004.

BEAN, Anita. *The Complete Guide to Sports Nutrition*. A & C Black Publishers Ltd., 2006.

_____. *The Complete Guide to Strength Training*. A & C Black Publishers Ltd., 2008.

BROOKS, Douglas. *The Complete Book of Personal Training*. Human Kinetics Europe Ltd., 2004.

BRZYCKI, Matt; FORNICOLA, Fred. *Dumbbell Training for Strength and Fitness*. Blue River Press, 2006.

BUROUGH, Nina. *Walking for Fitness*. Dorling Kindersley, 2004.

CASH, Mel. *The Pocket Atlas of the Moving Body*. Ebury Press, 1999.

CLARK, Charles; CLARK, Maureen. *The Healthy Low GI Low Carb Diet*. Vermilion, 2005.

CORDAIN, Loren. *The Paleo Diet*. John Wiley and Sons, 2003.

DELAVIER, Frederic. *Strength Training Anatomy*. Human Kinetics, 2005.

_____. *Women's Strength Training Anatomy*. Human Kinetics Europe Ltd., 2002.

DETZ, Jeanine. *Ultimate Core Ball Workout*. Ulysses Press, 2005.

DIFIORE, Judy. *The Complete Guide to Postnatal Fitness*. A & C Black Publishers Ltd., 2003.

FISHMAN, L. *Sciatica Solutions*. W.W. Norton and Co., 2007.

FRIEL, Joe. *The Triathlete's Training Bible*. Velo Press, 2009.

_____. *Total Heart Rate Training*. Ulysses Press, 2006.

GARCIA, Lizbeth. *101 Ways to Burn Fat on the Ball*. Fairwinds Press, 2006.

GRAIMES, Nicola. *The Big Book of Low-Carb Recipes*. Duncan Baird Publishers, 2005.

GRIFFIN, Sue. *Training the Over 50's*. A & C Black Publishers Ltd., 2006.

HILDRITCH, Graeme. *The Marathon and Half Marathon*. The Crowood Press Ltd., 2007.

HOPE, Richard; LAWRENCE, Debbie. *Advanced Circuit Training*. A & C Black Publishers Ltd., 2008.

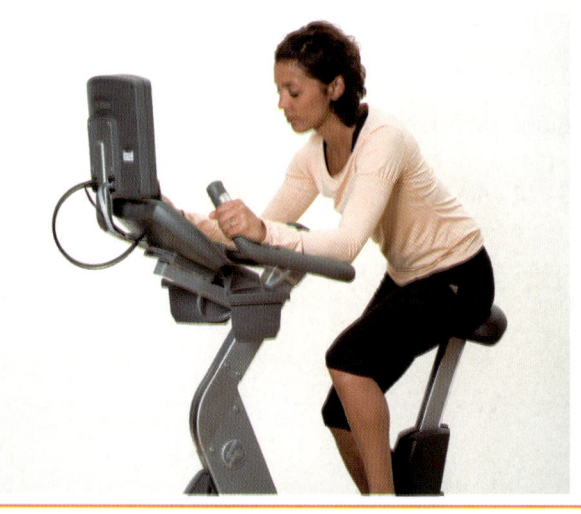

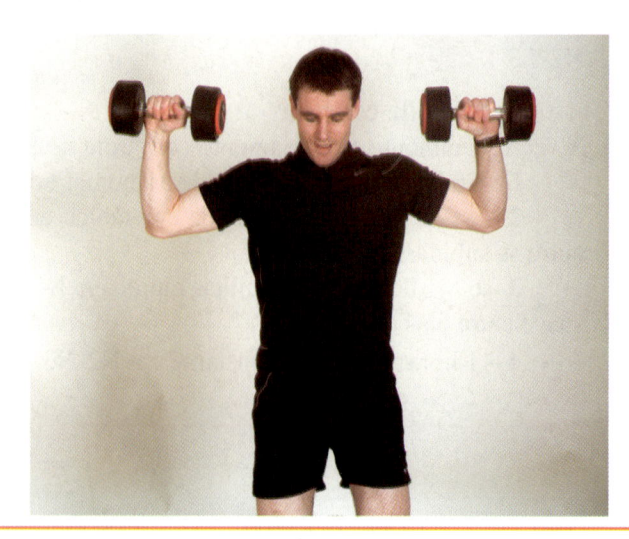

_____. *Fitness Professionals Circuit Training*. A & C Black Publishers Ltd., 2007.
JACKOWSKI, Edward. *Fit to a Tee*. Sterling, 2007.
JARMEY, Chris. *The Concise Book of Muscles*. Lotus Publishing, 2008.
KEY, Sarah. *Sarah Key's Back Sufferers*. Vermilion, 2000.
KRUPNIK, Mikhail. *Prepare for Combat: Strength Training for Martial Arts*. Basic Health Publications, 2006.
LAUGHLIN, Terry. *Total Immersion*. Simon and Schuster Ltd., 2004.
LAWRENCE, Matt. *The Complete Guide to Core Stability*. A & C Black Publishers Ltd., 2007.
MASSEY, Paul. *The Anatomy of Pilates*. Lotus Publishing, 2009.
MCNEELY, Ed; SANDLER, David. *The Resistance Band Workout Book*. Burford Books, US, 2006.
MILLIGAN, James. *Swiss Ball for Total Fitness*. Union Square Press, 2001.
NATIONAL ACADEMY OF SPORTS MEDICINE, NASM. *Essentials of Personal Fitness Training*. Lippincott Williams and Wilkins, US, 2007.
NELSON, Arnold. *Stretching Anatomy*. Human Kinetics Europe Ltd., 2006.
NORRIS, Christopher. *The Complete Guide to Stretching*. A & C Black Publishers Ltd., 2007.
OLIVER, Ian. *Boxing Fitness*. Snow Books, 2005.
PETERSON, Lars. *Sports Injuries: Their Prevention and Treatment*. Informa Healthcare, 2000.
ROLF, Christer G. *The Sports Injuries Handbook: Diagnosis and Management*. A & C Black Publishers Ltd., 2007.
SCHOENFELD, Brad. *Sculpting Her Perfect Body*. Human Kinetics Europe Ltd., 2007.
WALKER, Brad. *The Anatomy of Sports Injuries*. Lotus Publishing, 2007.
_____. *The Anatomy of Stretching*. Lotus Publishing, 2007.
WEISS, Adam. *The Abs Smart Fitness Plan*. McGraw-Hill Contemporary, 2009.
WHITMARSH, Cindy. *Ultrafit: Challenging Workouts – Amazing Results*. Fairwinds Press, 2006.
WOLCOTT, William. *Metabolic Typing Diet*. Broadway Books, 2002.
ZINCZENKO, David. *The Abs Diet*. Rodale International Ltd., 2006.

Websites

www.mylifept.com (*website* do autor)
www.brianmac.co.uk
www.britishcycling.org.uk
www.britishtriathlon.org
www.endurancelife.com
www.marathonguide.com
www.mens.fitness.magazine.co.uk
www.muscle-fitness.co.uk
www.physioroom.com
www.theglycemicindex.com

Revistas

220 Triathlon
Ace Tennis
Brides
Cycling Weekly
Fairway to Green
Men's Fitness
Men's Health
Muscle Fitness
Runner's World
Triathlete
Triathlete's World
Ultrafit
What Mountain Bike

Nota do Editor

A Madras Editora não participa, endossa ou tem qualquer autoridade ou responsabilidade no que diz respeito a transações particulares de negócio entre o autor e o público.

Quaisquer referências de internet contidas neste trabalho são as atuais, no momento de sua publicação, mas o editor não pode garantir que a localização específica será mantida.

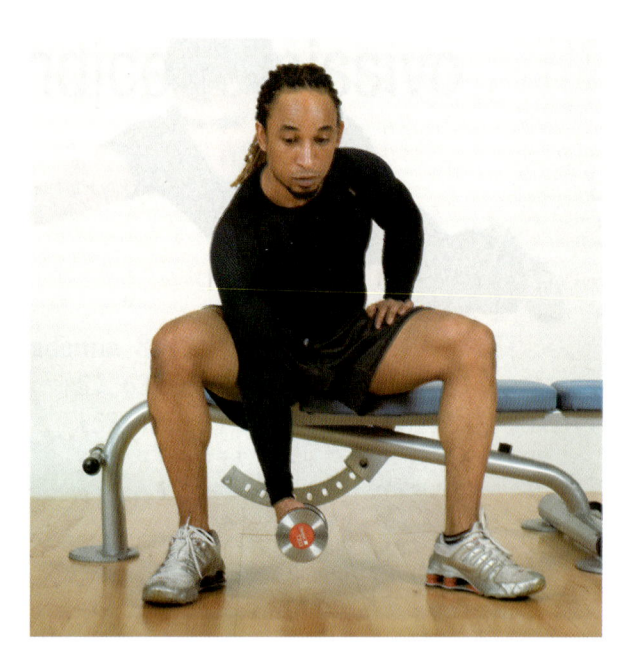

frequência cardíaca em repouso 62
futebol americano 106, 107, 114, 159, 210

G

gordura 8, 14, 24, 26, 28, 29, 30, 31, 32, 34, 35, 36, 37, 38, 39, 56, 58, 68, 70, 73, 113, 302, 305, 306, 307, 308, 309, 310, 315, 318, 321, 322, 323, 324, 325, 327, 329, 332, 340, 341
gordura corporal 5, 26, 28, 29, 32, 34, 35, 36, 37, 73, 302, 324, 341

H

halteres 51, 117, 120, 183, 334, 337, 341, 369, 384

I

Índice de Massa Corporal 26, 29, 38
índice glicêmico 21, 29, 318
isquiotibiais 45, 81, 86, 87, 91, 93, 108, 111, 121, 128, 129, 210, 211, 212, 214, 215, 222, 232, 233, 234, 235, 236, 237, 238, 242, 248, 258, 334, 342, 346, 348, 366, 373, 380, 384, 387, 388, 395, 396

J

joelho 31, 44, 79, 80, 85, 111, 127, 130, 135, 146, 157, 201, 202, 204, 227, 232, 238, 239, 240, 241, 242, 243, 244, 248, 249, 275, 277, 279, 281, 285, 287, 292, 377

K

kickback com cabo 367

L

leg press 44, 46, 47, 52, 93, 340, 367
lesões 8, 21, 42, 44, 45, 50, 57, 62, 69, 78, 79, 80, 81, 83, 84, 88, 90, 93, 94, 101, 102, 107, 108, 116, 117, 118, 123, 126, 129, 133, 135, 136, 141, 142, 144, 151, 159, 163, 166, 170, 173, 176, 193, 197, 205, 209, 210, 211, 212, 213, 216, 219, 222, 224, 225, 228, 233, 236, 237, 238, 239, 240, 242, 243, 245, 247, 248, 249, 251, 254, 256, 257, 258, 259, 260, 264, 265, 267, 269, 271, 272, 276, 278, 282, 291, 293, 301, 332, 333, 336, 337, 339, 345, 348, 354, 355, 358, 367, 368, 371, 372, 375, 376, 379, 381, 386, 387, 394, 396, 397, 398
levantamento 27, 44, 46, 47, 108, 118, 165,

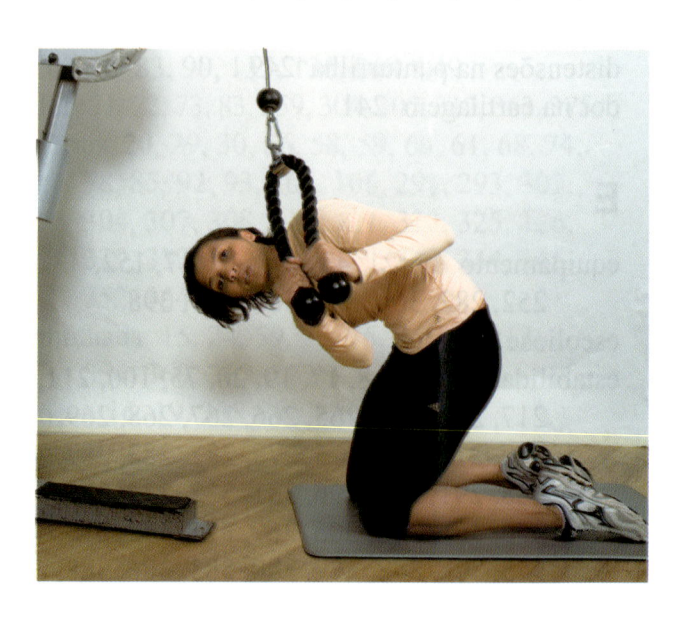

176, 187, 191, 193, 198, 212, 218, 219, 229, 245, 271, 273, 275, 298, 326, 334, 355, 356, 367, 373, 385, 393
levantamento de peso 27, 44, 46, 47, 118, 187, 191, 218, 219, 229, 326

M

maus hábitos 15, 16, 116
medidas corporais 11, 24, 36, 332
metabolismo 14, 20, 29, 34, 56, 65, 70, 105, 303, 304, 305, 308, 310, 316, 317, 321, 323, 324, 332, 340, 341, 354, 356, 387, 391
músculo deltoide 179
músculos dos glúteos 226, 236, 238, 270, 274, 365, 380

N

níveis de açúcar no sangue 57, 314, 318, 319, 323, 356
níveis de intensidade 26, 62, 63, 68, 72, 90
níveis de pressão sanguínea 56
nutrição 8, 14, 18, 23, 24, 26, 27, 75, 113, 259, 262, 301, 306, 329, 332, 336, 340, 376, 381

O

obesidade 16, 20, 40, 302, 308, 310, 318
oblíquos 100, 193, 194, 195, 197, 199, 201, 202, 203, 204, 205, 206, 207, 227, 244, 256, 272, 273, 274, 275, 277, 280, 281, 282, 283, 284, 287, 290, 297, 299, 339, 346, 347, 355, 365, 366, 373, 380, 381, 384, 385, 387, 388, 392, 395
osteoporose 74, 107, 354

P

paralelas 119, 120, 157, 159, 177, 195, 198, 204, 281, 286, 296, 337, 363
peitorais 6, 44, 100, 108, 138, 139, 141, 142, 143, 144, 147, 150, 188, 212, 228, 229, 341, 376, 384, 385, 389
personal trainer 22
peso do corpo 42, 43, 47, 51, 53, 115, 150, 165, 170, 365
pesos livres 33, 51, 52, 53, 75, 147, 241, 326
Pilates 349, 401

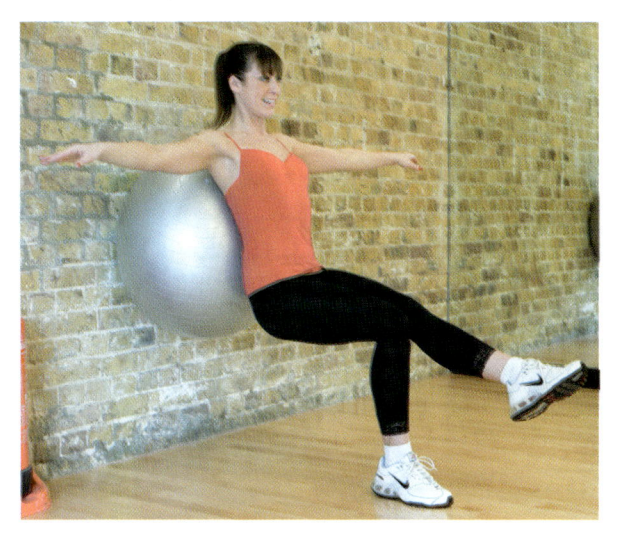

plano de combate ao estresse 357, 358
plano de perda de peso 333
plano de treinamento na gravidez 352
prancha 272, 273, 280, 283, 285, 334, 356, 362, 363
prensa atlética de panturrilha 137
prensa de peito 147
progesterona 19

Q

quadríceps 44, 78, 81, 86, 87, 91, 92, 93, 108, 113, 117, 118, 121, 122, 123, 124, 125, 126, 129, 204, 205, 212, 215, 233, 239, 240, 241, 242, 255, 258, 283, 286, 289, 335, 366, 368, 380, 387, 395

R

remada 93, 94, 161, 217, 297, 298, 373, 377, 380, 385, 388, 393, 394

remada curvada com peso 161
resistência 14, 29, 30, 38, 43, 46, 47, 56, 58, 87, 90, 91, 93, 98, 100, 104, 105, 106, 107, 108, 109, 111, 112, 113, 114, 115, 116, 117, 118, 129, 134, 147, 183, 187, 220, 226, 229, 243, 251, 258, 278, 287, 291, 296, 327, 329, 332, 333, 336, 340, 344, 347, 348, 350, 351, 353, 354, 356, 357, 366, 367, 375, 378, 379, 381, 382, 386, 387, 390, 391, 394
respiração 5, 65, 66, 67, 71, 73, 78, 80, 93, 98, 99, 102, 116, 118, 141, 159, 175, 192, 217, 286
respiração de fole 67
reto abdominal 159, 175, 193, 254, 255, 266, 277, 278, 279, 281, 282, 284, 288, 289, 294, 296, 298, 352, 372, 384, 387, 392
ritmo de passadas 80
rompimentos do adutor 236
roupas 32, 33, 49, 50, 53, 72, 75, 76, 83, 163, 349

S

síndrome da dor muscular tardia 257
sistema cardiovascular 42, 43, 56, 57, 68
sistema imunológico 17, 20, 261, 306, 308, 315, 316, 317, 319
sit-up 193
sono 20, 22, 23, 24, 25, 56, 260, 262
superséries 108, 123, 141, 173, 181
supino 5, 52, 108, 117, 138, 139, 141, 147, 163, 212, 267, 337

T

temperatura do corpo 34, 259, 312
tênis 21, 50, 75, 76, 78, 79, 83, 84, 88, 90, 115, 224, 227, 243, 248, 249, 251, 252, 254, 289, 291, 299, 371, 372, 398
teste de degraus de Harvard 42, 43
teste de flexibilidade 218
teste do levantamento de peso 44
testosterona 325

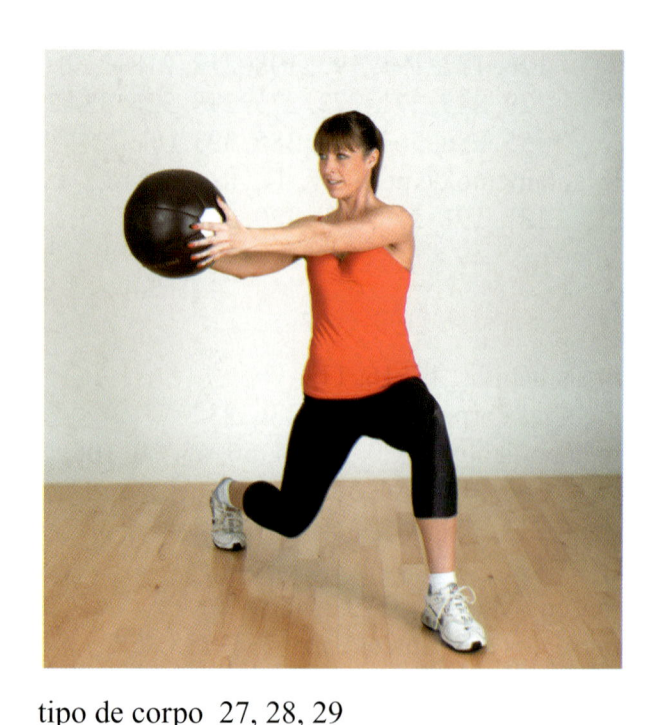

tipo de corpo 27, 28, 29
tornozelo 88, 124, 201, 245, 246, 247
transferência de energia anaeróbica 115
treinamento cardiovascular 5, 20, 29, 48, 49, 56, 68, 105, 115, 261, 275, 293, 299, 332, 336, 340, 344, 351, 357, 378, 379, 386
treinamento de força 5, 29, 51, 53, 217, 291, 293, 394
treinamento intervalado 48, 70
tríceps 6, 36, 44, 86, 96, 100, 108, 138, 139, 140, 142, 143, 144, 145, 146, 147, 148, 150, 151, 152, 155, 164, 165, 167, 168, 173, 180, 187, 188, 189, 190, 191, 192, 212, 251, 252, 253, 295, 335, 337, 339, 343, 346, 347, 348, 355, 359, 361, 363, 365, 366, 369, 373, 377, 380, 384, 389, 393, 395

V

VO_2 máx. 41, 42, 43, 114

Z

zona de batimento cardíaco 62

Créditos das imagens

O editor gostaria de agradecer às seguintes bibliotecas de imagens pelo uso de suas fotos no livro. Todo esforço foi feito para reconhecer as imagens apropriadamente. Nós nos desculpamos se existirem omissões não intencionais, que serão corrigidas em edições futuras:

Alamy, **Corbis**, **Getty**, **iStockphoto**, **Philip O'Connor**, **Photoshot**, **Science Photo Library** e **Superstock**.

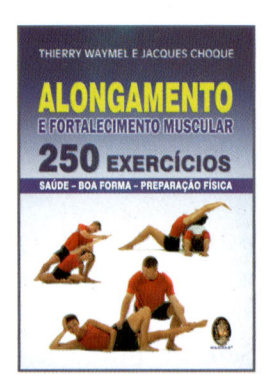

Alongamento e Fortalecimento Muscular

250 exercícios, Saúde, Boa Forma, Preparação Física

Thierry Waymel e Jacques Choque

Tendo vendido mais de 80.000 exemplares no exterior, esta obra se tornou uma verdadeira referência, tanto para pessoas preocupadas em preservar a saúde e manter a forma, para esportistas que desejam organizar sua preparação física específica, quanto para professores e estudantes que procuram sequências de exercícios diversificadas.

Descubra, para cada grupo muscular, uma grande variedade de exercícios para torná-lo flexível e fortalecer sua musculatura de maneira suave e sem o uso de equipamentos.

Perca Peso Caminhando

O Jeito Mais Fácil de se Manter em Forma
Conheça os Benefícios da Power Caminhada

Lucy Knight

Perca Peso Caminhando mostra como ficar em forma de modo natural. Caminhar é uma alternativa diferente e prazerosa para manter-se longe dos complexos programas de treinamento aeróbico e das caras academias de ginástica. Caminhar não custa nada, é uma atividade agradável e faz parte de nossa rotina. Portanto, é a melhor forma de emagrecer, tonificar os músculos e manter-se sempre ativo.

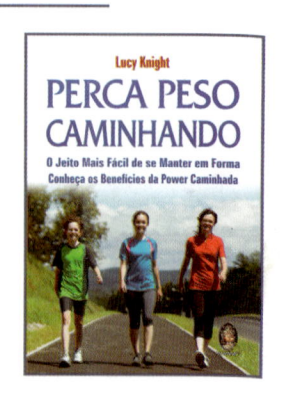

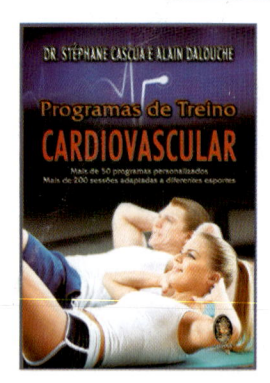

Programa de Treino Cardiovascular

Mais de 50 programas personalizados
Mais de 200 sessões adaptadas a diferentes esportes

Dr. Stéphane Cascua e Alain Dalouche

Você pensa em fazer um treino cardiovascular na academia, com bicicleta ergométrica ou remo ergométrico em casa, mas tem dúvidas! Você pratica regularmente o treino cardiovascular, mas tem a impressão de que todos os seus treinos se parecem. Quando os aparelhos dispõem de sessões pré-programadas, você ignora sua utilidade e não sabe como associá-las para constituir um treino coerente. Às vezes, não consegue nem mesmo domar o modo eletrônico supérfluo desses materiais. A monotonia, enfim, acaba por vencê-lo. Talvez você pense em desistir. Então descubra toda a variedade e a eficácia das sessões propostas em *Programas de Treino Cardiovascular*.

Yoga-Pilates

Uma Combinação única de duas disciplinas,
com mais de 70 posturas mostradas por meio de 300 fotos,
passo a passo, fáceis de serem seguidas

Jonathan Monks

Nesse empolgante livro, Jonathan Monks funde as ideias essenciais de duas disciplinas: o alongamento e equilíbrio da Yoga e o controle muscular exigido pela técnica de Pilates. Este novo estilo de prática começa com o fortalecimento do centro de gravidade do corpo, o centro de força que mantém toda a estrutura em equilíbrio. As únicas ferramentas necessárias são você e a boa vontade de ouvir seu corpo e reaprender o que ele pode fazer.

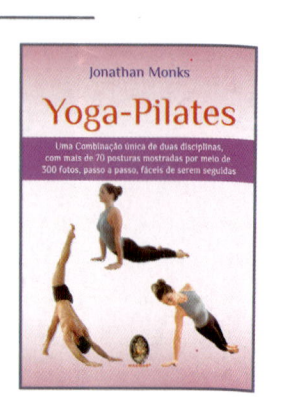

Este livro foi composto em Times New Roman, corpo 12/14,4.
Papel Couche 90g
Impressão e Acabamento
Arvato Bertelsmann - Av. Dr. Alberto Jackson Byington, 3015
Pq. Ind. Anhanguera/Osasco/SP
CEP 06276-000 Tel.: (011) 3658-4500